小儿麻醉手册

ANESTHESIA HANDBOOK
PEDIATRIC
The Second Edition

（第二版）

主　编　连庆泉　张马忠
副主编　胡智勇　林　函
审　阅　杭燕南

U0381566

世界图书出版公司
上海·西安·北京·广州

图书在版编目(CIP)数据

小儿麻醉手册/连庆泉,张马忠主编.—2 版. —
上海:上海世界图书出版公司,2017.8(2020.11 重印)
ISBN 978 - 7 - 5192 - 3438 - 6

Ⅰ.①小… Ⅱ.①连… ②张… Ⅲ.①儿科学—麻醉
学—手册 Ⅳ.①R726.14 - 62

中国版本图书馆 CIP 数据核字(2017)第 179343 号

书　　名	小儿麻醉手册(第二版)
	Xiaoer Mazui Shouce (Di-er Ban)
主　　编	连庆泉　张马忠
副 主 编	胡智勇　林　函
审　　阅	杭燕南
责任编辑	胡　青
装帧设计	南京展望文化发展有限公司
出版发行	上海世界图书出版公司
地　　址	上海市广中路 88 号 9 - 10 楼
邮　　编	200083
网　　址	http://www.wpcsh.com
经　　销	新华书店
印　　刷	上海景条印刷有限公司
开　　本	889 mm×1194 mm　1/32
印　　张	14.75
字　　数	530 千字
版　　次	2017 年 8 月第 1 版　2020 年 11 月第 3 次印刷
书　　号	ISBN 978 - 7 - 5192 - 3438 - 6/R · 433
定　　价	80.00 元

上海市卫计委重要薄弱学科建设项目(2015ZB0106)

资助出版

内 容 简 介

为了适应当代麻醉发展和技术进步,《小儿麻醉手册》(第二版)在第一版的基础上重新编撰。本书由连庆泉教授和张马忠教授主编,杭燕南教授全程督导与审核,并由从事小儿麻醉的温州医科大学附属第二医院、育英儿童医院、浙江大学医学院附属儿童医院、上海交通大学医学院附属上海儿童医学中心和上海交通大学医学院附属第九人民医院的专家们联合编写。

《小儿麻醉手册》(第二版)内容涵盖小儿围术期心理变化,小儿解剖、生理,小儿麻醉常用药物,围术期监测、小儿麻醉前评估和准备,小儿麻醉方法,各科手术的麻醉,日间手术的麻醉,新生儿、早产儿的麻醉和胎儿手术的麻醉,小儿疼痛治疗等共30章,4个附录,约53万字。

本手册是小儿临床麻醉的实用参考资料,内容全面、新颖,且简明、扼要。编者们提供了宝贵临床经验,方便临床麻醉医师特别是基层医师、住院医师、麻醉护士在从事小儿麻醉的日常工作中随手翻阅、查而能用。

主 编 简 介

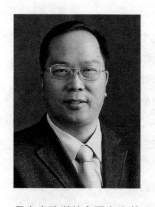

连庆泉

男,55 岁,教授,主任医师,博士生导师。现任温州医科大学附属第二医院、育英儿童医院院长,麻醉学系主任,浙江省麻醉学重点实验室主任。兼任世界麻醉医师联盟(WFSA)小儿麻醉委员会委员,中华医学会麻醉学分会(CSA)委员和小儿麻醉学组组长,中国医师协会麻醉学医师分会(CAA)常委,中国高等教育学会医学教育专业委员会麻醉学教育研究会第五届理事会常务理事,中国心胸血管麻醉学会围术期基础与转化医学分会和小儿麻醉分会副主任委员,浙江省医学会麻醉学分会主任委员。担任《中华麻醉学杂志》副总编辑,Pediatric Anesthesia、《国际麻醉学与复苏杂志》《临床麻醉学杂志》等专业杂志编委。主要研究方向为小儿麻醉、围术期器官保护、疼痛基础和临床、药物的成瘾和环境毒理。已主持完成或正在完成国家自然科学基金课题 3 项、省部课题 8 项(其中重大重点项目 4 项)。以第一获奖人获省科技进步二等奖、三等奖各 1 项。已主编、副主编著作 9 部,包括合作主编《当代小儿麻醉学》《小儿麻醉学进展》等。至今已发表论文 278 篇,其中 SCI 收录 43 篇,国家核心杂志收录 90 篇。

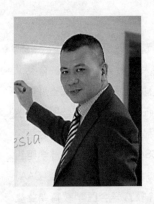

张马忠

男,医学博士、主任医师、博士生导师。现任上海交通大学医学院附属上海儿童医学中心副院长、麻醉科学科带头人。兼任中国心胸血管麻醉学会理事、小儿麻醉学会副主任委员,中国医师协会麻醉医师分会青年委员会副主任委员,研究型医院学会麻醉学专业委员会常委,中国药理学会麻醉药理专业委员会常委,中国高等教育学会医学教育专业委员会麻醉学教育研究会理事,中华医学会儿科学分会临床药理学组委员,中华麻醉学会小儿麻醉学组副组长,上海市麻醉学会委员、小儿麻醉学组组长,上海市麻醉医师协会委员,上海市口腔麻醉学会委员,上海市医院协会医院建筑后勤管理专业委员会委员。担任《国际麻醉学与复苏杂志》常务编委;《上海医学》《儿科药学》《麻醉学大查房》和《麻醉安全与质控》等杂志编委;*Paediatric Anaesthesia* 杂志副主编;《中华麻醉学杂志》和《临床麻醉学杂志》通讯编委;*Acta Pharmacologica Sinica* 杂志审稿专家。国家自然科学基金、上海市自然科学基金和中国博士后基金同行评审专家。主要研究方向为小儿麻醉、发育麻醉药理学、发育与疼痛;已主持完成或正在完成国家自然科学基金课题 3 项、省部课题 4 项。已副主编(译)著作、教材 4 部,发表论文 100 余篇,其中 SCI 收录 25 篇。

编 写 人 员

主　编　连庆泉　张马忠

副主编　胡智勇　林　函

审　阅　杭燕南

秘　书　陈怡绮　陈　芳

编　者（按姓氏笔画排序）

上官王宁　　白　洁　朱智瑞　刘华程

孙　瑛　李　军　李　波　李　挺　连庆泉

但颖之　狄美琴　宋蕴安　张马忠　张艳丽

张瑞冬　陈小玲　陈　芳　陈怡绮　林红妃

林　函　郑吉建　胡　洁　胡智勇　南　洋

饶裕泉　顾洪斌　徐　辉　郭丽雯　唐　媛

黄　悦　黄　璜　曹　红　蒋一蕾　蒋懿斐

曾睿峰

序

　　小儿处于生长发育期，其心理、生理、药理及病理等方面不同于成人，不是成人的缩影，故小儿麻醉不能简单机械地套用成人的麻醉理论和技术。关于小儿麻醉的热点问题——麻醉药的神经发育毒性，最近 FDA 曾两次召开专家会议，公布麻醉药对小儿神经发育毒性的专家意见，至今尚未有定论。小儿的麻醉用药相当部分是属于处方外用药(off-lable)，尚需要进一步的大量临床试验。据有限资料分析，小儿麻醉并发症的发生率高于成人。随着时代发展，小儿麻醉越来越受到人们关注，小儿麻醉学作为现代麻醉学的亚专科近年得到飞速发展。预防和避免术中及术后并发症，提高患儿围术期的安全等，是当代小儿麻醉学的新要求。

　　2007 年 4 月，《小儿麻醉手册》第一版正式出版，受到了业内人士的热烈欢迎，并得到广泛好评。转眼十年时间已过去，为了顺应时代需求，连庆泉教授和张马忠教授再次召集全国小儿麻醉专家，参考国内外最新的小儿麻醉学进展，结合各地小儿麻醉的经验进行编写。根据多年的临床实践和教学成果，提出了不少新见解和新方法；本书理论联系实际，临床实用性很强，对小儿麻醉的临床实践工作具有很高的指导作用。

　　全书共 30 章，其内容包括小儿麻醉心理学、小儿麻醉生理学、小儿麻醉药理学、小儿麻醉技术、麻醉以及相关疾病等，较第一版增加了超声技术在小儿麻醉中的应用，脑氧饱和度和麻醉深度监测以及胎儿手术麻醉等前沿内容，条例清晰、章节分明、文笔流畅。该书简易高效、易于查阅、便于携带，是麻醉学专业的重要参考书目和工具用书。

　　本人荣幸应邀为该书写序，并乐于向麻醉学同道们推荐该书，希望其能对广大麻醉医师们的工作与学习有所帮助。

温州医科大学校长　吕　帆

2017 年 5 月

前　言

　　《小儿麻醉手册》出版已历时 10 年，深受读者欢迎。近 10 年来，由于小儿外科手术发展迅速，新手术、日间手术和微创操作等先进技术日新月异。小儿麻醉学也紧紧跟上，新药新技术不断问世。小儿麻醉患者大量增多，全国各地学者在小儿麻醉领域积累了丰富的临床经验，学术交流活跃而频繁。同时，从事小儿麻醉的年轻麻醉医师不断增加，全国各大城市开始启动麻醉住院医师规范化专业培训工作，需要更多临床实用的参考书(特别是小儿麻醉专业资料)。为了跟上时代发展步骤和满足读者的需要，我们启动《小儿麻醉手册》(第二版)的编写。

　　温州医科大学附属第二医院、育英儿童医院、上海交通大学医学院附属上海儿童医学中心、浙江大学医学院附属儿童医院和上海交通大学医学院附属第九人民医院从事小儿麻醉的专家们通力合作编写完成这部著作。《小儿麻醉手册》(第二版)共分 30 章，4 个附录，约 53 万字，参考了国内外小儿麻醉新资料、有关指南和专家共识，内容新颖实用，简明扼要，希望本手册能成为年轻小儿麻醉医师的良师益友，有助于临床小儿麻醉的实施。

　　在本手册编写过程中，感谢杭燕南教授的校阅和指导。本手册虽经大家认真校对、集体审稿，以尽量减少错误，但也难免有不足之处，敬请读者指正和谅解。

连庆泉　张马忠

2017 年 3 月

目　　录

3

1

小儿麻醉与围术期心理变化

在麻醉与围术期间,尤其是在麻醉诱导时,高达65%小儿患者会有焦虑和恐惧等情绪改变。产生焦虑的原因包括害怕即将到来的疼痛、与父母的分离、陌生的环境以及失去掌控的能力。研究显示,麻醉诱导期间的挣扎反抗(例如强迫面罩麻醉诱导)与苏醒期躁动、术后行为改变(例如广泛性焦虑、分离焦虑、情感淡漠、叛逆反抗、进食困难、睡眠障碍、尿床复发等)呈正相关关系。高达54%的小儿可出现上述行为改变并持续至术后2周。麻醉医师可以通过行为干预和药物干预来改善小儿患者在麻醉诱导期间的服从性。

1.1 围术期小儿心理学

(1) 小婴儿 小于6个月的婴幼儿无认知能力,与父母分离不会产生情感伤害,在离开父母后很容易把护士当成他们的替代妈妈,很少出现情感行为障碍。从心理学的角度来分析,虽然长时间的分离可能削弱家长与儿童之间的纽带,但此年龄不失为进行大手术的最佳年龄。但须注意此期对周围环境变化特别敏感,任何不友好的言行均可使患儿不合作,应态度和蔼,动作轻柔。

(2) 幼儿 稍长的婴幼儿和幼童(6个月至4岁)已初具识别环境和人的能力,对危险性的环境变化,尤其是与父母分离会表现出哭闹、焦躁,但无法用语言给予解释取得信任。出院后常出现情感行为障碍,表现为特害怕与父母分离、厌食、失眠、做噩梦、害怕与陌生人接触等症状,重者出现大小便习惯异常及各种退行性变化。

(3) 学龄前儿童 这年龄段儿童(4~6岁)相对容易接触,由于有幼儿园学习经历,变得有一定独立能力和接受一定时间的与父母分离,但仍会产生焦虑情绪。对身体的完整性特别注重,所以诊疗操作对此年龄段的心理影响相当大,容易误解并产生恐惧心态,如做斜视手术常会误认为摘除眼球。

(4) 学龄儿童 学龄儿童通常较少因为分离而出现不适感,这种不适感更多的是因为考虑手术和手术可能出现的不良影响而引起的。患病时心理压力类似于成人,非常注意医师和家长的态度,故应避免增加患儿的心理压力或创伤从而影响治疗效果与配合。住院引发焦虑原因主要为陌生环境和不了解医院内何种行为在被允许的范围内。对手术的害怕在一定程度上能加以控制,易于安抚。

(5) 少年期　青少年思维已开始成熟,对手术和麻醉的恐惧主要来自对于手术和麻醉的未知性,害怕昏迷、失去自控能力和疾病不可救治等。少年的自尊心和身体形象特别易受伤害,他们非常害怕治疗失败、治疗过程中的身体伤害以及在麻醉后无法苏醒等。相反,他们也可以从疾病的成功治疗过程中获得许多好经验和增强自信心等。

1.2　围术期影响心理的因素

1.2.1　影响儿童麻醉诱导时不良情绪和反抗行为的因素

(1) 儿童年龄　麻醉诱导的服从性随年龄增长而改善。1～4 岁的儿童容易出现抵抗行为。

(2) 手术史/麻醉史/住院史也与围术期焦虑和较差的服从性有关。有研究发现这一因素可以随患儿年龄及其在术前参观手术室(包括解答相关问题,参观术前等候区、手术室和恢复室,了解手术当天流程、展示麻醉仪器以及解释麻醉诱导时的感觉)而改善。对学龄儿童来说,过去的麻醉史会产生不良影响,他们通常会将过去麻醉诱导与住院手术的不愉快的回忆联系起来,但这种不良体验可以通过手术室参观来修正。

(3) 诊断为行为障碍,且有医疗干预的儿童,更易发生术前焦虑,适当增加术前等候区的等候时间,可以增加诱导期间的服从性。过快的术前准备意味着在很短的时间内有各种陌生人(护士、外科医师、麻醉医师等)的访问,而患儿也没有足够的时间去整合所有的信息和安慰。

(4) 患儿本身的性格　害羞拘束的儿童在新的环境中更容易焦虑。不同儿童对住院或者接受医学治疗会做出不一样的反应。有些儿童会去寻找相关信息以更多地了解自己的疾病情况,并以一种积极的心态参与术前准备,这些儿童很可能会从心理辅导中受益,能配合手术。另外一些儿童依旧是一种漠不关心的态度,是一种回避的心理,他们不可能从中受益,且对心理辅导较敏感,术前应用镇静抗焦虑药物能更好地帮助他们克服心理压力。

(5) 术前父母的焦虑程度高　患儿也通常非常焦虑,原因可能有两个,对孩子来说,父母是解除压力的最佳人选。当父母本身焦虑时,他们很难顾及孩子的需求;其次,焦虑也与基因遗传有关,有焦虑素质的父母,则孩子更倾向于同样有焦虑素质。然而,也有人认为父母的焦虑可能是因孩子的焦虑导致的。

1.2.2　与麻醉诱导时不良情绪和反抗行为无关的因素

母亲年龄,儿童性别及种族,兄弟姐妹的数量和家中排行,父母婚姻状况,父母社会地位,手术类型,美国麻醉医师协会(American Society of Anesthesiologists,ASA)分级以及禁食时间。

1.3　家长心理

围术期家长对孩子的照料越来越起着积极的作用,在国外,家长可以在诱导时和术后恢复室陪伴他们的孩子,但对那些心理比较紧张的家长,反而会影响到孩子的情绪。家长所具有的良好的心理素质可以减少其孩子的焦虑感,对孩子有利。

当一名儿童需要接受一项手术治疗时,其中会有很多因素影响家长的焦虑程度,即使是一个较小的手术,家长最初也会非常焦虑,医护人员的充分解释和他们之间的良好交流有助于减轻其焦虑水平。

当麻醉医师决定采用全麻技术时,往往就处于一种困难的处境:如果在实施小手术前告知家长所有可能出现的潜在危险,反而很有可能增加其焦虑程度,但无论如何都应与家长共同讨论麻醉的危险性以实现他们的知情权和得到他们的理解。麻醉医师应向家长解释他们想要知道的信息,这就是知情同意权;应向家长告知并讨论麻醉中存在的危险因素,包括死亡。这些讨论应该在避开儿童的情况下进行。

需特别注意那些过度焦虑的家长,其过度的焦虑有多种因素,并不单是与儿童手术情况有关。这些家长如获知更多有关手术相关的信息,反而会增加其焦虑程度。

麻醉医师与患儿之间建立起真诚、热情、友善、相互理解及彼此合作的关系能减轻家长焦虑情绪。在讨论麻醉危险因素时应给家长腾出时间来置疑和阐述他们关于孩子及其所将实施的麻醉的看法。

麻醉诱导期间家长是否应该在场仍然具有争议。支持的理由是家长在场可以减少术前镇静药物的应用,避免儿童与家长分离时的喊叫和挣扎,减轻儿童的焦虑,长期的负面行为改变也会减少。而反对方的理由是,首先家长们进入手术室有可能对手术室的无菌环境、常规运作造成影响,使手术室更拥挤,以及家长本身的一些不良甚至暴力行为。尽管有一些严重的家长不良行为的相关报道,但与家长陪伴麻醉诱导的总例数相比,其发生率是非常低的。麻醉诱导期间,家长对孩子的批评责怪、过分的许诺和安慰、严厉命令会造成患儿的焦虑显著增加;而家长跟孩子谈一些与手术无关的话题来分散注意力则能减轻患儿焦虑。

当计划让家长参与麻醉诱导时,一定要提前告之诱导期将会发生的一些情况,如儿童大约多久会入睡,入睡期间会有兴奋躁动、无意识的挥动四肢、咳嗽、呼吸不规则等。让家长提前有心理准备,否则当患

3

儿出现这些兴奋期的表现时,家长会恐慌。此时麻醉医师再进行解释,家长也仍然会有疑惑,对麻醉医师的信任度大为降低。

1.4 麻醉医师心理准备

麻醉过程,特别是诱导过程被认为是能引起心理创伤的潜在因素。研究表明麻醉医师对不同麻醉方式的选择可影响儿童心理障碍的程度。心理辅导尤其重要,已被证实对许多儿童有利。通常心理辅导须由家长来完成,所需的程度决定于儿童的年龄。基本目的是用简浅、易懂,能使人安心的术语向儿童解释将要在医院里发生的事。可能的话,甚至可以给那些需执行急诊手术(如阑尾切除术)的儿童制订一个计划。年长的儿童和青少年在安排住院治疗时就应预先给予充分心理准备,年幼儿童不应太早作准备,因这反而引起他们害怕,可提前一天让他们作好思想准备。需留心注意那些心理逃避型的儿童,尤其是那些经受反复住院手术打击的儿童,因为这些儿童不可能对常规的准备方式做出良好反应,对这些患儿应允许他们保持一种逃避心态,同时进行合理的术前用药,这会使麻醉诱导更顺利。

麻醉医师在麻醉实施前和实施期间应该使用具有同情、婉转、使人增强自信的言辞,如"这可能会有点不舒服,我知道你会害怕,但我将尽我可能来帮助你,很快就会好的,我们不介意你哭"。不该使用直截了当的方式,如"保持安静、勇敢"。另外,采取如参观医院木偶表演和视听教材的应用等简单易行的方式对儿童进行心理准备已被证实是行之有效的。通过视频帮助家长辅导孩子心理是非常有效的;有一些城市每周一次由电视台为孩子提供住院辅导节目。通过这种方式,绝大多数儿童都能够为住院可能出现的事情做好准备。

1.5 手术患儿准备

(1)和儿童及其家长见面交谈时间尽量长一些,让他们有足够时间接受你。

(2)即使患儿发育迟缓,也始终把大多数的注意力放在患儿本人身上。

(3)保持眼神交流,更容易获得儿童的信任,必要时与之一起玩耍。

(4)用浅显易懂的词语和儿童交谈。

(5)注意沉默儿童并察觉他们心理的不稳定性,如有必要,术前可适当使用镇静药物。

(6)真实可靠地叙述将要执行的程序,但应避免叙述那些不必要的、引起恐慌的内容。对儿童关于手术的提问,可以利用绘画帮助他们理解。在许多的病例中,儿童会过分地估计手术的伤害程度,麻醉医师应帮助他们消除疑虑,如关于手术切口的大小等。

(7) 避免使用这样的语句"让你睡着",这会使有些儿童联想到他们家里死去了的宠物而感到害怕。

(8) 避免使儿童面临困难的选择。例如,避免这样提问"你是要打针还是要面罩"。而是要告诉他们你将要给予他们的东西,并且尽量满足他们的任何特殊要求,如"我不想戴着面罩睡觉"。

(9) 儿童清醒期间身体一定要有衣服或被单等遮盖物,避免因脱光衣服而出现不适感。

(10) 允许儿童携带心爱的玩具或其他的安全物件进入手术间,并给玩具标上儿童的名字;如果儿童能动的话,可以让他自己走进手术间,这要比抱入或者用推车推入的好,这样会使儿童觉得独立并感到轻松。

(11) 如有可能应允许那些心理稳定且起支持作用的家长陪伴儿童麻醉诱导。如果这个不可能实现的话,通过术前用药使患儿入睡,家长也非常希望看到他们的孩子被充分镇静后进入手术室。另外,在手术室外有家长的陪伴下给儿童进行静脉穿刺注药也是行之有效的,特别是那些残疾或是发育迟缓的儿童。应使用局部疼痛轻的静脉套管针,如果预先能使用局麻药乳剂则更理想。

5

(12) 消除年长儿和青少年的疑虑,并给他们仔细地解释,他们可能会非常害怕并有许多的问题。消除他们关于手术过程中不安全的疑虑,并强调他们不会在手术中苏醒而只会当手术结束后才会醒过来,这点是非常重要的。年长儿同样可以给予术前用药。

(13) 给每个儿童选择最合适的诱导方式,尽量缩短在手术床上的清醒时间。

(14) 在麻醉诱导过程应和儿童交谈以分散他们的注意力,并保持环境安静。

(15) 告诉儿童苏醒的时间、地点以及可能会出现的各种不适感。细心解释眼罩、鼻饲管、导尿管等用处及可能会产生的不适。

(16) 为每个患儿制订一个最合适的术后镇痛方案。

1.6 术前镇静用药

1.6.1 咪达唑仑

儿童患者应用咪达唑仑一般是口服为主,可以降低即将进行手术的儿童的焦虑程度,并有可能降低术后行为改变的发生率。另外,家长的焦虑程度也通常随之减轻,对围术期的满意度也随之提高。

咪达唑仑是一个起效时间较短的苯二氮䓬类药物,可以通过口服、静脉输注、滴鼻、直肠、肌注给药。虽然不会显著增加麻醉后苏醒时间,但目前没有研究数据可以证明咪达唑仑能显著降低苏醒期谵妄的发生率;是否能减少术后在家中的行为改变发生率目前也仍有争议。

咪达唑仑口服时有明显的苦味,滴鼻时有烧灼刺痛感。口服和直肠给药吸收率低且起效时间不可准确预测。其在婴儿和青少年的这两个年龄段的半衰期和代谢率与成人不同,起效时间相对比成人慢。药物不良反应包括谵妄和呃逆。当与阿片类药物同时使用时可以造成呼吸抑制。尽管咪达唑仑可以引起顺行遗忘和外显记忆的遗忘,但内隐记忆是不受改变的。同时这种遗忘作用对部分儿童并不是一件好事,当他们在将来要再次经历相似情景时,他们会因为不记得之前发生过的事情而更加焦虑。研究显示曾经术前使用过咪达唑仑的儿童再次经历后续手术时焦虑程度显著增加。

1.6.2　α₂受体激动剂

这些年 α₂ 受体激动剂的应用逐渐普遍。其对记忆没有影响,镇静作用类似于正常的疲乏和困倦,而咪达唑仑的镇静作用则类似于酒醉。α₂受体激动剂也没有或者有非常少的呼吸抑制作用,可以减少麻醉诱导时的药物剂量以及气管插管时的应激反应。术中麻醉药物用量可减少50%(吸入麻醉药和阿片类药物)且血流动力学稳定。减少术后疼痛以及七氟烷相关的苏醒期谵妄。

口服可乐定起效时间为 45 min,比咪达唑仑口服起效时间(20 min)要长很多,同时也会使术后镇静时间稍有增加。右美托咪定对 α₂ 受体激动的选择性更强,起效时间更短,消除半衰期更短,但不能通过肠道吸收因此不能口服给药,只能滴鼻或经黏膜给药。但与咪达唑仑不同的是,右美托咪定经鼻给药不会引起烧灼刺痛感。

1.7　术后护理

如条件允许,当儿童苏醒后应让其家长来陪伴。给予良好的术后镇痛,如局部神经阻滞、麻醉药输注、患者自控镇痛、硬膜外神经阻滞等都可考虑应用。在麻醉后恢复室,患儿所表现出来的问题类似于成人:疼痛、失眠和术后疲倦。当儿童到达麻醉后恢复室各项生命体征稳定后可应用特殊的可缓解疼痛的方式,如父母探视、玩具、游戏及其他的娱乐(如看电视),通过分散儿童注意力减轻其不适症状。

(蒋懿斐　连庆泉)

2

小儿麻醉的解剖和生理基础

从新生儿到大龄儿童的发育过程，了解不同阶段小儿解剖和生理变化，有助于麻醉和围术期的麻醉操作、合理用药和精确调控。

2.1　中枢神经系统

在胎儿期神经系统的发育最早开始，从婴儿到整个小儿时期，一直十分活跃。新生儿平均脑重约 370 g，占体重的 10%～12%，为成人脑重(约 1 500 g)的 25%左右。1 岁时脑重达 900 g，占成人脑重的 60%；4～6 岁脑重达到成人脑重的 85%～90%。出生时脑表面已有全部主要的沟回，但皮质较薄，沟裂较浅。脑重的增加主要是由于神经细胞体积增大和树突的增多、加长，以及神经髓鞘的形成和发育；3 岁时神经细胞分化已基本完成。近年来有大量研究认为麻醉药可能存在影响小儿认知功能和智力发育的风险。

2.1.1　头颅

新生儿颅骨未发育完全(如囟门未闭)，颅骨的缝隙，称颅缝或囟门(cranial fontanelles)。颅内容积(血液、脑脊液、脑组织)增加或颅内压增加时，可通过囟门膨大和骨缝线分离而得到一定程度的代偿。所以，婴儿囟门的触诊可用来评估颅内压。小儿颅腔容积小，可代偿空间小，颅内压增高很容易导致婴儿囟门饱满或隆起，甚至引起囟门迟闭。

2.1.2　脑血流(cerebral blood flow, CBF)

随着年龄增加，脑血流量下降。6 岁的儿童，其脑血流量每分钟为 104 ml/100 g 脑组织，仍明显地高于成年人，这个年龄脑氧需量大约占全身氧耗的 50%。

新生儿脑血流自动调节能力减弱。早产儿脑血管非常脆弱，当缺氧、高碳酸血症、高钠血症、动静脉压力或脑血流波动、血细胞比容偏低、输液过多、快速输注高张液体时，可诱发颅内出血。

2.1.3　脑脊液(cerebrospinal fluid, CSF)

脑脊液为无色透明的液体，充满在各脑室、蛛网膜下腔和脊髓中央管内。与血浆和淋巴液的性质相似，略带黏性，属于细胞外液。脑脊液主要由侧脑室颞侧角、第三脑室后部及第四脑室顶部的脉络丛生成。脑膜、脑室膜、脑及脊髓的血管也会产生小部分脑脊液。

脑脊液的流动具有一定的方向性。两个侧脑室脉络丛最丰富，产生的脑脊液最多，这些脑脊液经室间孔流入第三脑室，再经中脑导水管流入第四脑室。各脑室脉络丛产生的脑脊液都汇至第四脑室并经第四脑室的正中孔和外侧孔流入脑和脊髓的蛛网膜下腔。最后经矢状窦旁的蛛网膜颗粒将脑脊液回渗到上矢状窦，使脑脊液回流至静脉系统。脑脊液的回流（或吸收）主要取决于颅内静脉压和脑脊液的压力差以及血脑屏障间的有效胶体渗透压。脑和脊髓的血管、神经周围间隙和室管膜也参与脑脊液的吸收。

1岁以内小儿的脑脊液生成速率快速增长，在2岁时其生成速率约为成人的60%。脑脊液的压力，儿童为70～180 mmH$_2$O，新生儿为30～80 mmH$_2$O，外观清亮，白细胞数为(0～5)(新生儿或小婴儿 0～20)×10^6/L，蛋白为0.2～0.4(新生儿0.2～1.2)g/L，糖为2.2～4.4 mol/L。

2.1.4 脑积水

脑脊液在颅内异常的积聚称为脑积水，分为阻塞性或非阻塞性脑积水。阻塞性脑积水由脑脊液流经通路被阻所致；非阻塞性脑积水由于脑实质容积的缩小继发脑室扩张或由于脑脊液的生成增多和脑脊液重吸收减少所引起的。

有脊髓脊膜膨出史的儿童中，脑积水的发生率为30%左右。儿童脑积水的主要表现是"头大"，中国小儿出生时头围33～35 cm，前半年生长较快，约为8 cm(头围42～45 cm)，后半年增长约3 cm(头围43～47 cm)，如果小儿的头围超过以上范围并迅速增长，要注意脑积水的可能。

2.1.5 疼痛的敏感性

在胎儿期，感知疼痛的中枢、末梢和传导系统就已发育并具备功能，但新生儿的疼痛感知系统还是不成熟的，对疼痛反应敏感。与成人相比，出生时Aδ和Aβ纤维均在较低痛域时兴奋而起反应。Aβ传入纤维与C纤维同时进入脊髓的第Ⅰ和Ⅱ层，而成人的Aβ纤维仅传入脊髓背角的第Ⅲ和Ⅳ层。兴奋Aβ纤维比兴奋成人Aδ和C纤维的反应更加典型。另外，在新生儿脊髓背角细胞及自体感觉的皮质细胞感受区域较成人大。具有中枢更广泛受体区域以及外周以A纤维传播为主体的特点，因此小儿中枢细胞更易被外周痛觉纤维激动而更加敏感。而且中枢下行抑制系统机制在出生时还未成熟，导致内源性镇痛系统在小儿缺乏，从而更易被伤害性刺激所损害。与成人相比，新生儿对相同的伤害性刺激会有更明显的反应，主要表现为低痛域和较长时间的肌肉收缩，对成年人的一般性刺激，如按压胫骨，在小儿即可成为疼痛刺激。轻触小儿面颊，即可引起面神经反射。

新生儿在术后对触觉以及对疼痛会表现为极其明显的高反应性。新生儿期接受任何伤害性刺激均影响个体疼痛功能及其通路的发育,进而影响到痛觉敏感性,这种影响可持续至成年后。因此,麻醉医师在临床实践中应摒弃传统的错误观念,必须高度重视婴儿的围术期镇痛。

2.2　眼

出生时婴儿的眼球的容积为 2.20～3.25 cm。男孩的眼轴比女孩均长 0.2 mm。出生后第一年中,眼轴平均增长 2.5～3.5 mm,眼轴长度平均为 20.6 mm。在随后的几年中,增长速度下降,约 5 岁时,眼轴长度达到成人水平。5～15 岁,不患近视性屈光不正的儿童眼轴可能略有增长,但总的增长通常小于 1.0 mm。

早产儿视网膜病(retinopathy of prematurity,ROP)

早产儿视网膜病为一种早产儿异常的视网膜血管形成而导致的双眼疾病,特别是那些极低出生体重儿,其预后从视力正常至失明。视网膜内血管从大约妊娠中期开始生长,至足月时血管形成,如果这些血管按一种异常模式继续生长,可导致早产儿视网膜病。

视网膜动脉氧分压增加是 ROP 发生的一个主要因素。此外,心肌肥大、低碳酸血症、输血、光照、反复呼吸暂停、脓毒血症和其他全身性疾病也会导致 ROP。近年来随着我国极低体重儿存活率的提高,ROP 的发生率显著上升。

ROP 的发病常有四个阶段:① 氧过多导致血管收缩,毛细血管内皮细胞肿胀,视网膜周围的变性退化,形成一可见界线。② 随着这条线上脊状隆起的形成而出现一系列变化。③ 视网膜纤维血管增殖。④ 视网膜剥离。因此,吸入氧浓度应小心控制[动脉氧分压的安全范围是 6.66～9.33 kPa(50～70 mmHg)]。持续监测氧饱和度,使其维持在 90%～95%,避免吸氧时有较大波动。婴儿在接受氧疗时常规给予维生素 E,可预防 ROP 及降低疾病严重程度。

2.3　呼吸系统

2.3.1　解剖结构特点

(1)鼻　婴儿头部及舌相对较大,颈较短。鼻孔开口大小约与环状软骨处相等,这有助于麻醉医师选择婴幼儿气管导管的型号,若导管能进入鼻孔,在绝大多数情况下也能进入气管。婴儿主要经鼻腔呼吸,其鼻腔较狭窄,易被分泌物或黏膜水肿所阻塞,新生儿和小婴儿主要依赖鼻通气。约 22% 的成熟儿在鼻腔阻塞后不能有效地通过经口呼吸来代偿,因此可产生呼吸困难,在早产儿中更高。

(2)喉　婴儿喉头位置较高,位于 C_3～C_4 平面(成人 C_5～C_6 平面),

且较向头侧及向前,其长轴向下向前,而会厌软骨较大,与声门约成 45°角,会厌常下垂,呈 U 形,常妨碍声门显露,造成气管插管困难,有时需用直型喉镜片暴露声门行气管插管。

(3) 气管　小儿气管内径较小,婴儿气管的内径只有成人的 1/3,炎症或分泌物增多时易形成梗阻;在 3 岁以下双侧主支气管与气管的成角基本相等,行气管内插管时如气管导管插入过深时,进入左或右侧主支气管的概率相同。婴儿支气管的平滑肌较儿童少,小婴儿哮喘时,用支气管扩张药治疗常无效。

多年以来的传统观念认为,婴儿喉头呈"漏斗形",最狭窄部位是环状软骨处,该处呈圆形,气管导管通过环状软骨后行控制呼吸或肺脏扩张时,可无明显漏气,根据这一理念,不推荐婴幼儿用带套囊的气管导管,大于 6 岁的儿童,喉头最狭窄部位在声门,而声门并不呈圆形。近年来利特曼(Litman)等对不同样本婴幼儿和儿童喉头尺寸的研究均发现,小儿喉头的形状与成人相近,呈"圆柱形",而且其形状不随生长发育而明显改变,小儿环状软骨开口处为一横径略短的"近似椭圆形"。因此即使置入是最"合适"或最"紧密"的无套囊气管导管,有时也会导致通气时漏气或压迫环状软骨黏膜(特别是其横径)。因此,近年来临床上渐趋向选择带气囊气管导管行婴幼儿插管。小儿气管长度和直径参考值见表 2 - 1。

表 2 - 1　小儿气管长度和直径正常参考值

年龄(岁)	气管长度(cm)	直　径(mm)		
		气管	右支气管	左支气管
<0.5	5.9	5	4.5	3.5
0.5~1	7.2	5.5	4.8	3.7
1~2	7.5	6.3	5.1	3.9
2~4	8	7.5	6.4	4.9
4~6	8.6	8	6.7	5.3
6~8	9.5	9.2	7.9	6.1
8~10	10	9.75	8.4	6.5
10~12	11.5	10.5	9.2	6.8
12~14	13.5	11.5	9.8	7.5
14~16	14.5	13.2	11.5	8.8

(4) 胸廓　新生儿胸廓小,呈桶状,胸骨、肋骨柔软,肋骨呈水平走向,婴儿胸壁顺应性高,而肋骨对肺的支持少,难以维持胸内负压,因

此,每次呼吸均有功能性呼吸道闭合。新生儿及婴儿肋间肌及膈肌中
Ⅰ型肌纤维少,Ⅰ型肌纤维可提供重复做功的能力,当Ⅰ型肌纤维缺少
时,任何因素所致的呼吸做功增加,均可引起呼吸肌早期疲劳,导致呼
吸暂停、二氧化碳蓄积和呼吸衰竭。婴儿胸式呼吸不发达,胸廓的扩张
主要靠膈肌。如腹腔内容物增加,可影响膈肌活动,也即影响呼吸。

(5)肺　① 新生儿肺泡壁薄,肺泡数量较少,胸壁柔软无力,如遇
肺膨胀不全则肺重新膨胀较困难。婴儿有效肺泡面积/kg是成人的
1/3,耗氧量/kg是成人的2倍,换气效率不佳、氧储备较少、耐缺氧能力
差,低体重小儿和早产儿更为明显,故小儿麻醉时应特别重视呼吸的管
理。② 肺的生长发育:肺和胸腔在出生后第一年仍以惊人的速度发育
和生长。出生时,终末呼吸囊的数目(大多数是肺泡囊)在2 000万～
5 000万个不等,仅为成人肺泡数目的1/10。从原始肺泡囊发育为肺泡
在出生后第一年内,并在18个月内基本完成。③ 在出生后的早期,由
于代谢率较高,婴儿每单位肺容量通气需求显著增加,肺通气储备较
少。④ 因为新生儿弹性纤维直至出生前都没有发育完善,肺的静态(弹
性)回缩力非常低。另外,由于胸肌发育不完善,所以婴儿胸腔弹性回
缩力(胸壁)非常差。这些特征使婴儿全身麻醉下更容易发生肺萎陷。
从婴儿期到儿童期,肺的弹性回缩力逐渐增高。⑤ 婴儿和儿童从喉到
细支气管的实际气管直径较青少年和成人小得多,气道阻力绝对值非
常高。相对轻的气道炎症、水肿或分泌物就可以导致严重的气道阻塞。

2.3.2　呼吸生理特点

(1)胎儿　已有呼吸运动,妊娠晚期表现为频率快、不规律及阵发
性。通过监测呼吸运动可判断胎儿的健康状况:如低氧血症会导致胎
儿呼吸减弱;严重供氧不足将导致喘息。胎儿肺内充满了液体,随呼吸
运动而移动。在妊娠26～28周后,Ⅱ型肺泡产生表面活性物质,肺泡表
面活性物质分泌到肺内,且能在羊水中检测到,可依此判断肺的成熟及
其预后。

胎儿出生时,由于产道对胸廓的挤压作用,胎儿肺内大部分液体经
口鼻挤出,肺内压降低,空气被吸入肺中。最初几次自主呼吸时肺内压
较高(50 cmH$_2$O),这是新生儿功能残气量(functional residual capacity,
FRC)建立的基础。出生后几天,肺内残留的液体通过肺淋巴管和血管
系统继续排出。剖宫产出生的婴儿因没有经过产道挤压胸廓的作用,
肺内可能有较多液体残留,这可能导致短暂呼吸窘迫。

(2)新生儿　肺泡的稳定性有赖于肺泡表面活性物质的产生。早
产儿肺泡表面活性物质不足,导致肺泡塌陷、通气不良,进而影响换气、
降低肺的顺应性,增加呼吸窘迫综合征的发生率。新生儿气胸的发生
率远远高于其他年龄段小儿。新生儿与成人呼吸的比较见表2-2。

11

表 2-2　新生儿与成人呼吸的比较

	新 生 儿	成 人
肺泡通气		
肺泡通气量[ml/(kg·min)]	100~150	50
潮气量(ml/kg)	6	7
无效腔气量(ml/kg)	2.2	2.2
无效腔气量/潮气量	0.3	0.3
呼吸频率(次/min)	40	20
肺容量		
功能余气量(ml/kg)	30	34
余气量(ml/kg)	20	14
功能余气量/肺总容量	0.48	0.40
余气量/肺总容量	0.33	0.20
呼吸机制		
总呼吸顺应性	1	20
比呼吸顺应性	1	1

(3) 儿童　小儿肺容量(仅成人 1/6)及潮气量(潮气量绝对值 6 ml/kg)均较成人为小。呼吸频率相对快,频率随年龄增长而递减(表 2-3)。

表 2-3　不同年龄小儿每分钟呼吸次数平均值

年　龄	每分钟呼吸平均次数	呼吸：脉搏
新生儿	40~50	1：3
1 岁以内	30~40	1：(3~4)
1~3 岁	25~30	1：(3~4)
4~7 岁	20~25	1：4
8~14 岁	18~20	1：4

(4) 呼吸肌　婴儿胸部呼吸肌不发达,主要靠膈肌呼吸,易受腹胀等因素影响。新生儿的肌纤维 I 型纤维含量较低,呼吸肌易于疲劳,是导致呼吸衰竭的重要因素。在早产儿,I 型肌肌纤维在 10% 以下(缓慢扭动、高度氧化、抗疲劳);而足月儿,有 30% 是 I 型;一年后可增加到 55%(成人水平)。呼吸也随着睡眠状态的变化而变化,早产儿有 50%~60% 的时间处于快速动眼睡眠时期,在这期间存在着肋间肌运动抑制和胸廓的反常运动,肋间肌运动抑制常通过横膈运动增加来补偿,当肋骨反常移动时,可导致膈肌疲劳。

2.3.3 呼吸力学

肺顺应性(CL)随着出生后肺内液体流出而缓慢增加。新生儿总呼吸顺应性的绝对值很小,仅 5 ml/cmH$_2$O(成人 170 ml/cmH$_2$O),总呼吸顺应性与肺总容量或功能性余气之比称比顺应性(specific compliance),在新生儿和成人相同。影响气流阻力最重要的因素是气道管径的变化,因为阻力和半径的四次方成反比。由于婴幼儿的气管直径较小,和年龄较大的儿童和成人相比,其气道阻力的绝对值要高很多,炎症或分泌物会更大程度地引起婴幼儿的呼吸道梗阻。

上呼吸道阻力大约是总呼吸道阻力的 2/3,鼻腔可以起到加温、加湿和过滤微尘的作用,当婴幼儿经鼻气道闭塞,如不能建立足够的经口呼吸,随之发生阻塞性呼吸暂停。在婴幼儿,放置鼻胃管会显著增加高达 50%的呼吸道总阻力,并可能危及呼吸。鼻腔气道阻力约占总气道阻力的 50%,插鼻胃管阻力增加 50%,通常情况下左右鼻孔大小不一,选择较小的鼻孔插管,对总气道阻力影响较小。新生儿外周气道阻力较低,并随年龄增长而增加。

2.3.4 新生儿肺容量

足月儿总的肺容量大约为 160 ml,FRC 约为 80 ml,潮气量(V$_T$)约为 16 ml,无效腔量约为 5 ml(V$_T$的 0.3%)。相对婴儿的小容量,麻醉中机械无效腔或通气环路的影响更为重要(比如 5 ml 的机械无效腔可使总的无效腔量增加 1 倍)。静止时,新生儿肺泡通气量(V$_A$)大于成人,婴儿的高 V$_A$导致 V$_A$：FRC 为 5：1,而成人是 1.5：1,因婴儿 FRC 的缓冲能力大为减少,吸入气体(包括麻醉药)浓度变化在肺泡及动脉中可很快得到反映。婴儿和新生儿的闭合容量(closing capacity,CC)大于青年人;正常通气时,超过 FRC 而接近 V$_T$,因而动脉血氧分压(partial pressure of oxygen,PaO$_2$)较低(表 2-4)。通常发生在全麻中且一直持续到术后的 FRC 下降,会进一步增加闭合容量及肺动脉血氧分压差(A-aDO$_2$)。小儿越小,FRC 下降越多,因此吸入气中氧浓度需要增加。手术时患者平卧并且腹部自由下垂,FRC 下降将减少,持续气道正压可部分逆转此现象。婴儿肺泡气体交换组织面积较小(2.8 m^2),其与氧耗的比值小于成人,因此婴儿气体交换贮备能力减少,耐缺氧能力差。

表 2-4　健康小儿动脉血氧分压

年　龄	氧分压正常值[kPa(mmHg)]
0～1 周	9.33(70)
1～10 个月	11.33(85)
4～8 岁	12.00(90)
12～16 岁	12.80(96)

2.3.5 呼吸功

呼吸过程中,呼吸肌为克服弹性阻力和非弹性阻力而实现肺通气所做的功为呼吸功。呼吸肌产生的力和肺与胸廓的弹性回缩力一样对于克服气道阻力很有必要。小儿最佳呼吸频率和潮气量相当于消耗最少的肌肉能量而供给机体足够的氧气。新生儿呼吸频率为每分钟 37 次时最有效,这接近于健康新生儿的呼吸频率;足月儿需要能量的 1% 来维持呼吸,与成人相似;呼吸时,产生 0.5 L 通气量其氧耗为 0.5 ml,而早产儿氧耗量大(0.9 ml);如果肺发生病变,如新生儿呼吸窘迫综合征或支气管肺发育不全时,氧耗量大大增加,相应的呼吸功也明显增大。

2.3.6 新生儿肺通气-血流比

通气/血流(V_A/Q)正常值大约是 0.8。婴儿和儿童由于肺动脉压相对高而重力影响较小肺血流分布比成人均匀。新生儿肺内气体过多,肺的通气(V_A)与血流(Q)不完全匹配。V_A/Q 不匹配表现在 A-aDO_2 的不同,出生时为 3.4 kPa(25 mmHg),一周内下降至 1.3 kPa(10 mmHg)。呼吸室内空气时,新生儿 PaO_2 为 6.66 kPa(50 mmHg)左右,24 h 后增加至 9.33 kPa(70 mmHg)。婴儿的高 A-aDO_2 主要是由持续的解剖学分流和相对较高的闭合容量引起。

14

2.3.7 肺泡表面活性物质

Ⅱ型肺泡细胞可产生肺表面活性物质,其作用为稳定肺泡容积、防止肺泡破裂、降低肺泡内气-液接触面的表面张力、降低肺膨胀所需的力量等。发生在早产儿的原发性(或婴儿期)呼吸窘迫综合征(infant respiratory distress syndrome,IRDS)又称透明膜疾病(hyaline membrane disease,HMD),是由于肺不成熟,不能产生足够的肺表面活性物质且被从肺泡表面渗出的血浆蛋白灭活引起。表面活性物质生成的生化途径可被低氧、高氧、酸中毒或体温过低等因素削弱。因此,及早纠正这些病理情况对患病新生儿十分重要。吸入麻醉药对表面活性物质的生成几乎没有影响。

2.3.8 新生儿呼吸模式

婴儿因代谢率较高,通气过程中动脉血二氧化碳分压(partial pressure of carbon dioxide in artery,$PaCO_2$)较高,对高碳酸血症的通气反应,新生儿比大婴儿要差,早产儿更差。窒息时婴儿的二氧化碳反应曲线下降,低氧血症使新生儿对高碳酸血症的反应降低。新生儿对动脉血氧分压的变化很敏感,给予纯氧会减弱呼吸。低体温婴儿对低血氧的反应仅为呼吸抑制,通气抑制是低血氧作用于皮层和延髓引起的中枢作用。

2.4　心血管系统

2.4.1　胎儿时期

（1）胎盘　胎儿的气体交换位于胎盘。由于胎儿的肺仅需要营养血流，无须进行气体交换，因此，胎儿的心内分流和心外分流使肺血流降为最少，同时最大程度的输送适当的氧到其他各器官。

（2）胎儿循环　脱氧血从降主动脉到脐动脉，然后到胎盘。脐动脉逐一分支，最后进入复杂的动脉、毛细血管、静脉系统，它分布在胎盘绒毛间隙中进行氧和营养物质的交换。氧合血经脐静脉输送到胎儿所有器官，心内、心外分流不仅使血流绕过肺，而且将高氧合血流输送到代谢较高的器官，如脑和心脏。因为分流的存在，胎儿器官接受来自右室或左室的混合血供，也就是常说的并联循环。心血管系统必须有效地输送氧和其他代谢物质到全身组织和器官，脐静脉血氧分压大约是4.66 kPa（35 mmHg），胎儿有较高浓度的胎儿型血红蛋白，比成人型血红蛋白更有效的携氧。

2.4.2　过渡循环

出生后，肺血管阻力显著下降，肺血管阻力、肺动脉压力、肺血流进一步逐渐下降，反映了在出生几周内特征性的肺血管肌层组织的重塑。动脉导管功能性关闭是随胎盘的剥离、体内前列腺素水平下降而发生的。在完成功能性关闭后，由于血栓的形成和纤维化，最后动脉导管在出生后的几个月内解剖学上关闭。

肺血管适应不良是一个难题，可在新生儿时出现，例如，膈疝患儿可伴有肺实质发育不良或肺动脉发育不全。新生儿伴内、外科急症或先天性心脏病患儿合并有低氧血症或（和）酸中毒存在时，血管也不能正常扩张。可能在麻醉过程中新生儿发生严重的低氧血症、循环衰竭。

2.4.3　出生时的改变

出生后，两肺吸入空气而膨胀，肺通气开始后数分钟内肺循环阻力（pulmonary vascular resistance，PVR）将下降到出生前的80%。随着PVR降低，流经肺的血液增加。经肺静脉进入左房的血液增加，导致左房压高于右房压，卵圆孔关闭。

组织缺氧、PVR增加时，动脉导管可重新开放，部分血液绕开肺循环，导致动脉血氧作用进一步下降，组织氧合作用受损导致酸中毒，进而导致PVR进一步增加，如此形成了低血氧→酸中毒→肺血流下降→低血氧的恶性循环。

2.4.4　新生儿心血管系统

2.4.4.1　心脏与心输出量

（1）心电图　新生儿由于心脏右侧占优势，与成人相比新生儿心电图有明显的电轴右偏。心电图的右导联还可见高 R 波,左导联可见深 S 波。整个儿童期,心电图会逐渐转化为正常的左轴位。小儿心电图的 QRS 时限较短,P-R 间期也较短。

(2)心率　新生儿为 100～180 次/min,以后心率逐渐减慢(表 2-5),儿童期常有窦性节律不齐。出生 3 月内婴儿的正常心率为 100～150 次/min。至 12 岁时与成人相近,心律是规则的,婴儿脉搏较快,6 个月以下婴儿,麻醉期间如脉搏慢于 100 次/min,应注意有无缺氧、迷走神经反射或深麻醉,应减浅麻醉,纠正缺氧,必要时用阿托品治疗。

表 2-5　正常心率参考值

年　龄	心率(次/min)	
	平　均　值	范　　围
新生儿	120	100～170
1～11 个月	120	80～160
2 岁	110	80～130
4 岁	100	80～120
6 岁	100	75～115
8 岁	90	70～110
10 岁	90	70～110
14 岁		
男孩	80	60～110
女孩	85	60～105
16 岁		
男孩	75	55～95
女孩	80	60～100

(3)血压　新生儿期,收缩压约为 8.0 kPa(60 mmHg),舒张压约为 4.66 kPa(35 mmHg),血压可有较大波动,如脐带夹闭延迟或去除,压力可一过性增加 1.33～2.0 kPa(10～15 mmHg),但在 4 h 内可降到正常。早产儿动脉压更低,750 g 婴儿可低至 6.0/3.33 kPa(45/25 mmHg)。新生儿的血压与孕龄和出生体重有关。随着年龄增长,血压逐渐升高。小儿心血管资料见表 2-6。小儿麻醉时应测量

血压,但袖套应选用合适,袖套宽,血压读数低;袖套窄,读数高。正确的袖套宽度应是上臂长度的2/3。现有不同宽度的血压表袖套供不同年龄小儿使用。

表2-6 小儿心血管资料

	收缩压 [kPa(mmHg)]	心脏指数 [L/(min·m²)]	血红蛋白 (g/L)	氧耗量 [ml/(kg·min)]
新生儿	8.7(65)	2.5	170	6
6个月	12.0(90)	2.0	110	5
1岁	12.7(95)	2.0	120	5
5岁	12.7(95)	3.7	125	6
12岁	16.0(120)	4.3	130	3

2.4.4.2 新生儿心血管反射

出生时伴随调节心率和肺血管反应的副交感活性的改变,循环发生巨大变化。交感肾上腺轴也被激活。在阴道分娩时,去甲肾上腺素和肾上腺素显著增加,直接影响心率、全身血管阻力、血压。剖宫产婴儿或未成熟儿表现出神经元介质反应减少,而婴儿在出生时对缺氧或(和)酸中毒的应激反应强烈。

2.4.4.3 肺循环

新生儿肺循环总的特点是肺动脉压较高、动脉壁肌层较厚。低氧、酸中毒、应激(如气管内吸引)都可引起 PVR 快速升高,心脏内右侧压力超过左侧压力,动脉导管或卵圆孔重新开放,可发生右向左分流。右心室衰竭,很快导致双心室衰竭。

2.4.4.4 血容量

新生儿血容量的多少与脐带结扎的迟早有关,一般情况下为80 ml/kg 体重,但如果推迟 5 min 结扎脐带,可使血容量增加到120 ml/kg,多获得 35% 的血容量。新生儿初生时的血红蛋白可达150～230 g/L,至生后 2～3 个月时降至 100～110 g/L,称为生理性贫血。早产儿血红蛋白浓度下降至最低值为生后 6 周。

应重视对低血容量的反应和血容量的恢复,因为新生儿手术常伴随着明显的血容量丢失。动脉压的改变与低血容量程度成比例,新生儿血管容量调节能力非常有限,婴儿尤其是早产儿压力反射不活跃,进一步损害了对低血容量的反应。此外,如胎儿在产程中低氧,血管收缩,血液流向胎盘循环,窒息的新生儿也可能由低血容量引起。早期精确的血容量补充是必要的。小儿正常血容量值见表2-7。

17

表 2-7　小儿正常血容量

年　　龄	血容量(ml/kg)
新生儿	80~85
6 个月	80
1 岁	80
5 岁	75
12 岁	70

2.4.4.5　对低氧血症的反应

心动过缓是新生儿低氧血症的最早反应。足月儿窦性心率下限为 90 次/min,有报道足月儿入睡时心率可慢至 70 次/min,如心率低于下限,应高度警惕、积极处理。

低血氧期间,肺血管收缩,肺动脉压增加。婴儿与成人不同。成人对低氧血症的反应主要是血管扩张,而新生儿对低氧血症的反应是血管收缩。使心输出量减少,进一步降低氧的输送,心脏做功增加。

2.4.4.6　血液和氧输送

(1) 新生儿血细胞比容(hematocrit, Hct)为 60%,血红蛋白(haemoglobin, Hb)量为 180~190 g/L。血容量、血细胞比容、血红蛋白含量不同,这取决于夹闭脐带的时间。出生后第一周这些指标变化很小,之后,血红蛋白开始下降,在早产儿更明显。

(2) 出生时 Hb 以胎儿型血红蛋白(HbF)为主(70%~90%),HbF 对氧的亲和力大于成人血红蛋白(HbA)。HbF 可结合更多的氧,但不易释放到组织中。HbF 的 P_{50} 约为 2.67 kPa(20 mmHg),而 HbA 的 P_{50} 是 3.47~3.60 kPa(26~27 mmHg)。新生儿组织因需要足够的氧供,则需要更高浓度的 Hb。Hb 少于 120 g/L 会引起贫血,低氧状态下,所需 Hb 更高。目前认为,通过输血纠正贫血 Hct 应高于 40%,在中度心肺疾病或大外科的手术 Hct>30%,对于有症状的贫血(呼吸停止、心动过速、发育迟缓、无力)>25%。输入含 HbA 的红细胞可提高患儿的氧供,但也增加了发生 ROP 的风险。

(3) 出生后第一周内,血容量增加,组织氧供增加后红细胞生成抑制,Hb 和 Hct 稳步下降。出生后 2~3 个月时,婴儿的生理性贫血达到最低点,Hb 达 90~110 g/L,此时,大量 HbF 被 HbA 替代,如果营养充足,Hb 水平在几周内可逐步提高到 120~130 g/L。

(4) 早产儿 Hb 含量下降更早、程度更大,出生时体重不足 1 500 g 的可达 70~80 g/L。继发于营养不良早产儿的早期"生理性贫血"经常伴随着持续的"后期"贫血。

18

2.5 新陈代谢

2.5.1 糖代谢

新生儿糖原贮存主要位于肝脏和心肌,出生后中断了母体的血糖供应,同时需要能量值明显增加,因此出生后 30~90 min 血糖达最低点,生后 6 h 血糖开始上升。早产儿因糖原贮存不足、不能有效地建立糖异生而易发生低血糖。8% 的新生儿在生后 2~4 h 发生低血糖。一般认为,出生 24 h 内 < 2.2 mmol/L (40 mg/dl)、24 h 后 < 2.2~2.8 mmol/L(40~50 mg/dl);足月儿<2 mmol/L(35 mg/dl)、早产儿<2.2 mmol/L(40 mg/dl)为低血糖。

2.5.2 钙代谢

出生后,婴儿必须依靠自身的钙储备。在早产儿、出生后创伤、新生儿窒息、任何新生儿疾病、输血时会发生低血钙;新生儿如用碳酸氢钠来纠正代谢性酸中毒,可能会加重低血钙。

低钙血症(hypocalcemia)是指血清离子钙浓度低于 1.0 mmol/L,或者血清总钙低于 2.2 mmol/L,在早产、足月新生儿和小儿诊断标准分别为 1.7 mmol/L、2.0 mmol/L、2.2 mmol/L。轻度低钙时,可致感觉异常,口周及手足麻木、刺痛;重度低钙时小儿可引起抽搐,婴儿常引起全身惊厥、喉痉挛,甚至窒息、死亡。慢性低钙血症时,常伴骨痛,骨畸形易骨折,皮肤干燥脱屑等骨骼皮肤病变。如果低钙的程度不足以达到威胁生命的水平,可以应用含钙的溶液(含钙量相当于 15 mg/kg)在 4~6 h 内输注完毕。在紧急的情况下,如出现癫痫,手足抽搐,可经大静脉或深静脉输注 10% 的葡萄糖酸钙,钙含量在新生儿为 2~4 mg/kg,小儿为 2~3 mg/kg,在严密监测心电图情况下可于 5~10 min 输注完毕。维持量为 25~50 mg/(kg·d),直至低钙血症被完全纠正。

2.5.3 镁代谢

正常血镁浓度为 0.74~1.03 mmol/L,低于 0.74 mmol/L 时称之为低镁血症。低镁血症常见于早产儿、母亲患糖尿病的婴儿和肠道疾病的患儿,也可伴发于大量输血。低镁血症时因神经肌肉的兴奋性增高,可表现为肌肉震颤,惊厥及手足搐搦,巴宾斯基(Babinski)征可呈阳性,心血管方面可出现心动过速,室性心律失常等。

2.5.4 胆红素代谢

新生儿每日生成胆红素约 8.8 mg/kg。足月产婴儿,产后 1 周非结合高胆红素血症(生理性黄疸)继发于胆红素生成增加、肝细胞吸收胆红素能力有限、缺乏水溶性葡萄糖醛酸酯。血清胆红素很少超过 70 mg/L。早产儿血清胆红素浓度高(100~150 mg/L)。早产儿血清胆

19

红素浓度为 60～90 mg/L 时即可发生神经损伤,而足月儿发生损伤的血清浓度为 200 mg/L。

新生儿摄取、结合、排泄胆红素的能力仅为成人的 1%～2%,因此极易出现黄疸,尤其当新生儿处于饥饿、缺氧、胎粪排出延迟、脱水、酸中毒、头颅血肿或颅内出血等状态时黄疸加重。尤其是早产儿需监测血清胆红素水平,必要时采用特殊处理。

2.6　液体和电解质平衡

2.6.1　体液

2.6.1.1　体液的容量和分布

体液总量(total body water,TBW)占体重的 50%～80%,分布也因年龄、性别、胖瘦而不同。从新生儿到成年人,体液量占体重的比例逐渐减少,这种减少主要是细胞外液失水的结果。年龄越小所含的体液越多,新生儿体液量约占体重的 80%,婴儿期这一比例迅速下降到 70%,1 岁以后就可降至接近成年人的水平(65%左右)。另一方面,机体组织不同,含水量也有所不同:脂肪组织含水量约为 10%,而肌肉组织可达 75%。这就可以解释至青春期时女童(55%)较男童(60%)含水量少了,因为女童脂肪含量较男童高。同样,各年龄的肥胖儿童其体液占体重的百分比也比正常儿童略低。通常根据体重可以用下面这一公式计算出体液量:体液总量(L)=0.61×体重(kg)+0.251。另有人提出根据体重和身高来估计 3 个月至 13 岁儿童的体液量,而不考虑肥胖程度和体表面积。具体公式为:

0～3 个月:TBW=0.887×(Wt)0.83

4 个月至 13 岁:TBW=0.084 6×(Ht×Wt)0.65×0.95(女童)

13 岁以上:TBW=0.075 8×(Ht×Wt)0.69×0.84(女童)

体液一般分为细胞内液和细胞外液,其中细胞内液占体重的 30%～40%,相当于体液总量的 2/3,细胞外液约占体重的 20%,包括血浆和组织间液两个部分。血浆占体重的 4%～5%,相当于体液总量的 10%,其余约 15%为组织间液。但在婴儿期细胞外液所占比例较高,可达体液总量的 60%,在早产儿则更高。

2.6.1.2　体液的成分与渗透压

(1) 体液成分　细胞内、外液所含溶质有很大差异。细胞内液的主要成分为 K^+、HPO_4^{2-}、蛋白质和 Ca^{2+}、Mg^{2+}、Cl^- 等;细胞外液阳离子主要是 Na^+,其次是 K^+、Ca^{2+}、Mg^{2+} 等,阴离子主要是 Cl^-,其次是 HCO_3^-、HPO_4^{2-}、SO_4^- 及有机酸和蛋白质。细胞外液的组织间液和血浆的电解质在性质和数量上基本相等,在功能上也类似。两者的主要区别在于组织间液所含的蛋白质(0.05%～0.35%)较血浆(7%)为低,这主要是因为毛细血管的屏障作用,这对维持血浆胶体渗透压、稳定血容量有重要意义。各部分体液中阴阳离子的毫当量浓度相等,并保持电中性。

(2)渗透压 溶液的渗透压取决于该溶液单位体积中所含溶质的分子或离子的数目,而与溶质的种类无关;溶液中所含溶质数目越多,渗透压越高,体液内起渗透作用的溶质主要是电解质。细胞内外液间,水由渗透浓度低的一侧经细胞膜或毛细血管壁流向高的一侧。

婴儿与新生儿体液总量较成人多,细胞外液比例高。早产儿细胞外液(extracellular fluid,ECF)超过细胞内液(intracellular fluid,ICF),而在较大的儿童和成人,ECF 只是 ICF 的一半(表 2-8),新生儿血清电解质正常值见表 2-9。

表 2-8 ECF 和 ICF 参数(%体重)

体 液	早产儿	足月儿	婴儿(7~8 m)	成 人
ECF	50	35~40	30	20
ICF	30	35	35	45

表 2-9 血清电解质正常参考值

参 数	早产儿	足月儿	2 岁至成人
Cl$^-$(mmol/L)	100~117	90~114	98~106
K$^+$(mmol/L)	4.6~6.7	4.3~7.6	3.5~5.6
Na$^+$(mmol/L)	133~146	136~148	135~145
血糖(mmol/L)	2.2~3.3	2.2~4.4	3.8~6.05
总蛋白(g/L)	39~47	46~77	55~78
PaCO$_2$(mmHg)	30~35	33~35	35~40

2.6.1.3 小儿水、电解质

对低体重早产儿和足月新生儿来讲,甚至在婴儿期和儿童后期,它们每日的所需水量是显著不同的。这种差异主要是因为:① 新陈代谢和生长发育速率的不同。② 体表面积与体重的比值不同。③ 肾脏的成熟度与储备能力不同。④ 不同年龄段机体体液总量的不同。

婴儿的每日需水量很大,这是因为其新陈代谢率和生长发育的速度较快,体表面积与体重之比较大,最大可达3,使其不显性失水明显增多。即使在外界温度变化不大或者接受光疗时,低体重儿的每日需水量的差异也很大(表 2-10)。与相对成熟的新生儿比,低体重儿(<1 500 g)不成熟的皮肤屏障导致了与基础代谢率不成比例较高的

21

体热丢失,再加上大体表面积所致的不显性失水的增多导致极低体重儿的需水量增加。

表 2-10 低体重儿生后第一周的平均需水量*

年龄(天)	项目	体重(g)			
		751~1 000	1 001~1 250	1 251~1 500	1 501~2 000
1	IWL#	65	55	40	30
	尿量##	20	20	30	30
	大便	0	0	0	0
	总量	85	75	70	60
2~3	IWL	65	55	40	30
	尿量	40	40	40	40
	大便	0	0	0	0
	总量	105	95	80	70
4~7	IWL	65	55	40	30
	尿量	60	60	60	60
	大便	5	0	5	0
	总量	130	120	105	95

* 所有婴儿均裸身置于早产儿保育器,代谢率增高的情况(如寒冷等)除外

\# 不显性失水(insensible water loss,IWL)

\#\# 在不增加钠和蛋白质的情况下,维持生后第一天尿渗透压在 250 mmol/kg,第 2~3 天每天 10 mmol/kg,第 4~7 天每天 15 mmol/kg 所需的最低尿量

2.6.2 肾功能

(1)新生儿 肾功能取决于高肾血管阻力和有限的肾小管功能。高肾血管阻力造成低肾血流和较低的肾小球滤过率(glomerular filtration rate,GFR),早产儿 GFR 更低,出生后 1 周内 GFR 增加慢于足月儿,新生儿 GFR 增加随液体负荷增加而增加,但该能力有限。因此,婴儿不能快速处理水负荷过量,不能排除过多的电解质或其他依赖肾小球滤过的物质。低氧、低温或充血性心力衰竭进一步降低 GFR。尽管足月儿的肾小球滤过率低,但却有足够的能力来保留 Na^+,早产儿易发生低钠血症。早产儿葡萄糖吸收有限,可发生糖尿;显著高血糖的患儿,渗透性利尿可导致严重脱水。早产儿肾小管泌酸能力降低,肾脏对酸中毒的调节能力降低。随着妊娠龄增加,分泌 H^+ 能力增强。与成人相比,新生儿重碳酸盐分泌阈值较低,血清碳酸盐水平较低。

另外,刚出生时肾浓缩功能也是低下的,尤其在早产儿更明显。新

生儿在生理脱水期后尿液浓缩程度最大只能为 $600 \sim 700$ mmol/(kg·H_2O)。新生儿肾浓缩功能的低下的主要原因是肾髓质的低渗性。

（2）婴儿　体内的水负荷如果过重的话，可以排出最低为 50 mmol/kg 的低渗尿。在初生的 24 h 内，肾并不能随着摄水的增加而相应地增加水的排出，其浓缩的功能在生后 $3 \sim 5$ 周后可完全发育成熟。

由于婴儿具有成比例的较高的水转移、有限的尿浓缩和保水能力，所以当水吸收受限或丧失较多时很易发生脱水。

小儿由于神经、代谢及生理方面与成人的不同，故对体液和电解质紊乱的反应有很大的差异。所以在对小儿进行液体治疗和纠正电解质紊乱时，要根据不同年龄阶段的肾功能、肾小管的转运的生理特点以及不同疾病情况下的改变而区别对待，正确处理。

2.6.3 维持需要量

对于足月儿由于出生时过多体液被排出，在出生后前几天中液体需要量减少 $40 \sim 60$ ml/(kg·24 h)，1 周时，需要量增加。表 2-11 列出体重 $4 \sim 20$ kg 婴儿在高代谢率期间的液体需要量。

表 2-11　每日液体、电解质、糖需要量参考值

体　　重	H_2O(ml/kg)	Na^+(mmol/kg)	K^+(mmol/kg)	糖(g/kg)
新生儿				
<1 000 g	≤200	3	2.0～2.5	≤10
1 001～1 499 g	≤100	2.5	2.0～2.5	≤10
1 500～2 500 g	≤160	2	1.5～2.0	≤8
>2 500 g	≤150	1.5～2.0	2	≤5
4～10 kg	100～120	2.0～2.5	2.0～2.5	5～6
11～20 kg	80～100	1.6～2.0	1.6～2.0	4～5
21～40 kg	60～80	1.2～1.6	1.2～1.6	3～4
成人	2 500～3 000 ml	50 mmol	50 mmol	100～150 g

23

2.7　体温调节

足月新生儿的皮肤面积相对于整个身体来说都特别大（正常新生儿：成人＝1：0.40），皮下脂肪层薄，热导率较高。另外由于婴儿皮肤中角质层的减少，热量散发增加。因此在相同环境中，新生儿通过皮肤丢失的热量较成人高。新生儿的体温调节机制发育不全，温度调节系统的能力和功能状态明显受环境因素的限制和影响。对于成人来说温度调节时的最低温度是 0℃，而婴儿则是 22℃。热量丧失的增加和体温调节能力的降低导致热量产生减少，这两个原因使得婴儿的体温有降低趋势。相同的解剖特性,使得婴儿体温升高的速度较成人快3~4倍。

中性温度(neutral temperature)是指机体氧需求最低,而仅仅通过非蒸发物理过程进行体温调节时的周围环境温度。未穿衣的成人,中性温度大约是28℃,新生儿32℃,不足月婴儿34℃。在中性温度时,皮下动静脉通路开放,皮肤血流量最大。

通常,在足月新生儿,氧耗量和直肠温度无关,而是随皮肤环境温度变化而变化。氧耗量在2~4℃变化中最少。因此,在环境温度32~34℃,腹部皮肤温度36℃,新生婴儿处于最低氧耗的状态。正常直肠温度,在这个年龄段并不意味着最低耗氧状态。

新生儿的头面部体温调节,其包含了大约20%的皮肤表面,是热量流动的最大部位。对于足月婴儿,面部降温可以提高氧需求23%,对于早产婴儿则提高到36%,所以对于婴儿最好的防止热量丢失的方法就是包裹头部。

非麻醉状态下的婴儿和儿童暴露于冷环境时,体温下降会激发受温度调节的血管收缩反应来限制散热。当产热不能弥补散热时,中心体温将下降。当温度差小于2℃时,氧耗最小。暴露于冷环境因葡萄糖使用和酸性代谢产物的形成增加,对寒冷的生理反应是导致氧和能量的消耗增加以及发生酸中毒,这些结果都可能加重患儿病情。慢性缺氧的婴儿(如紫绀型先天性心脏病)暴露于低温环境,如不能补偿,体温很快下降。因此患儿应予维持在合适的温度环境中(表2-12)。

24

表2-12 不同年龄和体重新生儿的合适环境温度

年 龄	不同年龄和体重的环境温度(℃)			
	1 200 g	1 200~1 500 g	1 500~2 500 g	2 500 g
0~6 h	34~35.4	33.9~34.4	32.8~33.8	32.0~33.8
6~12 h	34~35.4	33.5~34.4	32.2~33.8	31.4~33.8
12~24 h	34~35.4	33.3~34.3	31.8~33.8	31.0~33.7
24~36 h	34~35	33.1~34.2	31.6~33.6	30.7~33.5
36~48 h	34~35	33.0~34.1	31.4~33.5	30.5~33.3
48~72 h	34~35	33.0~34.0	31.2~33.4	30.1~33.2
72~96 h	34~35	33.0~34.0	31.1~33.2	29.8~32.8
4~12 d		33~34	31~33.2	29.5~31.4
2~3 周		32.2~34	30.5~33.0	
3~4 周		31.6~33.6	30.0~32.7	

全麻药物对体温调节中枢和外周感受器都有影响。对于婴幼儿来

说,由于麻醉后肌肉松弛、体温降低,因此血管收缩和非寒战产热是唯一的体温调节方式。体重超过 30 kg 的儿童,其中心体温在到达血管收缩的阈值时仍继续下降,而体重小于 30 kg 的儿童,其中心体温保持不变,甚至有些升高。这表明婴儿和低龄儿童的体温调节防御较大龄儿童和成人更有效。麻醉状态下,患儿体温随环境温度的改变而改变,可发生体温升高或降低,1 岁以内婴儿体温易于下降,1 岁以上小儿体温易于升高。因此,体温是临床麻醉尤其是小儿麻醉过程中需要监测的一个重要项目。

(刘华程　曹　红)

3

小儿麻醉药理学

　　小儿生长发育期体格和生理变化很大,影响药物体内分布和代谢,药代动力学过程与成人有很大差异,易发生不良反应。例如,小儿药物血浆蛋白结合率低于成人,游离药物浓度高,易致药理作用增强甚至中毒;经肾脏排泄的药物因肾功能发育不全而排泄减慢,毒性可能增加。

　　新生儿、婴幼儿血脑屏障发育不成熟,药物易直接作用于中枢神经系统而导致神经系统不良反应。如阿片类引起呼吸抑制;抗组胺药、氨茶碱、阿托品等引起昏迷及惊厥;婴幼儿、新生儿肝脏代谢酶及功能系统发育不完善,某些药物代谢减慢,半衰期延长。细胞内葡萄糖－6－磷酸脱氢酶和谷胱甘肽还原酶不足,某些具有氧化作用的药品可引起高铁血红蛋白血症和溶血性贫血。

3.1　给药途径

3.1.1　静脉注射

　　静脉是小儿最常用的给药途径。临床常首选外周浅静脉通路;新生儿或低体重儿可行头皮静脉,也可选择股静脉,小儿静注给药时要求操作者具有娴熟的无痛静脉穿刺技术。可在穿刺前 90 min 使用利多卡因和丙胺卡因混合液(eutectic mixture of lidocaine and prilocaine, EMLA)或 30 min 使用丁卡因(amethocaine)表面麻醉进行无痛静脉穿刺,也可面罩吸入 50%～70% 的氧化亚氮镇静和镇痛。尽量避免在静脉高营养通路射药。

3.1.2　肌内注射

　　肌肉组织血管丰富,药物吸收快而完全。常用注射部位包括臀大肌、臀中肌、臀小肌、上臂三角肌以及股外侧肌。小儿肌注给药吸收的快慢主要依赖于组织血流灌注,灌注良好时小儿较成人吸收迅速,因而有潜在中毒危险;休克或低血容量时肌注效果不确定。某些药物如苯巴比妥钠、地西泮等肌注吸收速度明显减慢,因此新生儿及婴幼儿慎用肌内注射。

3.1.3 口服给药

处于发育期的婴幼儿胃肠道胃酸偏低,胃排空时间较长,肠蠕动慢,口服某些药物时吸收速率低于成人,尤其是酸性药物,新生儿口服苯巴比妥或苯妥英钠等吸收明显减少。小儿术前常用氯胺酮、咪达唑仑或者两者混合液口服给药。

3.1.4 直肠灌注给药

直肠给药后药物经直肠黏膜吸收,直接进入大循环,可减少药物对胃肠道的刺激,也减轻药物的肝肾不良反应。一般采用一次性注射器(10~30 ml)拔去针头,接上聚氯乙烯(polyvinyl chloride,PVC)管导尿管实施,水合氯醛是最常用于小儿镇静的直肠灌注药物。

3.1.5 经鼻给药

相比口服给药,鼻腔给药不经过胃肠道,避免了药物消化酶降解和肝脏首过效应,少量药物即可达到较高的血药浓度,一般剂量约为 1/10 或 1/15 口服给药剂量。在小儿术前镇静镇痛领域具有广阔的应用前景。常用麻醉镇静镇痛药物包括芬太尼、舒芬太尼、氯胺酮、咪达唑仑、右美托咪定。

3.1.6 气管内注射

气管-支气管系统和肺血液循环丰富,每分钟肺血流高达 4~5 L。肺的表面积约 6.5 m²,为药物吸收提供了广阔的场所。颗粒直径小于 0.6 μm 的药物均可迅速吸收进入肺毛细血管、肺静脉、左心和动脉系统。紧急心肺复苏(cardiopulmonary resuscitation,CPR)建立静脉通路困难时,气管内注射肾上腺素是有效的给药途径,剂量 0.1 mg/kg,如 3~5 min 无效,可用首剂量的 10 倍给药。

3.1.7 骨髓腔给药

骨髓穿刺针建立骨髓腔输液多用于儿童急症抢救,常用穿刺点包括髂前上棘、腓骨小头、胫骨粗隆、锁骨头、肋骨。危急情况下骨髓腔输液是建立输液通道的最佳方法。输入骨髓腔内的药物和液体可迅速、有效地进入血液循环,可作为传统静脉输液的首选替代途径。

3.2 药物的分布

(1) **体液** 小儿体液与体重之比大于成人,新生儿总体液量占 80% 体重。细胞外液约占 40% 体重,而婴儿细胞外液约占 50% 体重,早产儿到 1 周岁细胞内液从 30% 增加到 35%~40%。药物在体内主要分布于细胞外液,水溶性药物在细胞外液稀释后浓度降低,故某些药物新生儿实际需要量大于按体重计算量。早产儿还因脂肪含量低,脂溶性药物不能充分结合,以致血中游离药物浓度增高。

(2) **血流量** 新生儿脑血流量占体重的 12%,成人仅 2%,与心输出量比率相对较大。所以少量麻醉药物即可很快进入脑内，但低血容量时心输出量减少，供应肌肉的血流减少，所以肌松药用量增加。婴儿肌肉和脂肪组织摄取药物少，脂溶性药物不容易蓄积，使血浆内能保持较高的药物浓度。

（3）血脑屏障　新生儿期神经髓鞘和血脑屏障发育不完善，不宜使用硫喷妥钠，较大新生儿也应慎用；婴儿血脑屏障通透性高于成人，多种药物如镇静催眠药、吗啡等镇痛药、四环素类抗生素等易穿过血脑屏障，作用增强；酸中毒、缺氧、低血糖和脑膜炎等病理状况亦影响小儿血脑屏障功能，使药物较易进入脑组织。另外脑灌注的局部差异也影响脑对药物的摄取。

（4）血浆蛋白结合率　新生儿血浆蛋白浓度低、蛋白与药物的亲和力低、血 pH 较低及血浆中存在竞争抑制物（如胆红素）等，因而血浆蛋白结合率低于成人，某些药物较易引起中毒；血浆蛋白结合率高的药物更是如此，如阿司匹林、苯妥英钠、苯巴比妥等。故 1 周内新生儿禁用磺胺类、阿司匹林和维生素 K 等。

3.3　药物的代谢和排泄

3.3.1　药物代谢

新生儿肝微粒体酶和葡萄糖醛酸转移酶发育不成熟，因此，苯巴比妥、地西泮、苯妥英钠、利多卡因等经氧化代谢的药物，或氯霉素、吲哚美辛、水杨酸盐等需与葡萄糖醛酸结合代谢的药物，新生儿体内代谢率均较低、半衰期延长，若不调整剂量可导致药物蓄积中毒。葡萄糖醛酸结合酶不足是磺胺药引起新生儿核黄疸的原因之一；若孕妇分娩前一周开始应用苯巴比妥，可诱导新生儿肝微粒体酶，促进葡萄糖醛酸结合酶增生，防止高胆红素血症。

小儿药物体内过程和药效学与成人差异明显。新生儿有相当数量的茶碱转化生成咖啡因，而成人无此变化且消除速率差异很大。两者茶碱半衰期分别 24～36 h 和 3～9 h。影响小儿药物代谢因素较多，应多方面考虑和综合分析。

3.3.2　药物排泄

大多数麻醉药及其代谢产物最终经肾脏排泄。新生儿肾功能发育不全，排泄能力较差，弱酸性药物尤慢。新生儿经肾小球滤过排泄的药物如地高辛、庆大霉素等和经肾小管分泌的药物如青霉素等半衰期明显延长。婴幼儿肾小球滤过与近端肾小管分泌功能随年龄逐步完善，因而各年龄组排泄率不同，半衰期差异很大。

总之，与成人药动学相比，新生儿药物分布容积较大，肝代谢和肾排泄药物的能力较差；通常幼儿和儿童药物的分布容积较大，消除速度也较快。因此,为了达到相同的血药浓度,按体重计算的剂量在新生儿较小。

3.4 全身麻醉药

3.4.1 吸入麻醉药

小儿吸入麻醉可单独应用,也可在静脉套管针置入前应用,尤其是静脉穿刺困难者可减少患儿烦躁。吸入麻醉与静脉麻醉复合,用于麻醉诱导与维持。

3.4.1.1 最低肺泡有效浓度

(1) 年龄 最低肺泡有效浓度(minimum alveolar concentration,MAC)随年龄变化并不均衡,MAC 值 1~2 岁较高。出生第一个月的婴儿与成人相似,出生 6 个月至 1 岁时约较成人高 50%,孕龄 7~8 个月的早产儿降低 20%~30%。地氟烷 MAC 在出生 6~12 个月时达顶峰;而七氟烷 MAC 顶峰出现在新生儿期和 6 个月以下。达到顶峰后 MAC 将随年龄增长而逐渐降低直至成人。早产儿吸入麻醉药 MAC 低于足月儿,异氟醚 MAC(均值)在<32 孕周早产儿(1.28%)比 32~37 孕周(1.41%)早产儿低 10%,比足月新生儿(1.60%)低 12%。

(2) 小儿常用吸入麻醉药的呼气末吸入麻醉药浓度(表 3-1)。

29

表 3-1 小儿吸入麻醉药的呼气末吸入麻醉药浓度

操　　作	呼气末吸入麻醉药浓度(%)
气管插管	氟烷:1.3
	异氟烷:1.4
	七氟烷:2.69
气管拔管	异氟烷:1.4
	七氟烷:1.7
	地氟烷:7.7
喉罩置入	七氟烷:2.0
清　　醒	七氟烷:0.3

3.4.1.2 吸入麻醉药血/气分配系数

小儿吸入麻醉药肺泡浓度增加速度快于成人,年龄越小麻醉药肺泡摄取越迅速。婴儿肺泡浓度达到吸入浓度最迅速。这与肺泡通气量相对较高有关,血流丰富的组织分布较高,新生儿和婴儿吸入麻醉药血/气分配系数(partition coefficients,PC)较低。因此,麻醉诱导更迅速(表 3-2)。

表 3-2　不同年龄小儿的吸入麻醉药血/气分配系数

年龄	地氟烷	七氟烷	异氟烷	恩氟烷	氟烷
新生儿	0.51±0.04	0.59±0.03	1.20±0.09	1.73±0.11	2.11±0.13
幼儿	0.62±0.05	0.71±0.08	1.32±0.06	1.90±0.13	2.23±0.09
学龄前儿童	0.62±0.06	0.72±0.03	1.39±0.10	2.03±0.08	2.43±0.14
学龄儿童	0.59±0.05	0.73±0.05	1.39±0.13	2.07±0.17	2.37±0.23

新生儿:(出生～30 天);幼儿:1～3 岁;学龄前儿童:4～6 岁;学龄儿童:7～14 岁

3.4.1.3　吸入麻醉药代谢

吸入麻醉药体内代谢程度不同,成人代谢顺序为甲氧氟烷(50%)>氟烷(15%～25%)>恩氟烷(5%)>异氟烷(0.2%)>地氟烷(0.02%)。因为肝脏线粒体酶活性降低、脂肪储存较少、吸入麻醉药排出较快等,新生儿和婴幼儿吸入麻醉药代谢程度较成人低。表 3-3 为各种吸入麻醉药的代谢比例。麻醉药代谢越少,对组织器官的损害越小且程度越轻。

表 3-3　吸入麻醉的代谢比例

药　物	代谢率(%)
氟烷	15～20
七氟烷	3
异氟烷	0.2
地氟烷	0.02
N_2O	0.004

3.4.1.4　诱发恶性高热(malignant hyperthermia,MH)

动物实验证实恶性高热与吸入麻醉药有关,增强咖啡因引起肌肉挛缩的能力依次为氟烷>恩氟烷>异氟烷>甲氧氟烷。如临床发生恶性高热,不同挥发性麻醉药的差异未明,有恶性高热病史或家族史患儿应绝对避免使用吸入麻醉药。

3.4.1.5　常用吸入麻醉药

(1) 氧化亚氮(nitrous oxide,N_2O)　弱效吸入麻醉药氧化亚氮具有一定镇痛作用,成人氧化亚氮的 MAC 为 105%,小儿 MAC 低于成人。氧化亚氮与七氟烷或地氟烷联合应用时 MAC 明显降低。

氧化亚氮为无味、难溶性气体(PC=0.47),高浓度时可增加挥发性麻醉药肺泡摄取而加速麻醉诱导,也可用于诱导前镇静和镇痛。氧化亚氮降低婴儿心输出量、轻度降低收缩压,对肺动脉压或肺血管阻力影响小,可用于合并肺血管疾病患儿。氧化亚氮弥散速度明显快于氮气,血液溶解度(血/气分配系数 0.47)是氮气(血/气分配系数 0.014)的 34 倍。氧化亚氮有气体扩大效应,因此禁用于肺囊肿、气胸、大脑叶硬化症、坏死性小肠炎和肠梗阻等手术。氧化亚氮也可分布于中耳,可使中耳整复术后植入体移位。一些中耳功能正常和鼓膜完整患者,术后从中耳吸收氧化亚氮可能导致鼓膜膨胀不全和迟发性耳痛。

(2)异氟烷(isoflurane)　异氟烷较地氟烷易溶于血液与组织,摄取与消除较地氟烷慢。异氟烷刺激性气味可诱发气道反应(咳嗽、喉痉挛、呼吸暂停、血氧饱和度降低),不适合小儿麻醉诱导,但为很好地麻醉维持药物。

异氟烷心血管系统抑制较氟烷轻。氟烷引起血压下降源于抑制心肌,而异氟烷则是扩张外周血管,故患儿前负荷与血压关系密切。异氟烷麻醉时,心率增快以代偿心肌抑制从而维持心输出量,心律失常概率较小;与成人不同,快速增加异氟烷吸入浓度不会诱发交感神经兴奋(心动过速和高血压),因而异氟烷是心功能损害患儿(包括复杂先天性心脏病患儿)比较安全地吸入麻醉药。

(3)地氟烷(desflurane)　地氟烷是溶解最低且代谢最少的挥发性麻醉药,与异氟烷和七氟烷同属一类,小儿麻醉应用逐渐增加。地氟烷沸点 22.8℃,蒸气压为 88.53 kPa(664 mmHg),需要特殊的蒸发罐。

地氟烷血/气分配系数和组织/血液分配系数均低于氟烷和七氟烷,近似于氧化亚氮接近(前者 0.42,后者 0.47)。地氟烷摄入和消除在所有强效吸入麻醉药中最快,右向左分流先天性心脏病对吸入麻醉药的药代动力学影响较大。新生儿地氟烷 MAC 最低,婴幼儿逐渐增高,6～12 个月达顶点(9.9%),青少年期 MAC 随年龄增长而逐渐降低。与七氟烷相似,合用 60%氧化亚氮时儿童地氟烷 MAC 值仅 2.6%。

因呼吸道刺激而致频繁屏气(50%)和喉痉挛(40%),不推荐地氟烷用作吸入麻醉诱导。与七氟烷相似,1 MAC 地氟烷可维持血流动力学稳定,麻醉期间心律失常和心动过速少见。地氟烷麻醉效能弱、MAC高,需用较高浓度。地氟烷吸入后生物转化率低,仅是异氟烷的 1/10,对肝肾功能无毒性。

地氟烷麻醉后恢复极快,与其消除速度平行。手术结束前无须减浅麻醉,应待手术结束、自主呼吸恢复后关闭麻醉蒸发器。过早清醒可因疼痛引起躁动。

(4)七氟烷(sevoflurane)　七氟烷尤适合于门诊和短小手术。血/气分配系数低(0.63),组织溶解度仅为异氟烷的 1/2,肺泡和吸入麻醉药分压间的平衡迅速。七氟烷 MAC 随年龄增长而降低,足月新生儿最高(3.3),1～6 个月为 3.0;6 个月至 3 岁 2.8;3～12 岁儿童 2.5;25、40、

60 和 80 岁成人分别为 2.6、2.1、1.7 和 1.4。七氟烷与氧化亚氮、可乐定或阿片类药物合用时麻醉效能明显增强,七氟烷与 60% 氧化亚氮或可乐定 4 $\mu g/kg$ 合用相比单独吸 O_2,儿童 MAC 下降约 25% 和 40%。

新生儿对七氟烷心血管抑制敏感性高于年长儿,常见心率增快。七氟烷对心肌储备、心输出量和心律失常发生率的影响均低于氟烷。七氟烷对呼吸道无刺激性,吸入 3%～5% 七氟烷 3～4 min 患儿即可入睡,诱导过程迅速平稳,尤其适用于紫绀型先天性心脏病患儿麻醉诱导。七氟烷可引起剂量依赖性呼吸抑制,呼吸频率减慢、潮气量降低、$PaCO_2$ 增高、pH 下降,高浓度七氟烷诱导甚至呼吸暂停。

七氟烷在麻醉呼吸回路中可被 CO_2 吸收剂钠石灰和氢氧化钡降解,氢氧化钡降解七氟烷的速度较钠石灰快 4～5 倍。主要降解产物为五氟异丙基氟甲基醚(PIFE,复合物 A),在鼠类具有肾毒性(β-lyase 中间代谢的结果)。但不具有临床意义的肾毒性。七氟烷极少在肝脏生物转化,主要代谢产物迅速被葡萄糖醛酸化,活性很低,不会转化为抗原性蛋白,尽管七氟烷肝肾损害极其有限,但已有肾功能损害患者选用七氟烷应慎重。

3.4.2 静脉麻醉药

3.4.2.1 硫喷妥钠(thiopental)

(1) 硫喷妥钠临用时配制成 1%～2.5% 的水溶液,pH 为 10.6,室温下不稳定,放置时间过长会分解,24 h 后微混浊,加热后出现沉淀。许多抗生素、肌肉松弛药和镇痛药均不应与其混合使用,应储于密封容器,避光保存。

(2) 适应证 硫喷妥钠为静脉全麻药,适用于全麻诱导、复合全麻及小儿基础麻醉麻醉,起效迅速且平稳,新生儿尤其敏感而较大的婴儿需要较高的麻醉诱导剂量。儿童硫喷妥钠的半数有效量(50% effective dose,ED_{50})(7 mg/kg)高于成人(4 mg/kg)。诱导量 ED_{50} 分别是新生儿(3.4 ± 0.2)mg/kg,1～6 个月婴儿(6.3 ± 0.7)mg/kg。

(3) 剂量和用法 硫喷妥钠麻醉诱导通常经静脉给药,常用 1%～2.5% 溶液、用量 4～6 mg/kg。小儿基础麻醉:10～15 mg/kg 肌注;3 个月以下婴幼儿原则上不用,抗惊厥:2～4 mg/kg。

(4) 不良反应 硫喷妥钠诱导时呃逆、喷嚏少见且无锥体外系兴奋作用,可使脑内压和眼内压降低,苏醒期较安静,偶有寒战、术后恶心发生率较低。但常伴有短暂呼吸暂停,对健康小儿心血管影响较小,但慎用于低血容量和低心储备量患儿。卟啉症(porphyria)是硫喷妥钠的禁忌证。

3.4.2.2 丙泊酚(propofol)

丙泊酚是目前最常用短效镇静催眠药,起效快、苏醒完全迅速。

（1）**优点** ① 起效迅速。② 恢复平稳、舒适、安静。③ 麻醉深度可控性好。④ 术后恶心、呕吐发生率低。⑤ 术后患儿舒适性、父母满意度高。⑥ 减少脑代谢和脑血流，降低颅内压。⑦ 无恶性高热（中国人少见）风险。⑧ 无环境污染风险。

（2）**适应证** ① 需频繁反复麻醉患儿（例如放射治疗）。② 需快速恢复的短小放射或疼痛性操作。③ 用于大手术时控制应激反应。④ 用于神经外科手术中辅助控制颅内压和脑保护。⑤ 用于脊柱固定手术术中辅助控制性降压，特别是术中需要监测诱发电位、听觉脑干电位或进行术中唤醒实验时。⑥ 气道操作（气管镜）。⑦ 有恶性高热风险患儿。⑧ 手术后恶心、呕吐高风险患儿。

（3）**剂量和用法** ① 婴幼儿分布容积较 3 岁以上小儿大 30%～80%，约两倍于成人；系统清除率快 20%～55%，故诱导剂量较大。② 小婴儿和未用麻醉前用药患儿需要较大剂量。睡眠剂量丙泊酚对呼吸和心血管影响与硫喷妥钠相似，可能发生短暂呼吸暂停和血压轻度下降。③ 未合用阿片类药或其他麻醉药时，小儿诱导剂量 2.5～3.5 mg/kg，随后第一个 10 min，200～300 μg/(kg·min)或 12～18 mg/(kg·h)，第二个 10 min，200 μg/(kg·min)或 12 μg/(kg·h)，然后 150 μg/(kg·min)或 9 μg/(kg·h)。如合并使用阿片类药，维持剂量可减少 25%。

（4）**不良反应** ① 注射痛明显，选择粗大肘前静脉或在丙泊酚乳剂内加入 1%利多卡因可有效减轻。② 心动过缓、呼吸抑制及轻微血压下降。丙泊酚复合瑞芬太尼用于气道异物取出（术中保留患儿自主呼吸的同时又需麻醉深度足够以免呛咳影响操作），轻微呼吸抑制的发生率<30%。③ 丙泊酚有含依地酸（ethylene diamine tetraacetic acid，EDTA）和含偏亚硫酸氢钠两种制剂，后者可能诱发合并哮喘儿童支气管痉挛，过敏样反应在两种制剂均有发生。④ 丙泊酚输注综合征（propofol infusion syndrome，PRIS）为发生于长时间、大剂量输注丙泊酚后出现的罕见而致命的临床综合征，主要临床特征包括高脂血症、横纹肌溶解、严重代谢性酸中毒、肾功能衰竭和严重心力衰竭。常见于伴有急性神经系统疾病、并发严重感染甚至败血症的急性炎症性疾病患者，而且除使用丙泊酚外，还常见于同时使用儿茶酚胺及糖皮质激素的患者。目前尚无 PRIS 特异性治疗，必须对因治疗和停用丙泊酚，血液净化可能是唯一治疗措施。鉴于 PRIS 的严重危害性多数学者认为，尤其是伴有急性神经性和炎症性疾病的患者，应尽量避免长时间>48 h 和大剂量>5 mg/(kg·h)使用。如临床需要同时使用丙泊酚、儿茶酚胺和糖皮质激素，应严密监测血清肌酸激酶、乳酸性酸中毒、肌钙蛋白和肌球蛋白浓度。丙泊酚长链脂肪乳不推荐用于 3 岁以下婴幼儿，无论是长链或中、长链脂肪乳,迄今尚未见临床麻醉(短时间使用)发生PRIS的报道。

3.4.2.3 咪达唑仑(midazolam)

(1)咪达唑仑为水溶性、短效苯二氮䓬类药物。具有心血管稳定、呼吸抑制短暂轻微、心血管刺激性轻微、逆行性遗忘和作用时间短等特点。

(2)适应证 咪达唑仑可用于小儿麻醉诱导、术前镇静、麻醉辅助用药或重症监护病房(intensive care unit,ICU)镇静。可使儿童产生平稳的镇静状态,易于麻醉诱导,并且增强顺行性遗忘。

(3)剂量和用法 0.5 mg/kg咪达唑仑口服10~20 min可产生明显的顺行性遗忘,15 min即可产生抗焦虑作用。口服咪达唑仑剂量为0.5~0.75 mg/kg,起效时间15~30 min;经直肠给予咪达唑仑0.3 mg/kg,小儿可接受面罩并且合作;但0.3 mg/kg时常有麻醉诱导期挣扎,因此满意剂量为1.0 mg/kg。咪达唑仑经鼻0.2~0.3 mg/kg和舌下黏膜0.5~0.75 mg/kg可用作麻醉前用药。

(4)不良反应 口服咪达唑仑可安全用于紫绀型心脏病患儿,严重不良反应少见。少数儿童可术后害怕、噩梦、拒食等行为问题;偶有口服后平衡失调、烦躁不安和视力模糊;呃逆与咪达唑仑经直肠、鼻或口服途径有关。

咪达唑仑须与糖浆或饮料同服,已有商业制剂(混悬液)用于临床。口服0.25 mg/kg咪达唑仑可产生有效镇静和抗焦虑,1.0 mg/kg的大剂量对呼吸和血氧饱和度影响很小。

3.4.2.4 氯胺酮(ketamine)

(1)氯胺酮是临床常用小儿镇静催眠药,产生边缘系统和大脑皮质分离状态,作用机制可能是在间脑水平阻断传入冲动并阻断大脑皮质和网状结构的联络通路。常有脑电图癫痫样活动表现,尤其在边缘系统和皮质,但无临床癫痫。氯胺酮麻醉产生有效镇痛效应时,患者仍然睁眼(意识与环境分离的部分表象)且许多反射仍然存在,咽反射、喉反射和肌肉紧张仍然保存。有研究发现氯胺酮具有抗心律失常作用。

(2)适应证 氯胺酮适用于无须肌松的短小手术,尤其是烧伤后清创、植皮与换药等。也可静脉给药用于全麻诱导期或肌注作为小儿基础麻醉,还可与其他药物合用维持麻醉。氯胺酮麻醉的特征之一是维持血压和呼吸很好。氯胺酮也可口服给药,口服时部分效应来自其代谢产物——去甲氯胺酮。3 mg/kg氯胺酮口服可使73%儿童在30 min内达到镇静状态;口服6 mg/kg时100%产生有效镇静、约67%可耐受静脉置管,两种剂量的起效时间分别是19.6 min和11.2 min。

(3)剂量和用法 经静脉1~2 mg/kg缓慢注入(>60 s)常用作麻

醉诱导；麻醉维持剂量为 $10\sim30\ \mu g/(kg\cdot min)$。肌注剂量 $4\sim8\ mg/kg$ 可用作基础麻醉。一次最大极量静注 $3\ mg/kg$、肌注 $10\ mg/kg$。氯胺酮麻醉前应使用阿托品或其他抗毒蕈碱类药物及苯二氮䓬类药物，密切关注个体差异对药效的影响。

（4）不良反应　婴幼儿使用大剂量氯胺酮易出现呼吸抑制和呼吸暂停，偶可见伴角弓反张的全身伸肌痉挛。氯胺酮用于小儿心导管术麻醉时，应维持气道通畅和有效通气，以避免先天性心脏病儿童肺动脉压急性增加。

氯胺酮对去神经心脏有直接负性肌力效应，但完整交感神经和自主神经支配的心脏，加压效应可引起血压、心率和心输出量增加，对重危患者可能是有价值的保护效应，但高血压和心动过速患者则是禁忌证或并发症。氯胺酮可提高脑脊液压力达 $5\sim15\ min$；给药 $15\ min$ 内眼内压最大可增加 30% 且延续 $30\ min$。除增加眼内压外，氯胺酮导致眼球震颤也限制了其在眼科手术的应用。

氯胺酮对肝、肾脏和其他器官无毒性作用。主要缺点是幻觉和噩梦发生率较高。儿童幻觉不常见但苏醒期可出现明显兴奋。

3.4.2.5　右美托咪定（dexmedetomidine）

（1）右美托咪定为高选择性肾上腺素 α_2 受体激动剂，通过激动中枢神经系统脑干蓝斑引发并维持非动眼睡眠状态，产生剂量依赖性镇静与催眠作用。临床用于辅助镇静镇痛，相比其他镇静药物，其突出优点是产生类似自然睡眠的状态、可唤醒，为实施术中唤醒麻醉的理想选择；更重要的是，右美托咪定治疗剂量几无呼吸功能抑制，且具有镇痛、止涎、抗寒战及利尿等作用。

（2）适应证　右美托咪定与其他镇静镇痛药协同，降低合用药物用量并减少相应药物的不良反应。小儿右美托咪定的药代动力学相关研究较少，国内刘华程等首先报道中国小儿右美托咪定的群体药代动力学特征，符合异速生长模型，标准体重 $15\ kg$ 小儿 $1\ \mu g/kg$ 输注 $10\ min$ 后其清除率 $0.162\ L/min$，终末半衰期 $283\ min$。

（3）剂量和用法　小儿镇静时右美托咪定静脉输注负荷量 $0.3\sim1.0\ \mu g/kg$，输注时间 $10\sim15\ min$，维持量为 $0.2\sim0.7\ \mu g/(kg\cdot h)$，ICU常用镇静剂量为 $0.2\sim0.7\ \mu g/(kg\cdot h)$。

右美托咪定用于小儿诊疗操作镇静。$0.5\sim2.0\ \mu g/(kg\cdot h)$ 静脉输注，绝大多数患儿可达满意镇静状态完成脑电图检查，平均起效时间 $15.5\ min$；小儿核医学检查时采 $1.0\ \mu g/kg$ 负荷剂量，$0.5\sim1.0\ \mu g/(kg\cdot h)$ 静脉维持，达满意镇静平均时间 $8.6\ min$；水合氯醛和咪达唑仑术前镇静失败患儿，右美托咪定 $0.5\sim1.0\ \mu g/kg$ 负荷量＋$0.5\sim1.0\ \mu g/(kg\cdot h)$ 持续输注，补救效果良好。

　　小儿颅脑术中右美托咪定静脉维持,唤醒期维持量 $0.1\sim0.25\ \mu g/$ (kg·h),清醒后可成功完成认知神经学评估。临床研究表明,手术结束前 30 min 静脉输注右美托咪定 $0.5\sim1.0\ \mu g/kg$,输注时间 $10\sim$ 15 min,可显著减少患儿术后躁动发生率,苏醒平稳、舒适。右美托咪定经鼻给药可用于小儿术前镇静及预防术后苏醒期躁动,一般建议提前 $25\sim30$ min 双侧鼻孔给予 $1.5\sim2.0\ \mu g/kg$。目前小儿右美托咪定属于超处方用药,但大量临床研究表明其在小儿围术期具有广阔的应用前景。

　　(4) 不良反应　右美托咪定激动肾上腺素 α_2 受体引起血流动力学变化是麻醉医师的顾虑之一。临床研究发现心脏移植术后心导管检查患儿,静脉给予不同剂量右美托咪定,血流动力学变化均在临床可接受范围之内,同时减少阿片类药物用量。从研究结果看,即使是先天心脏疾患小儿,右美托咪定也无严重血压波动或心率过缓,血流动力学稳定性较好。

3.4.3　阿片类药物

3.4.3.1　吗啡(morphine)

　　(1) 吗啡为亲水性、强效阿片类镇痛药,激动 μ 受体发挥药理作用,不易透过血-脑屏障。吗啡口服吸收迅速,但存在肠黏膜和肝脏广泛代谢,血浆中只有少量游离吗啡;首过效应使口服和直肠给药后生物利用度变化很大。

　　(2) 适应证　主要适应证是治疗疼痛。小儿吗啡给药途径与成人相同。经静脉留置导管给药,可避免反复皮下或肌注疼痛;口服和经直肠给药的主要缺点是药物生物利用度变异较大;硬膜外或椎管内给药需由专业人员操作,同时需要严密监测,以防延迟性呼吸抑制。

表 3-4　不同年龄组吗啡静脉输注的推荐剂量

年龄组	$\mu g/(kg\cdot 2\ h)$	$\mu g/(kg\cdot 4\ h)$	PCA 单次注射($\mu g/kg$)
早产儿	4	8	NR
足月婴儿	15	30	NR
婴儿和儿童	40	80	20[+持续输注 $10\sim20\ \mu g/(kg\cdot h)$]

　　注:NR(not recommended),不推荐;PCA(patient control analgesia),患者自控镇痛

　　(3) 剂量和用法　需综合权衡吗啡有效和安全剂量、患者年龄和发育成熟程度。早产儿吗啡推荐剂量 $8\ \mu g/(kg\cdot 4\ h)$ 或 $4\ \mu g/(kg\cdot 2\ h)$,足月新生儿 $30\ \mu g/(kg\cdot 4\ h)$ 或 $15\ \mu g/(kg\cdot 2\ h)$;年长儿童 $80\ \mu g/$ (kg·4 h)或 $40\ \mu g/(kg\cdot 2\ h)$(表 3-4)。早产儿机械通气时持续输注

吗啡 $25\ \mu g/(kg \cdot h)$ 可安全用于镇静；负荷剂量 $100\ \mu g/kg + 10\ \mu g/(kg \cdot h)$ 低剂量持续输注可产生有效镇痛。吗啡用于机械通气婴儿镇静，可产生心率和呼吸频率轻度下降、氧需明显减少。心脏病新生儿清除率仅为正常儿童 $1/2$，建议输注剂量减至 $5\ \mu g/(kg \cdot h)$。出生 $1\sim3$ 个月后代谢功能成熟，持续输注剂量可增加到 $20\ \mu g/(kg \cdot h)$，$3\sim6$ 个月时可增加剂量到 $25\ \mu g/(kg \cdot h)$。

另外也可选择自控镇痛。采用这种方法，患者、家长或护士能在需要时单次给予吗啡。持续静脉/皮下输注或单次注射各具优点，但持续输注可能导致意外药物过量，增加严重不良反应发生的风险。吗啡用于自控镇痛见表 3-5。

表 3-5　吗啡用于患者自控镇痛

体重(kg)	配　置	负荷量(mg)	对所有体重的总体考虑
20	30 mg/30 ml	0.5	4 h 内最大量 $200\sim400\ \mu g$，锁定时间 $5\sim10$ min
20~39.9	30 mg/30 ml	1	同上
40	60 mg/30 ml	2	同上

鞘内注射吗啡 $3\sim30\ \mu g/kg$ 镇痛作用可持续 18 h。鞘内注射吗啡后不良反应发生与年龄无关，可能发生早发性（给药后前 2 h 左右）和迟发性（12 h 左右）呼吸抑制。随剂量加大不良反应可能性增加。吗啡临床应用剂量范围较大，缺乏明确的剂量-效应曲线。

（4）不良反应　报告的吗啡不良反应发生率差异较大，治疗剂量吗啡可致眩晕、恶心、呕吐、便秘、排尿困难、胆绞痛、呼吸抑制、嗜睡等不良反应。反复多次应用易产生耐受及成瘾，停药后可出现戒断症状，表现为兴奋、失眠、流泪、流涕、出汗、震颤、呕吐、腹泻，甚至虚脱、意识丧失等。新生儿不能耐受吗啡制剂中的某些稳定剂，使用含苯酚或三氯叔丁醇制剂的患儿有时会出现血浆胆红素升高。吗啡能透过胎盘或乳汁，抑制胎儿或新生儿呼吸，也可对抗缩宫素的子宫兴奋作用而延长产程（原因未明），禁用于分娩镇痛及哺乳期妇女止痛。

3.4.3.2　哌替啶(pethidine)

（1）哌替啶药理性质与吗啡相似，为 μ、κ 和 δ 受体激动剂，镇痛作用较弱，约为吗啡的 $1/10\sim1/7$。哌替啶具有抗胆碱能及轻度镇咳作用，并致组胺释放和肠道平滑肌痉挛。在成人肝脏通过酯质降解和脱甲基作用代谢，主要代谢产物去甲哌替啶具有活性，5% 以下的哌替啶以原形通过尿液排泄；但新生儿尿液中能检测到大量的药物原形。

（2）适应证　可单独经直肠给药或肌注用于术前镇静。

（3）剂量和用法　儿童经直肠给药镇静很少发生呼吸抑制或氧饱和度下降。不论年龄，单次静注 0.2～0.5 mg/kg 哌替啶均能产生有效镇痛。哌替啶对机械通气早产儿血流动力学和脑循环的影响最小，常与苯二氮䓬类联合用于诊疗镇静和镇痛。扁桃体切除术后哌替啶 1 mg 混合局麻药扁桃体周围浸润可持续镇痛大于 24 h。术后也可静注哌替啶 1 mg/kg 止痛。哌替啶还能被用于减轻术后颤抖。

（4）不良反应　不良反应与其他 μ 受体激动剂相同。心血管不良反应包括心动过速和血压下降但不影响肺动脉压；与吗啡 0.1 mg/kg 相比，哌替啶 0.67 mg/kg 用于 3～8 岁儿童呼吸频率和氧饱和度降低发生较快；择期斜视手术患儿术中使用哌替啶，术后恶心呕吐发生率高于酮咯酸氨丁三醇；新生儿使用哌替啶更容易达到毒性浓度。哌替啶不良反应不仅来源于原型药，也可来自其活性代谢产物去甲哌替啶，表现为诱发中枢神经性兴奋、震颤和癫痫样发作等。这种兴奋现象与哌替啶其他不良反应不同，纳洛酮不能或仅部分拮抗。机械通气早产儿使用哌替啶脑电活动减少，首剂应用后可出现最大抑制，这种现象与早产儿胎龄无关。

3.4.3.3　芬太尼(fentanyl)

（1）芬太尼镇痛强度为吗啡的 70～125 倍，是一种强效 μ 受体激动剂，通过作用于脑干和脊髓阿片样受体产生镇痛。芬太尼起效迅速，重复给药可导致药物蓄积。芬太尼无组胺释放作用，不抑制心肌，常用于血流动力学不稳定患者。

（2）适应证　临床上芬太尼多用于小儿麻醉诱导和术后静脉镇痛，也可联合镇静药物应用于小儿术前镇静。

（3）剂量和用法　小剂量单次静注芬太尼 1～4 μg/kg 可稳定气管插管过程中患儿血流动力学；0.5～2.5 μg/(kg·h)持续输注可用于减少儿科重症监护病房(pediatric intensive care unit，PICU)机械通气婴儿应激反应。静注芬太尼 1.5～3 μg/kg 可用于短小诊断性检查镇痛但可能导致呼吸抑制。芬太尼 0.25～2 μg/ml 复合局麻药硬膜外注射可产生有效镇痛而无呼吸系统不良反应。口服芬太尼 15～20 min 达有效血浆浓度，术前口服 5～15 μg/kg 溶液后患儿诱导过程合作良好。目前尚无婴儿芬太尼口服剂量的研究报道。

（4）不良反应　芬太尼具有所有 μ 受体激动剂有关的不良反应。注射后胸壁强直与肌肉活动性增强有关。心动过缓与迷走神经有关。由于心率明显影响新生儿心输出量，为避免芬太尼引起的血压波动，可考虑合用抗胆碱能药。芬太尼用于 4 个月至 13 岁患儿术后镇痛可出现镇静、眩晕、恶心呕吐。硬膜外给予芬太尼也会导致恶心呕吐并且皮肤瘙痒发生率相对较高(50%)。术前口服芬太尼恶心呕吐发生率较高。

3.4.3.4 阿芬太尼(alfentanil)

(1) 阿芬太尼的镇痛强度约为芬太尼的 1/10,也是 μ 受体激动剂,一方面它能与阿片受体较快结合;另一方面也能与受体快速分离。与芬太尼相比,阿芬太尼的优势在于作用持续时间短、复苏迅速、单次注射后无药物蓄积。1 岁以下婴儿至 14 岁儿童,阿芬太尼的消除半衰期明显短于成人。与其他年龄组比较,早产儿阿芬太尼的消除半衰期明显延长。体外循环状态下,药物的分布容积明显增大。肝脏疾病理论上可以导致潜在的药物蓄积,但是从肝、肾移植的患儿观察到,仅仅在术后的一小段时间内出现药物的清除率增加,然而其他药代学参数保持不变。因此建议除了手术后即刻,阿芬太尼无须减量。

(2) 适应证 同芬太尼。

(3) 剂量和用法 3～14 岁患儿静注阿芬太尼 10～20 μg/kg 无须肌松药即能达到理想的插管条件。根据阿芬太尼的药理学特性,临床常采用静脉持续输注剂量为 1～3 μg/(kg·min)。阿芬太尼因具有一定的镇静作用而常用于心导管检查。阿芬太尼静脉单次注射(4±2.7)μg/kg 或持续输注(10.3±8.6)μg/(kg·h),既能抑制疼痛,又能保留自主呼吸,也不会导致心血管或呼吸系统的不良反应。阿芬太尼的镇痛效果不受心脏畸形类别的影响。与成人比较,阿芬太尼并不使颅内压升高,因此适用于神经外科手术。阿芬太尼可致轻度组胺释放,但程度较芬太尼轻。

(4) 不良反应 相似其他阿片类药物,阿芬太尼可致心动过缓和胸壁强直。无肌松条件下,新生儿(尤其是早产儿)容易发生广泛的四肢和胸壁强直。另有发生延迟性呼吸抑制的报道,特别是持续输注以后。斜视手术后约有 1/4 的患者发生恶心呕吐。阿芬太尼会使癫痫活动波加强,因此禁用于癫痫发作史的患者。

3.4.3.5 舒芬太尼(sufentanil)

(1) 舒芬太尼是镇痛作用最强的阿片类药,镇痛强度为吗啡的 1 000 倍,芬太尼的 7～10 倍。舒芬太尼药动学特性介于芬太尼和阿芬太尼之间。

(2) 适应证 术前镇静或局部麻醉辅助用药;也用于 ICU 机械通气新生儿镇静和镇痛。

(3) 剂量和用法 舒芬太尼单次 0.2 μg/kg 继之以 0.05 μg/(kg·h)持续输注,心率和血压变化在可接受范围内。静脉舒芬太尼联用吸入麻醉药,剂量须减至 0.5～1.0 μg/kg。小儿单次硬膜外注射舒芬太尼 0.75 μg/kg,镇痛起效 3 min,作用最长可持续 200 min。鼻内单次应用舒芬太尼 1～2 μg/kg 可产生镇静作用,起效时间 15～20 min。

(4) 不良反应 舒芬太尼引起的呼吸抑制(用药后 1 h 内发生)持

续时间短于芬太尼,但可被吸入麻醉药、巴比妥类和苯二氮䓬类等药物增强。新生儿对舒芬太尼所致呼吸抑制更敏感。心脏手术中静脉超大剂量舒芬太尼(可达 20 $\mu g/kg$ 以上)很少发生心脏抑制,目前认为安全。大剂量静注($>1 \mu g/kg$)舒芬太尼可出现心动过缓或血压下降,尤其是不足 2 岁小儿,提示舒芬太尼迷走的优势作用,阿托品科逆转;但上述影响临床意义不大。

3.4.3.6　瑞芬太尼(remifentanil)

(1)瑞芬太尼 μ 受体亲和力很强,κ 和 δ 受体亲和力不高,纳洛酮竞争性拮抗,镇痛强度大于阿芬太尼,其羧酸代谢物几无药理活性。瑞芬太尼作用时间短,因此临床须持续输注给药并且需复合静脉或吸入麻醉药以完善麻醉。瑞芬太尼经血液及组织非特异性胆碱酯酶水解,代谢不受肝、肾功能影响;持续输注敏感半衰期 3.2 min,与输注速率无关。

(2)适应证　适用于短小手术和小儿影像学检查的镇痛。

(3)剂量和用法　年长儿瑞芬太尼应用研究多见,早产儿和新生儿推荐剂量资料有限,有报道新生儿瑞芬太尼用量 0.75 $\mu g/(kg \cdot min)$。儿童达到同样的镇痛强度所需剂量大于成人。静注瑞芬太尼 1 $\mu g/kg$ 后以 0.25~0.5 $\mu g/(kg \cdot min)$(成人 2 倍)持续输注可产生有效术中镇痛。瑞芬太尼通常与异丙酚或吸入麻醉药(如地氟醚)合用。研究显示,4~12 岁患儿较少发生术后躁动和恶心呕吐($<10\%$)。

(4)不良反应　具有芬太尼类药物共有不良反应,例如呼吸抑制、恶心、呕吐、肌肉强直、心动过缓以及瘙痒等。快速推注瑞芬太尼可致明显胸壁强直,但由于该药作用持续时间短,不良反应多为一过性。与阿芬太尼比较,瑞芬太尼用于小儿斜视手术可以引起明显的眼心反射。

3.4.3.7　曲马朵(tramadol)

(1)曲马朵为镇痛作用相对较弱的 μ 受体激动剂,常用于治疗轻到中度术后疼痛。迄今尚无小儿曲马朵药代动力学的研究。成人口服曲马朵后,68% 以上的药物被吸收,15~45 min 后可在血浆中检测到,2~4 h 后达到血浆峰浓度。

(2)适应证　主要用于术后镇痛。术中知晓风险较高,不主张术中使用。

(3)剂量和用法　曲马朵属于可在普通病房静脉持续应用的镇痛药之一,1~9 岁小儿肌注 0.75~1 mg/kg 或静注 1~2 mg/kg 能产生有效术后镇痛。初始静脉输注速度 0.25 $mg/(kg \cdot h)$ 随后根据个体疼痛评分调整剂量,平均 0.21 $mg/(kg \cdot h)$,以达到满意镇痛效果。

(4)不良反应　患儿应用曲马朵后会出现类似阿片类的呕吐

(30%)、嗜睡(15%)和出汗等不良反应。给药速率影响恶心呕吐的发生;出汗、烦躁和激惹等症状可能源于超过封顶剂量引起的不良反应。拟交感反应增加的基础是曲马朵 κ 受体亲和力明显大于 μ 受体,但心血管系统不良反应和呼吸抑制未见报道。

3.4.3.8 喷他佐辛(pentazocine)

(1) 喷他佐辛为兼具激动和拮抗效应的苯并咪喃衍生物。镇痛强度约为吗啡的 25%~50%,等效剂量时两者不良反应相似。给予成人 0.15~1.2 mg/kg 喷他佐辛,激动和拮抗效应相混合会导致封顶效应。

(2) 适应证 喷他佐辛主要用作小儿麻醉前用药也能用于全身麻醉。喷他佐辛对 κ 和 σ 受体激动作用较弱,能同时拮抗 μ 受体,因而成瘾性很小;能减弱吗啡镇痛作用,吗啡耐受者可促进或诱发戒断症状,纳洛酮可拮抗其受体激动效应。

(3) 剂量和用法 喷他佐辛静注 0.5 mg/kg,肌注后 0.25~1 h 达血药浓度峰值。口服后肝脏首过消除显著,进入全身循环的喷他佐辛不到 20%,需 1~3 h 才能达血药浓度峰值,作用持续 5 h 以上。

(4) 不良反应 喷他佐辛镇痛持续时间短于吗啡但不良反应并未减少。静注喷他佐辛后出现呼吸抑制,表现为二氧化碳反应曲线和呼吸频率下降。喷他佐辛 0.9 mg/kg 与哌替啶 1 mg/kg 呼吸抑制效应相似;随剂量增加,呼吸抑制作用并不按比例增强。心血管系统作用不同于吗啡,大剂量反而增快心率,升高血压,但在术后显示出下降趋势。减慢胃排空并延缓肠管运送肠内容物时间,但对胆道括约肌兴奋作用较弱,胆道压力上升不明显。也有发现产生精神症状,大剂量纳洛酮可拮抗。

3.4.3.9 丁丙诺啡(buprenorphine)

(1) 丁丙诺啡脂溶性是吗啡的 5 倍,镇痛强度是吗啡的 30~50 倍;尽管镇痛强度大于吗啡,但 μ 受体最大效应较弱且介导弱 κ 受体激动效应。由于受体高亲和力及解离速率缓慢,因此大剂量拮抗药时才能逆转其临床效应。

(2) 适应证 小儿镇痛。

(3) 剂量和用法 静注丁丙诺啡 1.5~3 μg/kg 后即有镇痛效应。5~8 岁小儿静脉给药后 15 min 内达最大镇痛效应。也可辅助用于骶管阻滞,硬膜外给予丁丙诺啡 4 μg/kg 镇痛持续时间长于吗啡,平均 6 h,但不能被纳洛酮拮抗。

(4) 不良反应 丁丙诺啡不良反应类似其他阿片类药物。镇静作用强于吗啡但与给药方式无关。等效镇痛剂量下(与吗啡比较介于 1∶25~1∶37)镇痛、镇静和呼吸抑制都比吗啡更严重,持续时间更长;但也有完全相反的研究报道。

3.4.3.10　美沙酮(methadone)

(1) 美沙酮是人工合成的麻醉性镇痛药,系外消旋混合物,其左旋异构体效能是右旋体的 10～50 倍,镇痛强度近似于吗啡。口服美沙酮生物利用度约 80%(41%～99%)。小儿美沙酮药动学特点为分布容积大(7.1 L/kg)、血浆清除率高[5.4 ml/(kg·min)]和半衰期长(19.2 h)。

(2) 适应证　美沙酮用于小儿围术期镇痛资料有限。有认为患儿应用美沙酮后阿片类药物需要量减少,且术后疼痛评分也比等效剂量吗啡更好。

(3) 剂量和用法　术中静注美沙酮 0.2 mg/kg,镇痛效果和不良反应方面均优于等效剂量吗啡。术中推荐剂量:0.1～0.2 mg/kg 负荷剂量,每 4～12 h 追加。

(4) 不良反应　与等效剂量吗啡比较,3～8 岁患儿术后静注美沙酮 0.1 mg/kg 可导致呼气末二氧化碳持续显著升高。与其他阿片类药物比较,美沙酮所致血氧饱和度降低更为明显。

3.4.4　非甾体抗炎药

3.4.4.1　阿司匹林(aspirin)

(1) 阿司匹林为非甾体抗炎药,口服后迅速自胃及小肠上部吸收,生物利用度(68±3)%,约 2 h 达血药高峰。吸收经被血浆和细胞中脂酶水解成乙酸和仍有活性的水杨酸盐,后者与血浆蛋白结合率为 80%～90%。分布容积(0.17±0.03)L/kg,可分布到各组织和体液中。

(2) 适应证　阿司匹林主要有解热、镇痛、抗炎抗风湿和抗血小板凝集。缓解轻、中度疼痛如牙痛、神经痛、肌肉痛及痛经效果较好。用于感冒等发热疾病的退热。抑制血小板凝集、阻止血栓形成,可用于预防短时脑缺血、心肌梗死及瓣膜术后血栓形成。阿司匹林与哌替啶、可待因等麻醉性镇痛药合用于内脏绞痛时可减少后者用量和不良反应。阿司匹林与硫喷妥钠竞争血浆蛋白结合部位、置换与血浆蛋白结合的苯巴比妥,可升高两者血浆浓度,增强麻醉作用。阿司匹林阻滞肝脏利用维生素 K,抑制凝血酶原合成。阿司匹林能从血浆蛋白结合部位置换双香豆素类抗凝血药,增强其血液浓度、抗凝作用;同时还可降低血小板的黏附性,易致出血,故两药不宜同时应用。蝮蛇抗栓酶系通过促进纤维蛋白溶解而发挥疗效,不宜与阿司匹林等非甾体抗炎药(nonsteroidal antiinflammatory drugs,NSAIDs)同时应用,以防溃疡加重和出血。

(3) 剂量和用法　用于小儿解热,30～60 mg/(kg·d),分 4～6 次饭后服;小儿抗风湿 0.1～0.15 g/(kg·d),分 3～4 次;镇痛治疗 0.3～0.6 g,增加剂量仅延长时效但镇痛效能与剂量无线性,只增加药物毒性。

(4) 不良反应 用于解热时仅对胃肠道有轻微刺激,偶有皮疹、哮喘、血管神经性水肿或黏膜充血等过敏反应。大剂量口服对胃黏膜有直接刺激作用,引起上腹部不适、恶心、胃出血或胃溃疡。用于抗风湿时可出现头痛、眩晕、恶心、呕吐、耳鸣及视、听力减退等。小儿用量过大可出现精神紊乱、呼吸加快、酸血症、皮疹及出血等,此时应立即停药并对症治疗。

3.4.4.2 丙帕他莫(propacetamol)

(1) 丙帕他莫易溶于水,对乙酰氨基酚的可注射药物前体。经血浆代谢后,1 g 丙帕他莫可产生 0.5 g 对乙酰氨基酚。丙帕他莫经非特异性血浆酯酶代谢,代谢产物中约一半为对乙酰氨基酚,水解过程约 20 min。与阿司匹林不同,丙帕他莫可通过血脑屏障,注药后 4 h 脑脊液浓度达峰。丙帕他莫脑脊液浓度与镇痛效应相关。

(2) 适应证 小儿镇痛。

(3) 剂量和用法 6～12 岁患儿 15～30 mg/kg 丙帕他莫即能有效镇痛且有表现出少许阿片样作用。出生 10 天内的新生儿推荐剂量＜15 mg/kg。丙帕他莫静脉持续输注 15 min 以上,30 min 后镇痛作用起效持续 6 h,建议给药间隔时间 6 h。

(4) 不良反应 丙帕他莫少有注射痛,耐受性好。丙帕他莫作为对乙酰氨基酚的前体药,主要不良反应是药物过量所致的肝损。其毒性代谢产物来自细胞色素 P_{450} 氧化酶系统。安全药物浓度低于 150 mg/L,达 300 mg/L 将出现肝损。小于 6 岁患儿对毒性浓度具有更好的耐受性。

3.4.4.3 酮咯酸氨丁三醇(ketorolac tromethamine)

(1) 酮咯酸氨丁三醇属非甾体类抗炎药吡咯并吡咯族,有镇痛、抗炎、抗高热效应。镇痛效能接近阿片类药物但无阿片类药物的严重不良反应。口服酮咯酸氨丁三醇可完全吸收,90％以上与血浆蛋白结合。酮咯酸氨丁三醇的血浆半衰期 4～9 h,与给药方式无关。4～7 岁患儿消除半衰期(6.1±1.9)h,建议给药间隔时间为 6 h;镇痛作用起效慢于阿片类药物但作用持续时间更长。经肝脏代谢后,代谢产物主要通过肾脏排泄。肾功能不全患者药物消除半衰期延长。

(2) 适应证 酮咯酸氨丁三醇是一种强效镇痛剂,镇痛效应与吗啡等效甚至强于某些阿片类药物如哌替啶。与阿片类药物联用于镇痛治疗,可明显减少阿片类药物用量。酮咯酸氨丁三醇可缓解偏头痛和镰状细胞危象引起的疼痛。

(3) 剂量和用法 小儿静注推荐剂量为 0.5～1 mg/kg,继之 0.5 mg/(kg·6 h),每天剂量不超过 90 mg(也有报道使用更大剂量),

治疗时间≤48 h。酮咯酸氨丁三醇 1 mg/kg 口服治疗镇痛有效。静脉通路开放困难患儿可考虑肌注，但患儿接受度低。酮咯酸氨丁三醇 60 mg 肌注相当于吗啡 12 mg 肌注。酮咯酸氨丁三醇用于鼓膜切开患儿术后镇痛效果可能优于对乙酰氨基酚。疝修补术后，酮咯酸氨丁三醇复合局部伤口浸润可提供持久镇痛，并且相比骶管镇痛恶心呕吐减少。儿童所需镇痛剂量似乎比成人更大。

（4）不良反应　酮咯酸氨丁三醇影响血栓素 A 生成，促进血小板聚集。对血小板功能逆转效应类似布洛芬，可能导致胃肠道不适或出血等典型不良反应。酮咯酸氨丁三醇可致肾损，肾脏毒性亦见于小儿。静注过程中可见心动过缓。单独用于腹部大手术后疼痛管理时镇痛不足。迄今尚无对照研究观察其远期效应。

3.4.4.4　布洛芬（ibuprofen）

（1）布洛芬为非甾体类抗炎解热镇痛药，通过抑制环氧化酶而减少外周炎症局部和中枢神经元前列腺素合成，减轻因前列腺素引起的组织充血、肿胀、降低周围神经痛觉的敏感性。布洛芬口服生物利用度 80% 吸收迅速完全，与食物同服时吸收减慢但不影响吸收量。血浆蛋白结合率 99%，服药后 1.2～2.1 h 血药浓度达峰值。儿童布洛芬的药代动力学与成人相似。

（2）适应证　美国食品与药品监督管理局（pure food and drug administration，FDA）1995 年批准商品名 Motrin（美林）的布洛芬混悬液作为解热镇痛药用于 2～11 岁儿童。

（3）剂量和用法　每次 5～10 mg/kg，6～8 h 可重复使用，每日服用不超过 4 次。

（4）不良反应　小儿对布洛芬耐受性良好，不良反应轻微。主要有胃肠道症状或皮肤反应等与其他 NSAIDs 类似的不良反应。大多数患儿仅短期服用布洛芬用于解热镇痛，且无其他慢性疾病，因此胃肠道黏膜防御功能可能好于成人，故胃肠道不良反应较少。无证据显示短期应用布洛芬对健康儿童产生肾毒性。

3.4.4.5　对乙酰氨基酚（acetaminophen）

（1）对乙酰氨基酚是非酸类 COX-1 抑制剂，可增强阿片类药或其他 NSAIDs 的镇痛效果。不愿口服药物的婴幼儿可经直肠给药但吸收缓慢且吸收量难以确定。对乙酰氨基酚蛋白结合率低，解热镇痛有效血药浓度 10～20 μg/ml，给药后约 200 min 血药浓度达峰值。

（2）适应证　小儿镇静镇痛和退热。

（3）剂量和用法　口服剂量为 10～15 mg/kg，q 4～6 h；直肠内给药剂量为 20～40 mg/kg，血药浓度在有效范围内而不会达到中毒浓度。该药物作用持续时间长，再次给药必须减量（如 20 mg/kg），间隔时间至少 6～8 h,每日最大累积剂量不宜超过 100 mg/kg。

(4) 不良反应 对乙酰氨基酚无耐受性和躯体依赖性,无严重不良反应。其主要不良反应为肝脏毒性,消化道、肾脏和血液系统不良反应小,儿童尤其少见。肝病患儿使用常规剂量对乙酰氨基酚即可出现严重的肝功能衰竭。发热、脱水和经口摄入不足或代谢障碍患者也可增加其肝脏毒性。有肝脏疾患或肝功能障碍的患儿禁用此药。脱水或水分丢失较多者必须保持液体平衡。

3.4.5 阿片类拮抗药

3.4.5.1 纳洛酮(naloxone)

(1) 纳洛酮拮抗麻醉性镇痛药的强度是烯丙吗啡的 30 倍,不仅可拮抗吗啡等纯阿片受体激动药,而且可拮抗喷他佐辛等阿片受体激动-拮抗药,但对丁丙诺啡拮抗作用较弱。静注后 2～3 min 即可产生最大效应,作用持续时间约 45 min;肌内注射后 10 min 产生最大效应,作用持续时间 2.5～3 h。纳洛酮亲脂性很强约为吗啡的 30 倍,易透过血-脑脊液屏障,起效迅速,拮抗作用强。

(2) 适应证 纳洛酮是目前临床应用最广的阿片受体拮抗药,主要用于:① 拮抗麻醉性镇痛药急性中毒、呼吸抑制。② 拮抗全身麻醉后吗啡行镇痛药的残余作用。③ 用于拮抗受母体麻醉性镇痛药影响而致的新生儿呼吸抑制。④ 对疑为麻醉性镇痛药成瘾者,用此药可激发戒断症状协助诊断。

(3) 剂量和用法 纳洛酮作用持续时间短暂,解救麻醉性镇痛药急性中毒时单次剂量虽能恢复自主呼吸,但作用消失后可再度陷入昏睡和呼吸抑制。纳洛酮 1～10 μg/kg 静脉注射或肌内注射。用药量要逐步递增直到麻醉性镇痛药的不良反应被逆转。

(4) 不良反应 纳洛酮拮抗后由于痛觉突然恢复,可致交感神经系统兴奋而表现为血压升高、心率增快、心律失常,甚至肺水肿和心室纤颤。

3.4.5.2 纳美芬(nalmefene)

(1) 纳美芬是纯阿片受体拮抗药,与阿片受体激动药竞争中枢神经系统 μ、δ、κ 受体作用位点,本身无激动作用。作用持续时间为纳洛酮的 3～4 倍。作用持续时间与剂量相关:0.5 mg 至少维持 2 h,1 mg 维持 4 h,2 mg 维持 8 h 以上。主要代谢途径是在肝脏与葡萄糖醛酸或硫酸结合后从尿中排出。约 5% 以原形由尿排出。

(2) 适应证 临床主要用于拮抗麻醉性镇痛药,也试用于酒精中毒及成瘾治疗。

(3) 剂量和用法 临床麻醉用于拮抗麻醉性镇痛药残余作用,先静注 0.25 μg/kg(心脏病患者可从 0.1 μg/kg 开始),每 2～5 min 注射一次直到出现疗效为止，总量一般不超过 1 $\mu g/kg$。用于麻醉性镇痛药急性中毒的救治，先静注 0.5 mg/70 kg，2～5 min 后增至 1 mg/70 kg，总量不超过 1.5 mg/70 kg。

（4）不良反应　纳美芬安全性大、耐受良好，临床最大剂量为 1～2 mg，剂量增至 12～24 mg 仅有头重、视力模糊、讲话费力等轻度不良反应。

3.5　神经肌肉阻滞药及其拮抗药

神经肌肉阻滞药(肌松药)用于小儿麻醉气管插管及术中肌肉松弛后控制通气。小儿与成人肌松药作用不同，小儿神经肌肉接头递质储量比成人少，高频刺激后容易发生衰减，婴儿表现为肌无力反应且对非去极化肌松药敏感。肌松药合理应用专家共识指出：小儿肌松药药代动力学和药效动力学与成人不同。新生儿琥珀胆碱 ED_{95} (95% effective dose)是成人的 1 倍多，阿曲库铵和维库溴铵 ED_{95} 与成人相近。婴幼儿琥珀胆碱 ED_{95} 接近成人的 1.5 倍，米库氯铵、罗库溴铵和泮库溴铵 ED_{95} 比成人小，阿曲库铵、顺式阿曲库铵和维库溴铵 ED_{95} 与成人相近。3～12 岁儿童琥珀胆碱、米库氯铵、阿曲库铵、罗库溴铵和维库溴铵的 ED_{95} 均比成人大，泮库溴铵 ED_{95} 比成人小，顺式阿曲库铵 ED_{95} 与成人相近。所有年龄段小儿使用阿曲库铵后恢复都较快。婴幼儿顺式阿曲库铵作用时间比等效剂量阿曲库铵延长 5～10 min，短小手术时应予重视。米库氯铵在小儿起效较快，其消除半衰期比成人短，肌松作用消退较成人快，对于时间较短的手术可代替琥珀胆碱使用，插管剂量不超过 3 倍 ED_{95} 缓慢静注可以避免组胺大量释放。多数新生儿和婴幼儿使用标准插管剂量维库溴铵可维持肌松约 1 h，而 3 岁以上患儿肌松作用只能维持 20 min 左右，因此，该药对于新生儿和婴幼儿应视为长时效肌松药。婴幼儿罗库溴铵作用时间延长，但仍属于中时效肌松药。婴幼儿给予肌松药易产生心动过缓，特别是第二次静注肌松药后，阿托品作为术前药对婴幼儿是有益的。

3.5.1　去极化肌松药——琥珀胆碱(succinylcholine)

琥珀胆碱是唯一用于临床的去极化肌松药，起效和消除比任何其他肌松药都迅速，给药途径有静注和肌注。静注琥珀胆碱 2 mg/kg 后20～30 s 起效，40 s 达最大效应；肌注 4 mg/kg 与静注相比起效稍慢。

由于分布容积相对较大，6 个月内婴儿尽管血浆胆碱酯酶活性较低，但用量 2 mg/kg 大于成人 1 mg/kg，肌松恢复与成人相似。心律失常如心动过缓常发生于儿童单次注射琥珀胆碱，可预先给予阿托品0.01～0.02 mg/kg 预防，肌注琥珀胆碱 4 mg/kg 对心率和心律影响较小。

肌红蛋白和肌红蛋白尿在儿童多发,尤其在合用氟烷时,严重肌颤和肌痛在儿童少见,可预注非去极化肌松药预防术后肌痛,合并肌病的患儿(如杜兴肌营养不良)容易发生严重的横纹肌溶解、肌红蛋白尿甚至心脏骤停。

有报道氟烷诱导后静注琥珀胆碱可致咬肌痉挛,发生率为 1/100,咬肌痉挛与恶性高热的关系不明。先给予硫喷妥钠后再用琥珀胆碱,则咬肌痉挛很少发生,如果使用硫喷妥钠后仍发生咬肌痉挛,则提示可能发生恶性高热。

琥珀胆碱引发婴幼儿胃内压增高少于较大儿童和成人。诱发眼外肌张力增高可致短暂眼内压增高,眼外伤伴有较大破口、青光眼或斜视手术,应避免使用琥珀胆碱。儿童烧伤超过 24 h,大面积创伤、神经病变或合并肾衰时使用琥珀胆碱可导致血清钾升高。有报道重复使用琥珀胆碱可引起麻醉期多梦。

3.5.2 非去极化肌松药

3.5.2.1 d-筒箭毒碱(d-tubocurarine)

d-筒箭毒碱现已很少使用,中等手术时间(>1 h)麻醉维持肌松效果较好,有年龄依赖性组胺释放(年龄越小释放越少)。挥发性麻醉药尤其是异氟烷可增强箭毒作用,需减少用量,单独使用时维持剂量为 0.4~0.5 mg/kg,合用吸入麻醉药时为 0.3~0.4 mg/kg。箭毒可引起低血压但婴幼儿发生率低。儿童即使很小剂量也可抑制通气,因此使用箭毒时应控制呼吸。由于组胺释放可致支气管痉挛,箭毒禁用于哮喘患者。

3.5.2.2 泮库溴铵(pancuronium)

泮库溴铵作用强度 5 倍于 d-筒箭毒碱,维持时间长。初始剂量 0.1 mg/kg 后 2 min 后可行插管,追加剂量为初次剂量 10%~20%,建议神经刺激器监测下给药。

泮库溴铵组胺释放小于 d-筒箭毒碱,可用于罹患长期哮喘患者。泮库溴铵易引起心率增快、血压升高,尤其在单次快速静注时,较小儿童更明显。泮库溴铵早产儿可导致持续心动过速、血压升高和血浆肾上腺素水平升高。泮库溴铵主要通过肾脏排泄,因此肾功能损害患者不宜使用,否则肌松作用延长。

3.5.2.3 米库氯铵(mivacurium)

(1)米库氯铵商品名美维松,短效非去极化肌松药,不经肝肾代谢,由血浆胆碱酯酶迅速水解,因此半衰期较短和清除率较快,但水解速度比琥珀胆碱慢。

(2)适应证 米库氯铵肌松起效与琥珀胆碱相似,故推荐取代琥珀胆碱用于气管插管用药,但插管条件不如琥珀胆碱、量效反应个体差异较大。米库氯铵在小儿神经肌肉阻滞作用持续时间很短,婴儿和儿童输注速率约是成人2倍。其优点是可长时间输注且无药物蓄积和停药后恢复时间延迟。

(3) 剂量和用法　米库氯铵小儿插管剂量 $200\sim250\ \mu g/kg$,$1.5\sim2\ min$ 内达最大颤搐抑制,剂量增至 $300\ \mu g/kg$ 时起效时间降到 $1.3\ min$;$400\ \mu g/kg$ 时不缩短起效时间但恢复时间延长。米库氯铵肌松时间比琥珀胆碱长1倍,是阿曲库铵或维库溴铵的 $30\%\sim50\%$。

(4) 不良反应　米库氯铵有致肥大细胞释放组胺的作用。常表现为周身红晕但极少出现低血压。大剂量($0.4\ mg/kg$)快速注射米库氯铵可诱导组胺释放。应缓慢分次静注。血浆胆碱酯酶缺陷时作用时间延长。由于其恢复时间与血浆胆碱酯酶活性有关,血浆胆碱酯酶异常的小儿作用时间可能延长。

3.5.2.4　阿曲库铵(atracurium)

(1) 阿曲库铵是中效非去极化肌松药,通过非特异酯酶代谢及霍夫曼降解清除。阿曲库铵药物代谢动力学婴儿、儿童及青少年、成人各不相同,与儿童或成人相比,阿曲库铵婴儿分布容积更大、清除速率更快、半衰期更短。

(2) 适应证　阿曲库铵在体内的代谢不依赖肝肾,清除半衰期和体内作用持续时间不因肾脏功能障碍而延长,特别适用于肝肾功能不全患者。

(3) 剂量和用法　儿童及青少年 $2\sim3$ 倍 ED_{95} 剂量($0.3\sim0.4\ mg/kg$)多数可在 $2\ min$ 内达到满意气管插管条件。给予插管剂量阿曲库铵后临床神经肌肉完全阻滞的时间 $15\sim30\ min$,继之中度阻滞(颤搐高度 $5\%\sim25\%$)约 $20\ min$,完全恢复常需 $40\sim60\ min$。儿童每千克体重需要量高于成人,但通常恢复更快。全凭静脉麻醉下,儿童维持 95% 的颤搐抑制所需输注速率 $0.5\sim0.6\ mg/(kg\cdot h)$,婴儿需要量与此相似,但新生儿减少 25%。

(4) 不良反应　阿曲库铵无神经节阻滞和解迷走神经作用。尤其在大剂量或给药速度过快时,可引起组胺释放,偶可在颈、面部观察到红晕。组胺引起的不良反应儿童少于成人。

3.5.2.5　顺式阿曲库铵(cis-atracurium)

顺式阿曲库铵作用强度为阿曲库铵 1.5 倍,较大剂量也无组胺释放。顺式阿曲库铵主要经霍夫曼化学降解清除。约 15% 代谢产物从肾脏排出,肝肾功能不全对顺式阿曲库铵代谢影响很小。顺式阿曲库铵长时间输注也无 N-甲基罂粟碱蓄积。儿童氟烷麻醉下 2 倍 ED_{95} 顺式阿曲库铵起效时间 $2.5\ min$,与硫喷妥钠-阿片类药麻醉-七氟烷麻醉下相似,临床有效肌松时间为 $27\sim31\ min$,肌颤搐 25% 恢复至 75% 时间为

$10\sim11$ min。氟烷-阿片类药麻醉下,婴儿和儿童 150 $\mu g/kg$ 顺式阿曲库铵,2 min 时达到优良插管条件率分别为 94%、100%。婴儿较儿童临床有效时间延长 20%,两者肌颤搐 25% 恢复至 75% 时间相似。

3.5.2.6 维库溴铵(vecuronium)

维库溴铵为中效肌松药。消除半衰期相对较长,中时效作用主要是药物快速重新分布的结果。维库溴铵大部分被肝脏摄取,原型通过肝胆系统排出,部分由肾排出,部分被生物转化。维库溴铵体内停留时间较长和清除率较低导致婴儿作用时间较长。

维库溴铵效应呈明显的年龄依赖性。相同剂量维库溴铵(2×ED_{95}),婴儿作用持续时间(从注药开始到 90% 神经肌肉恢复时间)最长,婴儿、儿童和成人分别是 73 min、35 min 和 53 min。因此,维库溴铵对婴儿来说属于长效肌松药。儿童在阿片类药和氧化亚氮麻醉时间,维持 95% 肌松维库溴铵滴注速率 2.4 $\mu g/(kg \cdot min)$,数倍于 $18\sim85$ 岁成人;但儿童恢复速度快于成人。新生儿和婴儿维持肌松需要量比儿童减少 60%,比青少年减少 40%。儿童初始剂量 100 $\mu g/kg$,通常 20 min 内首次追加随后每 $15\sim20$ min 给予 1/3 初始剂量。新生儿和婴儿初始剂量 70 $\mu g/kg$ 之后,$30\sim40$ min 内首次追加,随后每 $20\sim30$ min 给予 1/3 初始剂量。吸入麻醉药强化维库溴铵作用,因此应适当减量。常用剂量下婴儿恢复时间较儿童长一倍。

3.5.2.7 罗库溴铵(rocuronium)

(1)罗库溴铵为中效肌松药。血浆蛋白结合率约 30%。肝脏摄取和胆汁排泄是其主要清除途径,肾功能障碍者体内作用时间延长。罗库溴铵很少(大约 3%)或几无体内代谢。

(2)适应证 罗库溴铵起效快、作用时间中等及心动过速轻微,极其适用于小儿神经肌肉阻滞。

(3)剂量和用法 罗库溴铵肌松效价约 $1/10\sim1/8$ 维库溴铵,作用强度弱,相比等效剂量其他肌松药(同样倍数 ED_{90} 剂量)罗库溴铵起效更快。静脉单次给予 0.6 mg/kg 罗库溴铵,婴儿和儿童产生神经肌肉阻滞效应时间(拇内收肌完全阻滞)分别是 50 s 和 80 s。儿童剂量增加到 0.8 mg/kg,神经肌肉阻滞效应时间缩短至 30 s。神经肌肉功能 T_{25} 恢复时间,<10 个月婴儿是 $1\sim5$ 岁儿童的 2 倍(分别是 45 min 和 26 min)。芬太尼和氧化亚氮麻醉下罗库溴铵 0.6 mg/kg、维库溴铵 0.1 mg/kg 和阿曲库铵 0.5 mg/kg 在小儿($1.5\sim6$ 岁)的起效时间分别是 60 s、120 s 和 180 s;罗库溴铵的插管质量(以喉头松弛,声带运动和膈反应)最佳。

(4)不良反应 罗库溴铵有一定的解迷走神经作用,可短暂增快心率 $10\sim15$ 次/min。大剂量使心率增快和血压升高,临床剂量不产生心血管不良反应;支气管痉挛发生率较一般肌松药高,通常为轻度且对吸入麻醉药有较好反应。

3.5.2.8 哌库溴铵（pipecuronium）

哌库溴铵属泮库溴铵同类药，无心血管不良反应也不引起组胺释放。40%以原形自肾脏排泄；小部分在肝脏脱去乙酰基分泌入胆汁。婴儿血浆清除率较儿童和成人低，不同年龄儿童分布容积相似但婴儿消除半衰期最长。

儿童 N_2O-阿片类药麻醉下哌库溴铵 ED_{95} 为 $70\sim84\ \mu g/kg$，氟烷麻醉下 $48\sim62\ \mu g/kg$，婴幼儿 $35\ \mu g/kg$。与儿童相比，婴儿和新生儿哌库溴铵 ED_{95} 分别减少 30%和 40%。婴儿哌库溴铵 1 倍 ED_{95} 剂量起效时间快于儿童或成人但自主恢复时间与年长儿相似并未延长；如给予多倍 ED_{95} 量，恢复时间延长。

婴儿和儿童使用 1 倍 ED_{95} 哌库溴铵后，神经肌肉功能完全恢复大约需 1 h，肌颤搐 25%恢复至 75%时间相似，平均为 25 min。氟烷麻醉下维持 90%～95%阻滞，婴儿和儿童哌库溴铵输注速率分别为 $32\ \mu g/(kg \cdot h)$、$38\ \mu g/(kg \cdot h)$。哌库溴铵由于良好的心血管稳定性，常用于心血管、重症手术及 ICU 患者麻醉。

3.5.3 神经肌肉阻滞拮抗剂

除非神经肌肉功能完全恢复，通常术后需肌松拮抗剂。低温（<35℃）患者拮抗效果差，应持续控制通气等待时机；小儿合用抗生素增强肌松药作用且不易拮抗，这种情况少见，但使用氨基糖苷类抗生素（如新霉素、庆大霉素或妥布毒素）的患儿应谨慎。是否使用肌松药拮抗剂较难判断。可借助四个成串刺激监测、肘或臀肌收缩性或吸气压力（达 25 cmH_2O）等作为拮抗效果评判。常用于婴儿和儿童非去极化肌松药拮抗药物有：① 新斯的明 0.05 mg/kg 与阿托品 0.02～0.025 mg/kg 合用。② 先予阿托品 0.02 mg/kg，随后依酚氯铵（腾喜龙）1 mg/kg。后者起效快于新斯的明，迷走紧张出现早。因此应提前给予阿托品预防。③ 特异性拮抗剂舒更葡糖（sugammadex）于 2008 年问世，商品名为布瑞亭（BRIDION）。布瑞亭用于儿童、青少年（2～17岁），在罗库溴铵诱导的神经肌肉阻滞至 T_2 重现时进行拮抗 2 mg/kg 静脉给药。该药并非作用于胆碱酯酶，对毒蕈碱样受体和烟碱样受体也无作用，可直接和氨基甾类肌松药（罗库溴铵和维库溴铵）以 1∶1 比例螯合，使得肌松药分子离开乙酰胆碱受体从而迅速逆转深度神经肌肉阻滞，不引起血流动力学明显改变。可用于拮抗罗库澳铵的神经肌肉阻滞作用，但不推荐用于足月新生儿和婴幼儿。

3.6 局部麻醉药

局部麻醉药已经广泛应用于儿童，尤其是术后镇痛。

3.6.1 药代动力学特点

相比较大儿童和成人，婴儿和较小儿童局麻药的药物代谢有如下特点：① 吸收迅速。小儿心输出量和局部组织（如肺）血流较高；硬膜外腔脂肪含量低摄取少。② 药物分布容积较大。布比卡因（又称丁哌卡因）3 mg/kg 硬膜外腔注射，婴儿血浆药物浓度明显低于较小儿童和成人，药物分布容积与消除半衰期延长有关。③ 蛋白结合率低，新生儿血浆白蛋白和 α_1-酸糖蛋白水平较低；胆红素可进一步减少蛋白结合力，因此局部麻醉药应慎用于新生期黄疸患儿。④ 小婴儿局部麻醉药代谢率较低。血浆胆碱酯酶活性低下可延长酯类局麻药的代谢。例如新生儿普鲁卡因和氯普鲁卡因血浆半衰期明显延长，酰胺类局麻药肝内结合能力在小儿尚不成熟，新生儿对布比卡因的代谢能力低，而 1～6 个月婴儿布比卡因清除率与成人相似，稍大的婴儿和儿童药物代谢更快，可能由于其肝脏体积相对大有关。

3.6.2 常用局麻药

常用局麻药的单次极量见表 3-6。

表 3-6 常用局麻药参考极量

局 麻 药	剂量(mg/kg)
利多卡因	
不加肾上腺素	5
加肾上腺素	10
布比卡因	3
罗哌卡因	3
丁卡因	2
普鲁卡因	15
氯普鲁卡因	14

3.6.2.1 普鲁卡因（procaine）

普鲁卡因为短效酯类局麻药，其盐酸盐水溶液不稳定，受热或放置过久药效下降，脂溶性和蛋白结合率很低，毒性最低，是一种较为安全的局麻药。常用于局部浸润麻醉，其麻醉强度低、弥散功能差，起效时间与作用时间短。主要由血浆假性胆碱酯酶水解代谢，由于小儿该酶含量低因而普鲁卡因作用增强。普鲁卡因和琥珀胆碱均由血浆胆碱酯酶水解，两者竞争抑制，大剂量普鲁卡因可延长琥珀胆碱作用时间，抗胆碱酯酶药物可抑制普鲁卡因代谢使其毒性增加，普鲁卡因水解后产生的对氨苯甲酸偶可引起变态反应，并能削弱磺胺类药物的作用。

3.6.2.2　丁卡因(dicaine 或 tetracaine)

丁卡因为长效酯类局麻药,麻醉强度大,起效时间 10～15 min,脂溶性高,黏膜穿透力强,表面麻醉效果好。麻醉强度及毒性均是普鲁卡因的 10 倍,毒性发生率高,中毒后可致心肌收缩乏力甚至室颤。小儿表面麻醉常用 1‰浓度。该药与神经组织结合快且牢固,蛛网膜下腔阻滞时平面固定较快,禁忌静注或滴注。主要由血浆假性胆碱酯酶水解,代谢速度较慢。

3.6.2.3　利多卡因(lidocaine)

利多卡因为中效酰胺类局麻药,盐酸溶液性能稳定,高压消毒和长时间储存不变质,麻醉强度较大,起效快,组织弥散广和黏膜穿透能力强。利多卡因有反射性脑血管收缩和脑血流减少作用,降低颅内压。吸收后有明显中枢神经系统抑制作用,毒性随药物浓度增加而增大,血浓度较低时患者表现为镇静和嗜睡、痛阈提高,并能有效抑制咳嗽反射,减少脑组织氧耗,因而可用于全身麻醉。中毒剂量则可引起惊厥。利多卡因具有显著抗室性心律失常作用,常用于治疗室性心律失常。利多卡因主要由肝脏微粒体氧化酶降解,新生儿该酶缺乏,利多卡因作用延长。

3.6.2.4　布比卡因(bupivacaine)

布比卡因长效酰胺类局麻药,盐酸布比卡因水溶液稳定,麻醉强度是利多卡因的 3～4 倍,起效时间 3～5 min,作用时间比利多卡因长 2～3 倍,比丁卡因长 25‰,对感觉神经阻滞比运动神经更有效,运动神经阻滞与药物浓度有关。布比卡因主要在肝脏代谢,代谢产物为哌啶二甲苯胺,其麻醉作用是布比卡因的 1/3。布比卡因心脏毒性最大,过量或误入血管内可发生严重毒性反应,易引起严重心律失常,若发生意外,复苏较困难。小儿的反应个体差异很大,最大剂量应减少至成人极量的 80‰,采用最低有效浓度,缓慢分次给药。

3.6.2.5　依替卡因(etidocaine)

依替卡因长效酰胺类局麻药,其化学结构和利多卡因相似,起效快,麻醉强度是利多卡因的 2～3 倍,作用时间长,感觉和运动神经阻滞效果好,局部和全身毒性较大,皮下注射时毒性为利多卡因的 2 倍,静注可增至 4 倍,因此多用于需满意肌松的手术麻醉。

3.6.2.6　罗哌卡因(ropivacaine)

罗哌卡因为长效酰胺类局麻药,分子结构类似布比卡因。由于对神经细胞膜钠离子通道选择性较强,对心肌的钠离子通道的作用弱,故其神经毒性和心脏毒性均比布比卡因弱。罗哌卡因脂溶性小于布比卡因,对粗大且有鞘膜的 A 纤维阻滞比布比卡因慢且弱,出现高度的感觉与运动分离现象,罗哌卡因感觉阻滞时间和运动阻滞程度,均随药物浓度增加而增加,运动阻滞起效和最大运动阻滞的时间比丁卡因和布比卡因长,最大运动评分明显小于丁卡因和布比卡因,运动恢复时间短于布比卡因和丁卡因。罗哌卡因常用剂量有血管收缩作用,加用肾上腺素效果不明显。罗哌卡因在新生儿及小于 6 个月的婴儿中的血浆蛋白结合率及清除率均降低,持续硬膜外阻滞时宜适当降低剂量。

(刘华程　张马忠)

4

小儿麻醉前评估和准备

高质量和全面的麻醉前评估,从儿童和家长的准备开始。虽然大多数需手术的儿童身体健康,但仍有些存在复杂的医学和(或)心理问题,如遗传性、先天性或者发育异常的疾病。因此,儿童和成人的术前评估虽然指导原则一样,但重点和方式通常不同。

4.1　小儿麻醉前访视、评估目的与方法

(1) 目的　通过术前访视,与儿童及其家长建立融洽的关系、辨别高风险患者和制订一个最小化焦虑和紧张的方法。通过"视"和"听"等方式判断患儿呼吸循环系统的一般情况和病情严重程度。根据患儿的年龄和发育水平指导有效的术前准备。有证据表明,孩子和家长希望得到关于围术期的详细信息。年幼的儿童可能对手术室的样子更感兴趣,而年长的孩子则更关心麻醉技术、步骤、疼痛和潜在的并发症。麻醉医师可以通过直接交谈或借由电视录像、健康宣教手册等多种形式让患儿及其家长了解更多的手术麻醉相关信息,包括术前、术中和术后的全过程,尤其要让父母相信他们的孩子会接受最安全的麻醉管理,减少他们的术前焦虑。

(2) 注意事项　麻醉医师应给予孩子足够的关注,减轻他们的焦虑、恐惧。如果决定让父母进入手术室陪伴,应进行必要的告知,以免其害怕或误解医师的操作:① 告知诱导时让孩子坐在父母的膝上,这样可以给孩子提供一个更舒适的环境,但必须要求父母用力抱住。② 告知诱导期小儿眼睛的来回转动是很正常的,这表示患儿已正常入睡。③ 告知小儿在麻醉进入兴奋期会有不自主的体动,这是麻醉时的正常反应。④ 告知小儿入睡时可能会有鼾声。如果发生呼吸道阻塞,甚至喉痉挛,应护送父母到等待区坐下(以免在手术室迷失方向和发生晕倒),并告知这是术前知情同意书中已说明可能发生的事情,一切正常。

(3) 方法　术前评估的组织框架因机构而异。一般术前一天实施访视,健康的儿科患者可以在手术当天进行评估。日间手术患儿可在手术前一天通过电话访视,确保计划手术的患者到场和说明禁食禁饮

原则,并发现有无上呼吸道感染(upper respiratory tract infection, URTI)等任何新问题,但重症特殊患儿可在入院时或术前 3 天提前访视。另外,门诊预评估方式是一种发展趋势,可以降低手术取消的发生率、住院时间、患者焦虑、不适当的转诊和不必要的检查,从而提高患者满意度。常采用多学科的评估方法,团队成员包括麻醉医师、执业护士、治疗师和儿童医疗辅助师,但宣布"适合手术"的决定权在麻醉医师。

(4) 内容　术前访视和评估的内容包括收集病史,体格检查,系统回顾,查验各项实验室检查或特殊检查,回顾最近的禁食禁饮指南和儿科患者经常遇到的临床情况。麻醉医师应向家长们解释术后疼痛的治疗方法,包括长效局部麻醉药的单次使用或连续骶管阻滞、间断静脉给予阿片类药、患儿自诊静脉镇痛、自控骶管/硬膜外镇痛。

4.1.1　病史复习

应全面了解患者病史,一旦发现问题,一定要弄清楚该病目前的状况,必要时与儿内科专科医师和手术医师讨论。

需要重点关注: ① 系统性回顾。关注器官系统常见病症的检查(表 4-1)。② 用药史和过敏史。如最近的免疫接种,推荐在接种灭活疫苗后至少 2~3 天或减毒活疫苗后 14~21 天进行手术。③ 手术史和住院史。以往麻醉诱导的方法、插管成功与否、术前用药、麻醉药物和技术应用,以及并发症(苏醒期躁动或谵妄、恶性高热、过敏、术后恶心和呕吐等)。儿童术后呕吐的危险因素包括年龄>3 岁,手术持续时间>30 min,斜视手术和儿童一级亲属发生术后恶心、呕吐的阳性病史。④ 既往史。从回顾相关产科和围生期问题开始,关注出生时的胎龄和早产问题。评估生长和发育史,先天性和获得性疾病。⑤ 与疾病或损伤相关的最后一次进食时间、排尿时间、呕吐及腹泻时间。疾病或创伤可降低胃肠道动力。⑥ 与麻醉相关病情评估。URTI 史、哮喘史、过敏反应、出血倾向(淤血)、发热、贫血、癫痫、腹泻及呕吐、已确诊有相关性的综合征(如先天性心脏病与唐氏综合征)。⑦ 家族史。如血友病等家族性疾病具有出血倾向;基因缺陷容易意外死亡;恶性高热或胆碱酯酶缺乏等。

表 4-1　麻醉相关病情评估

系统	病　史	术前考虑,相关疾病和(或)麻醉影响
中枢神经系统	癫痫	类型和控制情况;给予定期药物;生酮饮食(避免葡萄糖,潜在的代谢性酸中毒);药物相互作用,改变的癫痫阈值(手术,应激,曲马朵、哌替啶等药物)
	脑肿瘤	颅内压升高(意识水平、呕吐/误吸风险);局部神经体征(如继发于后颅窝的延髓功能障碍)

（续　表）

系统	病　史	术前考虑,相关疾病和(或)麻醉影响
	脊髓脊膜突出	脑积水;乳汁过敏史;肾感染;肾功能损害;困难体位;多次手术
	脑瘫	癫痫发作;交流困难;肌肉痉挛/挛缩;吞咽不良;胃食管反流;呼吸系统疾病(复发性肺炎、咳嗽不良、脊柱侧弯与限制性肺疾病)
	唐氏综合征	气道异常(舌体大、声门下狭窄);不配合;心脏病;关节活动度大和寰椎不稳定
神经肌肉疾病	肌营养不良	呼吸功能;心肌病;琥珀胆碱引起的高钾血症;挥发性麻醉药物相关的横纹肌溶解
心血管系统	心脏杂音	临床评估;心电图;心脏超声;心脏病学咨询
	先天性心脏疾病	循环生理学(修复、未修复、缓解);功能状态;心内膜炎的风险;抗凝;咨询心脏病专家
	起搏器/埋藏式自动复律除颤器(implantable automatic cardiovertor-defibrillator,AICD)	指征;模式;潜在的节律/起搏器依赖;最后一次设备检查的日期;电凝干扰风险;为了进行手术考虑重新编程为异步模式,并取消激活 AICD
呼吸系统	早产儿	呼吸系统[呼吸暂停、支气管肺发育不良(bronchopulmonary dysplasia,BPD)、声门下狭窄];心血管系统[动脉导管未闭(patent ductus arteriosus,PDA);与 BPD 有关的心力衰竭];早产儿视网膜病变(注意高浓度吸入氧气)
	喉炎	声门下狭窄或畸形可能
	阻塞性睡眠呼吸暂停(obstructive sleep apnea,OSA)	严重程度(多导睡眠监测);心血管并发症;危险因素(低龄、综合征、气道手术、阿片类药物使用);术后监测
	哮喘	严重程度和近期控制情况;近期 URTI;考虑术前短期口服糖皮质激素
	肺囊性纤维化	呼吸系统评估(痰液、气道反应性、治疗、运动耐力、肺动脉高压、右心衰竭);鼻息肉;糖尿病;吸收不良(胰腺功能不全);肝脏疾病
消化系统	胃食管反流	吸入性肺炎;反应性气道痉挛;进食情况;反流危险程度及治疗情况;预计气管插管困难程度;贫血
	生长落后	糖原储备低/低血糖危险;贫血

（续　表）

系统	病　史	术前考虑,相关疾病和(或)麻醉影响
	慢性肝病	门静脉高压;凝血病;贫血;血小板减少;肝肺综合征;肾衰竭;脑病;麻醉药物的药代动力学改变
泌尿系统	慢性肾衰竭	病因;透析模式/频率和系统并发症(贫血、血小板功能障碍、液体和电解质失衡、代谢性酸中毒、心血管疾病)
内分泌系统	糖尿病	糖尿病的类型;控制;并发症和治疗方案
	慢性皮质类固醇	免疫抑制;高血压;糖尿病;肥胖;肾上腺皮质抑制和围术期肾上腺潜能的危机
	垂体疾病	颅内压;肾上腺、甲状腺功能;糖代谢
	肥胖	哮喘;URTI;糖尿病(2型);OSA;药物剂量
血液系统	贫血	病因;输血指征
	凝血病	出血风险;咨询血液学家;补充血小板/凝血因子
	镰刀细胞疾病	贫血;血管闭塞性疾病;心脏肥大;肾和肝功能障碍;围术期输血作用不清楚
生殖系统	妊娠	早孕期间麻醉存在未知的风险,当可能怀孕时考虑做妊娠测试(按照当地医院协议)

57

许多儿童处于不规则的药物治疗期,一些重要儿科药物和特性详见表4－2。

表4－2　常用药物与麻醉相关的不良反应

药　物	不　良　反　应
解热镇痛药(阿司匹林)	影响血小板活性,需检查出血时间
非甾体类	影响血小板聚合;影响抗高血压药作用
抗生素	强化神经肌肉阻滞作用,应监测阻滞程度和恢复情况
氨基苷类	强化琥珀胆碱和非极化肌松药作用;肾毒性
克林霉素	心脏抑制作用(快速给药);增强非去极化肌松药作用
红霉素	延长阿芬太尼作用;降低茶碱的清除率;增强华法林的作用
万古霉素	强化非去极化肌松药作用;快速给药(<1 h)可引起红人综合征伴严重心血管虚脱
抗癌药	均会引起恶病质、凝血病、厌食、呕吐、口腔炎和降低抗感染能力
多柔比星	心脏毒性,心律失常

药 物	不 良 反 应
道诺霉素	合用氟烷时产生严重心脏抑制,尤其当累积量超过 250 mg/m²(或 150 mg/m²加放疗)
博来霉素	肺纤维化(吸入高浓度氧)
白消安	延长氯琥珀胆碱作用
环磷酰胺	延长氯琥珀胆碱和美维库铵作用
抗惊厥药	
苯妥英钠	低血压;心动过缓;心律失常
美芬妥英	增加非去极化肌松药需求量;周围性神经炎
丙戊酸	肌张力下降;肝毒性
抗高血压药	严重低血压(合用强效麻醉药,尤其存在脱水时)
卡托普利	高钾血症(合用保钾利尿剂);吲哚美辛会降低其降压作用
可乐定	严重高血压(突然停药);心动过缓和低血压(合用β阻滞剂)
拉贝洛尔	延长丁卡因脊髓麻醉时间
哌唑嗪	增强氯胺酮作用;利尿剂增强其抗高血压作用
β受体激动剂	心动过速;高血压;心律失常
β受体抑制剂	支气管痉挛;增强氟烷的心抑制作用;心动过缓(合用抗胆碱酯酶药物)
钙通道阻滞剂	强化非去极化肌松药作用;严重的心动过缓或心脏抑制(合用β受体抑制剂)
皮质类固醇	长期应用可抑下丘脑-垂体轴,术前应补充
地高辛	增强布比卡因毒性;心律失常伴低钾血症时
利尿剂	
呋塞米	电解质紊乱;延长筒箭毒碱作用,尤其伴低钾血症时

4.1.2 体格检查

观察儿童的身体外貌和行为,包括发绀、苍白、黄疸、营养状态、呼吸功、需氧量、意识状态、异形特征(特异性综合征)、畸形(如脊柱侧弯)、异常姿势、运动障碍和总体生长发育水平。记录基本的临床信息包括身高、体重、心率、血压、呼吸频率、氧饱和度和体温。常用的给药方式基于体重,也有基于体表面积(body surface area,BSA)的方法可以计算出更准确的药物剂量。身体质量指数[body mass index,BMI,体重(kg)/身高(m)²]用于定义超重和肥胖。

关注以下几个方面,重点是气道、心脏和肺:① 近期有无发热。

② 有无潜在困难插管和(或)通气困难的预测因素。感染、解剖畸形或肿瘤可能引起部分气道梗阻,如有限的张口度、喘鸣、强迫性张口呼吸、松动牙齿、下颌发育不全/颌后缩、巨舌症、上颚开裂或拱起、限制性颈椎运动和来自先前颈部手术、放射治疗或气管切开术的瘢痕。③ 呼吸系统:呼吸系统感染常伴有颈部淋巴结增大及中耳炎;胸壁畸形(如脊柱侧弯、漏斗胸)可能与限制性通气障碍有关;肺部听诊有无喘鸣音或肺泡爆裂音。④ 心血管系统:外周脉搏(双侧肱动脉和股动脉);心脏杂音和心力衰竭的证据(发绀、呼吸困难、奔马律、肺部湿啰音和肝肿大)。⑤ 腹部膨胀(饱胃、阻塞性呼吸)。⑥ 神经系统状态(颅内压增高、呕吐反射消失、癫痫)。⑦ 脊柱(畸形、手术史或穿刺部位皮肤感染的证据等)。⑧ 水肿(充血性心衰、肾病综合征、低蛋白血症、肾衰竭)。婴儿液体量的变化比成人迅速(口干、眼泪丢失、皮肤蒸发、囟门及眼球凹陷、花斑样皮肤)。⑨ 关注裂口修补术、体表肿瘤摘除术、痣切除术的手术部位及肿瘤大小。⑩ 是否存在静脉穿刺困难等。

4.1.3 实验室及特殊检查

(1) Hb 轻、中度贫血对做小手术的健康儿童的影响很小,无须改变麻醉管理。如果预计手术出血较多,应检查 Hb 和 Hct。根据手术计划决定是否交叉配血。

特定的情况下应考虑测量术前 Hb:① 临床评估中怀疑有严重贫血。② 贫血风险的基线升高(年龄<1 岁、慢性病、种族)。③ 6 个月以内的婴幼儿和早产儿。④ 术前建立潜在最大失血量的基线。

(2) 血型 如果预计手术出血较多,需要做血型及交叉试验。

(3) 凝血功能检查 需术前进行凝血筛选试验(血小板计数、凝血酶原时间、部分促凝血酶原激酶时间、出血时间)的情况包括:① 出血性疾病的家族史。② 个人病史中出现容易瘀青,轻度创伤后的出血和(或)复发性鼻出血。③ 与凝血病相关的潜在疾病(如肝脏疾病、吸收不良、营养不良)。④ 预计患儿手术可能严重的血液丢失,作为有大量输血需求的术前"基线"。⑤ 对服用含阿司匹林或其他抗血小板药的患儿需要做出血时间测定。

如果对未确诊的出血性疾病有疑虑,应咨询血液科医师,进行更全面的检查,包括血小板功能、特异性因子测定和血管性血友病的评估。

(4) 尿常规、血电解质、尿素氮和肌酐 患儿病史中如患有肾损伤、尿崩症等应评估血电解质和肾功能。心脏病儿童和服用心脏药物儿童常规筛查电解质水平。

(5) 胸部 X 线常规筛查 胸部 X 线在儿科实践中没有意义。对于患有心脏、呼吸道和恶性疾病的儿童应考虑做胸部 X 线检查,特别是排除纵隔肿块的疑似淋巴瘤患儿。纵隔肿块的存在与麻醉风险相关,包

59

括完全气道阻塞和血流动力学改变。同时建议做计算机断层扫描和超声心动图,评估有无气管、支气管、心脏或大血管的压迫。此外,呼吸功能检测与流量容积环路预测麻醉期间的气道阻塞。

4.1.4　ASA 分级

　　ASA 分级不是为儿童设计使用的,作为儿科围术期的预测工具,可靠性不高。

4.2　小儿手术麻醉前准备及用药

4.2.1　术前禁食禁饮

　　术前禁食禁饮旨在通过最小化胃中液体和颗粒物质的体积以降低胃反流和肺误吸的风险。小儿长时间的液体限制会较快引起脱水和低血容量;禁食过长会引起低血糖和(或)代谢性酸中毒。与大龄儿童相比,新生儿和幼儿禁食禁饮可能更容易患低血糖。2017 年 ASA 禁食禁饮指南更新(表 4-3),反映了各种底物的胃排空差异。

表 4-3　2017 年 ASA 禁食禁饮指南

食　物　种　类	最短禁食时间(h)
清饮料	2
母　乳	4
婴儿配方奶粉	6
牛奶等液体乳制品	6
淀粉类固体食物	6
油炸、脂肪及肉类食物	可能需更长时间,一般应≥8

　　(1) 清饮料包括清水、糖水、无渣果汁、碳酸类饮料、清茶及黑咖啡(不加奶),但不包括酒精类饮品。

　　(2) 母乳的胃清除率比清水慢,平均胃排空时间为 2.43 h(范围为 2～2.75 h)。

　　(3) 配方食物的具体组成,如渗透压、蛋白质含量、能量密度和 pH,都可改变胃排空的速率,如乳清(主要)配方比酪蛋白(主要)配方更易排空。

　　(4) 牛奶在与酸性胃液混合后分成液相和固体凝乳相。高脂质成分导致胃排空缓慢。

　　(5) 禁食禁饮指南适用于在麻醉或镇静下接受择期手术的所有年龄段的健康儿童。麻醉手术前需再次确认患儿是否严格禁食。若患儿未遵循禁食指南,在明确患儿摄入物的时间和体积后,若继续手术应仔细评估风险获益比。

(6) 创伤、疼痛、机械性肠梗阻、动力性肠梗阻和阿片样物质会引起胃排空缓慢。所有伴有胃肠道疾病和诱导时有增加呕吐危险的急诊手术患者均应做相应治疗,应绝对禁食、静脉补液、快速麻醉诱导。

4.2.2　术前用药

术前用药可以减轻或阻滞自主神经反射,使患儿镇静、安定,顺利同家长分开,并使麻醉诱导平顺。

特殊情况患儿应注意:① 神经外科患儿伴有颅内高压术前不用镇静药。② 发热患儿术前避免肌注阿托品,如有必要可在诱导时静注。③ 斜视患儿因术前眼科医师需对其眼肌做出评估,应避免强镇静,诱导时静注阿托品(0.02 mg/kg)以阻滞眼心反射。

4.2.2.1　抗胆碱药

阿托品、东莨菪碱、格隆溴铵(胃长宁)不再是儿童的术前常规用药。

(1) 小于 3 个月的婴儿,尤其是新生儿,他们的迷走神经张力高,麻醉时很容易引起呼吸道和心血管不良反应,可预防性术前使用阿托品。使用后会引起口干、发热、面部潮红、心动过速等。常用剂量为 0.01 mg/kg,口服、静注和肌注都不影响血药浓度。

61

(2) 东莨菪碱在儿童能引发中枢神经系统兴奋症状,如烦躁不安、易激惹、谵妄、幻觉和昏迷。东莨菪碱 0.01 mg/kg 和阿片类合用时,可减弱东莨菪碱的中枢神经系统兴奋症状,而阿片类的镇静效应得到增强。东莨菪碱的不良反应包括瞳孔散大、睫状肌麻痹、体温升高和食管下端括约肌松弛。

(3) 盐酸戊乙奎醚注射液(penehyclidine,商品名:长托宁)麻醉前给药,可减少麻醉时唾液和呼吸道的分泌物,减少术后肺炎的发生率,防止术中迷走神经反射或其他内脏反射。对心脏和神经元突触前膜的 M_2 受体选择性作用不明显,能有效避免心率增快、术后尿潴留和肠麻痹等不良反应的发生,剂量 0.01 mg/kg 静脉注射,剂量不宜大,以免引起术后躁动不安。

4.2.2.2　镇静药

小于 6 个月的幼儿很少需要镇静药,大于这个年龄可适当给予镇静。深度镇静有危险的患儿(如有气道问题)不宜使用。

(1) 咪达唑仑　国外自 1998 年起就已有咪达唑仑口服溶液(Versed 糖浆)面世,主要经口腔黏膜良好吸收,口感好,易被接受。目前国内有咪达唑仑针剂和甜味糖浆临时混合而成稀释液作为术前口服用药。常用口服剂量为 0.5～0.75 mg/kg(上限为 15 mg),用药后 10～15 min 即可提供良好的镇静/抗焦虑作用,20～30 min 达峰值,OAA/S 评分满意,且不影响术后苏醒时间。对于拒绝口服的小儿还可肌注(0.05～0.075 mg/kg)或直肠内给药(0.3～0.5 mg/kg)。静脉制剂还可通过鼻腔给药(0.2～0.3 mg/kg),但大部分小儿会感到不适,而且药物有可能通过嗅神经直接作用于中枢神经系统,从而引起潜在的神经毒性。咪达唑仑具有认知缺失、遗忘、长时间的认知功能障碍、呼吸抑制等不良反应,但对于年龄较小、情绪容易激动和焦虑的小儿,咪达唑仑的药效通常不明显。

(2) 口服氯胺酮　给药后 15 min 起效,但药后分泌物可能诱发喉痉挛,需要同时口服阿托品(0.02～0.04 mg/kg)。联合口服氯胺酮(3～6 mg/kg)、咪达唑仑(0.5 mg/kg)可使 90% 的患儿达到满意的抗焦虑效果,优于单独口服其中一种药物的 70% 的效果。

(3) 芬太尼片剂　是目前获得 FDA 批准唯一可用于小儿的阿片类麻醉前用药。能较好地被口腔黏膜吸收而较快发挥作用,可产生良好镇痛和镇静作用,并可延迟至术后。总量少于 15 μg/kg 呼吸抑制不显著,但需持续监测动脉血氧饱和度(pulse oxygen saturation,SpO_2)。会增加术后恶心、呕吐的发生率。

(4) α_2 肾上腺素受体激动剂　可产生抗焦虑、镇静、镇痛、抑制腺体、减少胃液分泌、抗交感等作用,同时降低术后躁动、恶心呕吐的发生。缓解因术后拔管和手术刺激引起的儿茶酚胺的释放和血流动力学反应。① 可乐定:口服可乐定能产生剂量依赖性的镇静作用。6～12岁小儿术前口服 4 μg/kg 能更有效地提供镇静,也更容易接受面罩全麻诱导。在小儿,口服此药后 60～90 min 达到血浆浓度峰值,需麻醉诱导前至少 1 h 应用,但可乐定消除半衰期为 12.5 h,口服、滴鼻或经直肠给药作用起效慢限制了其术前用药。② 右美托咪定:右美托咪定为一高选择性 α_2 受体激动剂,具有镇静、镇痛和预防恶心呕吐的作用,能有效降低麻醉诱导前焦虑。可经口服、滴鼻和静脉术前用药,与可乐定相比,具有较短的消除半衰期。1 μg/kg 右美托咪定滴鼻镇静效果优于咪达唑仑 0.5 mg/kg 口服。右美托咪定麻醉前静脉注射可减少诱导药物用量,减少围术期心血管发病率和死亡率。麻醉诱导后手术前单次静注 0.3 μg/kg 右美托咪定可缓解小儿七氟烷麻醉后的术后躁动。麻醉诱导前静脉注射右美托咪定 1 μg/kg 可明显减弱喉镜窥视和气管插管引起的心血管反应。另一研究表明,麻醉诱导前,肌内注射右美托咪定 2.5 μg/kg 产生的镇静作用相当于咪达唑仑 0.08 mg/kg 肌注效果。可以稳定围术期血流动力学,并降低氧耗和能量的消耗。

4.2.3　麻醉前特殊疾病关注

4.2.3.1　心脏杂音

对于新近检查出心脏杂音的患儿应充分评估。70% 儿童可听见生理的心脏杂音,通常在站立时消失或减少,蹲下时增加。主要表现为早期或中期收缩期杂音(持续振动和肺气流杂音),偶尔呈连续性杂音(静脉嗡嗡声),杂音轻柔(小于三级),与第二心音的正常分裂关联,与喷射喀喇音或明显的刺激无关。如果上下肢血压正常无须过虑,但如果杂音粗糙且上肢血压高于下肢,则需进一步检查。12 导联心电图提示电轴左偏或左心室肥大就需要怀疑,必要时行超声心动图检查。

4.2.3.2 上呼吸道感染(URTI)

有 URTI 史或目前存在 URTI 的小儿应引起重视。活动性或近期 URTI 是围术期呼吸道并发症(喉痉挛、支气管痉挛、低饱和度、严重咳嗽和气管阻塞)已确定的危险因素。伴有 URTI 的小儿气道高反应性会持续 6～8 周,期间许多小儿会再次感染,尤其在冬季。应评估每个患有 URTI 症状的患儿,就其个体情况决定是否继续手术。

临床医师在决策过程中要考虑的重要原则:

(1)症状的严重程度 有严重 URTI 或潜在下呼吸道感染的证据时,通常延期手术。取消的标准是:① 发热>38℃ 或 38.5℃。② 化脓性鼻炎。③ 咳嗽时带痰。④ 全身不适(如食欲不振、肌痛、嗜睡、"神色异常"或"不适宜上学")。⑤ 下呼吸道症状(喘鸣、捻发音)。

(2)URTI 症状的持续时程 呈加重趋势的 URTI,应取消麻醉。若 URTI 数日,没有加重也没有变好时,应向家属(注意谈话记录)及外科医师说明喉痉挛、支气管痉挛以及缺氧的发生率会增加。

63

(3)鉴别诊断 ① 非感染性鼻炎(变应性或血管舒缩性)。② 病毒感染,如流感、喉气管支气管炎、细支气管炎、麻疹和水痘。③ 细菌感染,如会厌炎、扁桃体炎、肺炎和脑膜炎。

(4)不良结局的特异危险因素 ① 年龄<1 岁。② 早产儿史(<37 周)。③ 哮喘。④ 父母吸烟。⑤ 先天性心脏手术(URTI 可增加呼吸道并发症、细菌感染和 ICU 住院时间)。

(5)急诊手术 不应因 URTI 而暂停,因为受益大于风险。需要家长和外科医师的知情讨论并记录。

(6)手术类型 耳、鼻、咽喉和气道手术均具有更高的发生呼吸道并发症的风险。

(7)气道管理 面罩麻醉的呼吸道并发症风险最低。气管插管增加呼吸道并发症的风险高达 11 倍。如果必须行气道操作,一些麻醉医师可能推迟手术。

(8)在手术延迟后,必须确定重新安排手术的最佳时间。没有关于普通 URTI 后手术最佳时机的共识,可在症状治疗后延迟 2～4 周重新安排。

4.2.3.3 哮喘

喉镜检查及气管内插管是强有力的刺激因素,可诱发支气管痉挛。术中并发症的发生与哮喘患者近期支气管扩张剂的使用及近期哮喘症状有关,所以急性期以及控制不佳的哮喘患儿应延迟手术。

常规使用支气管扩张剂的患者应继续用到手术当天,诱导前额外剂量的 β_2 受体激动剂的使用应当谨慎。术前应确认药物是否已发挥最大疗效,必要时请儿科医师会诊。短效糖皮质激素可以减少围术期支气管痉挛的发生率,且不增加伤口感染或裂开的风险。建议术前至少48 h开始每日口服甲泼尼龙 1 mg/kg。

4.2.3.4　癫痫

癫痫患儿常存在严重的神经功能障碍,术前用药和气道处理上需慎重考虑。手术应激、禁食、常规用药方案的中断、药物(曲马朵、哌替啶)的使用会增加围术期癫痫发作的发生率。

术前评估时,应仔细了解病史、确定癫痫的类型和发作频率、特异性触发因素、当前的治疗药物和癫痫发作控制的质量。回顾患者的当前治疗方案,包括药物治疗、生酮饮食、迷走神经刺激和外科手术史。长期使用抗癫痫药物,如卡马西平和苯妥英,与阿片类药物和肌松药耐药有关。含葡萄糖溶液可能降低酮水平和降低癫痫阈值,不应用于生酮饮食治疗的儿童。经迷走神经刺激治疗顽固性癫痫者,术前无须重新编程或关闭迷走神经刺激器,术后检查装置的功能。所有常规药物应用到手术当天,确保手术时体内有足够的血药浓度。抗癫痫药物的血药浓度可能由于肠道功能的改变而有所变化。告知患儿父母,手术应激可能促发癫痫再次发作。

4.2.3.5　贫血

预计失血严重的择期手术,应先行检查、治疗,在贫血纠正后再行手术,术前应 Hct>25%。Hb<80 g/L 应及时输血,但儿童择期短小手术不需要输血将 Hct 提高至 30% 以上。某些特殊情况下(如 2~4 个月时的生理性贫血、肾功能不全),慢性贫血已被代偿,氧合血红蛋白解离曲线右移,2,3 -二磷酸甘油酸酯增加,氧及心脏输出增加,可以接受较低值的 Hct。

早产史、婴儿的贫血是一种特殊类型的贫血。贫血早产儿发生窒息的危险与孕龄(gestational age, GA)或小儿实际年龄(physical age, PCA)无相关性。当 Hct<30% 时,术后窒息的发生率大大增加,需要特殊关照。

4.2.3.6　心脏术后患儿

即使循环表现是正常的,也不能完全肯定心功能是正常,应仔细回顾病史。经由心房切开的手术发生心功能障碍的可能性较低,但心室切口的心室功能障碍发生率高。房间隔缺损(atrial septal defect, ASD)或室间隔缺损(ventricular septal defect, VSD)修补术即使创伤较小,也可能发生心律异常。尤其是单心室手术后,可能由于病理性心律失常造成猝死。如果术中心律失常恶化,应及时请心内科医师会诊。

64

4.2.3.7 镰状细胞疾病

镰状细胞病患儿的术前准备过程完全不同,高危儿童至少需要一次镰状细胞筛选检查。已知镰状细胞病的患者术前需评估 Hb 来指导围术期管理。建议大手术前,Hb 80～100 g/L 和 Hct<30％的患儿应输血。术前不应长时间禁食以免发生脱水。即使精心准备,仍有可能发生严重的并发症。及时请血液科医师会诊。

4.2.3.8 糖尿病

手术时神经内分泌反应的表现为调节性激素(例如皮质醇、儿茶酚胺)的释放导致高血糖,1 型糖尿病酮症酸中毒发生率增高,禁食和常规药物治疗减量或停用会使这种情况恶化,并且围术期高血糖增加了伤口感染的风险。

术前应评估糖尿病的类型、目前的治疗方案、血糖控制质量(包括HbA1c)、存在的并发症、计划手术以及术后预期结果。

二甲双胍应停用 24 h,而其他常规降糖药可用至术前一天。在可能的情况下,安排为当天第一台手术,最小禁食禁饮时间和优化麻醉方案。手术当天糖尿病患者的用药与手术时间和常规治疗方案有关。无论何种方式(皮下注射或胰岛素输注),1 型糖尿病患者都不得在手术当天禁用胰岛素。静脉葡萄糖输注将减小低血糖的发生。在整个围术期所有患者必须定期进行血糖监测。术后早期口服镇痛药(例如区域镇痛)有助于重建常规治疗方案。

4.2.3.9 阻塞性睡眠呼吸暂停综合征

OSA 增加围术期呼吸道并发症的风险。术前评估旨在诊断 OSA(尽管临床诊断不可靠),定义疾病严重程度和辨别并发症。病史采集应集中在辨认症状,如打鼾、呼吸暂停、不安睡眠和行为问题,并对上呼吸道和心肺系统进行体检。夜间多导睡眠图是 OSA 诊断和严重程度的最佳检查方法。术前为严重(SpO_2<70％)或频繁的低氧饱和度,系统性高血压和(或)有证据的右心室衰竭的儿童建议检查超声心动图。术前持续气道正压通气(continuous positive airway pressure,CPAP)可能对严重的 OSA 儿童有益。

术前必须评估有否气道困难,做好困难插管的准备,围术期保护气道,应根据术后目的地(一般病房或重症监护病房)决定计划方案和监测要求。

4.2.3.10 肿瘤患者

癌症儿童进行介入治疗需要实施麻醉,如组织活检、长期静脉输液港植入、肿瘤切除术、放射治疗和鞘内化疗。麻醉前评估应该辨别恶性肿瘤病理生理、临床表现、药物治疗的不良反应、行为或心理上的问题。应考虑潜在的特异器官影响,包括气道狭窄(肿瘤、放疗史),呼吸系统损害(纵隔肿物、肺毒性物质、放疗改变),骨髓抑制(贫血、血小板减少症和嗜中性粒细胞减少症),免疫抑制,胃肠疾病(黏膜炎、呕吐、误吸风险)。需要多次麻醉的小儿,应选择合适的麻醉方式,如术前镇静用药、诱导方式(静脉和吸入)、止吐药的使用和避免术后躁动发生。因此术前评估应该聚焦于询问麻醉史和争取辨别患者的最佳麻醉方式。

4.2.3.11 饱胃患儿

急诊患儿重视判断是否饱胃。患儿在入院后 4 h 内进行急诊手术,胃残存容量增加(1.1 ml/kg),如手术推迟到 4 h 后进行,胃残存容量明显减小(0.51 ml/kg),与择期手术常规禁食患儿的胃残存容量相似。另外,最后进食与受伤之间的间隔时间也影响急诊患儿的胃残存容量,如进食在受伤前 4 h,胃残存容量与正常进食患儿相似。对于这些患儿,可以使用甲氧氯普胺(0.15 mg/kg)或 H_2 受体阻滞剂以减少胃残余容量和提高胃内容物 pH。若手术很紧急,怀疑患儿饱胃,应置入胃管,尽可量吸尽胃内容物。选择快速顺序诱导,但须特别谨慎,术前先给予静注阿托品 0.02 mg/kg,然后给予 100%预充氧,诱导过程如同成人,禁忌使用琥珀胆碱,可改用罗库溴铵。

(狄美琴)

5

小儿气道管理

气道管理关系到麻醉和围术期患儿的安全,麻醉前应加强气道评估,麻醉医师必须掌握气道管理和处理困难气道的技能。

5.1　小儿呼吸系统解剖生理特点

5.1.1　解剖特点
5.1.1.1　鼻腔

鼻腔主要由骨和软骨覆以黏膜而成。小儿鼻部较软且大,黏膜血管及淋巴组织相对丰富,腺样体增大,经鼻气管插管时可能引起增大的腺样体组织脱落,造成鼻腔出血,阻塞气道。此外,小儿鼻道狭窄,易被分泌物、黏膜水肿、血液或者不适宜的面罩所阻塞,引起上呼吸道梗阻。婴儿鼻孔大小与环状软骨处气管口径相似,气管导管如果能通过鼻孔,一般也能顺利进入气管。

5.1.1.2　咽喉部

婴儿鼻咽部狭小且垂直,鼻咽部淋巴组织丰富,包括鼻咽扁桃体和腭扁桃体。鼻咽扁桃体处于腭弓间,于新生儿出生后6个月前发育。如增生过大为腺样体肥大,易堵塞后鼻孔,经鼻插管时应防止损伤引起出血。腭扁桃体至1岁时随全身淋巴组织发育而增大,4~10岁为迅速发育期,13~15岁逐渐退化。腺样体肥大可致鼻咽部分或完全阻塞,麻醉中或麻醉后易发生严重呼吸道梗阻。口咽部由软腭延伸至喉头,在其入口处有丰富的淋巴组织,即咽淋巴(Waldeyer)环(由舌根部的舌扁桃体、双侧腭扁桃体、鼻咽部扁桃体及鼓管扁桃体组成)。这些淋巴组织炎症可能使清醒患儿呼吸费力,也可能因相关组织增生或咬肌痉挛导致咽喉镜暴露困难。小儿舌体相对较大,减少了口腔间隙,使其更易发生气道梗阻。舌肌张力降低也使小儿气道更易发生被动梗阻。婴幼儿仰卧位吸气或经鼻被动呼气时,舌体易与软腭相贴合。

婴儿会厌狭窄且软,直式喉镜片易于提起,适合用于婴儿气管插管。新生儿会厌游离端皱褶更深,有部分成U形。到4~5岁时,可通过弯形喉镜片暴露声带。由于小儿喉的位置更高,声门位于$C_3 \sim C_4$平面(成人为 C_5~C_6 平面),导致喉部暴露困难。10 岁以上的小儿,喉腔中最狭窄的位置为声门裂,而对于 10 岁以下的小儿,喉腔狭小呈漏斗状,最狭窄的部位是声门裂以下区域,即环状软骨水平。由于环状软骨柔软且无伸张能力,声带及黏膜柔嫩,易发生喉头水肿。当气管导管通过声门遇到阻力时,不能过度用力,因为过粗的气管导管可压迫气管黏膜造成声门下水肿,拔管后气道阻力明显增高,甚至导致急性喉梗阻,以及因损伤气管而导致气道狭窄。有研究显示,在小儿全身麻醉过程中可能由于喉肌张力降低,造成软腭及喉头水平气道梗阻。

5.1.1.3 气管及支气管

气管与支气管连接在喉与肺之间,以"C"形软骨为支架,包括平滑肌和结缔组织,内衬黏膜。新生儿气管长 2~3 cm,至成人可增加 3 倍以上。气管支气管分叉位置较高,新生儿气管分叉在 T_3~T_4,而成人在 T_5 下缘。3 岁以下的小儿双侧主支气管与气管的成角基本相等,行气管插管导管置入过深或异物进入时,进入左侧或右侧的概率接近。婴儿气管、支气管软骨软弱,气管插管后可能出现局部发育障碍,导致气管支气管软骨软化症。婴幼儿毛细支气管无软骨、平滑肌少,平滑肌在 3 岁以后才发育,故气道炎症时以黏膜肿胀、分泌物增加为主,呼气时易出现小气道关闭,致呼气不畅和气道塌陷,严重影响气体交换。

5.1.1.4 肺和肺泡

肺泡结构从胎儿、新生儿、婴幼儿、儿童期表现为数量增加、直径变大、上皮细胞分化成熟等特点。新生儿肺泡数只相当于成人的 8%,单位体重的肺泡表面积为成人的 1/3,但其代谢率约为成人的 2 倍,因此,新生儿的呼吸储备很有限。婴儿期肺容量的增加主要依赖于肺泡数的增加,至 8 岁以后肺体积的增加主要是靠肺泡的扩大。婴幼儿肺间质发育良好,血管组织丰富,毛细血管与淋巴组织间隙较成人为宽,造成含气量少而含血多,故易于感染,炎症也易蔓延,易引起间质性炎症、肺不张及坠积性肺炎。由于弹力组织发育较差,肺膨胀不够充分,易发生肺不张和肺气肿。早产儿由于肺组织发育不成熟,肺表面活性物质产生或释放不足,可引起广泛的肺泡萎陷和肺顺应性降低。

5.1.1.5 胸廓及胸膜

新生儿胸廓呈圆形,相对狭小呈桶状,骨及肌肉菲薄,肋骨呈水平位且不稳定,吸气时胸廓扩张力小,呼吸主要靠膈肌上下运动,而膈肌位置较高,易受腹胀等因素的影响,是婴幼儿易出现呼吸困难和呼吸衰竭的主要原因。对于呼吸困难的小儿采用气道持续正压通气或间歇指令性正压通气,可以显著减少小儿呼吸做功和能量消耗。

胸腔内为负压,平静呼吸时在 -0.4~$-1.33\,\text{kPa}$(-3~$-10\,\text{mmHg}$)范围内变化。成人关闭声门、用力吸气时达 $-12\,\text{kPa}$

（—90 mmHg），用力呼气可达 14.67 kPa（110 mmHg）。新生儿胸膜较薄，呼吸困难时容易因肺泡破裂产生气胸。闭合胸腔内胸膜脏层破裂，发生闭合性气胸，肺组织受大气压迫，严重者纵隔偏移。在气道阻力增加或肺扩张困难时，费力呼吸使胸腔内负压增大，借胸膜牵引及胸廓壁自身弹力，致使柔软的胸廓壁向内凹陷。

5.1.1.6 纵隔

小儿纵隔相对较成人大，占胸腔的体积较大，吸气时肺膨胀容易受限。婴幼儿纵隔比较柔软、疏松，在一侧胸腔积液、气胸、膈疝时，会向另一侧偏移，肺泡破裂时气体容易沿着血管外结缔组织流通，导致纵隔气肿和气胸。

5.1.2 生理特点

5.1.2.1 呼吸肌

呼吸肌包括膈肌、肋间肌、胸横肌、肋下肌、腹肌、斜角肌和胸锁乳突肌等。小儿呼吸肌发育不全，呼吸主要靠膈肌。但膈肌的舒缩容易受腹胀等因素影响，横膈上抬可限制胸廓运动而影响呼吸。呼吸肌力量弱，任何原因造成的呼吸做功增加都可引起呼吸肌早期疲劳，导致呼吸暂停、二氧化碳蓄积和呼吸衰竭。

5.1.2.2 呼吸功能

婴幼儿的潮气量小，为 6～8 ml/kg，呼吸频率较快，为 30～40 次/min，每千克体重的肺泡通气量和耗氧量是成人的 2 倍，主要靠增加呼吸频率来满足高代谢的需要。同时，婴幼儿残余气量与肺活量之比，呼吸道无效腔与潮气量之比均较成人大，肺换气量减少，呼气后肺部存在较大量的余气。新生儿时期就存在功能性余气，足以保持对吸入气的缓冲。新生儿总呼吸顺应性的绝对值很小，仅 5 ml/cmH₂O，但比顺应性（specific compliance，总呼吸顺应性与肺总容量或功能残气量的比值）和成人相同。呼吸道阻力主要来自大气道及上呼吸道，阻力分布不均匀，上呼吸道阻力可受体位影响而发生改变。呼吸道阻力增加时，呼吸做功也增加，小气道易患疾病，导致呼吸困难。

新生儿的血红蛋白与氧的亲和力非常高，但由于胎儿血红蛋白缺乏 2,3-DPG，血气分析显示 PaO_2 稍偏低，血浆 HCO_3^- 低，有轻度呼吸性碱中毒及代谢性酸中毒。小儿的其他血气分析指标均与成人接近。

由于小儿对血氧过高和过低的反应是延迟的，婴幼儿存在着缺氧、二氧化碳蓄积的潜在可能：① 对缺氧的反应：出生后 2～3 周龄的足月儿和早产儿，在温暖环境中对缺氧的反应表现出短暂的通气增加，随后出现持续的通气抑制。孕 32～37 周出生的早产儿，在寒冷环境中，初期短暂过度通气的阶段消失，提示维持适当温暖环境的重要性。② 对二氧化碳的反应：新生儿对高碳酸血症的反应是通气量增加，较大的婴儿则较少增加。因此，小儿麻醉期间应注意避免缺氧以及能引起氧分压降低的诸因素。

5.1.2.3 气道保护性反射

咽喉部的保护性反射机制包括喷嚏、吞咽、咳嗽和咽喉腔的关闭。喉痉挛是由于刺激迷走神经的分支喉上神经引起内收肌收缩,造成声带持续紧张的关闭。通气不足、高碳酸血症、浅麻醉情况下增加喉痉挛的发生率。PaO_2小于 6.67 kPa(50 mmHg)也可以增加喉痉挛的发生。麻醉期间(尤其婴幼儿)喉痉挛会威胁生命。浅麻醉时可通过加深麻醉或唤醒患者解除发生喉痉挛。维持气末正压和扩张肺的同时拔出气管导管,可减少婴幼儿喉痉挛的发生率和严重性。婴儿尤其是早产儿对喉腔入口处的液体存在非常重要的保护性反应,该反应可诱发新生儿呼吸暂停时间延长和小儿吸入诱导麻醉时呼吸抑制。

5.2 小儿气道管理常用通气道

5.2.1 小儿面罩

理想的小儿面罩应具有可罩住鼻梁、面颊、下颏的气垫密封圈,应备不同规格供选用,选择无效腔最小的面罩,最好选用透明的塑料制品以利于观察口唇颜色、口腔分泌物和呕吐物的情况。

5.2.2 口咽通气道

选择大小合适的口咽通气道,小儿一侧口角至下颌角或耳垂的距离为适宜口咽通气道的长度,避免放置过深或过浅。

5.2.3 鼻咽通气道

根据鼻尖至耳垂距离选用合适的鼻咽通气道,也可以选用合适大小的气管导管(其直径较所用气管插管导管小 0.5 mm,无套囊)制成。置入前涂润滑剂,置入时动作需轻柔。

(1) 适应证 ① 较口咽通气道耐受,用于患儿从麻醉中苏醒但有部分气道梗阻或恢复时间较长时。② 某些气道阻塞性疾病或术后气道有梗阻可能的患儿。③ 在某些气道镜检或牙科麻醉过程中供氧和(或)吸入麻醉气体。④ 用于牙齿松动、小儿放置口咽通气道有困难时。⑤ 也可用于有气道阻塞睡眠呼吸暂停综合征患儿。

(2) 禁忌证 凝血功能紊乱、颅底骨折、鼻和鼻咽有病理性改变者。

5.2.4 咽喉镜

可分为直喉镜、弯喉镜和可视喉镜,详见表 5-1。

表 5-1 喉镜片大小的选择原则

年 龄	镜 片
早产儿和新生儿	米勒(Miller)0 号
婴儿至 6~8 个月	米勒 0~1 号

(续　表)

年　　龄	镜　　片
9 个月至 2 岁	米勒 1 号,威斯-希普尔(Wis-Hipple)1.5 号
2～5 岁	麦金塔(Macintosh)1 号,米勒 1～1.5 号
大于 5 岁的儿童	麦金塔 2 号,米勒 2 号
青少年至成人	麦金塔 3 号,米勒 2 号

(1) 直喉镜　新生儿或小于 2 岁的儿童建议使用米勒或威斯-希普尔直喉镜片。因其凸缘较小,尖部逐渐变细且较长,在狭小的口腔内直喉镜片可以提供更佳的视野,更易挑起会厌。

(2) 弯喉镜　一般常用于大于 5 岁的患儿。

(3) 可视喉镜　可视喉镜利用了光学折射的原理,让光线能够"拐弯",使在正常使用普通直接喉镜时我们无法看到的区域(声门等)呈现在显示屏上,操作简单、提供即时可视的气管和喉头解剖等优点,从而解决一些患儿的困难气管插管。

5.2.5　气管导管

导管的选择、气囊和插入深度详见表 5-2。

表 5-2　小儿气管导管的内径和深度的选择

年　龄	气管导管内径(ID)	插管深度(cm)	
		经　口	经　鼻
早产儿(<1 000 g)	2	8～9	10～11
早产儿(>1 000 g)	2.5	9～10	11～12
新生儿～3 个月	3.0～3.5	10～12	12～14
3～9 个月	3.5～4.0	12～13	14～15
9～24 个月	4.0～4.5	13～14	15～16
2～14 岁	年龄/4+4(带气囊) 年龄/4+4.5(不带气囊)	年龄/2+12 或 ID×3	年龄/2+14 或 ID×3+2
>14 岁	参考成年男、女性标准		

(1) 导管的选择　不同厂家制造的导管管壁的厚度是不同的,选择时除根据导管内径选导管还应注意导管外径。

最常用的方法是根据年龄计算,导管内径(internal diameter, ID)(带套囊导管)=年龄/4+4;ID(不带套囊导管)=年龄/4+4.5。

临床实用的测量方法:① 气管导管外径相当于小儿小指末节关节

的粗细。② 气管导管外径相当于小儿外鼻孔的直径。麻醉时应另外准备大一号及小一号的导管各一条。

用于气道激光手术时,需选用经过适当材料包裹或经石墨浸泡处理后的气管导管,以降低易燃性。在某些情况下,如头、颈部或胸部手术以及俯卧位手术时,或困难气道及异常气道的患儿,气管导管可能受到直接或间接的压力而容易发生扭折或压扁,应选用经尼龙或钢丝增强的特殊导管,还可根据需要选择合适的异形管。

(2) 气管导管的气囊　大手术、需人工通气和反流危险大时,需要应用带气囊的气管导管。选择一条无阻力地通过声门和声门下区域最大的不带气囊的气管导管,在气道压达 20 cmH$_2$O 时有漏气最为理想。采用高容低压气囊,并不增加术后气道并发症,术后产生喉部并发症与无气囊气管导管无明显差异。小儿(除了早产儿)都可选用带气囊的气管导管。应注意:① 带气囊气管导管较无气囊气管导管粗(外径约粗 0.5 mm)。② 气囊内压力不要过大,尤其使用氧化亚氮时,有条件时监测气囊压力。③ 长时间插管者应定时放松气囊并小心充气可防止压迫而致的气管损伤。

(3) 气管导管插入深度　气管导管可经口或经鼻插入:① 经口插入深度为年龄(岁)/2+12 cm 或 ID×3 cm。② 经鼻插入长度为年龄(岁)/2+14 cm 或 ID×3+2 cm。导管位置确定后,可考虑按需要的长度剪去多余的部分。摆好体位后应再次确认导管深度。长时间使用气管内导管者,应摄 X 线片确定导管位置。

5.2.6　喉罩(laryngeal mask,LMA)

喉罩在小儿麻醉中可应用于一般择期手术的气道管理,也可作为气管插管失败后的替代手段之一。在儿童只要气道压维持在 20 cmH$_2$O 以下,很少发生胃胀气扩张。目前喉罩还存在以下缺点:① 缺乏良好的气道密封性,呕吐和反流发生时对气道不能起保护作用。② 不适用于正压通气。③ 不能绝对保证气道通畅。④ 小儿喉罩易发生位置不正(尤其是型号1)。喉罩型号与体重及套囊容量的关系,详见表 5-3。

表 5-3　喉罩型号与体重及套囊容量的关系

LMA 型号	患儿体重(kg)	套囊容量(ml)
1	<5	2～5
1.5	5～10	5～7
2	10～20	7～10
2.5	20～30	12～14

(续　表)

LMA 型号	患儿体重(kg)	套囊容量(ml)
3	30~50	15~20
4	50~70	25~30
5	>70	35~40

5.3　小儿麻醉回路

理想的小儿麻醉回路应具备：重量轻、呼气阻力低、无效腔量少、顺应性低，容易湿化和排出废气，适合于自主、辅助或控制呼吸等特点。最接近这些条件是"T"型管系列回路。改良的循环回路目前已广泛应用于小儿麻醉。

5.3.1　"T"型管系列回路

"T"型管系列回路主要依赖新鲜气流把呼出气从呼气端排出，它的有效性取决于新鲜气流量和患者的通气量，目前临床应用很少。优点：低压缩容积并且可以迅速改变麻醉深度，由于其轻、无效腔少，认为是小儿理想的麻醉回路，尤其在自主呼吸时。缺点：患儿热量和湿度的丧失；麻醉气体的浪费；工作环境的污染；$P_{ET}CO_2$ 监测的不准确。因此，近年少用。

5.3.2　半紧闭的循环回路

成人使用的循环回路经过改良（减少螺纹管口径，使用小呼吸气囊）可以在小儿麻醉中使用。小儿呼吸回路的材料应选用顺应性小的材料，螺纹管不宜过长，管径应比成人的细，通常为 15 mm，应选用小的储气囊（500~1 000 ml）。优点：减少手术室污染；减少患儿水分和热量的丢失；减少麻醉气体的浪费，使紧闭循环低流量麻醉成为可能；与成人一样标准化的麻醉设备，使麻醉科医师均能熟练使用。但是在新生儿或婴儿，自主呼吸时，可能其呼吸肌力量不足以开启呼吸活瓣，临床实践中需要引起注意。

5.4　小儿气道管理

5.4.1　面罩通气

面罩通气时应注意开放气道，保持面罩与患儿面部严密接触，通过复苏气囊正压通气提供合适的潮气量。要选择适合患儿大小的面罩，为了提供合适的潮气量，小儿所用复苏气囊的容积至少为 450 ml。面罩-气囊正压通气时可使气体进入胃内引起胃膨胀，环状软骨加压以减少胃膨胀的发生，并防止胃内容物反流，但压力不可过大，以免气道受压阻塞。避免手指在颏下三角施压,引起呼吸道梗阻、颈部血管受压或颈动脉窦受刺激。防止面罩边缘对眼睛产生损害。托面罩时可采取头侧位便于保持气道通畅和口腔分泌物外流。面罩通气时可放置通气道提高通气效率。放置口咽通气道时应防止浅麻醉引起呛咳和喉痉挛,通气道大小需适合患儿。患儿对鼻咽通气道的耐受较好,但应注意操作轻柔、防止鼻黏膜的损伤出血。

5.4.2 气管内插管

5.4.2.1 插管前准备

(1) 保持头的正确位置:① 6 岁以下小儿,头置于水平位,以头圈固定,由于这种年龄组小儿喉头位置高,如有必要可在环状软骨上加压,以更好地暴露声门。② 6 岁以上小儿,头置于小枕头上轻度屈曲颈椎或头处于后仰位可改善插管角度和更好地显示声门。③ 对伴颈椎不稳定疾病的病例如唐氏综合征(Down's syndrome)、马方综合征(Marfan syndrome),尤要注意对头部固定。

(2) 仔细检查牙齿,因许多儿童开始更换乳牙,在喉镜检查必须注意,在插管时用大拇指推开嘴唇,对牙齿不施加任何压力。术前如发现有明显松动的牙齿,需向其家长说明拔掉松动牙齿能保证小孩在麻醉后的安全,拔出的牙齿在术后归还给其家长。

5.4.2.2 气管插管

(1) 选择一条能毫无阻力地通过声门和声门区域的最大气管导管,在气道压达到 20 cmH$_2$O 时有漏气(不带气囊气管导管)。在决定导管适合程度上更多的临床医师喜欢用导管通过环状软骨后的阻力程度而非听漏气程度,实际上在手术室内小儿应用带气囊的气管导管在不断增加。

(2) 最好使用薄壁的 PVC 导管,附有侧孔的气管导管并非令人满意,因会增加分泌物的积聚,使气道容易堵塞。

(3) 带气囊气管导管比较适合于大手术、需人工通气和反流危险性大的患儿,并不增加术后气道并发症,能降低换管的概率、手术室的污染和误吸的危险,避免为了保证良好通气而须选择较粗的导管。声门下狭窄的患儿可选用带气囊且更小的气管导管来处理气道。

(4) 气管导管接头的内径必须等同于导管,能较牢固接合。

(5) 在婴幼儿和儿童,声门可能因会厌难以暴露,需用喉镜片抬高会厌才行,如使用直喉镜片则会变得非常容易。在婴儿有时会出现会厌从喉镜片滑出,此时可把喉镜插深些,再慢慢往外退直到暴露出声门,固定喉镜。

(6) 通过听诊双肺呼吸音、观察呼气末二氧化碳波形确定气管导管的正确位置。婴幼儿和小儿气管长度较短,新生儿仅 5 cm 长,导管头端须正好处于气管中段以最大限度减少插入支气管导管和滑出的危险，可仔细注意通过声门的导管长度和标示至门齿的长度，且应把导管固定于嘴中点，此处不易发生导管扭折。

（7）用适合的垫物以防麻醉管道和其他一些用物压迫头面部。

（8）螺纹管和导管必须仔细固定以防止任何因素的造成管道扭折。

（9）记住头颈的屈伸均使气管导管顶端在气管内发生移位，在婴幼儿最大移动幅度为 $1\sim3$ cm。仔细确定导管的位置和充分考虑到头位置发生变化时的影响，每次头位发生变化时均应检查通气情况。

（10）有些新生儿和婴幼儿伴有先天性短气管，这就明显增加气管导管滑出的可能，这种病常见于"迪格奥尔格（Digeorge）综合征"，也有见于其他综合征。

5.4.3 困难气道评估和处理

5.4.3.1 困难气道术前评估

（1）小儿困难气道的原因 ① 气道生理结构变异：小儿气道解剖生理变异主要表现为短颌、下颌退缩、咽腔狭小、会厌过长过大等，这些因素均使暴露声门困难，导致插管困难。如皮-罗（Pierre-Robin）综合征、克利佩尔-费尔（Klippel-Feil）综合征。② 局部或全身性疾病：口腔颌面部的严重炎症如扁桃体炎、会厌炎、喉水肿等均会造成小儿困难气道。其他如颌面部的巨大血管瘤、颞下颌关节强直、肥胖患儿等，均可能在围术期发生面罩通气和气管插管困难。③ 口腔颌面部创伤：口腔颌面部创伤会引起上呼吸道出血、异物阻塞、颌骨骨折等。还有约 10% 的口腔颌面部创伤患儿还同时伴有颈椎损伤，需保持头部制动，从而导致气管插管困难。头面部烧伤的患儿创面愈合后会因瘢痕增生、挛缩，出现小口畸形、颌颈粘连，造成十分严重的插管困难。

（2）术前准备 ① 患儿的准备：对术前已评估为困难气道的患儿，麻醉医师必须与患儿及其监护人进行访视和沟通，详细了解患儿的病史及过去史，与患儿建立感情，取得患儿的信任，减少其恐惧心理。就麻醉操作及手术的必要性及与可能发生的困难气道的危险性进行权衡，对患儿的监护人进行解释，并告知一旦发生严重的面罩通气困难及气管插管困难时，可能需要取消手术或进行紧急气管切开等有创操作，取得患儿监护人的同意。② 术前用药：对于存在困难气道的患儿术前是否要给予镇静药物目前尚存在争议，部分学者认为术前使用镇静药物增加了该类患儿呼吸道梗阻的风险，但目前大部分专家仍支持术前适当地应用镇静药物，这样可以缓解患儿的恐惧心理，提高痛阈，使患儿耐受气管插管操作。目前推荐使用的药物为咪达唑仑 $0.3\sim0.5$ mg/kg 口服。抗胆碱能药物阿托品可减少唾液分泌，对抗插管时的迷走神经兴奋。③ 麻醉人员及插管器械的准备：对于存在困难气道的患儿，

75

麻醉人员于术前应进行充分准备,保证在手术室内有各类困难气道的插管器械,包括各种型号的喉镜、气管导管和喉罩、纤维或电子支气管镜等。同时应配备两名以上有经验的麻醉医师,以应对各种可能的突发情况,及时做出最佳判断。

(3) 其他注意事项 ① 麻醉医师在麻醉前对气道作出仔细评估非常重要,麻醉诱导是否会发生气道梗阻和气管插管的难易度。② 对那些看起来不正常或有综合征或有缺陷者,均应考虑有气道异常可能,对任何有怀疑者,均以困难插管者对待。③ 要仔细询问病史和体检,尤其要注意以前的麻醉记录,对以前安全的麻醉记录尤其是非全麻者不要产生安全的错觉。④ 检查下列几项以判断插管的难易度:张口程度、颈后伸程度、下颌骨和颚骨的形状大小、检查口腔和舌。⑤ 张口受限,颈后伸受阻,大舌或下颌骨"短支"预示喉镜检查和气管插管困难,难以看到咽喉部和悬雍垂提示气管插管困难。⑥ 马氏(Mallampati)评分在小儿不是很可靠,难以预示困难插管。⑦ 成功的喉镜检查主要决定于口咽到下颌骨之间所允许的操作空间大小,任何畸形如限制了这个空间(短或狭窄的下颌骨)或增加口咽部组织(如大舌)可能预示难以显示声门。

76

5.4.3.2 困难气道的处理原则(图 5-1)

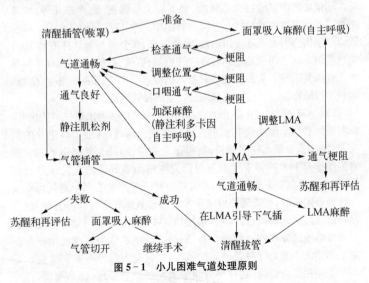

图 5-1 小儿困难气道处理原则

(1) 已预知困难气道患儿的处理原则 对于麻醉前预知有气管插管困难的患儿应遵循以下原则:① 困难气道患儿的麻醉必须由经验丰富的麻醉医师来实行,或是在他们的指导下实行。② 对于术前估计有气管插管困难,或无插管成功把握的病例,切忌轻易施行静脉快速诱导插管。③ 操作区域必须能随时进行支气管镜检查,气管切开以及复苏。

麻醉医师应该有明确的最适合特殊情况的处理方案,以及插管失败时可供选择的其他处理方案。患儿家属、手术医师以及护士应被事先告知有插管时间延长的可能,有操作困难的风险,有需要气管切开的可能(需要签字同意),还有延迟手术的可能。如果预期困难气管插管将要发生,应在诱导室准备好困难插管所必需的器械。这些器械包括不同型号的咽喉镜片,不同直径、弯曲度和长度的气管导管(鼻插管、口插管)及喉罩,管芯、镊子、牙垫、局麻用品、布拉德(Bullard)喉镜、带灯的管芯、逆行插管的用具以及吸引器具。另外,还应准备好支气管镜、气管切开包和复苏所需用品。

(2)未预知困难气道患儿的处理原则 在未能预知患儿存在困难气道的情况下,麻醉医师采用常规麻醉诱导方法对患儿施行了全身麻醉,但气管插管屡屡失败,情况相对紧急,此时应:① 立即通知上级医师或有经验的麻醉医师,请求帮助。② 采用口咽通气道或鼻咽通气道,加压面罩供氧,尽量保证患儿有足够的气体交换。③ 停止使用肌肉松弛药,必要时进行拮抗,使患儿尽快恢复自主呼吸。④ 在尝试其他困难气管插管方法失败的情况下,需做紧急气管切开,以挽救患儿的生命。

(3)困难气道的标准处理 传统处理小儿困难气道是先吸入麻醉诱导并逐渐加深,保持自主呼吸、直接喉镜检查,禁用静脉麻醉剂和肌松剂。这方法的优点是不需要复杂的设备、仪器,能马上决定气道状态和直接喉镜检查的困难程度。

麻醉诱导时舌肌和喉头肌发生松弛,从而出现梗阻,此时需要立即处理,建立良好的气管通路:① 通过增加下颌骨前突以脱离舌根于咽后壁保持气道通畅。② 置入口咽通气道保持气道通畅,加深麻醉,插管前 3 min 静注利多卡因以减轻屏气和呛咳反应,喉镜检查时,可通过喉镜特殊装置给予吸 O_2,如声门暴露清楚可行气插,否则另做处理。下面几点有助于提高插管成功率:喉镜到位时,可轻压环状软骨区域以更好显示喉区;有时可以两人配合插管,其中一人持喉镜片并用另一手轻压环状软骨以更好显露声门,然后头移向左侧,以便让另一人看清声门并插入气管导管;严重缩颌患者可从右嘴磨牙后方插入直喉镜片,头向左侧转动把喉部推向右侧,以更好的显露会厌。

麻醉诱导后能确定可以施行面罩通气,即可给予短效肌松剂。在肌松完善后进行直视喉镜下插管,这时可能比较容易进行,但需动作迅速,尤对婴幼儿,其在呼吸停止时 SpO_2 下降较大小儿和成人快。如喉镜检查显露不完全,应立即给予面罩通气,加深麻醉,考虑选择更好办法或请人帮助,绝不能反复多次试插而致出血和损伤。

77

(4) 其他常见困难气道处理方法 ① 喉罩(LMA)：在口咽正常大小时，喉罩是一种处理困难气道的方法之一。在气管插管失败后，可立即插入 LMA 能成功地保持上呼吸道通畅，进行人工呼吸，给 O_2、实施麻醉或作为光导纤维等其他设备的引导通道以完成气插。② 纤维支气管镜：对那些不能插入 LMA 的患儿，可以使用纤支镜，由于直径更细纤支镜的出现使其应用更广泛，奥林巴斯(Olympus) LF‐P 直径仅 2.2 mm，但无吸引装置，而宾得(Pentax) FI‐10 P 直径 3.5 mm 带有吸引装置，而吸引装置在实施中很有必要。如果选择经鼻插管，应滴入血管收缩剂，气管导管被润滑和加温软化，采用慢诱导，保持自主呼吸，达到一定的麻醉深度。③ 布拉德喉镜：布拉德喉镜和其他类似的设备装置对暴露会厌有帮助，从而使气管插管得以成功。④ 导管索：在完善的表麻或局麻下，以及浅全麻下，可以盲探插入导管索至气管，再通过导管索的引导下插入气管导管。

(5) 经鼻盲插 当各种办法均失败时可以尝试，建议检查鼻孔大小和长度，选择更大的一侧，一般选择左侧成功率会更高一些，因大多数气管导管的斜面在左侧。准备润滑的气管导管(较经口插小 0.5 mm)。使用吸入麻醉诱导，必要时可在插管前吸入 5% CO_2 以增加潮气量(忌用静脉诱导和肌松剂)。当患者达到一定的麻醉深度，头置于轻度伸展位，如吸气位。经鼻插入时，可根据气管导管位置通过以下 5 方面对导管进行调整：① 下喉中部：正确位置。② 喉右侧：稍退回导管，往左侧转，患者的头转向右侧。③ 喉左侧：同喉右侧相反方面。④ 食管：退回气管导管，最大程度伸展头颈部，再插入。⑤ 会厌前部：稍退回导管，屈颈。如不成功，再试另一侧鼻孔。

其他一些有用的辅助方法：听气管导管末端的气流变化；通过另侧鼻孔插入导管以堵塞食管；通过压颈部使导管端直对声门口；通过调节管芯的角度来调整气管导管顶端；开始可使用更细导管，然后插入导芯置换出细管，再插入更粗的导管。

(6) 逆行插管 此方法主要是通过环甲膜穿刺插入导引线，通过声门由口腔引出，然后由导引线把气管导管引入气管内，对于儿童由于气管较软，很难定位，成功率不高。

(7) 气插失败 如果气插失败，然后做以下计划：苏醒患者，准备另选时机；此病例能否面罩吸入麻醉；能否使用 LAM 作气道支持；是否需气管切开。

5.4.4 拔管

5.4.4.1 拔管前患儿需具备的条件

(1) 麻醉药作用已基本消退，无肌松药、麻醉性镇痛药的残余作用(麻醉下拔管者除外)。

（2）患儿已开始清醒,自主呼吸已恢复正常,已有自主的肢体活动,婴儿、新生儿应在清醒状态下拔管。

（3）咳嗽、吞咽反射已恢复正常。

（4）循环功能稳定,无低体温。

5.4.4.2 操作方法

（1）先清除气管内、鼻腔、口腔及咽喉部的分泌物,在完全清醒或一定麻醉深度时进行拔管,切忌在浅麻醉易诱发喉痉挛状态下拔管。

（2）新生儿和婴儿应在清醒下拔管。

（3）对近期有上呼吸道感染的患儿宜采取深麻醉下拔管。拔管前应充分吸氧,并做好再次插管的准备。拔管后可给予面罩供氧,必要时需吸引口咽部的分泌物,但应避免反复吸引刺激。拔管后置患儿于侧卧位,有助于避免或减轻发生呕吐、反流和误吸。

5.4.4.3 注意事项

（1）小儿在拔管时易发生喉痉挛,尤其在吸入氟烷和异氟醚麻醉后以及浅麻醉下拔管,所以应:① 拔管前充分准备各种能有效通气装置以及必要时再插管的可能。② 小儿完全清醒时拔管(如有必要,可在深麻醉下拔管)。③ 浅麻醉下拔管应避免咳嗽和气管导管对气管的过度刺激。④ 小儿是否有足够的"清醒"可以拔管,主要观察患儿能否主动呼吸、张嘴、肢体的活动和呛咳后自主呼吸的恢复。⑤ 苏醒期尽量少刺激患儿,以最大程度减少咳嗽和导管的刺激。⑥ 完成拔管前应保留所有应有的监测。

（2）解除严重喉痉挛时可能会发生肺水肿,此应给予正压通气治疗。

（3）下列患儿应完全清醒后拔管:① 所有插管困难的患儿。② 所有外科急症患儿,这些患儿在麻醉恢复期易发生呕吐反流。③ 所有婴儿。

（4）有些患儿在苏醒期不允许出现呛咳(如脑外、眼科手术)。可在深麻醉下拔管,拔管前充分吸引胃内容物和喉部分泌物。拔管前缓慢静注利多卡因 $1\sim2\ mg/kg$,也能减轻咳嗽和屏气。拔管后保持气道通畅、面罩给氧,直至小儿清醒。

（5）术中使用开口器的患儿术后拔管前应注意舌头有否肿胀,以防气道梗阻。

（6）困难气道患儿的拔管:① 拔管前应允许准备各种必要的应急设备和做好重新插管的准备。② 可做试验性拔管。③ 如允许先在管腔内置一根导管钢丝以备重新插管。④ 对这类患者均应在完全清醒、确定气道无肿胀后才能拔管。⑤ 拔管前应给皮质类固醇以减少喘鸣的发生。⑥ 拔管后给予吸入湿化氧气。

5.5 小儿气道特殊问题及处理

5.5.1 喉痉挛

喉痉挛是喉部肌肉反射性痉挛使声门关闭而引起上呼吸道功能性梗阻。咽喉遇到刺激则容易发生喉痉挛。

出现喉痉挛应尽快采取有效措施:① 确定并停止不良刺激;抬下颌,提高舌骨,使会厌和杓会厌皱襞伸展,以开放声门裂或置入通气道;纯氧正压通气。② 如上述处理无效,考虑重度喉痉挛,需要立即请求支援,同时加深麻醉(静脉或吸入),首选丙泊酚 0.25～0.8 mg/kg,如没有静脉通道,则用吸入麻醉药。如无效且患儿出现心动过缓,氧饱和度持续下跌,应立即静脉给予小剂量琥珀酰胆碱 0.1 mg/kg、阿托品 0.02 mg/kg 或者 5 mg/kg 琥珀酰胆碱肌内注射,不管是否进行气管插管,都应保证气道开放。

5.5.2 上呼吸道感染患儿的处理原则

呼吸道感染引起呼吸道敏感性和分泌物增加,可能增加喉痉挛、支气管痉挛和手术期间低氧的发生率。上呼吸道感染患儿发生呼吸系统并发症的危险因素包括气管插管术、早产儿(<37 周)、气道高反应性病史、被动吸烟、鼻充血、鼻塞、有大量分泌物和涉及气道的手术等。

术前感染因素所造成的炎性病变可能会使手术中和术后的病情复杂化。呼吸道感染导致的麻醉管理困难主要包括:① 呼吸道的高敏感性:炎性反应使得气道敏感性增加,可能会造成咳嗽、喉痉挛、支气管痉挛、呼吸暂停等。② 分泌物:大量分泌物可阻塞气道并激惹其发生高敏反应。③ 高热:体温升高可增加耗氧量并使机体出现代谢异常。

对于近期有过气喘和支气管扩张剂治疗史但需接受手术的患儿,麻醉诱导前使用雾化的支气管扩张剂和激素可以降低呼吸系统并发症的发生,尤其是减少喉痉挛和支气管痉挛的发生率。

上呼吸道感染患儿麻醉管理的关键是尽可能减少分泌物和避免刺激敏感的气道,因为痰液和过多的分泌物被证实是导致不良气道时间发生的危险因素之一。在深麻醉下吸出呼吸道分泌物十分重要,这不仅可以减少分泌物对气道的刺激,对于防止黏液堵塞支气管或气管导管也很重要。

对于有上呼吸道感染的患儿应尽可能避免气管插管,因为它可以明显增加气道并发症的风险。虽然面罩吸入麻醉发生并发症的风险较小,但它并不是对所有手术都适用。使用喉罩发生呼吸系统并发症(包括支气管痉挛、动脉血氧饱和度下降)的概率较小,无论选择何种麻醉方法,所有的患儿都必须进行脉氧饱和度监测,尤其在气管插管、拔管以及术后早期。

(唐　媛　上官王宁)

6

小儿麻醉和围术期监测

小儿麻醉和围术期监测技术难度较高,要求操作轻柔和更加精准,同时注意对监测结果的分析以及与成人的区别。

6.1 循环系统的监测

6.1.1 心电图监测

(1) P 波 新生儿出生后脐血管阻断,自胎盘来的血液停止,肺循环刚刚建立,肺动脉压力较高,故新生儿早期心电图上表现为 P 波增高,1~3 个月后逐渐降低。

(2) Q 波 小儿 Q 波较成人为深,3 岁以下小儿 II、III、aVF 导联有时可看到较深的 Q 波,Q/R 比值大于 0.25。

(3) QRS 波 新生儿及小婴儿右室占优势,故心电轴右偏,I 导联 QRS 有深 S 波,V1 导联 QRS 有高 R 波,以 Rs、RS 和 rsr′ 型为主,而 V5、V6 导联常出现深 S 波。V1 导联的 R 波随年龄增长逐渐减低,V5、V6 导联的 R 波则逐渐增高。在时限上,QRS 的时间较成人短,随年龄增长而逐渐延长。

(4) ST 段 婴幼儿在 II、III、aVF 导联常表现 ST 段主要向上偏移,右心导联 ST 段常向下偏移,多在 0.05 mV 以上,甚至有时下移可达 0.2 mV。另外,正常小儿心电图也可能 ST 段下移,其特点是 J 点下移,与心肌缺血引起的水平下移意义不同。小儿 ST 抬高,I 和 aVL 导联不超过 0.1 mV,II、III、aVR、aVF、V1、V3R、V5 最大不超过 0.15 mV,V3 最大不超过 0.3 mV。ST 段下移,aVL 导联最大不超过 0.1 mV,I、II、aVF、aVL 导联均不超过 0.125 mV,V5、V3R、V1 导联均不超过 0.15 mV,V3 导联不超过 0.2 mV。

(5) T 波改变具有显著的年龄特征 新生儿时期各导联均表现 T 波低平、倒置,随年龄增长,V3 导联 T 波可能持续倒置,V5、V6 导联 T 波转为直立,有少数人 V1~V4 导联 T 波保持倒置直至成年,称为"童稚型 T 波"。

6.1.2 无创血压监测

(1) 方法 电子血压计的微型电动机自动充气至袖套内压高于收

缩压(systolic blood pressure,SBP)后自动放气。当动脉搏动震荡袖套,产生的第一个最明确的信号反映出 SBP。振荡幅度达到峰值时为平均动脉压(mean arterial pressure,MAP),当袖套内压突然降低时为舒张压(diastolic blood pressure,DBP)并可测脉率。可按需自动定时或手动测压。

(2)临床意义　无创袖带血压测量是目前临床上最常用于监测血压变化的方法,具有操作简便、无创伤、可重复等优点。各年龄组的血压正常值见表6-1。

表6-1　各年龄组的血压正常值

年龄(岁)	血压(mmHg)	
	SBP	DBP
新生儿	70~80	40~50
<10	110	60~80
<40	140	70~80
<50	140	70~80
≥60	150	80~90

小儿 SBP=80+(年龄×2),DBP 为 SBP 的 $1/3\sim1/2$;<1 岁 SBP=68+(月龄×2)(公式按 mmHg 计)

(3)注意事项　① 袖套宽度要恰当,袖套过大,血压偏低;袖套较小,血压偏高。袖套松脱时血压偏高,振动时血压偏低或不准确。袖套宽应为上臂周径的 1/2,小儿需覆盖上臂长度的 2/3。放气速度以每秒 $0.27\sim0.40$ kPa($2\sim3$ mmHg)为准。快速放气时收缩压偏低;放气太慢,柯氏音出现中断。高血压、动脉硬化性心脏病、主动脉狭窄、静脉充血、周围血管收缩、收缩压>2.93 kPa(220 mmHg)以及袖套放气过慢,易出现听诊间歇。肥胖患者即使用标准宽度的袖套,血压读数仍偏高,与部分压力作用于脂肪组织有关。测量时,血压计的零点须对准心脏水平,应定期与汞柱血压计作校正,误差不可>±0.40 kPa(3 mmHg)。② 收缩压<8.0 kPa(60 mmHg)时,振荡测压仪将失灵,即不适用于严重低血压患者。每次自动测压需时 2 min,无法连续显示瞬间的血压变化。因此,无创血压监测用于血压不稳定的危重患者,显然不够理想,特别是不能及时发生血压骤降的病情突变。

6.1.3　有创动脉血压的监测

(1)方法　将导管通过穿刺,置入被测部位的血管内,导管的体外端口直接与压力传感器相连接,在导管内注入生理盐水,由于液体具有压力传递作用,血管内的压力将通过导管内液体被传递到外部的传感器上,从而可实时获得血管内血压变化的动态波形,通过特定的计算方法,可获得收缩压,舒张压和平均动脉压。有创血压传感器主要由 3 个部分组成:流量控制器,传感器芯片,三通。① 流量控制器:它有两种工作状态,在准备阶段,可以快速冲刷管内的气泡。在正常工作时,它可以保持流体低速注入患者血管。② 传感器芯片:传感器芯片是一个压力信号测量装置,通过采集血压信号,并将血压压力信号转化为电信号。③ 三通:三通可以选择流体的流通方向,包括 3 个功能:排空气、校零和血液取样。

(2) 正常的全身动脉压波形从中心动脉到远端逐渐变化,升主动脉、腹主动脉、股动脉、外周动脉如桡动脉和足背动脉/胫后动脉(图 6-1)。中心部位的动脉将产生较低峰值的收缩压波和略低收缩压数值,远端动脉产生较高的收缩压峰和稍低的舒张压,尤其是在足背动脉。其收缩压可以比升主动脉高 $0.67\sim2.0$ kPa($5\sim15$ mmHg)。平均动脉压和舒张压随着动脉部位的改变变化很小。

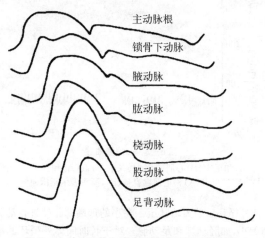

主动脉根
锁骨下动脉
腋动脉
肱动脉
桡动脉
股动脉
足背动脉

图 6-1 动脉压从主动脉根部到外周动脉的变化

(3) 重搏切迹在中心动脉部位比较明显。重搏切迹的位置可以显示外周血管阻力。在婴儿中,正常的重搏切迹位于动脉压力波的上半部分。在外周阻力低的情况下,如动脉导管未闭时,重搏切迹较低,位于波形的下降支上,由于舒张期主动脉血进入肺动脉,导致相对较长的心室收缩期。

(4) 动脉压力波上升支的斜率可以是体循环心室收缩力的指标,即上升段越陡,收缩性越好。心室收缩性显著降低使上升段变平坦。

(5) 心搏量 收缩期的曲线下面积表示心搏出量,随着心搏量增加而增加。低容量患者在正压通气期间心搏量曲线可随呼吸变化,胸腔内正压阻碍了静脉回流,心搏量减小(图 6-2)。动脉压波形的计算机脉搏-基线分析已用于心搏量测量。

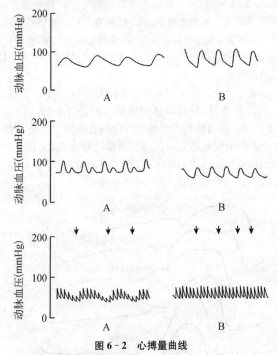

图 6-2 心搏量曲线

(上图)低(A)和正常(B)心肌收缩力。(中图)低(A)和正常(B)全身血管阻力。(下图)血容量减少(A)和正常血容量(B),箭头表示正压通气

(6)体外循环后的大动脉压 在小的远端动脉处进行动脉监测通常测量值偏小,如胫动脉和足动脉。对于长时间体外循环的高难度心脏手术且有长时间主动脉夹闭,或在大量失血血流动力学不稳定的非心脏手术患者中,将导管置于较大的动脉中非常有用,例如股动脉或脐动脉。或者在体外循环后直接测量主动脉根的压力以获得准确的动脉压。

(7)注意事项 ① 有创动脉血压较无创血压高 0.67~2.67 kPa (5~20 mmHg),股动脉压较桡动脉压高 1.33~2.67 kPa (10~20 mmHg),而舒张压低 2.0~2.67 kPa(15~20 mmHg)。② 必须预先定标零点:将换能器接通大气,使压力基线定位于零点。③ 压力换能器应平齐于第四肋间腋中线心脏水平,低或高均可造成压力误差。④ 压力换能器和放大器的频率应为 0~100 Hz,测压系统的谐频

率和阻尼系数为 0.5～0.7。阻尼过高增加收缩压读数,同时使舒张压读数降低,而平均动脉压变化较小。仪器需定时检修和校对,确保测压准确性和可靠性。⑤ 测压径路需保持通畅,不能有任何气泡或凝血块。需经常用肝素盐水冲洗,冲洗时压力曲线应为垂直上下变化,提示径路畅通无阻。⑥ 测压装置的延长管不宜长于 100 cm,直径应大于 0.3 cm,质地需较硬,以防压力衰减,同时应固定好换能器和管道。⑦ 注意观察:一旦发现血栓形成和远端肢体缺血时,必须立即拔除测压导管。⑧ 穿刺困难时用超声引导,穿刺时采用平面外技术,将动脉置于屏幕中央,右手持穿刺针呈 45°角斜刺入桡动脉,可见针尖显影,当穿刺针内见回血时,压低针尾继续向前推送,确认动脉内仍见针尖显影且针管腔内仍能见回血后,将外套管送入桡动脉,并撤出针芯。

6.1.4 中心静脉压监测

中心静脉压结合动脉血压可提供很多循环系统的信息,如能配合肺毛细血管楔压及心输出量测定,对保证大手术患儿的安全很大帮助。小儿中心静脉置管的适应证包括外周静脉置管困难,中心静脉压监测,需输注高渗或致血管硬化的液体及可引起显著静脉血栓致循环不稳的手术。

6.1.4.1 小儿中心静脉解剖特点

小儿的颈内静脉、锁骨下静脉、股静脉和上肢外周静脉的位置、走行,以及周围组织结构的解剖关系与成人一致,但婴幼儿静脉口径、长度与成人比较相对细小而短,穿刺难度较大。如反复多次穿刺,容易损伤动脉、胸膜和周围组织结构,引起并发症。

(1) 颈内静脉　婴幼儿头大颈短,体表标志常不清楚,且存在颈内静脉与动脉的解剖变异,马林森(Mallinson)等报道了一组先天性心脏病儿童,发现存在 3 种颈内静脉位置变异(图 6-3)。颈内静脉与动脉的平均重叠率在头部左右旋转时显著增加。当头部左右旋转时,颈内静脉与动脉的侧向偏移发生率显著降低。在不考虑头部位置时,右侧颈内静脉与动脉的重叠较左侧少。因此穿刺时头部应保持在接近正中的位置,并且首选右侧颈内静脉穿刺。

(2) 锁骨下静脉　腋静脉在第一肋骨外侧缘,锁骨中点内侧缘的锁骨下方移行为锁骨下静脉,然后走行于锁骨的后方,于前斜角肌的内侧与颈内静脉汇合成头臂静脉,再与内侧无名静脉汇合成上腔静脉。锁骨下静脉后方隔前斜角肌与锁骨下动脉相伴行。锁骨下静脉在前而锁骨下动脉在后。胸膜顶在锁骨下静脉后下方约 5 mm 处,因此容易误伤胸膜。

(3) 股静脉　股静脉距下腔静脉较远,故置管的位置不易达到中心

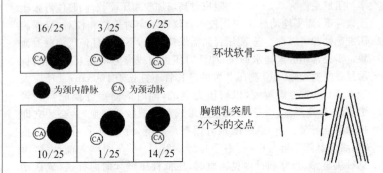

图 6-3 超声定位下 25 例儿童颈内静脉相对于动脉的位置

环状软骨水平进针定义为前位入路,胸锁乳突肌两个头的交点进针定义为低位入路

86

静脉,所测得的压力受腹腔内压力的影响,往往高于实际中心静脉压。当无明显腹腔内压升高或下腔静梗阻情况时,经下腔静脉测得的静脉压与右房压相同。

(4) 颈外静脉 颈外静脉位于颈阔肌的深面,由下颌后静脉的后支和耳后静脉汇合而成。从下颌角附近、腮腺的下端斜跨胸锁乳突肌,进入颈后三角,在锁骨上方穿深筋膜,多注入锁骨下静脉。颈外静脉从下颌角至穿入深筋膜处分为上下两段,位于胸锁乳突肌表面的部分为上段,位于颈后三角内的为下段。

(5) 脐静脉 新生儿可通过脐静脉置管行液体复苏,但要注意因导管可进入门静脉分支,输注致硬化的或高渗液体发生永久性肝损伤的概率较高。

6.1.4.2 操作方法

小儿中心静脉穿刺置管可通过右颈内静脉、右锁骨下静脉和左、右股静脉,将导管插入至上或下腔静脉与右房交界处。需应用质量较好的小儿配套器材(穿刺针、钢丝、中心静脉导管、注射器、消毒巾等)。测压装置可采用压力监测仪,也可用简易的中心静脉压(central venous pressure,CVP)测量装置。

(1) 颈内静脉穿刺插管术 应熟悉静脉穿刺部位的解剖。颈内静脉从颅底颈静脉孔内穿出,颈内静脉、颈动脉与迷走神经包裹在颈动脉鞘内,静脉位于颈内动脉后侧,然后在颈内与颈总动脉的后外侧下行。当进入颈动脉三角时,颈内静脉位于颈总动脉的外侧稍偏前方,胸锁乳头肌锁骨头下方位于稍内侧。右颈内静脉穿刺径路分前侧、中间和后侧。有报道称,小儿颈内静脉和颈总动脉的重叠率自上而下逐渐增加,在甲状软骨水平,动静脉平行走行概率高,静脉未与动脉重叠的部分较大,前位入路进针容易避开动脉(图6-4、图6-5),而高位后路进针易误穿动脉。确定穿刺部位进针,边进针边回吸,抽到暗红色回血时,停止进针,当回抽血确诊后,置入导引钢丝,再将专用静脉导管沿钢丝插入颈内静脉,并将静脉内导管与测压装置连接进行CVP监测。

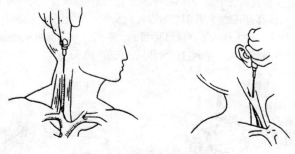

图6-4 前路颈内静脉穿刺法

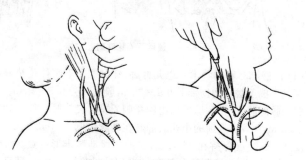

图6-5 低位颈内静脉穿刺法

超声引导下的小儿颈内静脉穿刺与传统按解剖学标志定位的盲视法相比,穿刺成功率尤其是首次成功率大为提高,减少颈内动脉误穿的概率,超声提供的图像可以使操作者预测解剖变异,顺利穿刺到目标静脉,具有较好的临床应用价值。

(2)颈外静脉穿刺插管术 根据小儿颈项较短的特点,为充分暴露颈外静脉的解剖位置,宜采取侧卧位,并且尽量放低头部,于其穿深筋膜处自前向后按压,以使颈外静脉自然充盈,便于在直视下准确无误地穿刺。根据颈外静脉的走行方向及与深层结构的毗邻关系,选择穿刺点在上段为佳,但要注意到其后方耳大神经。由于此段静脉在胸锁乳突肌表面,其浅面为颈阔肌,易于固定。颈外静脉下段位于颈后三角内,较短,管径较上段粗,但其深面为筋膜,不易固定,容易造成皮下出血,尤其不可穿刺到深筋膜处,在此静脉周缘与深筋膜相附着,刺破后,血管不易塌陷,易造成气栓,甚至危及生命。小儿颈内静脉穿刺并发症较多,而颈外静脉穿刺便捷,虽静脉导管较难进入上腔静脉,但颈外静脉压与颈内静脉压相差不大,也可用颈外静脉作中心静脉压测定。

(3) 锁骨下静脉穿刺插管术 首选右侧径路,在锁骨中点外 1～2 cm,针尖指向胸骨上窝,紧贴锁骨下进针。当针头触及锁骨下缘时,将针头转向深部避开锁骨,注射器施以轻微负压,继续将针头向胸骨上窝稍上方推进。进入锁骨下静脉可见回血。穿刺的方向偏向头部易误入动脉,偏后易致气胸。穿刺过深可能刺入气管(图 6-6)。

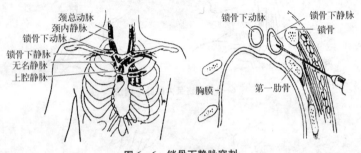

颈总动脉
颈内静脉
锁骨下动脉
锁骨下静脉
无名静脉
上腔静脉

锁骨下动脉
锁骨下静脉
锁骨
胸膜
第一肋骨

图 6-6 锁骨下静脉穿刺

(4) 股静脉穿刺插管术 患儿仰卧,穿刺侧臀下垫体位垫暴露静脉。穿刺点位于腹股沟韧带下方 1～2 cm,股动脉旁 0.5～1 cm。右手触摸股动脉搏动后,在动脉搏动内侧穿刺。婴儿股静脉一般在动脉内侧 5～6 mm,而青春期前的小儿股静脉在动脉内侧 10～15 mm。穿刺针与皮肤间的角度保持在 45°左右,方向与股动脉走形一致。缓慢进针,边进针边回吸,当穿刺针有突破感,并回抽见暗红色血液,即可放置导丝。如针尾有鲜红色血液涌出,则高度怀疑误入股动脉,应及时拔针并持续加压止血 5～10 min。

6.1.4.3 操作注意事项

① 操作前需签署知情同意书。② 判断导管插入上、下腔静脉或右房,决非误入动脉或软组织内。③ 将换能器或玻璃管零点置于第 4 肋间腋中线水平(右心房水平)。④ 确保静脉内导管和测压管道系统内畅通,无凝血、空气,管道无扭曲等。⑤ 严格遵守无菌操作。⑥ 操作完成后常规听双侧呼吸音,怀疑气胸者及 ICU 患者摄胸片。⑦ 穿刺困难时,可能有解剖变异,应用超声引导,提高成功率和减少并发症。⑧ 超声引导下的中心静脉穿刺应注意,超声探头尽量轻压患儿颈部,患儿颈部肌群不发达,一旦探头过于用力压迫颈部很容易将颈内静脉压变形从而影响穿刺,其次是头偏的角度以不超过 30°为宜,超声定位发现随着头

位左偏角的增加,动静脉重叠率也随之增大,误穿动脉的风险不断增加。操作者要努力使穿刺针在超声中心声束平面内,以便从破皮开始全过程监视穿刺针的方向及进针深度,确保穿刺针最后进入颈内静脉,而不至于误伤周围组织。

6.1.4.4 小儿中心静脉穿刺置管并发症

(1)气胸 锁骨下静脉穿刺气胸发生率较高,而中位颈内静脉穿刺置管的发生率较少,通常选择右侧径路穿刺,因右侧胸膜顶较左侧低,刺破胸膜的可能性相对小,在颈内静脉穿刺置管时还应注意行低位颈内静脉穿刺,穿刺针与平面角度不能>30°。有肺部疾患的患者要选择病灶侧做中心静脉置管,一旦发生气胸,不影响患者健侧肺代偿功能。

(2)误伤动脉 误穿入动脉,回血呈鲜红色,压力大。误入动脉后应立即拔出穿刺针,局部压迫 1~20 min,颈静脉与颈总动脉同在颈动脉鞘内,两者并列伴行,由上而下两者距离逐渐增大,穿刺偏内容易误伤动脉,高位比中位、低位误伤机会更多。但误穿刺动脉处理容易,妥善处置后果不甚严重。

(3)出血、血肿 局部出血与血肿是常见并发症,原因主要是反复多次的穿刺、手术刀切开皮肤扩张时切口太大和误伤动脉后压迫时间不够。处理的办法是压迫止血或局部皮肤缝合。出血处压上一块吸收性明胶海绵再覆盖切口敷料能起到很好的压迫止血作用。

(4)血胸 穿刺损伤颈总动脉或锁骨下动脉后渗血从损伤的胸膜进入胸腔。

(5)其他 包括导管阻塞、空气栓塞等。发病率并不高,但后果严重,因此,必须加强预防措施,初学者应在指导下认真操作,上级医师需加强指导,一旦出现并发症,应即采取积极治疗措施。

6.1.4.5 小儿中心静脉压监测临床意义

(1)中心静脉压代表心脏的前负荷,是评价重危患儿血流动力学的重要指标之一。CVP 本身不代表血容量,单次的 CVP 测量更不是血容量的可靠指标。而且,常常在血容量大量损失的初期,由于心脏代偿能力减退及血管的代偿性收缩等原因,CVP 不但不降低甚至可以升高。但是,连续地测量 CVP 及动态观察其变化则对血容量不足者,尤其是对心血管功能相对健全、储备能力相对良好的儿童及青少年,则是一种有用的补液指南。尤其是在复苏早期及休克期间,CVP 测定最有意义。降低提示血容量不足,升高提示输液过快、过多或心功能不全。

(2)在心肺功能健全的儿童及青少年,CVP 的改变和左心房舒张末期压的改变是平行的,但 CVP 的波动幅度较小。对于有肺动脉高压、二尖瓣病变、心包积液、心肌病的患儿,CVP 可能显著地高于左心房舒张末期压,因而 CVP 的改变不能反映左心室的射血能力。此时 CVP 的测量并无很大临床意义。因此对于已有心脏病、急慢性肺部疾病的患儿,必要时插入肺动脉导管,监测肺动脉压及肺动脉楔压以指导液体治疗。

(3) 正常人平静吸气时 CVP 值为 $\pm 2 \sim 3$ cmH₂O,呼气时为 $4 \sim 8$ cmH₂O,急重患儿最高允许值为 $10 \sim 12$ cmH₂O,使用机械通气的患儿,由于正压通气及呼气末正压的影响,可上升至 $20 \sim 25$ cmH₂O。心功能、静脉血管壁张力、腹内压、胸膜腔内压、血管活性药物都可影响 CVP。因此,在解释 CVP 时必须将这些因素考虑在内。CVP 波动过大见于下列情况:① 导管误入右心室。② 三尖瓣狭窄或闭锁不全。③ 严重的右心衰竭导致右心房室口扩大。

(4) CVP 波形分析 ① 正常波形:有 3 个正向波 a、v、c 和两个负向波 x、y(图 6 - 7)。a 波由右心房收缩产生;x 波反映右心房舒张时容量减少;c 波是三尖瓣关闭产生的轻度压力升高;v 波是右心充盈同时伴随右心室收缩,三尖瓣关闭时心房膨胀的回力引起;y 波表示三尖瓣开放,右心房排空。右心房收缩压(a 波)与舒张压(v 波)几乎相同(图 6 - 7),常在 $0.4 \sim 0.53$ kPa($3 \sim 4$ mmHg)以内,正常右心房平均压为 $0.27 \sim 0.8$ kPa($2 \sim 6$ mmHg)。② 异常波形:压力升高和 a 波抬高和扩大:见于右心室衰竭、三尖瓣狭窄和反流、心包压塞、缩窄性心包炎、肺动脉高压及慢性左心衰竭、容量负荷过多等。v 波抬高和扩大:见于三尖瓣反流、心包压塞时舒张期充盈压升高,a 波与 v 波均抬高,右房压力波形明显,x 波突出,而 y 波缩短或消失,但缩窄性心包炎的 x 波明显。呼吸时 CVP 波形:自发呼吸在吸气时,压力波幅降低,呼气时增高,机械通气时随呼吸变化更显著。

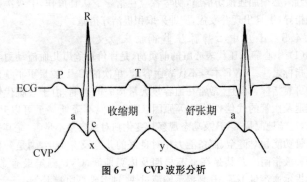

图 6 - 7 CVP 波形分析

6.1.5 心输出量监测

6.1.5.1 无创心输出量监测

(1) 胸电生物阻抗法(thoracic electrical bioimpedance,TEB) 采用

生物电阻抗技术进行心动描记。该技术利用人体组织不同,对电流的阻抗不同。通过测量电流经主动脉血流时的电流变化来进行相关监测。此法只需在患儿的头颈及胸部两侧各贴上类似心电监护的四个电极。然后联上传感器即可。胸部传感器能自动向患儿胸腔内发射一束微弱而安全的交流电信号。电流会循电阻最小的路径即充满血液的主动脉到达颈部,颈部传感器会探测到电流。当主动脉内血液的流速与容积发生变化时,电阻抗亦发生变化,传感器可测出这种变化,通过计算机进一步计算出心输出量(cardiac output,CO)等血流动力学的各项参数,并同时在屏幕上显示实时波形及各项参数值。临床研究已经证实,该法与斯旺-甘茨(Swan-Ganz)导管温度稀释法等有创性检查相关性好。TEB法心输出量监测系统具有无创伤性、实时连续、费用低廉、操作简便等优点,只要做好皮肤准备,正确安放电极即可,小儿电极为6只,黑色电极置于额部,绿色电极放在大腿一侧,白色电极置于两侧颈部,红色电极在腋中线剑突水平。但是,TEB法也有其局限性。TEB法是一种依照人体模型建立的数据采集系统,因此有许多因素影响其准确性,如身高、体重、胸部厚度、出汗、电极片的质量、电极片与皮肤的接触紧密度、皮肤清洁度,甚至呼吸运动等。如果患儿存在主动脉瓣反流、主动脉病变、感染性休克或重度高血压则会产生较大误差。因此,TEB法尚不能完全取代有创监测。

(2) 多普勒心脏超声技术 多普勒心脏超声可利用超声技术测量降主动脉血流加速度、峰值流速、左室射血时间,降主动脉血流量(Q)、降主动脉血流速度(V),降主动脉同一时刻、同一解剖水平的横截面积(A)等。降主动脉血流是最重要的一项参数。通过公式 $Q = A \times V$ 计算得出。按照降主动脉的血流量占左心输出量的固定比例逆算推出 CO。无创超声心输出量监测(ultrasonic cardiac output monitoring,USCOM)是近年刚推出的一种新型无创 CO 测定仪,它采用成熟的多普勒连续波技术,精确测定心脏每次搏动时的血流动力学状况。其独特设计的探头经皮测量主动脉血流量(胸骨上窝或锁骨上窝)、肺动脉血流量(胸骨左缘第2~4肋间隙),从而监测左右 CO。有报道称,将无创 USCOM 监测法与肺动脉漂浮导管的热稀释法比较,发现两种方法具有好的相关性。

(3) 经食管超声 CO 监测(transesophageal echocardiography,TEE)是一种新型、无创、连续实时的一种心功能监测方法。此种仪器主要包括两个经食管超声探头,分别用于测量降主动脉横截面积和血流速度,通过计算机模块准确地得出 CO 等多项参数。TEE 的侵入性小,且与金标准热稀释法有很好的一致性,所以在无法使用热稀释肺动脉导管的小儿有其优势,但其准确性受到很多因素的影响,如主动脉直径和横截面积的变化、操作难度大、依赖操作者的测量主观性、需要根据手术操作和患者活动不断调整探头位置等,不能用于长时间的监测。

(4) 部分二氧化碳重吸入法(NICO)　NICO 心输出量测定是根据菲克(Fick)原理,利用二氧化碳(CO_2)弥散能力强的特点作为指示剂,测定肺毛细血管血流量,从而得出心输出量。

6.1.5.2　有创心输出量监测

(1) 温度稀释法　利用斯旺-甘茨导管施行温度稀释法测量 CO,被认为是测定 CO 的金标准,但该方法为有创性操作,易产生感染、肺动脉破裂、血栓形成、心律失常等并发症,且价格昂贵,对操作技术人员要求高,使其临床应用受到一定的限制。测量时将 $2\sim10℃$ 冷生理盐水作为指示剂,经斯旺-甘茨导管注入右心房,随血流进入肺动脉,由温度探头和导管前端热敏电阻分别测出指示剂在右心房和肺动脉的温差及传导时间,经心输出量计算软件描记时间温度曲线的面积,自动计算心输出量,并显示和记录其数字及波形。注射应尽可能快速和均匀,制造商建议,根据患儿体重,用冰盐水 3 ml、5 ml 或 10 ml 进行肺内热稀释测量,连续注射和测量 3 次,取平均值。新生儿至 8 岁,斯旺-甘茨导管型号为5F,8 岁以上儿童导管型号为 7F。

(2) 脉搏轮廓分析　连续心输出量测定(pulse-indicated continuous cardiac output,PiCCO)，采用成熟的温度稀释法测量单次 CO,并通过分析动脉压力波型曲线下面积与 CO 存在的相关关系,获取连续 CO。PiCCO 技术从中心静脉导管注射室温水或冰水,在大动脉(通常是主动脉)内测量温度-时间变化曲线,因而可测量全心的相关参数;更为重要的是其所测量的全心舒张末期容积(global end-diastolic volume,GEDV)、胸腔内血容积(intrathoracic blood volume,ITBV)能更充分反映心脏前负荷的变化,避免了以往以 CVP、肺动脉阻塞压(pulmonary artery obstruction pressure,PAOP)等压力代表容积的缺陷。根据温度稀释法可受肺间质液体量(即血管外肺水,extravascular lung water,EVLW)影响的特点(染料稀释法则无此特点),目前应用热稀释法还可测量 EVLW,即 EVLW=胸腔总容积(ITTV)-ITBV。

在麻醉诱导后,患儿股动脉放置一根带有特殊温度探头的 PiCCO 专用动脉导管(3F,Pusion 公司,德国),颈内静脉放置中心静脉导管,分别通过换能器与 PiCCO 监测仪(Pusion 公司,德国)连接,监测有创动脉压和中心静脉压,同时利用跨肺热稀释法(从中心静脉注入冷盐水,经过右心→肺循环→左心→主动脉→股动脉→PiCCO 导管接收端→监测仪)测量单次心输出量,结合 PiCCO 导管测得的股动脉压力波形曲线下的面积经仪器进行分析,得出一系列具有特殊意义的重要临床参数。

PiCCO 技术测量参数包括:MAP、体循环血管阻力(systemic vascular resistance,SVR)、GEDV、ITBV、不间断容量反应、全心射血分

数(global ejection fraction，GEF)、心功能指数(cardiac function index，CFI)、EVLW、肺血管通透性指数(pulmonary vascular permeability index，PVPI)。ITBV 及 EVLW 能更正确、及时反映体内液体的变化及分布，是可重复、更敏感、更准确反映心脏前负荷的指标，且不受呼吸和心脏功能的影响。PiCCO 技术还有以下优点：① 损伤小，只需建立一中心静脉导管和动脉通路，无须使用右心导管，更适合儿科患者。② 各类参数更直观，无须加以推测解释(如右心导管测量的肺毛细血管楔压等)。③ 可实时测量 CO，使治疗更及时。④ 导管放置过程简便，无须行胸部 X 线定位，容易确定血管容积基线，避免了仅凭 X 线胸片判断是否存在肺水肿引起的争论。⑤ 使用简便，结果受人为干扰因素少；导管留置可达 10 天，有备用电池便于患者转运。PiCCO 技术禁用于股动脉移植和穿刺部位严重烧伤的患者。对存在心内分流、主动脉瘤、主动脉狭窄者及肺叶切除和体外循环等手术易出现测量偏差。当中心静脉导管置入股静脉时，测量 CO 过高偏差 75 ml/min，应予以注意。这种连续性方法需要上述的经肺温度稀释法测定的心输出量定期校准(再次说明该方法在心内分流时无效)。

6.1.6 中心静脉氧饱和度监测

使用反射式导管测量血管内氧合血红蛋白饱和度，已经用于脐动脉、肺动脉和成人中心静脉很多年了，但最近才有儿童尺寸的 4Fr 和 5Fr 的双腔和三腔的中心静脉导管用于常规测量中心静脉血氧饱和度(central venous blood oxygen saturation，$ScvO_2$)。在心脏手术的 16 名儿科患者中，利亚科普洛斯(Liakopoulos)等人证明用导管测量 $ScvO_2$ 与血 CO 血氧测定法的良好相关性($r^2=0.88$，偏差$-0.03\pm4.72\%$)。该方法是氧供的一种精确测量方法，和心内分流无关。因此可以在先天性心脏病患儿中应用。该技术还需要更多的试验支持，大多数情况下是大手术中连续监测氧供的有用辅助方法。

6.2 呼吸系统的监测

6.2.1 视诊和听诊

传统的视诊和听诊监测呼吸仍然十分必要，观察患儿充分和对称的胸部抬高，有否吸气或呼气阻塞的体征，发绀或苍白是氧合欠佳表现。连续听诊监测呼吸和心音是非常有用的，可用作电子设备的辅助。当发生了设备故障时，标准听诊器是评估通气的必要设备。

6.2.2 通气和压力

现代麻醉机可以使用肺量计与呼吸速度扫描技术来测量气道压力、通气量和流量。大多数情况下，是在接近呼吸回路系统的近端进行测量。这种方法可能有压力和潮气量的测量误差，特别是潮气量＜

100 ml、体重小于 5～10 kg 的小儿。因为一次性塑料回路系统具有顺应性,在吸气期间每厘米水柱压力损失 1～3 ml,在气道峰压为 20 cmH$_2$O 时高达 60 ml 的潮气量不能输送到患者,而是滞留在回路系统中。使用标准一次性小儿回路系统和标准成人呼吸风箱,当吸气峰值压力为 20 cmH$_2$O 时,系统的无效腔体积约为 190 ml。

很明显,对于小婴儿,麻醉机读数可能非常不准确。这个问题有两个解决方案。首先,新一代麻醉机可以在麻醉机预检时计算精确的呼吸回路无效腔量;在容量通气期间,每次呼吸将在设定容量基础上增加无效腔量。机器预检之后改变回路系统,则会导致呼吸参数设置不准确。解决这个问题的第二种方法是气管导管近端放置肺活量测定仪,可测量气道的容量和压力。

6.2.3 脉搏氧饱和度

(1) 方法 脉搏氧饱和度使用氧合和脱氧血红蛋白的独特光吸收特性来计算 SpO$_2$。标准脉搏氧饱和度测定法使用 660 nm 和 930 nm 两个波长,透过组织传输到检测器。测量搏动动脉的氧合血红蛋白,滤出由于非搏动毛细血管、静脉、骨和软组织的吸收部分。目前新技术采用更灵敏的电子滤波,用于检测运动中或周围灌注不良的真实动脉搏动。在麻醉后监护室(postanesthesia care unit, PACU)中 SpO$_2$ 的运动伪影是一个常见的问题,新技术使用高达八个波段波长的光,并且能够在存在异常血红蛋白(包括碳氧血红蛋白和高铁血红蛋白)的情况下测量出 SpO$_2$ 的准确值。除非患者处于 CO 吸入的风险中,例如在烧伤或高铁血红蛋白血症(例如高浓度 NO 吸入)之后,八个波段波长的脉搏氧饱和度仪在常规儿科麻醉中的效用有限。新技术的另一个新颖的用途是测量总血红蛋白,但取决于恒定的 SpO$_2$ 和血液容量,这种非侵入性的血红蛋白浓度测量具有一定的准确性。

(2) 临床意义 测量 SpO$_2$ 以防止低氧非常有价值,证明脉搏氧饱和度监测能降低围术期低氧血症的发生率。在儿科麻醉中应用脉搏氧饱和度监测可以预防和诊断严重低氧血症,是所有儿科麻醉和镇静所必需的。

(3) 注意事项 ① 探头尺寸:在小于 3 kg 的小婴儿中,通常将一次性探头包裹在手或脚上面。② 应该覆盖探头屏蔽外界明亮的光线。③ 并且在动脉血氧饱和度＞90% 范围内,脉搏氧饱和度仪精确到 ±2%,SpO$_2$＜90% 时可能精确度较低。④ 低外周灌注状态(低温,血容量不足,心源性休克等)引起血管收缩可影响脉搏氧饱和度仪的测量结果。⑤ 增加测量偏差的因素包括低体重、低体温(皮肤温度＜30℃)、脉压减小和血流量降低等。测量时保持完整的脉搏氧体积描记图信号,则为足够灌注的标志。⑥ 血管内染料可影响 SpO$_2$ 的测定。亚甲蓝能产生短暂的低氧饱和度假象。吲哚菁绿引起氧饱和度降低的效应较小,靛蓝胭脂红的影响更小。⑦ 胎儿血红蛋白对脉搏血氧饱和度的精确度几乎没有影响,新生儿 SpO_2 为 92%~94%。⑧ 灼伤、创伤、四肢手术或先天性畸形患儿,脉搏氧饱和度仪不能放置在常规部位。探头可放在耳垂、鼻梁、颊黏膜、舌和阴茎上。中心部位(颊黏膜,舌头,鼻子)的 SpO_2 变化比手或足的远端部位快。⑨ 大血管闭塞或通向四肢的血管闭塞(心脏手术)时,在上肢和下肢放置两个或更多个脉搏氧饱和度仪探头,以防某一位置的脉搏氧饱和度仪探头失灵。

6.2.4 二氧化碳

气管插管全身麻醉时必须监测呼气末二氧化碳。二氧化碳分析仪使用红外光来量化呼出气体中的 CO_2。

(1) 方法 存在两种主要气体采样方法:主流和侧流。主流二氧化碳分析法的探头位于气管导管连接头附近的呼吸环路内,主流二氧化碳分析需要更换一次性比色杯和频繁校准,优点为反应快速且没有来自呼吸回路的气体吸入,缺点为探头容易引起气管导管的弯曲。侧流二氧化碳分析仪从 Y 形管末端吸出呼吸回路中的气体。优点为轻型小口径管道和自动校准,缺点为相对较慢的反应时间和潜在丢失的大量气体达到 200 ml/min,这对小婴儿和低流量麻醉可能会有问题。微流二氧化碳分析法使用较低的气体抽吸量为 50 ml/min 或更低。

(2) 临床意义 ① 气管导管通过声门进入气管后,二氧化碳图是确认气管导管正确位置的金标准。② 监测通气:正常的呼气末 CO_2 曲线有一个快速上升期,一个轻微坡度的长平台期,迅速返回到零基线,并且立即转变到下一次吸气(图 6 - 8A)。常见的问题包括呼气末和下一个吸气之间的分离,提示螺纹管泄漏(图 6 - 8B)。如果呼出的 CO_2 没有返回到零线的基线,则可能发生重复吸入,通常由于呼气阀故障或者呼吸系统中增加的无效腔量(图 6 - 8C)。呼气向上升陡峭经常表示呼气阻塞,最常见的是支气管痉挛。在平台期 $ETCO_2$ 值的振荡通常表示由心脏搏动导致肺的移动引起的通气量改变。③ 尽可能准确地估计患者的动脉 CO_2 分压,以避免高碳酸血症及对肺动脉和颅内压和脑血流的不良影响。④ 心肺功能正常、没有生理无效腔和解剖无效腔增加的患者,呼气末和动脉 CO_2 之间的差异小于 0.4~0.67 kPa(3~5 mmHg),小儿麻醉中这一差异通常较大。呼吸回路中的无效腔(解剖无效腔量的增加)、低体重小儿、气管导管、连接头、湿化器、Y 型管以及主流二氧化碳分析仪都会导致低估动脉 CO_2 分压。⑤ 紫绀型先天性心脏病是儿科的常见病因。右到左分流导致血液绕过肺,减少肺血流,从而使血液释放到呼出气体中的二氧化碳减少。显著发绀患儿的呼气末和动脉 CO_2 分压的差异大于 2~2.67 kPa(15~20 mmHg)(图 6 - 8D)。患儿发绀越明显(肺血流量减少更多),CO_2 差异越大。改善肺血流量,如堵塞肺动脉分流将减少呼气末和动脉 CO_2 分压差异。呼气末和动脉二氧化碳差异的缩小往往意味着肺血流量的增加。⑥ 肺内分流，如肺炎或肺不张的肺实变，导致呼气末和动脉血 CO_2 差异的增加具有可变性，取决于伴随的缺氧性肺血管收缩的程度。

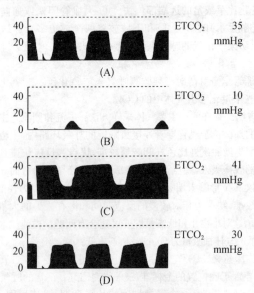

图6-8 常见二氧化碳变化图

（A）正常：注意陡坡和平台与最小的吸入 CO_2。（B）大泄漏：原因包括大的气管内导管泄漏或采样线断开。（C）CO_2 复吸：原因包括患者或回路解剖无效腔增加、钠石灰老化、增加 CO_2 重吸收。（D）$ETCO_2$-$PaCO_2$差值大：此患者伴有紫绀型先天性心脏病，$PaCO_2$ 为 5.33 kPa(40 mmHg)

（3）注意事项 ① 二氧化碳监测也可用于没有气管插管患儿。② 面罩通气时，能有效地监测自主或辅助面罩通气潮气量的充足性。保留自主呼吸的镇静监护麻醉，不建立人工气道，可以用 CO_2 采样管单独监测通气，尤其患儿距离麻醉医师较远。③ 设备故障可引起二氧化碳图和呼气末二氧化碳值假阳性。如 CO_2 采样管部分的断开或连接头破裂，呼气末 CO_2 值降低。采样管被呼出的水分或分泌物封闭，将导致呼气 CO_2 读数减小甚至没有。④ 当气管导管插入到食管时，面罩通气进入到胃中的 CO_2，可产生 CO_2 波形，表现为低呼气末 CO_2 值，但在5～6次呼吸中消失。⑤ 位于喉部或刚好在喉部上方的气管导管可以检测到 CO_2，但气管导管有脱落的危险。⑥ 心脏骤停或极低心输出量，致肺血流不足，虽然气管导管位置正确，但表现为 CO_2 波形消失。⑦ 严重的支气管痉挛阻止气体交换，也可表现为 CO_2 波形假阴性。

6.2.5 麻醉气体浓度监测

使用多色红外分析装置,分别检测每种卤化挥发性麻醉药以及CO_2、N_2O 和 O_2 浓度。这些装置易使用和校准,经济可靠,并且相当准确。质谱具有更高的准确性,并且还可测量氮浓度,在肺栓塞的诊断中是非常重要的。与二氧化碳分析一样,新的微流技术(其可最小化无效腔量)将提高反应时间,并且允许吸入来自呼吸回路的小量气体用于取样,在婴儿麻醉时监护时显得非常重要。

6.3 体温监测

体温的测量方法包括单独的热电偶探头、膀胱导管、皮肤温度探头、鼓膜探头或内置热敏电阻的肺动脉导管。中央核心温度在食管、直肠或鼻咽等处测量,体温探头必须放置在食管中段或进入直肠至少 2~5 cm。在测鼻咽温度时,探头要插入等于鼻孔到耳屏的距离的深度,将探头的尖端放置在筛板下面,此为最接近大脑的位置。腋温测量方便,特别是在短小的儿科情况下,但体温平衡可能需要几分钟,并且读数和核心温度比约低 1℃。对于重大腹腔内、胸腔内、颅内手术或婴儿手术,应选择测量核心温度。如果预计有体温变化,需要进行监护。在颅内手术或体外循环的情况下,实际脑温可能比直肠温度高达 2℃ 以上。同时测量皮肤温度(足底)和核心温度可以评估大手术期间的热量损失或外周血管收缩的程度。在体温达到平衡和足够的外周灌注情况下,足底的皮肤温度应该不低于核心温度 5℃。

6.4 尿量监测

在大手术中用导尿管监测尿量,可以预测失血量、血流动力学变化或液体转移。虽然受到众多因素的影响,一般认为尿量为大于 1 ml/(kg·h),说明血管内血容量和肾脏灌注量充足。少尿或无尿可能是由于输尿管的机械性阻塞,血容量不足或抗利尿激素分泌过多,其中低血容量是最常见的原因。术中很少测量尿钠和渗透压。尿量过多见于高血容量,高渗透压[高血糖,在婴儿和儿童中肾葡萄糖阈值约 10.1 mmol/L(180 mg/dl),在新生儿中可能更低],渗透剂如甘露醇或利尿剂(如呋塞米)。尿液的颜色可以提供很多信息,血红蛋白尿见于溶血如体外循环和输血,在恶性高热或肌肉挤压伤中可以看到肌红蛋白裂解形成的茶色尿。浑浊尿可能来自草酸钙晶体,浓缩的蛋白尿或尿道感染。

6.5 血气分析及其他即时监测

动脉血气分析仪可以测量电解质、血细胞比容、葡萄糖、钙离子、氧饱和度和乳酸盐值等。最新一代的仪器可以在 2 min 内使用 0.5 ml 或更少的全血完成测量。动脉血气分析仪的数据电子化，通过温度校正算法，可以把数据直接导入到电子病历。在心脏、创伤、新生儿、脊柱、胸外科手术等大手术中，定期动脉血气测量可以为患儿病情变化提供早期的预警，例如代谢性酸中毒、严重贫血或 $A-aO_2$ 梯度变化。其他即时监测包括部分凝血活酶时间，凝血弹性或快速血小板功能等监测。凝血功能的监测，可以指导特定治疗方案来改善凝血。

6.6 神经肌肉功能监测

监测神经肌肉传递功能能了解手术期间骨骼肌的松弛程度以便确定追加肌松药时间和适宜剂量，手术结束后确定是否需用肌肉松弛药拮抗药以及何时拔除气管导管等。有经验的麻醉医师可根据肌松药物的半衰期、患者肌张力、随意肌的运动、麻醉机贮气囊的张力、吸气负压、握拳和抬头实验来评定患者肌松程度，但小儿往往不能配合这些临床测量。因此对神经肌肉功能进行连续、实时、客观的监测显得尤为重要，可以科学定量地了解肌松药作用的消长过程、指导合理用药、提高麻醉质量以及确保患者的安全。临床上常用肌松监测仪有如下常见的神经刺激类型。

（1）单刺激（single stimulation，SS）　常用的刺激频率为 0.1 Hz 和 1.0 Hz，频率超过 0.15 Hz 肌收缩效应逐渐减低，并维持在一较低水平。肌松药消退过程中，肌颤搐的幅度由 25% 恢复至 75% 的时间称为恢复指数，反应肌肉收缩功能的恢复效率。肌颤搐抑制 90% 以上可顺利完成气管插管和大部分腹部手术。术中一般要求肌颤搐维持在术前对照值的 5%～10% 以下，超过 25% 临床上表现为肌紧张。肌颤搐恢复到 25% 以上才可进行肌松药拮抗。

（2）四个成串刺激（train of four stimulation，TOF）　是临床应用最广的刺激方式。它是由 4 个一组频率为 2 Hz，波宽为 0.2～0.3 ms 的矩形波组成的成串刺激，连续刺激时串间距 10～12 s，四个成串刺激分别引起四个肌颤搐（T1，T2，T3，T4）。观察其收缩强度以及 T1 与 T4 间是否依次出现衰减，确定肌松药的阻滞特性、评定肌松作用。第四个刺激产生的反应振幅与第一个刺激产生的反应振幅得到 TOF 比率（T4/T1），可反应衰减的大小、神经肌肉阻滞程度。神经肌肉兴奋传递功能正常时 T4/T1 接近 1.0；非去极化阻滞不完全时出现衰减，T4/T1<1.0，随着阻滞程度的增强，比值逐渐变小直至为 0，当 T4 消失时，约相当于单刺激对肌颤搐抑制 75%，阻滞程度进一步加深，T3、T2 和 T1 依次消失，这是分别相当于单刺激对肌颤搐抑制 80%、90%、100%（图 6-9）。而非去极化肌松剂作用消退时，T1 到 T4 按顺序出现。去极化阻滞不引起衰减，T4/T1 为 0.9～1.0，但若持续使用去极化肌松药，其阻滞性质由 Ⅰ 相转变为 Ⅱ 相时，该值逐渐变小。如 T4/T1<

0.70，提示可能发生Ⅱ相阻滞；(T4/T1)<0.50时，提示已发生Ⅱ相阻滞。婴儿和儿童，4次成串刺激与肌搐高度直接相关，其监测残留肌松药的敏感程度超过单刺激。研究表明妊娠时间少于32周的早产儿的4个成串刺激(81%～85%)低于较成熟的新生儿。小于1个月的婴儿，第四次颤搐反应的高度约为95%。第一个月发育过程内该数值的升高极可能意味着肌肉神经连接点的成熟。氟烷麻醉下的儿童，4个成串刺激的所有成分实际上高度相等(100%)。

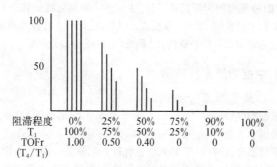

图6-9 四个成串刺激(TOF)

（3）强直刺激(tetanic stimulation, TS) 强直刺激由快速发放的电刺激形成，临床最常用持续5 s的50 Hz电刺激。神经肌肉传递功能正常和去极化阻滞时，肌肉对持续5 s的50 Hz强直刺激可以保持不变。而非去极化阻滞和使用琥珀胆碱后的Ⅱ相阻滞时，肌力反应出现衰减现象。婴儿和儿童在氟烷麻醉期间，在频率20 Hz、50 Hz的强直刺激持续5 s时发生衰竭的百分比是5%、9%，与成人有可比性。刺激时间延长，衰减程度加重。而小婴儿持续15 s的强直刺激，肌颤反应高度降低50%。早产儿则肌颤搐反应降低更明显。12周以下新生儿衰减发生率高于幼儿和成人。当强直刺激增大时，这种差别尤其明显。上述结果表明，小婴儿对短期间的强直刺激其颤搐反应可维持，但与幼儿相比，对持续刺激其肌活动更易出现疲劳。用不同强直刺激频率刺激观察有无衰减，对估计有多少受体已恢复正常功能有密切关系，虽然刺激频率高，监测的效果好，但强直刺激的频率愈高，刺激持续时间愈长，引起的疼痛愈强，因此不适于清醒患儿。

（4）强直刺激后单刺激计数(posttetanic count, PTC) PTC在临床常用50 Hz持续5 s的刺激，观察首次反应，并计反应数，每6～10 min重复一次。主要用于应用非去极化肌松药后SS或TOF刺激无反应时对神经肌肉阻滞程度的评估。为防止患者在手术期间突然出现随意运动(如眼科和显殿般手术期间)，外周肌神经肌肉阻滞强度需达到PTC=

0。对于麻醉患者不需要过深的神经肌肉阻滞,否则恢复很困难,应用PTC,可以获得神经肌肉阻滞的深度信息,预计恢复反应的时间。

(5)双短强直刺激(double burst stimulation,DBS) 双短强直刺激由两串间距 750 ms 的 50 Hz 强直刺激组成,每串强直刺激有 3 个或 4 个波宽为 0.2 ms 的矩形波。其主要用于没有监测肌颤搐效应记录设备时,通过手感或目测来感觉神经肌肉功能的恢复程度。而根据两组 TS 脉冲数不同,DBS 可分为不同类型,如 DBS4,4、DBS3,3、DBS4,3、DBS3,2 四种类型的刺激模式,可凭主观感觉辨别衰减。其中 DBS3,3 被认为是临床最常用 DBS 刺激模式。因此,在无记录的装置的条件下,用手触感觉评定术后残余肌松,用 DBS 较 TOF 分辨效果好。

6.7　中枢神经系统监测

6.7.1　脑氧饱和度监测

脑氧饱和度(regional cerebral oxygen saturation,rSO$_2$)监测是运用近红外光谱学方法(near infrared reflectance spectroscopy,NIRS),对大脑局部区域混合血液(包括 30%动脉血和 70%静脉血)进行氧饱和度测定,借以评估脑组织氧代谢状况的一种非创伤性监测技术。由于其具有应用范围广、不受温度和搏动血流的影响、灵敏度和特异度高等特性,能够及早发现所测定脑区的氧供需平衡状况和脑血流变化情况,因而在临床上的应用日益广泛。由于儿童较成人更不耐受缺氧,应保障儿童在围术期不出现缺氧状态以免引起神经损害,在围术期对儿童监测 rSO$_2$尤其重要。

(1)原理　NIRS 是一种非侵入性的光学技术用于监测脑组织氧合,使用 700~1 000 nm 的红外线的 2~4 个波长,其中氧合血红蛋白和脱氧血红蛋白具有不同的吸收光谱。参考朗伯比尔(Beer-Lambert)方程的变体:

$$\log(I/I_0) = \varepsilon_\lambda LC$$

其中 I_0 是通过组织之前的光强度,I 是穿过组织之后的光强度,并且 I/I_0 的比率是吸收率。吸收的近红外光量取决于光路长度(L),该路径中发色团的浓度(C)和特定波长下的发色团的摩尔吸光度(ε_λ)。脑血氧测定假定光路中的脑血容量的 75%是静脉,25%是动脉,75/25 比率是从解剖学理论推算出来的。患者的实际比率差异很大,但是平均为 85/15。二极管发射红外光,穿过皮肤、头骨和脑膜,进入小部分额叶大脑皮质。一部分光散射,一部分光被氧合血红蛋白和脱氧血红蛋白吸收,一部分穿过组织被距离光源 3 cm 距离的浅探测器和 4 cm 远的深检测器监测到。深探测器信号减去浅探测器信号代表颅内信号。

(2)测定方法　传感器电极被放置在发际下方的额头上。发光二极管或激光器发射红外光穿过大脑皮质中的"香蕉形"组织,到达距发射器$3\sim5$ cm的二个或三个探测器。监护仪屏幕可显示区域性rSO_2和时间变化趋势。通过使用不同的传感光极和多个波长,可以分离颅外和颅内血红蛋白吸收。浅弧的光线可穿过皮肤和头骨,但不能穿透大脑皮质。深弧的光线可穿过皮肤、头骨、硬脑膜和皮质(图6-10)。深弧和浅弧的光强度之差代表脑内发色团的吸收强度。

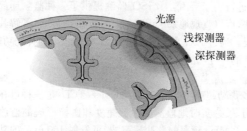

光源

浅探测器

深探测器

图6-10 NIRS测定方法

目前有三种脑血氧仪,Somanetics的INVOS系统是最常用的,具有一次性成人探头和儿童探头。最近开发出新生儿探头因为它符合较小的前额形状。它使用两个波长,730 nm和810 nm,并且具有一个发光二极管和两个检测器,分别距离发射器3 cm和4 cm。氧合和脱氧血红蛋白的不同吸收系数是信号测量的基础,INVOS装置显示形式为氧合血红蛋白/总血红蛋白(氧合+脱氧血红蛋白)×100,即区域性rSO_2。rSO_2范围为15%~95%。此设备通过美国FDA批准,用于儿童和成人rSO_2监测。INVOS系统体积小,非侵入性、几乎不需要预热。此设备的信号强度指示器能显示信号的强弱,和血流是否搏动无关,并可以在任何温度下操作。影响rSO_2结果的影素主要为年龄、血红蛋白浓度、PCO_2和血压的变化。

(3)临床意义 ① NIRS测量的是混合的动脉和静脉血氧饱和度,杜伦科普夫(Dullenkopf)等研究了年龄3个月至6岁的儿童麻醉下的rSO_2数值为59%~95%,为临床监测提供了儿童脑区正常脑供需状况指标。② 为了验证先天性心脏病儿童的脑氧饱和度测量准确度,比较先天性心脏手术或心导管术的40例婴儿和儿童的$SjvO_2$和rSO_2,除了小于1岁的婴儿配对测量有相关性外,其他年龄段的相关性是不确定的。③ 采用rSO_2监测可能会对小儿心外手术围术期神经损害提供信息。④ 影响脑氧供氧耗比例的因素都能影响rSO_2,尤其受大脑循环因素的影响,包括脑血流自动调节和$PaCO_2$所致的脑血流量变化。任何降低脑氧耗量的因子一般会增加rSO_2,任何增加脑的氧输送的因子通常也增加rSO_2。⑤ 先天性心脏病手术的患儿的rSO_2基线随心脏病变严重程度变化。吸空气时,轻度的左向右心内分流的不发绀患儿脑血氧饱和度基线为 70%。吸空气时,发绀的患儿或有严重的左-右心内分流的无发绀患者,rSO_2 通常为 40%～60%。左心发育不良综合征(hypoplastic left heart syndrome,HLHS)患者接受<21%吸入氧浓度(fraction of inspired oxygen,FiO_2)时,术前基线 rSO_2 平均为 53%。⑥ 认为 rSO_2 下降大于基线值的 20%(例如从基线为 60% 到最低点为 48%)需要进行临床干预。⑦ rSO_2 监测提供了一种监测局部脑区氧合状态的方法,可以直观地来认识脑的氧供需平衡情况,了解其中的脑血流变化情况。通过 rSO_2 监测,我们可以发现围术期的神经功能状况,为减少围术期的神经功能损害提供帮助。

6.7.2 脑血流监测

经颅多普勒超声(transcranial doppler,TCD)是一种可在先天心脏病手术期间,敏感实时地监测脑血流速度和血栓形成的监测仪。目前的仪器使用 2 MHz 频率的脉冲超声波,可发射 100 mW 的功率。多普勒信号频谱的显示是非常容易解释的,其收缩峰值和平均流速是以 cm/s 为单位,其搏动指数等于峰值速度减去舒张末速度除以平均速度。

TCD 临床技术是通过颞窗监测脑中动脉(middle cerebral artery,MCA)血流,位置位于颧骨上方耳屏前方。有适合婴儿和儿童的小探头及适合成人的大探头。可调节探头的深度和超声发射角度,直到 MCA 的分叉和前脑动脉(anterior cerebral artery,ACA)被检测到,在此位置信号最强,同时有前向信号和逆向信号。在 MCA-ACA 的分叉处扫描可使患者间测量值变异性最小化。此外,MCA 是脑基底动脉中供血最大的。在婴儿中,可将手持铅笔型探头放置在前囟门的侧边缘向尾部扫描,比颞窗的扫描深度更深。

经颅多普勒已被广泛用于儿科心脏手术研究中来检查脑对体外循环,低温,低流量旁路,脑局部低流量灌注和循环停滞的生理学反应。脑血栓是儿童开放心脏手术期间一个常见的威胁,栓子容易被 TCD 检测到。儿科先天性心脏手术中,颈动脉中检测到的栓子数与急性术后神经功能缺损无相关性。然而,通过 TCD 可监测到脑血流量急性下降,调整主动脉或上腔静脉插管的调整,避免神经性疾病的发生。

6.8 麻醉深度监测

麻醉深度监测的目的是指导调节全麻诱导和维持过程中麻醉深度、预防麻醉过深和术中知晓,从而达到理想的麻醉状态。麻醉镇静深度监测方法和指标有脑电双频指数(bispectral index,BIS)、熵指数(Entropy)、Narcotrend 指数、脑功能指数等。无意识和无知晓的标准对实施精准和舒适麻醉和一些特殊手术(如术中唤醒手术)十分重要。全身麻醉管理期间,脑电监测参数过高和过低对于高危患者的转归均不利。

6.8.1 麻醉深度监测的方法

(1)脑电双频指数 BIS 监测仪(Aspect,Nantick,MA)目前被推荐用于监测麻醉深度。此装置易于使用,电极易于放置,而且监测仪不需要校准或预热。BIS 传感器电极置于前额和颞部,产生额颞脑电图,然后经过计算机处理单元处理。通过 Aspect 公司的专利算法,经过傅立叶转换和单通道脑电图的双频分析,计算出一个单一的数值,即双谱BIS 指数。该指数的范围从 0(等电位脑电图)到 100(清醒),成人、婴儿和儿童的平均清醒值在 90~100 范围之内,85~100 代表正常状态,71~85代表镇静状态,40~71 代表麻醉状态,低于 40 可能出现爆发性抑制。BIS 与麻醉剂和镇静剂产生的催眠和麻醉程度的变化密切相关。不少相关研究均表明,吸入麻醉药对于 BIS 而言,存在线性的关联性。有关研究通过增加地氟醚的吸入浓度,发现了小儿的 BIS 值出现了线性下降的情况,该研究结果证明了在小儿地氟醚的麻醉深度监测中应用BIS,可充分反映出麻醉深度的动态变化。由 BIS 可以用来识别脑电图爆发抑制或静息电位,在深低温循环停跳期间可能是有用的。BIS 还可显示实时脑电波形,但会受到运动伪影,肌电图活动和手术室内电气设备的干扰。其他脑电图设备,如 Physiometrix,Narcotrend 或 Cerebral Function 监测仪还缺少儿童的数据。

体外循环(cardiopulmonary bypass,CPB)期间的血液稀释和低温可改变药代动力学和药效学,可以导致术中知晓。成人心脏手术中的术中知晓的总发病率在 1.1%~23%,比一般外科手术更高。成人在全身麻醉下术中知晓的发生率与在儿童中相似。虽然没有文献报道关于儿童在心脏手术的麻醉下的术中知晓率,BIS 监测对于防止儿童心脏手术的术中知晓监测是非常有用的。

(2)听觉诱发电位(auditory evoked potentials,AEP) 是指听觉系统在接受声音刺激后,从耳蜗至各级听觉中枢,产生的相应电活动。包括三个部分:脑干听觉诱发电位(BAEP),中潜伏期听觉诱发电位(MLAEP),长潜伏期听觉诱发电位(LLAEP)。MLAEP 与大多数麻醉药成剂量依赖性变化,监测麻醉镇静深度更为敏感。临床上根据MLAEPs 得出的 ARX 指数称为 ARX 联指数(A-line ARX index,AAI),AAI 指数与麻醉深度形成正比关系,并形成有 0~100 分度的指数,AAI 值 60~100 代表清醒状态,40~60 代表嗜睡状态,30~40 代表浅麻醉状态,小于 30 代表临床麻醉状态,小于 10 是深麻醉状态,达到实时监测小儿麻醉深度的效果。AEP 也可用于新生儿听觉功能的筛查或后颅窝手术中监测脑干和听神经功能等。

(3)熵指数监测(Entropy) 是采集原始脑电图和肌电图的信号,

通过熵运算公式和频谱熵运算程序计算得出。临床采用的 S/5TMM - Entropy 模块，分为反应熵（response entropy, RE）和状态熵（state entropy, SE）。RE, SE 值 85～100 代表正常清醒状态，40～60 代表麻醉状态。在全麻期间，如果麻醉深度适当，RE 与 SE 相等；如果疼痛刺激使面部肌肉出现高频活动，反应熵则迅速发生变化。儿童熵指数以及 BIS 方面存在较强的关联性，两者在婴儿中的关联性则明显减弱。

（4）Nacrotrend 指数　欧洲已用于临床，并已通过美国的 FDA 认证。是一个基于定量脑电图模式识别的新指数，将原始的脑电图时间点分为从 A（清醒）到 F（渐增的对等电位的爆发抑制）六个阶段（ABCDEF），重新形成从 0（清醒）到 100（等电位）的指数。在屏幕显示波形、ABCDEF 及 0～100，形象化指示麻醉深度，如显示 D 为麻醉深度适当。

（5）患者状态指数（patient state index, PSI）　其计算原理主要是依据麻醉诱导和唤醒期间意识发生改变时，脑电信号枕叶向额叶发生的空间变化，以及两侧大脑半球的同步性变化，采用对称放置的 4 个电极记录 4 条通道的脑电图，通过其功率、频率和位相的定量脑电图计算，获得的麻醉深度指数。其数值和 BIS 相同，其范围也是 0～100，其中 25～50 为麻醉状态。已有的研究证实其对于麻醉手术中的意识状态变化具有较好的预测能力。

104

（6）脑状态指数（cerebral state index, CSI）　CSI 是评价麻醉镇静催眠深度的指标，每秒钟测量 2 000 次脑电活动，将数个脑电图的子参数结合在自适应的神经模糊推论系统中，用 0～100 的数字反映麻醉镇静深度，数值越小，镇静程度越高，40～60 为适合的麻醉镇静深度。它对脑电图信号的 α 率、β 率、β-α 率和爆发抑制的四种子参数进行计算。研究证实 CSI 在反映麻醉镇静深度方面和 BIS 和 OAA/S 评分具有很高的相关性，能够体现患者的麻醉镇静深度变化。CSI 也能够反映异丙酚靶控输注的药物浓度。其电极放置的部位分别是前额正中、左额部和左乳突，可以使用普通的心电图电极片。

（7）SNAP 指数　SNAP 指数是一个单通道脑电图装置，通过对原始脑电图信号分析采集，特定的计算，分析低频（0～20 Hz）和高频（80～420 Hz）脑电信号，得出 SNAP 指数。其范围同样是 0～100，随着镇静深度的增加，数值逐渐降低。与 BIS 相比，麻醉中 SNAP 指数的适宜范围是 50～65，大约是 BIS 的 1.3 倍。

6.8.2　各个时期小儿麻醉深度监测

（1）婴幼儿时期　对于年龄在 6 个月以内的婴幼儿而言，无论如何降低七氟烷的浓度，小儿的 BIS 值均无法达到预定值。不同年龄组的 BIS 监测值均会存在一定的差异，其原因可能是因为小儿的中枢神经系统未发育成熟，因而脑电活动受麻醉药的影响也存在差异。

相关研究通过将 54 例年龄不同的儿童分为 4 个组,在七氟烷呼气浓度达到 1.5%、2.0%以及 2.5%时记录清醒状态、每一组患儿的脑电熵值与 BIS 值,结果发现在清醒状态下,0～1 岁患儿的脑电熵为 4 组最低,并且脑电熵未受到七氟烷呼气末浓度的影响。

(2) 学龄前期 在全身麻醉的条件下给予 2～8 岁的小儿进行房间隔缺损修补术,CSI 可反映出小儿的麻醉深度,然而低温、体外循环等因素将会对小儿 CSI 变化产生一定的影响。给予 9 岁以下的小儿应用丙泊酚复合芬太尼麻醉方式时,采取 AAI 监测方法,可清楚反映出患者是否存在意识。

(3) 学龄时期 对于学龄时期的儿童而言,BIS 指数与镇静深度、麻醉深度等之间存在较佳的关联性。BIS 值和异氟醚呼气末浓度、血浆丙泊酚浓度存在良好的关联性。

6.8.3 麻醉深度监测的临床意义

(1) 镇静程度的评估 可用来测定药物的镇静和催眠作用,BIS 值越小,镇静程度越大,两者的相关性良好:① 局麻患者用咪达唑仑镇静,根据清醒/镇静(OAA/S)评分标准定时对患者镇静水平进行评定,随镇静程度的加深,BIS 呈进行性下降,两者相关性良好。② 丙泊酚麻醉时 BIS 值较血浆丙泊酚浓度能更准确地预测患者对切皮刺激的体动反应。BIS 与 OAA/S 镇静水平相关程度较丙泊酚血药浓度好。③ BIS 不能反映氯胺酮的麻醉深度。④ BIS 与吸入麻醉药之间存在线性相关,BIS 对吸入麻醉深度的判断及避免麻醉过浅产生术中知晓较 MAP 和心率更有意义、更科学。异氟醚镇静的患者,应用 BIS 判断镇静深度同样有效。地氟醚和七氟烷在镇静剂量下随着浓度增加,BIS 明显下降,几乎呈线性相关,但 BIS 不能用于评价氧化亚氮的镇静效果。⑤ BIS 与芬太尼、阿芬太尼等麻醉性镇痛药的相关性较差。BIS 不能预测芬太尼的镇静和麻醉深度,但在丙泊酚麻醉后用芬太尼或瑞芬太尼可使 BIS 下降。

105

(2) 判断意识恢复 BIS 用于全麻意识恢复的判断,具有一定的实用意义。BIS 值＜71 时在 50 s 内意识恢复的可能性不到 5%,没有一个对指令有反应的患者能回忆起这段情节。当 BIS 上升＞60 时,意识恢复是同步的,BIS 在 70 左右拔除气管导管,血流动力学变化较小。BIS＞80时,50%以上的患者能唤醒。BIS 大于 90 时,几乎所有患者都可唤醒。

(3) 预防术中知晓 术中知晓的发生率为 0.1%～0.2%,心脏手术患者术中知晓的发生率为 0.4%～1%,儿童术中知晓的研究显示其发生率为 0.8%～1.1%。创伤休克患者手术、全麻剖宫产、支气管镜手术及心脏手术患者易发生术中知晓,气管插管及肌松药过量时术中知晓比较常见。世界性多中心研究,2 503 名术中清醒高危人群患者随机进行麻醉或 BIS 指导下的麻醉,研究显示 BIS 减少术中知晓发生率 82%。上述情况推荐使用 BIS 监测。但必须注意监测仪总是滞后于麻醉实时状态 15～30 s。在诱导前开始使用,一般 BIS 维持在 60 以下。

(4) ICU 镇静　有报道在 ICU 中,BIS 监护不能很好反映患脑病或神经系统损伤患者真实的神志清醒程度。由于自主神经运动对脑电图的干扰,许多患者测得的 BIS 值高于经临床评估所预测的程度。BIS 在 ICU 患者镇静中应用有待进一步研究。

(5) 影响患者的术后转归　意识水平的脑电麻醉镇静深度监测对于患者术后转归的影响主要体现在长期和短期转归,前者关系到患者的术后死亡率和严重并发症发生率,后者主要有术后的恶心呕吐、术后谵妄和术后认知功能障碍等。文献报道麻醉手术期间的"三低"(低血压、低 BIS、低 MAC)患者术后 30 天内的死亡率是非"三低"患者的 4 倍。术中维持相对较深的麻醉镇静深度(BIS 维持在 30～40)和术中维持相对较浅的麻醉深度(BIS 维持在 55～65)相互比较,对于神经外科手术患者,较深麻醉镇静深度水平的患者 POCD 发生率更低。

BIS 运算法则是根据成人在麻醉药物浓度不同、临床目标点不同的情况下,综合分析其原始脑电图而形成的值,而新生儿与成人的脑电图存在一定的差异,小儿脑要发育成熟并形成突触需持续到 5 岁,因而 BIS 监测方法在是否适用于小儿麻醉深度的监测上需要更进行深入研究。AAI 监测手段可反映出小儿的意识水平,通过 AAI 监测可预测小儿体动反应、受伤害性刺激反应,因而在小儿麻醉深度的监测中比较适合应用 AAI 监测。CSI、NI 以及脑电熵等,由于相关的研究不多,还需进一步探讨其在小儿麻醉中的应用。

(郭丽雯　张艳丽　林　函)

7

小儿围术期液体治疗

婴幼儿体液含量绝对值较小但相对于成人含量较大,随年龄不同变化较大,过多或过少的输液以及未及时纠正的水电解质平衡都将影响麻醉安全,因此小儿围术期液体管理至关重要。

7.1 小儿输液的生理特点

7.1.1 体液总量和分布

体液占人体体重的一半以上,胎儿期到儿童期的生长发育过程中,机体体液的比例发生着巨大的变化。年龄越小,体液所占体重比例越大,主要是间质液量的比例较高,而血浆和细胞内液量的比例与成人相近(表7-1)。

表7-1 不同年龄的体液分布

体液分布	体液占体重比例(%)			
	新生儿	1岁	2~14岁	成人
体液总量	80	70	65	55~65
细胞内液	35	40	40	40~45
细胞外液	45	30	25	15~20
间质液	40	25	20	10~15
血浆	5	5	5	5

7.1.2 体液成分

小儿体液成分与成人相似,新生儿在生后数日内血钾、氯、磷和乳酸偏高,血钠、钙和碳酸氢盐偏低,细胞内、外液的化学成分见表7-2。

表7-2 小儿体液成分

	细胞外液	细胞内液
渗透浓度(mmol/L)	290~310	290~310
阳离子(mmol/L)	155	155

（续　表）

	细胞外液	细胞内液
Na^+	138～142	10
K^+	4.0～4.5	110
Ca^{2+}	2.3～2.5	
Mg^{2+}	1.5	20
阴离子(mmol/L)	155	155
Cl^-	103	
HCO_3^-	27	10
SO_4^{2-}	55	
PO_4^{2-}	1.5	
有机酸	6	
蛋白质(mmol/L)	16	40

7.1.3　各年龄组体液代谢的特点(表7-3)

7.1.3.1　新生儿

出生后的最初几天内,水的丢失可使体重下降5%～15%。出生第一天的液体需要量相对较低,数天后液体丢失及需求相对增加,每日水转换率(100 ml/kg)亦明显高于成人(35 ml/kg),体液总量、细胞外液和血容量与体重之比均大于成人。

表7-3　正常小儿每日失水量

失水途径		失水量(ml/418.4 kJ)
非显性失水	肺	14
	皮肤	28
显性失水	皮肤出汗	20
	大便	8
	排尿	50～80
合　计		120～150

新生儿心血管代偿能力差,两侧心室厚度相近,液体过荷易出现全心力衰竭。体液丢失过多,易致低血容量、低血压,严重者可使肺血流量减少,引起低氧血症和酸中毒,致使动脉导管开放并可能恢复胎儿循环。

新生儿肾脏发育尚未完善,肾小球滤过率仅为成人的15%～30%,肾小管未充分发育,肾脏维持水和电解质正常的能力比成人差。

7.1.3.2　婴儿期

对容量过多的耐受性仍然较差,虽然发生全心衰的概率比新生儿小,但仍易发生心力衰竭。肾脏对水、电解质的调节能力较差。婴儿体内液体不足时,易致代谢性酸中毒和高渗性脱水。

7.1.3.3 幼儿期

机体各器官的功能逐步接近成人水平,在不同前、后负荷情况下,维持正常心输出量的能力以及肾小球的滤过率和肾小管的浓缩功能已与成人接近,对液体的管理与成人相似。

7.2 围术期输液

小儿围术期液体治疗的目的在于提供基础代谢的需要(生理需要量),补充术前禁食和围术期的损失量,维持电解质、血容量、器官灌注和组织氧合正常。

7.2.1 术前评估

择期手术的患儿,因术前禁食多有轻度液体不足。对于正常健康的患儿,缩短术前禁食时间,术前2 h饮用清饮料,可以让患儿更舒适并改善机体容量,这对于婴幼儿尤为重要(详见禁食禁饮指南)。

严重创伤、肠梗阻、伴有胸、腹水的患儿可能存在进行性的血容量的丢失和第三间隙的液体转移。术前有发热、呕吐和腹泻等临床情况者可伴有不同程度的脱水。可通过观察婴幼儿黏膜、眼球张力和前囟饱满度对失水程度进行粗略评估(表7-4)。儿童体重减轻是判断脱水的良好指征。尿量是评估和治疗脱水的重要指标。进一步的生化检查将有助于确定脱水的性质:低渗性(血浆渗透浓度<280 mmol/L,血钠<130 mmol/L)、等渗性(血浆渗透浓度280~310 mmol/L,血钠130~150 mmol/L)或高渗性(血浆渗透浓度>310 mmol/L,血钠>150 mmol/L)。

表7-4 新生儿和婴幼儿脱水程度的评估

体征与症状	评 估		
	轻 度	中 度	重 度
失水量占体重比例	3%~5%	6%~9%	>10%
全身情况	激惹,不安	口渴,嗜睡	冷,虚汗,虚弱
脉 搏	正常	快,细弱	快,微弱
呼 吸	正常	深,快	深,快
囟 门	正常	凹陷	极度凹陷
收缩压	正常	正常或降低	降低,难于测定
皮肤张力	正常	减弱	明显减弱
眼 睛	正常	凹陷,干燥	交叉性凹陷

体征与症状	评　　估		
	轻　度	中　度	重　度
黏　膜	潮湿	干燥	极度干燥
尿　量	正常	减少	色暗少尿,无尿
毛细血管充盈时间	正常	<2 s	>3 s
估计失水量	30～50 ml/kg	60～90 ml/kg	100 ml/kg

7.2.2　输液量的确定

7.2.2.1　维持性输液

补充生理需要量,可根据体重、热量消耗和体表面积计算。手术期间根据患儿体重按小时计算(表7-5)。

表7-5　小儿维持液需要量

体重(kg)	每小时液体需要量	每日液体需要量
0～10	4 ml/kg	100 ml/kg
10～20	40 ml+2 ml/kg*	1 000 ml+50 ml/kg*
>20	60 ml+1 ml/kg**	1 500 ml+25 ml/kg**

*(体重-10)部分,每千克增加量; **(体重-20)部分,每千克增加量

例如: 15 kg小儿每小时水需要量=(4×10)+(2×5)=50 ml/h;每日水需要量=(100×10)+(50×5)=1 250 ml/d

正常条件下每代谢4.184 kJ(1千卡)热量需1 ml水,因此,清醒儿童的热量和水消耗是相等的。10 kg以下婴儿对于热量的生理需要量为418.4 J/(kg·d),其中50%用于维持基础代谢,另50%用于生长发育。10 kg以上婴儿生长发育减缓,热量需要相应减少为209.2 J/(kg·d),即4 184 J+209.2 J/(kg·d)。20 kg以上生长进一步减缓,热量需要减至104.6 J/(kg·d),即6 276 J+104.6 J/(kg·d)。临床治疗时须参考计算结果并根据患儿对液体治疗的反应决定治疗方案:

(1) 足月新生儿(胎龄>36周)出生后最初几天会正常丢失占体重10%～15%的水分,液体的维持需要量减少(表7-6)。

表7-6　出生最初几天的维持液需要量

年龄(天)	每小时液体需要量(ml/kg)	每日液体需要量(ml)
1	2～3	20～40
2	3～4	40～60
3	4～6	60～80
4	6～8	80～100

（2）足月新生儿在出生后 48 h 内应给予 10% 葡萄糖 2～3 ml/（kg·h）或 40～80 ml/（kg·d）。

（3）<2 kg 的早产儿液体治疗推荐至少 4 ml/（kg·h）或 100 ml/（kg·d），并应每日监测体重和电解质，及时确定治疗方案。

（4）儿童出现以下情况时液体维持需要量增加：发热（体温每升高 1℃，热量消耗增加 10%～12%）、多汗、呼吸急促、代谢亢进（如烧伤）、处于暖箱中或光照治疗中的儿童，失水量将明显增加，在计算需求量时应考虑。

（5）PICU 中处于镇静状态和吸入加湿气体的患儿，液体维持量是否需减少意见尚不统一，多数认为不会影响液体的维持量。

7.2.2.2 补充性输液

补充不正常的失水，包括消化液丢失（腹泻、呕吐、胃肠引流等）、手术创伤导致的局部液体丢失或失血。

（1）补充因术前禁食引起的缺失量　按禁饮时间计算需补充的缺失量，即生理需要量×禁饮时间。计算得出缺失量，在手术第一个小时补充半量，余下液在随后 2 h 内输完。

（2）补充不同手术创伤引起的液体丢失（如体腔开放、浆膜下液体积聚等），一般小手术 2 ml/（kg·h）、中等手术 4 ml/（kg·h）和大手术 6 ml/（kg·h），腹腔大手术和大面积创伤时失液量可高达 15 ml/（kg·h）。

7.2.3　输液种类的确定

围术期可供选择的液体包括晶体液和胶体液，应根据患儿的需要，并考虑液体的电解质、含糖量和渗透浓度进行选择（表 7-7）。通常，小儿围术期使用无糖等张平衡盐溶液（balanced electrolyte solutions，BEL）是比较理想的，而较小的婴幼儿可以酌情使用含 1%～2.5% 葡萄糖的平衡盐溶液，当手术中失液、失血较多时应增补胶体液，可视具体情况选用白蛋白等血液制品或羟乙基淀粉、明胶类等血浆代用品，但羟乙基淀粉禁用于脓毒血症、肾功能损害或重症患者。

表 7-7　人体血浆及儿童常用静脉输液的成分

电解质 （mmol/L）	人体 血浆	生理 盐水	乳酸 林格液	醋酸 林格液	葡萄糖 5%	白蛋白 5%	羟乙基 淀粉 6%	琥珀酰 明胶 4%
Na⁺	142	154	140	130	—	145±15	154	154
K⁺	4.2	—	4.5	—	—	<2.5	—	—
Cl⁻	103	154	109	98	—	100	154	120
Ca²⁺	5	—	3	—	—	—	—	—

（续　表）

电解质 (mmol/L)	人体 血浆	生理 盐水	乳酸 林格液	醋酸 林格液	葡萄糖 5%	白蛋白 5%	羟乙基 淀粉6%	琥珀酰 明胶4%
Mg^{2+}	3	—	—	3	—	—	—	—
醋酸盐	—	—	—	27	—	—	—	—
乳酸盐	1.2	—	28	—	—	—	—	—
葡萄糖	—	—	—	—	5	—	—	—
pH	7.4	5.0	6.5	7.4	—	—	4.0～5.5	7.4
渗透浓度 (mmol/L)	290	308	274	295	252	330	308	250～300

7.2.3.1　低张性液体

原则上维持性补液可选用轻度低张液,如 0.25%～0.5%氯化钠溶液,但大量输注容易导致术后低钠血症,甚至引起脑损伤,对小儿是非常危险的。故术中、术后不要使用低张性液体,应加强对血浆电解质的监测。

7.2.3.2　等张性液体

等渗液的丢失继发于创伤、烧伤、腹膜炎、出血和消化道的液体丢失,术中所有的体液丢失都应以等张溶液(平衡盐溶液、林格液或生理盐水)补充。

7.2.3.3　葡萄糖液

大多数儿童对手术刺激有高血糖反应,而输入含糖溶液将加重血糖的升高。小儿手术过程中不建议常规输注葡萄糖液,但要注意以下几点:

(1) 多数患儿术中给予无糖溶液,注意监测血糖。

(2) 低体重儿、新生儿或长时间手术的患儿应采用含糖(1%～2.5%葡萄糖)维持液,并应监测血糖。

(3) 早产儿、脓毒症新生儿、糖尿病母亲的婴儿及接受全肠道外营养的儿童,术中可用 2.5%～5%葡萄糖溶液,应监测血糖水平,并监测电解质,应用过程可能导致高血糖和低钠血症,避免单次静注高渗葡萄糖。

(4) 术前已输注含糖液的早产儿和新生儿术中应继续输注含糖液。

7.2.4　输液注意事项

(1) 小儿输液的安全范围小,婴幼儿更为明显,计算补液总量时应包括稀释药物(包括抗生素)在内的液体量。建议婴幼儿术中补液使用输液泵控制或选用带有计量的输液器。

（2）补液速度取决于失水的严重程度，根据患儿病情缓急、严重程度等具体情况，强调个体化输液，根据患儿对补液的反应及时对补液量和速度做出调整。比如休克患儿，可以给予每次 10 ml/kg 的冲击量，以加快液体复苏。

（3）判断输液量是否合适最重要的就是持续监测心血管指标和尿量，尽可能维持血流动力学的稳定，必要时可建立有创血压和中心静脉压监测。大手术建议加强监测做到目标导向液体治疗（goal-directed therapy，GDT），比如达到以下指标：维持有效血压［参考：SBP＝80＋年龄 × 2（mmHg），DBP ＝ 2/3SBP，MAP ＝ 7/9SBP］、CVP ＝ 8 ～ 12 cmH$_2$O、尿量（urine output）≥0.5 ml/(kg·h)、ScvO$_2$≥70％、动脉血氧饱和度（arterial oxygen saturation，SaO$_2$）≥93％以及 Hct≥30％等。

（4）胶体液也是药物，对胶体的选择，尤其羟乙基淀粉的使用要慎重，对于早产儿、新生儿及婴儿，5％白蛋白仍是较好的选择。

7.3　骨髓腔内输液

骨髓腔内输液用于急需用药而又缺乏有效给药静脉通道的紧急情况，凡是适合静脉应用的任何液体和药物均可在骨髓腔内输入，处于休克状态时骨髓内吸收快于周围静脉。最常用的穿刺部位是胫骨近端和股骨远端，胫骨近端进针点一般在胫骨膝关节下 1.5 cm，胫骨粗隆旁 2 cm 较平的部位，股骨远端进针点在髌骨上中线 1 cm。旋转进针遇阻力消失或突破感后回抽有骨髓表示穿刺成功，若未抽得骨髓，以 5 ～ 10 ml 盐水推注无阻力亦表明穿刺针已达骨髓腔，以肝素盐水冲洗防止凝血，接输液器开始输液。患儿循环状况改善后即尽快建立静脉通道，撤除骨髓腔内输液。

7.3.1　骨髓腔内输液的原理

人体骨髓腔中有很多高度分化的非塌陷静脉网，任何情况下都与体循环保持直接而完整的连接，血流量相对恒定。休克或因创伤大量失血的患者外周静脉网通常会发生塌陷或关闭，此种情况下，处于骨骼保护中的骨髓腔内静脉网因其特殊的骨质结构仍然能够同体循环保持连接。并且通过骨髓腔内的血流量也是相对恒定的，即使是休克患者亦如此。骨髓腔内血管的压力约为 4.67/3.33 kPa（35/25 mmHg），相当于身体平均动脉压的1/3（图 7 - 1）。骨髓腔内诸多非塌陷性的微小静脉网络可以像海绵一样能够快速吸收灌注至其周围的液体，通过骨内静脉窦将其快速转运至体循环中。骨髓腔内静脉的这种特殊解剖结构可以使骨髓腔内输注的液体或药物被快速转运至体循环并吸收利用。髓腔大小及骨髓腔内输液针的直径对输液速度有一定影响。骨髓腔内还充满了由血液、造血细胞和结缔组织构成的骨髓，包括红骨髓和黄骨髓。其中,红骨髓主要位于长骨两端的网状骨松质中,黄骨髓主要位于成年长骨的中央腔隙中。在新生儿和儿童骨骼中仅存在红骨髓,随着年龄的增长,部分红骨髓会被脂肪组织替代逐渐成为黄骨髓。灌注至骨髓腔内的液体或药物,无论是通过红骨髓还是黄骨髓均能够快速抵达体循环中。

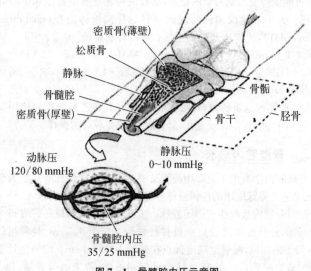

密质骨(薄壁)

松质骨

静脉

骨髓腔

密质骨(厚壁)

骨骺

骨干

胫骨

动脉压
120/80 mmHg

静脉压
0~10 mmHg

骨髓腔内压
35/25 mmHg

图 7-1 骨髓腔内压示意图

2005 年美国心脏学会(AHA)、欧洲复苏委员会(ERC)、国际复苏联络委员会(ILCOR)、美国急诊医师委员会(NAEMSP)治疗指南均推荐:在急救过程中,建立血管通道时应尽早考虑使用骨髓腔内通道,如成人外周静脉穿刺 2 次不成功应立即建立骨髓腔内通道;建立骨髓腔内通道是抢救心搏骤停患者的标准方法之一。2010 年 AHA 心肺复苏指南再次强调:如果不能成功建立静脉通道,应尽早考虑建立骨髓腔内通道(Class Ⅱa,LOE C),且优于气管内给药途径。

7.3.2 骨髓腔内输液的禁忌证

绝对禁忌证为选择发生骨折的部位作为骨髓腔内输液的位点。相对禁忌证包括成骨不全、严重骨质疏松以及穿刺部位发生蜂窝组织炎的患者。此外,应避免在同一骨上反复进行骨髓腔内输液尝试,以免发生潜在的漏液风险。

7.3.3 穿刺针选择

目前国内已有专用的成人骨髓腔内输液装置包可买(图 7-2)。针对儿科患者,可选用 7 号骨穿针、7~9 号头皮针或注射用 16 号或 18 号针头。头皮针和注射用针头较骨髓穿刺针易于固定,使用更方便,但是因为没有针芯,有针头堵塞的可能。

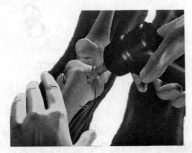

图7-2 EZ-IO骨髓腔内输液装置

7.3.4 注意事项

要避开小儿股骺板,否则可影响小儿骨骼发育。

7.3.5 骨髓腔内输液潜在并发症

最常提及的骨髓腔内输液的潜在并发症是液体和药物外渗导致的注射部位周围肌肉和皮下组织坏死,甚至有引发间隔综合征的危险。感染也是骨髓腔内输液的并发症之一,穿刺针置入后可能引发蜂窝组织炎和局部脓肿的形成。穿刺针最长可在体内存留 72~96 h,但建议6~12 h内尽早拔出,以减少并发症的发生。

（曾睿峰 李 军）

8

小儿围术期输血

围术期输血是指在围术期输入血液(包括自体血以及异体全血、红细胞、血小板、新鲜冰冻血浆和冷沉淀等)。输血的目的是提高携氧能力,增加血容量。容量可以通过输液来补给且无传播疾病的风险,因此输血的主要目的是将患儿的血容量、心排量和器官灌注恢复到正常水平,输血的最终目的是提高携氧能力。自体输血可以避免或减少异体输血、血源传播性疾病和免疫抑制。可分为术前贮存式自体输血、急性血液稀释及术中术后血液回收等方法。小儿特别是新生儿和婴幼儿的血容量相对较少,少量失血占总血容量的比例较大,因此,应精确估计失血量和血容量,及时和适量补充。

8.1　输血前评估

择期手术患儿要求血红蛋白大于 $100\ g/L$(新生儿 $140\ g/L$),低于此标准麻醉危险性增加。贫血患儿应在纠正贫血后进行择期手术,某些贫血患儿需行急诊手术时,术前可输注浓缩红细胞。输注 $4\ ml/kg$ 的浓缩红细胞可增高血红蛋白 $10\ g/L$。预计术中出血量可能达到血容量的 10% 或以上者,应配备足量血制品并预先置入中心静脉导管。手术开始前应记录患儿的估计血容量(estimated blood volume,EBV)和术前的血红蛋白。

8.2　血容量和失血量的评估

8.2.1　血容量估计

了解血容量及失血量对小儿尤为重要,同样容量的失血对小儿的影响明显高于成人。如 $1\ 000\ g$ 的早产儿,失血 $45\ ml$ 已相当于其循环血容量的 50%(表 $8-1$)。

表 $8-1$　与年龄相关的血容量及血红蛋白含量

年　龄	血容量(ml/kg)	血红蛋白(g/L)
早产儿	90～100	130～200
足月新生儿	80～90	150～230

(续 表)

年 龄	血容量(ml/kg)	血红蛋白(g/L)
<1岁	75～80	110～180
1～6岁	70～75	120～140
>6岁和成人	65～70	120～160

8.2.2 失血量评估

手术过程中需要精确估计出血量,可以从以下几个方面分析和评估:

(1) 持续监测和判断心血管指标变化 收缩压是反映婴幼儿血容量的可靠指标,重大手术需持续监测有创动脉压和中心静脉压,两者结合有助于判断血容量的变化。此外,心动过速、毛细血管再充盈时间和中心-外周温度差是较可靠的参考体征。

(2) 出血量估计 ① 测量吸引瓶内的血量。② 估计纱布上的出血量,称重法 1 g 为 1 ml 血液。③ 估计手术单上的血量:10×10 cm 为 5 ml 血液,15×15 cm 为 15 ml 血液。④ 及时采血进行血红蛋白或血细胞比容的测定:

$$失血量=(术前\ Hct-测定值\ Hct)\times 血容量/术前\ Hct$$

(3) 记录手术过程各阶段的出血量。

(4) 注意体腔中的积血量。

(5) 注意手术创面的水分或血浆成分的丢失和第三间隙失水量,一般小手术为 1～2 ml/(kg·h);中手术 3～5 ml/(kg·h);腹腔内大手术为 8～10 ml/(kg·h)。

(6) 术中允许最大失血量(maximum blood loss, MBL)的估计可参考以下公式:

$$MBL=[(Hcti-Hctf)/Hctm]\times EVB[Hcti:Hct\ 值;Hctf:年龄所允许的最低\ Hct\ 值,Hctm=(Hcti+Hctf)/2]。$$

8.3 输血相关监测

8.3.1 重要脏器灌注或氧供监测

包括血压、心率、脉搏血氧饱和度、尿量、血红蛋白量或血细胞比容,必要时监测血气和酸碱平衡、电解质、混合静脉血氧饱和度、pH。对血红蛋白含量的监测是最直接和重要的。目前在麻醉和围术期可使用无创连续血红蛋白监测(SpHb),这不仅是一种无创的,而且是连续、即时监测血红蛋白的方法,在一定情况下可以用于指导临床的诊断及相对应的治疗。SpHb 与有创血红蛋白监测可能存在差异。准确性受患

117

者周围组织灌注、失血量和血红蛋白浓度的影响。此外新生儿特别是危重新生儿相关 SpHb 的准确性有待于进一步研究。

8.3.2 凝血功能监测

包括实验室诊断项目如血小板计数、凝血酶原时间（prothrombin time，PT）、活化部分凝血活酶时间（activated partial thromboplastin time，APTT）、国际标准化比率（international normalized ratio，INR）、纤维蛋白原等，必要时应进行床旁及时凝血监测如血栓弹性图（thromboela-stogram，TEG）、Sonoclot 等。

8.4 成分输血

8.4.1 浓缩红细胞

（1）术中是否给予输血取决于患儿术前血红蛋白水平、术中失血量和心血管反应情况。一般来说，全身状况良好的小儿当失血量达到血容量的 15% 以上应给予输血。另外，术中测定 Hct 对指导输血有非常大的临床意义。正常情况下，婴幼儿和伴有明显心肺疾病的患者术中 Hct 应维持在 30% 以上。其他患儿通常将 25% 定位 Hct 可接受的下限。

（2）目测婴幼儿术中的少量出血，对该患儿来讲可能已丢失其相当大部分的血容量，因此失血操作一开始就应积极输血或适量的胶体液（如羟乙基淀粉或 5% 白蛋白）并随时监测 Hct。

（3）小儿输血过程中一般没有必要使用钙剂，除非在容量补足的基础上仍然存在低血压或大量输注血制品时应给予钙剂（10% 葡萄糖酸钙 30 mg/kg 或 10% 氯化钙 10 mg/kg）。维持正常的钙离子水平（≥0.9 mmol/L）有助于术中止血。

8.4.2 浓缩血小板

（1）血小板制品 手工分离血小板、机器单采血小板。

（2）输注指征 用于血小板数量减少或功能异常伴异常渗血的患者：① 血小板计数大于 100×10^9/L，不需要输血小板。② 术前血小板计数小于 50×10^9/L，应考虑输注血小板。③ 血小板计数在（50～100）$\times 10^9$/L，应根据是否有自发性出血或伤口渗血决定是否输血小板。④ 如术中出现不可控性渗血，经实验室检查确定有血小板功能低下，输血小板不受上述指征的限制。⑤ 血小板功能低下对出血的影响比血小板计数更重要。手术类型和范围、出血速率、控制出血的能力、出血所致的后果以及影响血小板功能的相关因素（如体温、体外循环、肾衰、严重肝病等），都是决定是否输血小板的指征。⑥ 小儿每 5 kg 体重输入 1 U 血小板能提高血中血小板（20～50）$\times 10^9$/L。

118

8.4.3 血浆

(1) 血浆制品包括新鲜冰冻血浆(fresh frozen plasma,FFP)、冰冻血浆、新鲜血浆。

(2) 使用FFP的指征用于围术期凝血因子缺乏的患者。① PT或APTT大于正常值的1.5倍或INR大于2.0,创面弥漫性渗血。② 患者急性大出血输入大量库存全血或浓缩红细胞(出血量或输血量相当于患者自身血容量)。③ 病史或临床过程表现有先天性或获得性凝血功能障碍。

(3) 普通冰冻血浆可用于Ⅲ和Ⅷ因子以外的凝血因子缺乏患者的替代治疗。

8.4.4 冷沉淀物

(1) 输入冷沉淀的目的是补充纤维蛋白原和(或)Ⅷ因子,纤维蛋白原浓度大于150 g/L,一般不输注冷沉淀,若条件许可,对出血患者应先测定纤维蛋白原浓度再输注冷沉淀。

(2) 以下情况应考虑输冷沉淀:① 存在严重伤口渗血且纤维蛋白原浓度小于80~100 g/L。② 存在严重伤口渗血且已大量输血,无法及时测定纤维蛋白原浓度。③ 甲型血友病、血管性血友病、纤维蛋白原缺乏症及凝血因子Ⅷ缺乏症患者。

(3) 围术期纤维蛋白原浓度应维持在100~150 g/L之上,应根据伤口渗血及出血情况决定补充量。

(4) 每个单位的冷沉淀包含150~250 mg纤维蛋白原。每单位FFP(200 ml)包含2~4 mg/ml纤维蛋白原。因此,每单位FFP可提供相当于2单位冷沉淀的纤维蛋白原。

8.4.5 凝血酶原复合物

通过离子交换吸附或无机化学吸附方法能够从血浆或血浆成分中获得因子Ⅸ,主要治疗因子Ⅸ缺乏症或血友病B。因子Ⅸ或凝血酶原复合物也被用于治疗获得性低凝血酶原出血性疾病,主要为华法林使用过量;但是因其有增加肝炎的风险,故应用受到限制。

8.5 大量输血

(1) 大量输血一般指输血量达到血容量的75%以上。

(2) 大量失血时除了输注浓缩红细胞,还应当补充其他血制品如血小板、凝血因子和纤维蛋白原等血浆成分。

(3) 大量输血时可能产生一些并发症,如循环超负荷,特别是儿童快速大量输血加重心脏负担,可能导致急性心力衰竭。大量输血必然导致凝血因子稀释,破坏,对于新生儿极易引发凝血功能障碍。库存血通常采用低温保存,大量输注时导致小儿体温迅速降低,可能导致小儿

119

心搏量降低、心律失常甚至心搏骤停,低温还会引起小儿周围组织灌注不足,组织缺氧,发生代谢性酸中毒。因此,小儿大量输血时应特别注意补充钙剂、保温、补充凝血因子、血小板、纠正酸碱平衡调整内环境。大量快速库血输注时还应注意监测血钾的水平,防止因高钾血症而引起的心搏骤停,详见第 30 章。

8.6 围术期血液保护措施

血液保护是通过改善生物兼容性、减少血液中某些成分激活、减少血液丢失、减少血液机械性破坏、应用血液保护药物和人工血液等各种方法,降低同种异体输血的需求和风险,保护血液资源。输血会产生许多并发症,尤其是传染性疾病。不必要的输血既增加风险,也造成血液资源的浪费。

8.6.1 减少失血

(1) 常采取调整适当的体位,局部止血带。

(2) 完善彻底的止血。长时间创面广泛渗血应杜绝。

(3) 局部应用止血药物。

(4) 微创技术等外科手段来减少术中出血量。

(5) 控制性降压。利用药物和(或)麻醉技术是使机体的动脉血压下降并控制在一定水平(生理允许范围内)。在创面较大的手术中减少术中失血;为精细、深部手术提供"干净"的手术野,方便操作;同时改善血流动力学。儿科领域常用于青少年脊柱、截骨矫形等大量出血的手术,患儿应无器质性疾病,包括可能影响循环的先天性心脏病、肝肾功能受损、呼吸功能不全或神经系统疾病;患儿全身情况良好、无贫血、酸碱平衡失调或低血容量等情况。控制性降压必须保证两路输液通畅的静脉,应留动脉置管实时监测有创血压,有必要的话应行中心静脉穿刺置管监测 CVP。降压程度不应低于患儿基础血压的 30%。在实施控制性降压期间应注意监测器官组织的灌注以及氧合情况,特别留意乳酸值和混合静脉血氧饱和度,如果可疑影响重要脏器的灌注,应暂停控制性降压,恢复基础血压。临床常用短效血管活性药物,如血管扩张药如硝普钠,0.5 $\mu g/(kg \cdot min)$,根据实际血压调节输注速度;α肾上腺素能受体激动药右美托咪定,0.5~1 $\mu g/kg$ 负荷,随后以 0.2~1 $\mu g/(kg \cdot h)$维持,根据实际血压调节输注速度;β肾上腺素能受体阻滞药艾司洛尔,25~50 $\mu g/(kg \cdot min)$,根据实际血压调节输注速度;钙通道阻滞剂尼卡地平(佩尔地平),0.5~6 $\mu g/(kg \cdot min)$,根据实际血压调节输注速度。以前也将加深麻醉作为降压的方式之一,但是有证据显示过深的麻醉与不良的预后、术后死亡率增加相关,因此不提倡不监测麻醉深度,而一味以血压为指标加深麻醉。

8.6.2 自体输血

(1) 术前自体贮血　美国血库协会规定自体供血可不受年龄、体重限制。儿童自体血回输的标准是"体重 15 kg、年龄 5 岁、Hb 120 g/L 以上"，目前，这一标准放宽到"体重 13 kg、年龄 3 岁、Hb 120 g/L 以上"。但每次采血前血红蛋白含量不应低于 110 g/L。每周采血 1 次，每次采血量在 8～10 ml/kg。手术前 2 周终止采血，每次采血后补充铁剂(2 mg/kg)及红细胞生成素以防患儿 Hb 降低。可用于小儿颅骨整形、脊柱矫形手术、髋关节手术等预计出血量较大的手术。术前自体贮血可减少异体血的输注量，降低输血并发症。

(2) 急性等容量血液稀释(acute normovolemic hemodilution，ANH)　在麻醉诱导后，手术开始前进行放血，并以 3 倍容量的平衡液补充放血容量，进行血液稀释。对一个全身状况良好的小儿血液稀释程度应保持 Hct 在 28% 以上。放出的血在术中根据出血量进行回输，最早放出的血在最后回输。放血量可根据下面的公式估算：放血容量(ml)＝EBV×[(最初 Hct－最终 Hct)÷平均 Hct]。

(3) 急性高容量血液稀释(acute hypervolemic hemodilution，AHH)麻醉诱导后补充相当于 20% 自身血容量的胶体液同时复合控制性降压技术，使血液稀释以减少手术出血是红细胞的丢失量。与 ANH 相比操作简单，不需放血和储存，避免血液污染，但 AHH 时血容量增加，可能对血流动力学及心肺功能产生影响，但无心肺疾患的患儿可较好耐受。AHH 时血氧含量降低但由于心排血量增加，微循环得到改善、组织摄氧增加，从而维持氧供，重要脏器对 AHH 的耐受好，但大量胶体液特别是羟乙基淀粉的输入，AHH 时凝血因子的稀释，可能会造成 PT、APTT 的延长。

121

(4) 回收式自身输血　血液回收是指使用血液回收装置，将患者体腔积血、手术失血及术后引流血液进行回收、抗凝、洗涤、滤过等处理，然后回输给患者。在儿童中，预期的失血量大于患者估计血容量的 15% 可以考虑采用自体血回输。血液回收必须采用合格的设备，回收处理的血必须达到一定的质量标准。儿童由于血容量少，出血总量可能相对成人较小，因此适合儿科使用的自体血回输装置必须满足低容量回收的要求。临床可根据不同的出血情况和血液质量选择不同的血液回收程序。出血量大而急的手术可选择大流量或超大容量血液回收，既可缩短时间，又可节省生理盐水，使红细胞可以快速回输给患者。当血液中杂质多，如骨科手术可选用标准回收或高质量回收程序，使血液清洗过滤得更干净。儿科少量出血可选用少量血液回收或儿科回收程序。每种程序使用的生理盐水比例不同，离心机转速不同。血液经过过滤、离心、洗涤和浓缩后，回收血中的污染物、组织碎片、游离血红蛋白、血浆、凝血因子、血小板激活和溶解产物及抗凝剂等均被清除,最终得到纯净的浓缩洗涤红细胞悬液,血细胞比容达到 $60\%\sim70\%$,可直接输给患儿。回收式自身输血推荐用于儿科体外循环、骨科手术、脑外血管手术、胸腹腔闭合式出血手术等。目前在上海儿童医学中心,胸外科体外循环心脏手术、骨科截骨矫形手术患儿的自体血回输使用率近 100%,起到了很好的节约用血效果。回收血的禁忌证包括:① 血液流出血管外超过 6 h。② 怀疑流出的血液含有癌细胞。③ 怀疑流出的血液被细菌、粪便等污染。④ 流出的血液严重溶血。

8.7　血液加温治疗

输血作为一种急性失血的抢救手段已被肯定。一般输血都不需要加温,但快速输入大量库存冷血常引起体温下降,低温诱发人体一系列生理变化。因此大量输血时,应对血制品进行适当的加温处理。

8.7.1　低温的不良反应

体温降低是围术期最常见的热紊乱现象之一,$50\%\sim80\%$的患者发生术后低温。多数情况低温程度不重,体温通常降低 $2\sim3℃$,即中心温度 $34\sim36℃$,大量输注低温液体是围术期患者低体温的诱因之一,而低温诱发人体一系列生理变化,所以常规输血是将冰冻的库存血取出放置一定时间后输入,但一般库存血温度很难回升到室温。对于儿科患者,婴儿体表面积相对于体重较大,且体温调节功能不完善,特别是大量输血后。低温对机体产生诸多不良影响。包括应急反应及免疫系统的功能不足、药物清除障碍、乳酸积累、心律失常等,低温对心脏产生抑制作用,导致心律失常及心脏骤停;低温引起清醒或浅麻醉患者寒战,增加组织耗氧量及凝血功能障碍等。机体在接受大量库存冷血时会引起静脉痉挛,使输血困难或患者感到寒冷不适,机体耗氧增多,体温下降,血压下降容易诱发凝血功能障碍,心律失常,严重时引起心脏骤停。

8.7.2　血液加温的适应证

大剂量输血时,为防止体温下降引发的并发症,将库血复温是十分必要的。① 临床输血工作中,大量快速输血:青少年>50 ml/(kg·h);儿童>15 ml/(kg·h)。② 受血者体内存在具有临床意义的冷凝集素。③ 新生儿换血治疗,常需要进行血液加温。有研究表明,库血复温后血液红细胞、血红蛋白、血细胞比容、白细胞、血小板、血清 K^+、Na^+、Cl^-无明显改变,即复温对库血有形成分和生化无影响;加温过程中,血液在长时间 4℃ 库存中自然絮焦形成的小团块自动解散,降低血液黏度,输注过程更畅通、顺利。血液加温主要是防止冷凝集和大量使用库血而导致的低体温。目前,关于加温输血应用情况相关文献较少。

8.7.3　血液加温方法

中华麻醉学会围术期输血指南(2014)指出,不能使用的加热方法包括微波炉、热水浴以及并不是专门为血液加温而设计的装置。国内曾有学者在体外对库存血的加温范围进行研究,结果显示,库存血在40℃水浴加温后红细胞形状及体积无明显变化,但这种水浴方法可能存在血袋污染或破损的文献。临床输注安全性有待观察。

专门为临床输血加温设计的输血加温仪能通过换热器加热埋在换热器中的轮流管路,将热量直接传递到流动的液体,可将冷藏或室温下的血、血制品等或冲洗液家加温到控制的温度。对输注到体内的液体和血制品加温至37℃。且操作过程温度可控,即不接触患者,也不接触血制品,安全可靠。

8.7.4　血液加温注意事项

为防止体温下降,又不使红细胞破坏过多,库存血通过37℃加温输液仪输注较为适宜。要防止加温时产生的气泡在输注过程中大量、快速地直接进入血管而造成气体栓塞。

(宋蕴安　陈怡绮　张马忠)

9

超声技术在小儿麻醉中的应用

医学超声是一门将声学中的超声学与医学应用结合起来形成科学。超声医学诊断仪的突出特点是：① 对人体基本无损伤，适合于产科与婴幼儿的检查。② 能方便地进行动态连续实时观察。③ 由于它可以采用超声脉冲回声方法进行探查，所以适用于胸部脏器、心脏等诊断。超声医学的特点使之在麻醉学领域有广泛的应用前景，在神经阻滞、血管穿刺、急诊的术前诊断、心血管、肺部的诊断与监测等方面均有重要的临床应用价值。

9.1 超声的基础知识

9.1.1 超声波物理特性

(1) 超声波 是指物体振动频率每秒在 20 000 次(Hz)以上，超过人耳听觉阈值上限的声波，简称超声。

(2) 声源、声束、声场 能发生超声的物体称为声源。声束是指从声源发出的声波，一般在一个较小的立体角内传播，声束各处宽度不等。在临近探头的一段距离内，声束宽几乎相等称为近声场区；远方为远声场区，声束开始扩散。

(3) 分辨力 分辨力是指根据单一声束线上所测出的分辨两个细小目标的能力，分为：① 轴向分辨力。② 侧向分辨力。③ 横向分辨力。图像分辨力是指构成整幅图像的目标分辨力，用以显示散射点的大小。① 细微分辨力：用以显示散射点的大小。② 对比分辨力：用以显示回声信号间的细小差别。③ 多普勒超声的分辨力指多普勒超声系统测定流向、流速及与之有关方面的分辨力。

(4) 声阻抗 可以理解为声波在组织(介质)中传播时所受到的阻力，为组织的密度与声波在该组织中传播速度的乘积。人体内不同脏器组织的声阻抗不同，高密度的颅骨高，软组织的次之，空气密度低，声速慢，声阻抗最小。两种声阻抗不同物体接触形成一个界面。声像图中各种回声显像主要由于组织的声阻抗差别所造成，它是超声成像的基础。

（5）人体组织对入射超声的作用　人体组织对入射超声可产生多种物理现象，分为：① 散射：小界面对入射超声产生散射现象。② 反射：大界面对入射超声产生反射现象。③ 折射：由于人体各种组织、脏器中的声速不同，在经过这些组织间的大界面时，产生声束前进方向的改变，称为折射。④ 全反射：如第二介质中声速大于第一介质，则折射角大于入射角。⑤ 绕射：又名衍射，在声束边缘与大界面之间的距离等于1～2个波长时，声束传播方向改变，趋向这一界面。⑥ 衰减：声束在介质中传播时，因小界面散射，大界面反射，声束的扩散以及软组织对超声能量的吸收等造成声能损失。在同一组织中，超声频率越高，衰减越大；不同组织对声能吸收衰减程度不一：骨组织>肌腱>肝脏>脂肪>血>尿液、胆汁；衰减限制了超声向深层介质的透射深度，也有助于疾病的诊断分析，如脂肪肝或某些恶性肿瘤有明显的衰减特征。⑦ 会聚：声束在经越圆形低声速区后，声束会聚，如囊肿或脓肿后方增强回声呈蝌蚪尾状。⑧ 发散：声束在经越圆形高声速区后，声束的发散。有些肿瘤含纤维较多，其后方常呈发散现象。⑨ 多普勒效应：入射超声遇到活动的小界面或大界面后，散射或反射回声的频率发生改变。界面活动朝向探头时，回声频率升高，呈正频移；反之，回声频率降低，呈负频移。且频移的大小与运动速度呈正比。因此，利用多普勒效应可以检测血流的方向、速度及血流性质，反映脏器组织的血流动力学信息。

9.1.2　超声成像基本原理

超声成像的基本原理和过程主要是依据上述超声波在介质中传播物理特性，其中最为重要的有以下三个方面：① 声阻抗特性。② 声衰减特性。③ 多普勒特性。包括正常组织和病变组织，如肿瘤、脓肿、结石等均有特定的声阻抗和衰减特性。超声在人体内，经过不同声阻抗和不同衰减特性的器官与组织，产生不同的反射、散射与衰减，这种不同的反射、散射与衰减是构成超声图像的基础。而超声探头将接收到的回声，根据强弱的不同用明暗不同的光点显示在荧屏上，便可显示人体正常和异常的脏器组织的断面超声图像，此超声图像称之为声像图。

彩色多普勒血流显像将人体脏器组织血流中获得的多普勒信息、全部频移回声信息用自相关技术经彩色编码，以红、蓝、绿三基色来反映血流方向、速度等。并将此彩色血流信息重叠显示于二维灰阶声像图上，实现解剖结构与血流状态两种图像的实时显示。

9.2　超声诊断学

超声诊断学是利用超声波的物理特性和人体器官组织声学特性相互作用后产生的信息，并将其接收、放大和信息处理后形成声像图、曲线(M型心动图、频谱曲线)、波形图(A型超声)或其他数据,结合解剖、病理、生理知识和受检者的病史、临床表现、其他实验室或影像学等检查,综合分析,借此进行疾病判断的一种影像学诊断方法。

超声诊断学优点: ① 无创伤、无病苦。② 实时、动态显像。③ 能提供病变组织结构和血流动力学变化。④ 能获取各个方位的断面图像。⑤ 定性、定位诊断特异性高,可进行准确的测量。⑥ 无须使用造影剂,能发挥管腔造影功能。⑦ 层次清楚,接近于解剖真实结构。⑧ 进行动态随访观察。

9.3　超声引导麻醉穿刺技术

9.3.1　超声引导静脉穿刺

中心静脉压或肺动脉压监测、肠外营养、补液或者外周静脉置管困难的患者解决静脉通路时,常需要中心静脉置管。然而,即使对非常有经验的操作者,单凭体表标志进行中心静脉置管失败的现象也不少见。超声引导技术大大提高了成功率,减少了穿刺的次数,降低并发症发生率,对于缺乏经验的医师更是如此。

(1) 超声引导颈内静脉置管术　推荐小儿线阵超声探头,将患者头部转向对侧,超声探头取颈部的横面图,可见颈内静脉及波动的颈动脉。调整探头使颈静脉位于图像中央,区分动脉和静脉非常重要。动脉是搏动的,且难以压扁;轻轻挤压就可发现颈内静脉被压扁。旋转超声探头90°可以获得纵向扫描图像(图9-1)。

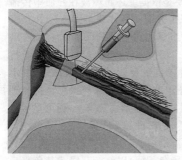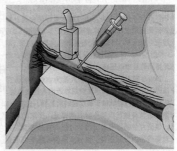

图9-1　超声引导颈内静脉穿刺示意图

超声显示发现,在靠近头侧,颈内静脉走行于颈总动脉的外侧。医师可在靠近头侧的位置应用超声引导技术,减少损伤肺尖和椎动脉的可能。在吸气象,静脉管径扩张最大时,进行穿刺。横向扫描和纵向扫描技术都可以运用。取头低脚高躺位,可以增加颈内静脉的内径。超声探头用无菌护套包裹,并涂抹一层无菌耦合剂。获取颈内静脉的横截面图像,并将颈内静脉的图像移动到显示屏中央。用 18～20 号穿刺针头在距离超声探头中间的地方穿刺。实时成像下观察进针情况。针尖和针杆均可显现为一个高回声高点,应该注意区别,回抽血液可验证穿刺成功。纵轴扫描技术可以看到整个穿刺针,周围组织损伤概率相对较小。获得颈内静脉的横截面图像后,先将静脉置于图像中央,然后将超声探头旋转 90°便可得到它的纵向图像,针头在实时成像下穿刺至静脉前壁,然后快而小的动作来穿透静脉的前壁,这样防止穿通静脉的后壁。但应注意针头有可能滑到静脉的一侧,导致穿刺失败。可将针头后退、调整位置至静脉的正中,回抽出静脉血后,置入导丝。导丝活动度不好的原因可能为卷曲静脉瓣或进入了锁骨下静脉,可退出一部分导丝,再缓慢置入。

(2) 超声引导股静脉置管术 股静脉是常用的中心静脉监测通路。超声探头置于腹股沟韧带下方,就可以看到股静脉和动脉的横截面图像。将静脉图像移至屏幕中央,做好穿刺点的标记。也可扫描两侧静脉,选择较好的一侧置管。小儿的腹股沟区域皮肤皱折较多,应注意消毒,同样用无菌护套包裹好超声探头,使用 18～20 号穿刺针在实时成像下进行穿刺,当到达静脉壁时,使用一个快速且小幅度的动作穿破静脉并回抽血液确认为静脉后使用扩张器并置管。同样也可在腹股沟的远端几厘米处进行股静脉置管的技术,有可能减少感染的发生,且便于护理。

(3) 外周静脉置管术 由于静脉血栓形成,皮肤瘢痕等原因导致静脉难以观察,给穿刺带来很大的困难。同样一些特殊患者如婴幼儿、肥胖患者、水肿患者、吸毒患者等建立静脉通路常常让有经验的医师也感到棘手。当其他中心静脉置管困难时,或只以快速输液为目的,外周静脉置管是非常有用的技术。贵要静脉、头静脉或肱静脉等其他静脉都可以在超声引导下进行置管。但应注意静脉窦可能使导丝置入困难。可在超声引导下对贵要静脉、头静脉或者深部肘静脉进行定位然后置管。贵要静脉位于中臂深筋膜之下,如图 9 - 2 所示。头静脉因为周围没有动脉及神经,所以也是个不错的选择。超声探头应该避免压扁静脉,横向技术和纵向技术均可用于置管。位于内踝处的大隐静脉,走行

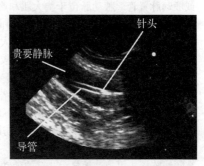

图 9 - 2 贵要静脉置管术(引自《麻醉超声诊断与介入技术》,多米尼克·哈蒙)

于胫骨及膝关节内侧,其血管壁比较厚,也是小儿常用的静脉穿刺部位。

9.3.2 超声引导动脉穿刺

进行连续的动脉压力检测、取血液样本、靶器官化疗、血管内介入治疗等时,需要动脉置管。一些患者脉搏难以触及,导致动脉置管失败。但超声引导技术可大大提高穿刺成功率,减少穿刺的次数和损伤血管。另外,超声还可作为常规方法失败后的补救措施。

(1) 超声引导桡动脉置管 将手臂展开放置于托手板上。采用线阵超声探头,深度设置为最浅,约 1 cm,采集到桡动脉的横断面,动脉周围常伴行一两根静脉,轻微施压可以使动脉搏动更加明显,而并行静脉闭合。轻微倾斜超声探头可以更好地显示彩色血流,有助于区分动、静脉。横轴和纵轴穿刺均可行。获得动脉的横截面后调节超声探头使其位于屏幕的中央。消毒后,稍旁开超声探头进行穿刺,便于成像。操作中有时难以观察到针尖的亮点,可以根据动脉受压迫的情况来推测针尖的位置。当搏动的血液流出可帮助确认穿刺针已经在血管内,减小针的角度,然后将套管推入血管。如果针头穿透血管的后壁,可退针,然后将套管缓慢后退,直到波动的血液流出,将导丝经套管推入动脉内,而后套管顺着导丝一起置入动脉。纵轴技术较横轴技术可看到针头与针杆。获得桡动脉的纵向图像后。在距离超声探头约 0.5 cm 的地方穿刺,实时引导下进针至动脉前壁,同样可采用快速且小幅度的动作穿破动脉的前壁,这样可避免穿透动脉后壁。若针尖滑到动脉的一侧,稍退针头并定位于动脉中央,再次穿刺。当远端桡动脉血管痉挛、血管内膜剥离或动脉周围血肿等影响置管时,可以选择近端桡动脉置管。同样可采用纵轴或横轴技术动脉置管(图 9 - 3)。

(2) 腋动脉或股动脉置管 由于低体重或低龄小儿的桡动脉内径很细,常常导致穿刺置管困难,甚至超声成像困难。这时可采用腋动脉或股动脉置管。腋动脉位于胸大肌和胸小肌后面,近端由臂丛的三束神经包绕,远端由臂丛神经的终神经四面包绕,腋静脉与腋动脉距离很近。腋动脉置管术可选择腋入路或胸大肌入路置管。曲线探头接触面较小,适用于胸大肌入路,线阵探头形较适用腋入路。首先将患者手臂外展 90°,使动脉远离肺脏。腋动脉可轻易触及,超声成像非常清楚。在实时成像下行纵轴或横轴穿刺。推荐使用纵轴技术,可以清楚观察至针尖,并有可能减少对神经的损伤。建议由臂丛神经阻滞经验丰富的医师来操作,以降低永久性神经损伤的概率。经胸大肌入路置管术时,同样将患者手臂外展 90°并固定好。超声探头放置于胸肌上。采用高频线阵探头可清楚地显示儿童的腋动脉,得到动脉的纵向图像后,在超声实时成像下,穿刺针以约 30°角进针动脉。但是较小的角度会增加针头滑到动脉侧面的可能。为避免穿刺损伤一旁的臂丛神经及分支,

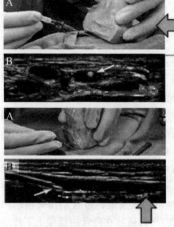

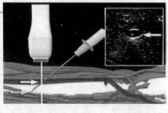

横轴动脉置管技术(A)
桡动脉腔内的穿刺针(B，箭头)

鉴别针尖与针体的方法：超声成像的
白点是针体而非针尖，可将探头略微
向远端移动，若点状强回声消失可证
明为针尖，反之为针体。

纵轴动脉置管技术(A)
穿刺针置入桡动脉(B)

图 9 - 3　超声引导下桡动脉穿刺置管

也可用一个快速且小幅度的动作穿破动脉，置入导管并固定。

股动脉也是桡动脉穿刺失败后常用的动脉，其在腹股沟韧带下分为股浅动脉和股深动脉。在腹股沟韧带处，可轻易地发现股静脉和股动脉的横截面图像。调整探头使股动脉处于屏幕中央，也可旋转探头90°获得动脉的纵向图像。穿刺同腋动脉，同样也应注意避免损伤外侧的股神经。

9.4　超声在围术期监测应用

近年来，世界各国围术期医学相关学科纷纷引入超声影像技术，评估患者病情、风险，监测麻醉手术过程，目的在于降低相关医疗风险，提高医疗的安全性和有效性。对于小儿麻醉，掌握围术期相关的超声监测技术，将大大有利于危重患儿的诊疗工作。由于篇幅的限制，手册只简单地罗列常用的超声诊断和监测方法，详细内容请参考相关专业书籍。

9.4.1　经胸和经食管超声心动图

经胸和经食管超声心动图是围术期医学中最被肯定的监测方法之一。在心脏手术和重症监护领域，超声心动图已经成为现代医学实践的基本组成部分。经食管超声心动图比经胸超声心动图可以获得更高分辨率的影像，诊断价值更高，缺点是经食管超声具有一定的创伤性。临床实践中对检查途径的选择应根据患者病情和检查人员的能力。一般已经训练过的医师，也可容易地检查出许多威胁生命的急症，如大量心包积液、心源性休克或主动脉夹层等。经胸和经食管超声心动图应按照规定程序进行完整的检查,收集完整的影像信息,有经验的技师可以在大约 10 min 内完成完整的常规检查。

9.4.1.1 经食管超声心动图

在放置经食管超声探头时,最好先下胃管使胃排空并减压,可以优化检查的影像质量。测量患儿门齿至剑突的距离。润滑未锁定的探头,轻柔地将其经口置入食管,应用特殊的鞘管可以保护患者的食管黏膜使其免受清洁剂和消毒剂刺激,也保护探头。当探头经过食管括约肌时会感到一点阻力。探头应位于食管内、心脏后,并且可在食管和胃之间上下移动,便于检查心脏结构。根据需要调整大旋钮调整探头前屈或后屈,应用小旋钮可使探头左右弯曲。另外,还可以控制探头顶部传感器发射的超声扇形平面的角度。一般可以从食管上部、食管下部和经胃三个水平获得影像。心脏的三维结构检查是通过移动探头将超声扇面缓慢地扫过心脏结构。当声束在 0 时,通过在食管内缓慢上下移动探头来实现,当声束在 90°时,通过从左向右缓慢旋转探头来实现。另外,操作者通过改变从探头顶部发射出的超声声束的角度围绕某一心脏结构,如二尖瓣,旋转扫描扇形平面,做更全面仔细的检查。通过调节探头可以获得大量心脏结构的横断面、纵断面(矢状面)和冠状面。当声束水平切过特定腔室时,可以观察该结构的短轴影像;旋转超声扇面与短轴成 90°角时可显示其长轴影像。所以理论上可以显示心脏任意切面的结构,但由于周围充气组织导致回声障碍等影响,其检查存在盲点,如气管和左主支气管的干扰,难以显示升主动脉和近端主动脉弓等。

常规经食管超声心动图有 20 个标准影像,2013 年美国心血管麻醉与心血管超声推荐 11 个标准切面,将 6 个经胃切面只保留了中段左心室短轴切面,说明该切面在围术期具有重要的监测价值;将 6 个大血管切面去掉了 2 个切面(食管上段主动脉弓长轴和短轴切面);另外,将 8 个食管中段切面去掉了 2 个切面(主动脉瓣长轴切面和二尖瓣交界切面)。以下简单介绍一下这 11 个标准切面:

(1) 食管中段四腔心切面

将探头放入食管中部(距门齿约 20 cm),超声图像深度 14 cm,旋转角度 0~10°,显示四个心腔(图9-4)。图像中主要结构包括:左右心房,左右心室,二、三尖瓣,房间隔,后室间隔和左心室侧壁。在这图像

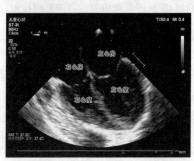

图 9-4 食管中段四腔心切面

中,通常能看到二尖瓣前叶和后叶中间部分。此切面主要用于诊断二尖瓣疾病、三瓣疾病、房间隔缺损及判断心腔大小、心室功能等。

（2）中食管两腔心切面 从食管中段四腔心图像开始寻找此图像,保持探头尖端不动并且二尖瓣处于中央,向前旋转切面至80°～100°,右房、右室从图像中消失,左心耳出现,向后伸展探头尖端,寻找显现真实的左室心尖部,增加超声深度以显示整个心尖部。此切面可看到:左心房、左心耳、二尖瓣后叶＋前叶、左心室前壁＋下壁、心尖部、冠状窦。这个切面用于下列诊断:左心耳肿物/血栓、左室大小和功能、二尖瓣病变、测量二尖瓣瓣环大小。

（3）食管中段左室长轴切面 从食管中段两心腔切面(90°)保持探头尖端不动并保持二尖瓣处于图像中央,向前旋转切面至120°～130°,在长轴方向显示主动脉瓣和左室流出道,调整超声深度使整个左心室都可在图像中显示(图9-5)。此切面可辨认以下结构:左心室前间隔壁和后壁、左室流出道、主动脉瓣、二尖瓣前叶＋后叶。用于下列诊断:左心室功能、二尖瓣病变、主动脉瓣和主动脉根部病变、室间隔病变。

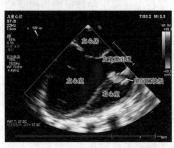 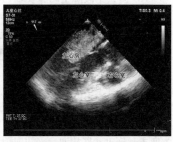

图9-5 食管中段左室长轴切面(左:干下型室间隔缺损;右:左房黏液瘤)

（4）食管主动脉瓣短轴切面 从食管中段四腔心图像向头侧回退获得包括左室流出道和主动脉瓣的食管中段五腔心图像(0),旋转切面角度至30°～45°,以主动脉瓣为中心,力图使三个主动脉瓣瓣膜相互对称,回退探头可获得冠状动脉开口,推进探头可获得左室流出道。此切面可看到以下结构:主动脉瓣:右冠瓣、左冠瓣和无冠瓣、房间隔、左心房、右心房、冠状动脉开口:右冠状动脉,左主干。此图像用于下列诊断:主动脉瓣疾病、房间隔缺损(继发孔型)、室间隔缺损位置判断、左心房大小和冠状动脉病理。

（5）中食管右室流入-流出道切面 从食管中段主动脉瓣短轴开始旋转成像切面至60°～75°,改善三尖瓣成像,显露右室流出道,把肺动脉瓣和肺动脉主干同时暴露于图像中。此切面可看到:主动脉瓣、三尖瓣(前/隔瓣和后瓣)、肺动脉瓣、肺动脉、右室流出道、左心房和右心房。

该图像用于诊断：肺动脉瓣疾病、肺动脉病变、右室流出道病变、三尖瓣疾病和室间隔缺损。

（6）中食管双腔静脉切面　将探头置于食管中段，超声深度为10～12 cm，角度为90°～100°，找到食管中段两心腔图像（90°），将整个探头转向右侧，改变角度或轻微调整探头以便下腔静脉（左侧）和上腔静脉（右侧）同时成像。此切面可看到：右心耳、腔静脉瓣、界嵴、上腔静脉、房间隔、左心房和下腔静脉。此图像用于诊断：房间隔缺损（继发型，静脉窦型）、心房病变。

（7）食管中段降主动脉短轴切面　探头位于食管中段，调整图像深度为10～12 cm，将探头向左侧旋转显示主动脉，进而减小图像深度5 cm，使主动脉处于图像正中即可显示降主动脉横截面。图像近场的弧形管壁为降主动脉右前壁。在此切面基础上，探头推进或后退可以显示降主动脉全程。此切面主要用于诊断主动脉病变，可以通过降主动脉内逆向彩色血流评估主动脉关闭不全严重程度，此外，还可以用于引导主动脉球囊反搏及判断有无左侧胸腔积液等。

（8）食管中段降主动脉长轴切面　在上述降主动脉短轴切面基础上，保持探头不动，旋转角度至90°～100°，即可显示主动脉长轴，图像左侧为主动脉远端，右侧为主动脉近端，扇形图像顶端管壁为主动脉前壁，与之相平行为主动脉后壁。此切面主要临床用途与降主动脉短轴切面相类似。

（9）食管中段升主动脉短轴切面　在上述食管中段主动脉瓣长轴图像基础上，探头后退（显露升主动脉长轴），并旋转角度至0；在食管中段主动脉瓣短轴基础上后退探头（显露升主动脉短轴），然后旋转成像平面至0均可获此切面。此切面图像中显示的结构从主动脉瓣略上方开始，依次为右肺动脉长轴、升主动脉短轴和上腔静脉短轴。此切面主要用于诊断升主动脉病变、肺栓塞、动脉导管未闭及检测上腔静脉内的漂浮导管等。

（10）食管中段升主动脉长轴切面　将超声探头置于食管中段，在食管中段主动脉瓣长轴切面基础上，回撤探头至右肺动脉进入视野，调整图像深度至8～10 cm，调整角度至10°～20°即可获得此切面。在该切面中扇形图像的点为右肺动脉，其后方为升主动脉近端长轴。此切面主要用于诊断主动脉病变、判断右肺动脉有无栓子等。

（11）经胃底左心室短轴切面　将探头推进入胃腔，调整图像深度为12 cm，角度为0，继续推进探头直到显示胃（皱褶）或肝脏之后向前弯曲探头使其接触胃壁和心脏下壁；向左或右旋转探头使左心室处于图像正中并充分显露个乳头肌即可显示胃底左心室乳头肌短轴切面。此图像顶端为左心室后壁，左室其他节段亦可清楚显示。此切面主要用于评估左心室大小、功能及心肌节段性运动,同时还可以诊断肌部室间隔缺损和心包液。

9.4.1.2 经胸超声心动图

经胸检查包括一系列经过胸壁获得的结构的影像,每一个视窗的确切位置因患者而异。规范的检查应始于胸骨旁影像,随后是心尖、肋骨下和胸骨上影像。胸骨旁影像应取患者左侧卧位,心尖影像稍平卧、肋骨下影像取仰卧屈膝位;记录胸骨旁影像时,探头应位于胸骨左缘第三、第四、第五肋间胸骨旁,可以很好地显示心脏长轴、短轴、主动脉、三尖瓣和肺动脉瓣图像,也可获得二尖瓣的影像。左室功能和射血分数经常通过短轴平面评估。最侧下向的位置显影最佳并可确保看到左室心尖、心脏的四个腔等。可很好地评估二尖瓣和三尖瓣及左右室功能。胸骨上影像时,探头应该放在胸骨上切迹处,患者头朝向左侧,多应用于主动脉瓣狭窄的检查中,也可用于主动脉缩窄状况的评估。

9.4.2 其他方面的监测

超声技术是围术期最方便、有效的监测方法之一。胸部的超声检查可用于发现血胸、气胸及肺实变等;腹部的检查可用于发现腹腔出血、积气等。术中的超声心动图可用于发现低血压无心脏的原因,如评估心包积液等。如果有,确定积液量和血流动力学影响。通常首先出现在右侧心包腔。右室舒张期塌陷在血流动力学上是心包液的明显标志。右房倒置易发生于心室舒张晚期并可持续到收缩早期,在超声心动图中是一个敏感度极高但特异性较低的血流动力学受损征象。应用脉冲多普勒显示心内血流随呼吸变异有助于评估心脏压塞。同时也可评估心室功能、体循环栓子。另外,超声心动图还可评估血流动力学等。详见其他专业书籍。

(李 挺)

10

小儿全身麻醉

根据全身麻药的不同给药途径,可以分为吸入麻醉和静脉麻醉,小儿也有经肌注或直肠途径达到基础麻醉状态。全身麻醉分为麻醉诱导、麻醉维持和麻醉苏醒。麻醉诱导是使患儿从清醒状态转为可以进行手术操作的麻醉状态的过程;麻醉维持为持续保持抑制创伤和应激所需的麻醉深度;麻醉苏醒在麻醉后监护室进行,使患儿安全舒适清醒,生命体征平稳后送回病房。临床上最常用的是静吸复合麻醉。

10.1 麻醉诱导

10.1.1 诱导目的

尽可能使患儿与家长安静的分开,让患儿配合诱导期,要求诱导过程尽可能平稳,并建立和维持稳定的呼吸、循环状态,达到意识消失、无痛、肌松(可以无肌松)的全麻状态。

10.1.2 诱导前准备

诱导前应进行充分的术前评估和准备,根据患儿的年龄、体重、是否急诊、是否住院以及手术方式等,决定是否行气管插管或喉罩通气、术后镇痛、机械通气以及术后重症监测等。

(1)仪器和药物准备 ① 麻醉机、呼吸机,并根据患儿大小调节好各种参数。② 合适的面罩、口咽通气道、喉镜、气管导管、喉罩。③ 准备各种麻醉所需的药物、急救复苏药物(包括阿托品、肾上腺素、钙剂、碳酸氢钠等)、丙泊酚以及肌肉松弛药等。④ 准备各种保温措施,如调节室温、保温毯及暖风机等。⑤ 准备静脉穿刺针、输液装置。⑥ 最好有一个助手帮助静脉穿刺和气道处理,某些特殊情况时(如气道外科或极度衰竭的患儿),需外科医师在场。

(2)家长相伴 ① 防止小儿术后行为异常,家长相伴是所采取多方面的措施之一。② 同家长和患儿建立和谐的信任关系,术前已进行良好镇静的患儿则没必要家长相伴。

(3)术前镇静 理想术前镇静应达到:① 无痛及方法简易。② 抗焦虑作用快。③ 不良反应少。④ 药效短。⑤ 能有效防止麻醉、外科手术引起的焦虑和行为紊乱。常用药物：① 咪达唑仑：目前最常用的镇静抗焦虑药，具有相对起效快（口服 15～30 min、滴鼻或舌下 5～10 min）、作用时间短（高峰 30 min，维持 1～2 h），口服 0.5～0.75 mg/kg、灌肠 0.3～0.5 mg/kg、滴鼻 0.2～0.3 mg/kg 均能明显改善诱导期的合作程度和降低与家长分离时哭闹的发生率，如已静脉开放则静注 0.05～0.1 mg/kg 即可。② 氯胺酮：口服氯胺酮较易被儿童接受，尤其复合咪达唑仑时毫无异味，口服氯胺酮 6 mg/kg 10～20 min 产生作用，很少伴有不良反应，与咪达唑仑比较其离院时间延长。氯胺酮滴鼻应用于小儿效果较好，3 mg/kg 剂量 4～12 min 产生分离麻醉状态。氯胺酮灌肠效果不确切。③ 可乐定：口服可乐定 4 μg/kg 复合阿托品 0.03 mg/kg 能提供良好镇静，使患儿较易与家长分开，接受面罩吸入，并能一定程度抑制气管插管的心血管反应和产生术后镇痛作用。④ 右美托咪定经静脉给药，主要应用于手术麻醉和监护室镇静，需要专业医师的持续管理。非静脉途径用药起效缓慢平稳，安全性较高，用于手术前或手术室外的检查都具有良好的镇静、镇痛作用，特别适用于小儿。已有研究表明，与咪达唑仑 0.5 mg/kg 口服相比，右美托咪定 1 μg/kg 滴鼻的小儿在与家长分离和麻醉诱导时镇静效果更好，也不延长患儿在复苏室的停留时间。右美托咪定使用的常用剂量为 2 μg/kg。术前用药右美托咪定 1 μg/kg 滴鼻的起效时间为 25 min（95％CI 25～30），镇静作用持续时间为 85 min（95％CI 55～100）。

10.1.3　全麻诱导药

10.1.3.1　静脉诱导药

（1）丙泊酚　具有作用快、短、苏醒质量高且恢复平稳等特点，小儿诱导剂量为 1.5～3.5 mg/kg，1～6 个月婴儿 1.5～2 mg/kg，新生儿、儿童通常为 2.5～3.5 mg/kg；静注 30 s 即出现意识消失和呼吸抑制，清醒较咪达唑仑快而彻底；注射痛发生率较高，混用利多卡因 1 mg/kg 使疼痛减轻；丙泊酚常伴有血压降低、心率减慢；但抑制气管插管心血管反应较好。

（2）氯胺酮　具有镇痛、保持自主呼吸和气道反射等特点。静注剂量为 1～2 mg/kg 有支气管扩张作用，适用于哮喘和（或）不需气管插管的患儿；氯胺酮具有兴奋交感神经的作用，适用于诱导前有低血容量和大多数紫绀型和（或）伴有肺动脉高压的先天性心脏病患儿。缺点：① 精神运动异常：苯二氮䓬类药有预防或减轻作用。② 增高颅内压和眼内压：咪达唑仑可起预防或减轻的作用。

（3）依托咪酯　主要应用于循环功能不稳定的患儿。优点：对心血管功能影响较小；预防脑缺血；降低颅内压、眼内压；组胺释放很少。缺点：① 抑制肾上腺皮质功能（长时间持续静注引起，单次静注未见报道)。② 静脉注射痛,尤其细小静脉。③ 抑制气管插管应激反应较差。

10.1.3.2 肌注诱导药

对不合作患儿,常选用氯胺酮或复合咪达唑仑肌注作为诱导剂。单用氯胺酮要求剂量 $4\sim5$ mg/kg,最好合用阿托品 0.02 mg/kg 以减少呼吸道分泌物;如复合咪达唑仑($0.1\sim0.2$ mg/kg),氯胺酮可降至 $1\sim2$ mg/kg,可明显减轻氯胺酮的不良反应,但注意呼吸抑制的发生。

10.1.3.3 直肠诱导药

以往直肠麻醉诱导在儿童(<5 岁)中应用,方法分别有:巴比妥 $15\sim25$ mg/kg、咪达唑仑 1 mg/kg、氯胺酮 $6\sim10$ mg/kg 以及硫喷妥钠 $30\sim40$ mg/kg(半衰期较长)。但直肠麻醉诱导有许多问题,包括诱导药物生物利用度低、有喉痉挛风险,麻醉后可能苏醒延迟。在免疫功能低下时,直肠给药可能导致脓毒症。如今直肠麻醉诱导很少应用。

水合氯醛为催眠药、抗惊厥药。主要是抑制脑干网状结构上行激活系统。经直肠给药可迅速吸收,催眠剂量按体重 25 mg/kg,每次极量为 1 g,30 min 内即可诱导入睡,1 h 达到高峰,维持 $4\sim8$ h,催眠作用温和,不缩短快速动眼睡眠时间,无明显后遗作用。曾作为基础麻醉的辅助用药,现已极少用于麻醉,常常用于无创性或诊断性检查的镇静中。

10.1.3.4 吸入麻醉诱导药

吸入麻醉诱导方法在小儿麻醉中具有快速、无痛、易接受等优点,因为:① 每分通气量/功能残气量(MV/FRC)高。② 血/气分配系数低。③ 心输出量相对高。④ 相对较高的组织灌注量(包括脑组织)。

(1)七氟烷 七氟烷具有较低刺激味,诱导快而平稳的特点,是目前比较理想的小儿吸入麻醉诱导药。对心血管和呼吸系统的作用类似异氟烷,过去认为七氟烷在体内会产生复合物 A 对肾脏产生毒性作用,但目前研究基本否定该结果。

(2)异氟烷 异氟烷与氟烷相比具有刺激味,诱导期易发生兴奋,更适合于麻醉维持;降低脑血流量和脑氧代谢率,适用于颅内高压的患者。

(3)地氟烷 地氟烷具有较强刺激味,常引起咳嗽、屏气、喉痉挛等,故并不适合用于麻醉诱导。麻醉诱导快速增加吸入浓度常引起血压上升和心率加快,维持期常使血压下降,其最大优点是苏醒快,体内很少代谢。

10.1.4 麻醉诱导技术和策略

10.1.4.1 健康禁食小儿的麻醉诱导

(1)面罩吸入麻醉 大多数患儿对手术和麻醉存在畏惧心理,如何使患儿愿意接受面罩,对不同年龄段的小儿应采用不同的策略:① 婴儿可采用转移注意力的方法,如唱歌、引诱注意墙壁或天花板的物体或图画、鼓励其吹气球、面罩涂上孩子喜欢的水果或花朵的香味等均可较容易使其接受面罩。② 对大小儿只要把面罩吸入诱导的过程作为一种游戏来对待比较容易接受,如叫患儿带上"太空面罩"进行吹麻醉气囊、引诱其吹生日蜡烛而加深呼吸等。③ 选择大小适合的面罩,面罩吸入时不能对患儿脸部施加压力。④ 合作小儿在平卧状态下吸入氧气＋氧化亚氮＋七氟烷。⑤ 较紧张或欠合作患儿可坐位或抱着进行面罩吸入,开始即吸入高浓度的麻醉药(8%七氟烷),一旦意识消失即处平卧位并行常规监测和完成整个诱导过程。⑥ 吸入麻醉诱导过程应仔细观察生命体征、呼吸、心音的变化,避免麻醉药过量,尤其是面罩正压通气时。⑦ 随麻醉加深渐渐出现呼吸道梗阻,大多为舌根下坠所致,处理措施就是托下颌、插入口咽通气道和(或)喉罩。

(2)静脉麻醉诱导 静脉麻醉诱导主要用于能合作行静脉穿刺的小儿。① 丙泊酚: 由于作用消失快,清醒彻底,认知恢复良好以及恶心呕吐少等优点,故目前临床上最常用丙泊酚,其小儿诱导剂量 $2\sim3$ mg/kg,对静脉注射痛可混合利多卡因 $0.5\sim1$ mg/kg,能明显改善。② 依托咪酯: 对心血管功能抑制轻,$0.2\sim0.3$ mg/kg 用于低血容量和循环不稳定患儿。③ 咪达唑仑: 抑制呼吸和循环较轻,遗忘作用好,常用于诱导辅助药,尤适用于氯胺酮诱导,但应注意用量为 $0.1\sim0.2$ mg/kg,防止术后清醒延迟。④ 氯胺酮: 具有良好的镇痛,用量为 $1\sim2$ mg/kg 保持较满意的呼吸和气道反应等特点故常用于小儿麻醉,尤其婴幼儿。为了避免氯胺酮产生的分泌物增多,可在诱导前给予阿托品等药物,预防其交感兴奋和精神不良症状,应与咪达唑仑合用,尤其是应用于大小儿。⑤ 右美托咪定: 用于辅助小儿麻醉诱导,但仍属说明书外用药。麻醉诱导前静脉负荷量 $0.3\sim1$ μg/kg($10\sim15$ min),可以使麻醉诱导平稳,特别是插管反应减少,其他全麻药剂量减少。注意患儿出现低血压或心动过缓应减量或停止给予右美托咪定,加快输液,抬高下肢,静注阿托品或麻黄碱。

(3)气道管理 对术前准备充分、全身情况良好的小儿其气道管理可根据外科状况(气道影响、手术时间、肌松要求)、患者情况、麻醉医师的个人经验等可选择面罩吸氧、面罩吸入麻醉、口鼻咽通气道、喉罩或气管插管等。一般对创伤轻、时间短的手术,又有较丰富的小儿气道管理经验的麻醉医师可采用面罩或喉罩,以减少呼吸道机械性创伤;反之应采用气管插管,能充分保证术中的呼吸道通畅和安全。

10.1.4.2 急诊、饱胃小儿的麻醉诱导

饱胃小儿在麻醉中发生反流、误吸而致吸入性肺炎的概率,是择期手术小儿的 10 倍,尤其是 3 岁以下的肠梗阻患儿,一般发生在置喉镜前后。以下情况的应特别加以注意: 禁食时间不长、肥胖、头面部等外伤、

神经系统疾病、全身麻醉、肠梗阻、消化功能紊乱、意识障碍、吞咽和呼吸不协调等。

(1) 纠正全身情况　在外科情况允许基础上,如补充血容量、吸引气道分泌物、开放静脉等。

(2) 预防误吸　应积极采取措施预防误吸,如推迟外科手术、促进胃排空、降低胃内酸度和容量等,饱胃小儿麻醉需要快诱导,在吸纯氧状态下给予预充量的麻醉药后,即静注起效迅速的肌松药,施压环状软骨,诱导期不用加压呼吸或高频率低潮气量控制呼吸,最大限度地减少胃胀气。

(3) 麻醉诱导药　常选择丙泊酚、氯胺酮、依托咪酯、咪达唑仑等。肌松药最好选择起效快的非去极化肌松药,琥珀胆碱由于有肌颤引起腹内压增高和高钾血症等,故并不宜使用。采用吸入麻醉诱导时最好保持自主呼吸,维持气道低压。

(4) 拔气管导管　在完全清醒和有良好的呼吸道反射后拔管。

10.1.4.3　静脉开放困难处理

小儿麻醉经常碰到静脉穿刺困难,尤其伴有脱水和低血容量的患儿,可根据具体情况采取以下措施:

(1) 吸入麻醉诱导以降低交感神经张力和扩张血管,再行静脉穿刺。

(2) 肌注麻醉药和肌松药行麻醉诱导插管后行静脉穿刺。

(3) 深静脉穿刺置管。

(4) 静脉切开。

(5) 对健康的小儿行短小手术可采用纯吸入麻醉,术后争取早进食。

10.2　小儿全身麻醉维持

10.2.1　丙泊酚或氯胺酮复合氧化亚氮麻醉

(1) 最常用于没有明显术后疼痛的小儿短小手术或操作,如各种腔镜检查、牙齿修补、放射性诊断或治疗等麻醉,另外还广泛应用于各种已具有良好术后镇痛(神经阻滞或局部浸润)的术中麻醉维持。

(2) 肌松药的应用决定于气道和外科情况。

(3) 丙泊酚和(或)七氟烷,麻醉较易实施,可控性良好。

10.2.2　平衡麻醉

(1) 目的是复合多种麻醉药物达到抑制意识、遗忘、镇痛、肌松、生理稳定、降低应激反应等良好临床麻醉状态,同时使用各种药物取长补短,降低不良反应。

(2) 麻醉性镇痛药剂量见表10-1,复合镇静遗忘药(静脉或吸入麻醉药),必要时复合肌松药。

表 10-1　平衡麻醉中麻醉性镇痛药的剂量

麻醉镇痛药	小手术 (μg/kg)	中等手术 (μg/kg)	静脉泵注 [μg/(kg·h)]	心脏外科 (μg/kg)
阿芬太尼	10～30	50～100	30～100	200～500
芬太尼	1～3	5～10	3～10	50～100
吗　啡	50～100	100～200	—	2 000～3 000
瑞芬太尼	—	—	0.1～0.5	—
舒芬太尼	0.2～0.3	0.5～1.0	0.3～1.0	5～10

（3）短小手术常采用单次静注麻醉性镇痛药，长时间的手术用泵注，由于外科刺激不同对麻醉性镇痛药和镇静遗忘药的需求剂量变化较大，通常可参考心血管反应指标(±20%的基础值)进行调整。

10.2.3　全身麻醉复合神经阻滞

神经阻滞应用于小儿麻醉中，对全麻术中、术后镇痛以及减少全麻药用量有重要的临床价值。常需在镇静或全身麻醉实施后进行神经阻滞，全麻维持可采用吸入氧化亚氮复合低浓度挥发性麻醉药或静脉泵注丙泊酚 50～200 μg/(kg·min)。

139

10.2.4　全凭静脉麻醉

（1）丙泊酚　丙泊酚诱导剂量根据呼吸状态、操作要求、体重以及全身情况可在 1～3.5 mg/kg 范围内确定，维持剂量应按临床麻醉标准(无动、心血管状态稳定等)可在 3～15 mg/(kg·h) 范围内调节，如复合氧化亚氮、麻醉性镇痛药物或肌松剂等，丙泊酚剂量做出相应调整，小儿丙泊酚 TIVA 的个体差异较大，临床调整应注意。

（2）氯胺酮　常用于心导管检查术、烧伤、放射性诊疗等过程中的麻醉。诱导剂量为 1 mg/kg，维持剂量 3～5 mg/(kg·h)，能较好地保持自主呼吸，但有苏醒延迟和伴发精神症状的缺点，目前氯胺酮常和咪达唑仑 20 μg/(kg·h)、右美托咪定或丙泊酚 6～14 mg/(kg·h) 复合，两组血流动力学变化类似，苏醒时间丙泊酚组较咪达唑仑组快。

（3）麻醉性镇痛药　对于某些操作麻醉性镇痛药可单独作为麻醉剂应用，如心导管检查术。可使用阿芬太尼 24～32 μg/(kg·h)，芬太尼 1.5～2.5 μg/(kg·h)麻醉能提供良好镇静和较好自主呼吸，斜视矫正术可采用瑞芬太尼 0.1～1 μg/(kg·h) 或阿芬太尼 100～150 μg/(kg·h)复合氧化亚氮、肌松药麻醉，术后应注意呼吸变化，必要给予纳洛酮拮抗。

10.2.5　靶控输注麻醉

应用计算机输液泵根据药物代谢动力学、患者各生理指标(如年龄、体重等）等参数来自动饱和并维持相应麻醉药的血浆或效应器浓度，达到临床麻醉状态。在临床实际中，靶控输注（target controlled infusion，TCI）泵所设定的模式斜率应在 10%～20%，误差率[（实际浓度－预设浓度）/预设浓度×100%]应在 20%～30%，尤其在婴幼儿，许多计算机软件的应用受到限制，目前适用于小儿的以 Stanpump 软件多见。TCI 的基本模式见图 10-1。

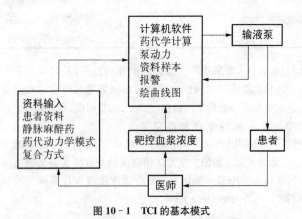

图 10-1 TCI 的基本模式

10.2.5.1 丙泊酚 TCI 麻醉

马什（Marsh）等利用成人丙泊酚 TCI 模式靶控浓度设定为"14 μg/ml"，发现小儿的中央分布容积和清除率分别比成人高 50% 和 25%，模式斜率为 2.8% 和 16% 的误差率，他们认为在小儿丙泊酚 TCI 麻醉中相对成人诱导和维持剂量分别增加 50% 和 25%。肖特（Short）等利用马什小儿模式应用于中国儿童发现低估了丙泊酚的血浆浓度，中央室分布容积比估算大 25%，他们的小儿模式斜率为 0.1% 和 21.5%误差率。TCI 麻醉中丙泊酚初始靶控浓度通常高达 12～14 μg/ml，维持此浓度其维持量为 400～500 μg/(kg·min)，当然临床实际工作中应根据麻醉深度和外科状况等做出相应调整，并且在不同年龄小儿丙泊酚的药代学和药效学存在差异。

10.2.5.2 麻醉性镇痛药 TCI 麻醉

（1）芬太尼静脉靶控输注 复合 60%氧化亚氮切皮时芬太尼靶控浓度设定在 3～7 ng/ml，如显示麻醉深度不够则调高靶浓度，反之在输注 15 min 后调低靶浓度 0.5～1.0 ng/ml，切皮和麻醉维持的芬太尼平均浓度分别为 10.2 ng/ml 和 6 ng/ml，如复合吸入 0.5%异氟烷则芬太尼浓度可下调 30%～40%。此模式误差率和斜率分别是 17.4% 和 −1.1%。

（2）舒芬太尼复合咪达唑仑靶控输注 此靶控输注模式常应用于小儿心内直视手术,舒芬太尼和咪达唑仑的负荷量(血浆浓度)分别设定为 0.5～3 ng/ml 和 25～100 ng/ml,此模式在体外循环中其误差率舒芬太尼和咪达唑仑分别高达 49% 和 44%,体外循环后误差率均为 32%,所以体外循环对靶控模式的影响较大,应做出相应调整。

（3）阿芬太尼靶控输注 应用于心内直视手术麻醉时可采用以下模式:初始血浆浓度为 500 ng/ml,锯胸骨时为 1 000 ng/ml,体外循环前设为 1 500 ng/ml,如有必要可再调高 250～500 ng/ml,术后镇痛和镇静设定为 500 ng/ml,此模式的误差率为 18.4%,斜率为－3%。

10.3　麻醉期间通气

最常用麻醉呼吸系统是 Mapleson D 装置以及其改良同轴装置——Bain 回路、Jackson-Rees 装置,这类装置需特别注意新鲜气流量(fresh gas flow,FGF),Jackson-Rees 装置的 FGF 要达到患儿每分通气量的 3 倍,Mapleson D 装置的 FGF 在自主和控制呼吸时分别应达到 150～200 ml/(kg·min)和 70 ml/(kg·min)。近年来低流量和循环紧闭麻醉在小儿麻醉中的应用越来越普遍,低流量麻醉所要求的 FGF 应低于患儿的肺泡通气量,循环紧闭麻醉是针对没有明显漏气的呼吸回路,FGF 仅补充被患儿摄取的气体和蒸汽的容量。具有降低呼吸道热量和水分的损失、降低麻醉药用量和污染等优点。

10.3.1　小儿循环紧闭麻醉

（1）呼吸阻力 呼吸环路与气管导管对呼吸可产生阻力,典型的环路中,管道和呼吸器产生的阻力约占 1/3,活瓣占 2/3,而婴幼儿气管导管所产生阻力至少是环路阻力的 10 倍,因此目前认为小儿麻醉环路产生的阻力可以接受,而气管导管应选择尽量粗的内径。

（2）无效腔量 麻醉状态下小儿对无效腔量的增加表现为呼气末二氧化碳增高,但通过增加 40%～50% 潮气量和 MV,约 10 min CO_2 分压会降至基础值,故无效腔量增加时行短期过度通气是可行的,设计小儿呼吸相关仪器时无效腔量应减至最少,在婴幼儿麻醉中常用控制呼吸。

（3）解剖和生理的区别 婴幼儿呼吸系统与成人相比有许多不足之处,婴幼儿新陈代谢增加,反映在通气上,表现为呼吸频率增加、潮气量相对恒定、通气的无效腔量明显增加,故而是一种低效能的通气方式。在使用呼吸环路时,新生儿一定要行控制呼吸,婴幼儿行控制或辅助呼吸,而仅允许在 1 岁以上小儿使用保持自主呼吸。另外应选择无效腔量较小的接头和 15 mm 内径的螺纹管,储气囊(800～1 000 ml 或更少)以便较好地观察 1 岁以上小儿的自主呼吸状态。

(4) 环路的漏气 目前认为小儿麻醉中选择是否带囊的气管导管与术后并发症发生并没有明显相关,且带囊气管导管能明显减少再次喉镜检查和手术室的污染,使低流量技术得以实施,一般认为气道压力 $20\sim25$ cmH$_2$O 范围内没有漏气的气管导管则不必行气囊充气,否则应加以充气。

(5) 预测吸入麻醉药的浓度 实施低流量麻醉时应认识吸入麻醉药浓度和蒸发罐输出的浓度有明显区别,否则会发生吸入浓度过低的状态。新鲜气流中麻醉药浓度与吸-呼浓度之间差异与该麻醉药的血气溶解度成反比,所以在低流量麻醉中常常使用低溶解度的麻醉药如七氟烷、地氟烷,如使用气体监测仪则能精确控制吸入浓度。吸入初期的呼气浓度(FE)/吸气浓度(FI)增高仅反映了 FRC 的洗出,机体在完成了 FRC 洗出之后才大量摄取麻醉药,据此,在实施低流量麻醉之前,需有一段长时间的高流量阶段($15\sim20$ min),转为低流量时应增加蒸发罐的刻度($60\%\sim130\%$)。

(6) 低流量麻醉期间的氧浓度 低流量麻醉期间,由于使用混合气体,为了预防吸入氧浓度过低,在设定新鲜气流量时必须计算出患者的耗 O$_2$ 量,具体公式如下:

① $V_{O_2} = 10 \times Wt(kg)^{0.75}$

② $V_{FO_2} = V_{O_2} + (V_F - V_{O_2}) \times F_iO_2$

③ $V_{FN_2O} = V_F - V_{FO_2}$

(V_{O_2}:耗 O$_2$ 量,V_{FO_2}:氧流量,V_F:总新鲜气流量,F_iO_2:设定吸入 O$_2$ 浓度,V_{FN_2O}:N$_2$O 流量,$F_iO_2 > 33\%$)。

在有些情况下需选择空气作为 O$_2$ 载体,如部分婴幼儿不能耐受 N$_2$O 的负性心肌效应及 N$_2$O 肠扩张作用,其计算公式为 $V_{Fair} = (V_F - V_{O_2}) \times (1 - F_iO_2)/0.79\%$。总之,为了更安全起见,当流量 < 1 L/min,要求持续监测 F$_iO_2$ 和 SpO$_2$。

(7) 监测 低流量麻醉中须建立起有效的监测,包括监测呼吸麻醉气体浓度、吸入氧浓度、经皮氧饱和度、呼气末二氧化碳等。

10.3.2 麻醉期间的通气模式

(1) 自主呼吸 对于短小(< 30 min)且对呼吸循环等不产生明显影响的外科操作的麻醉过程可保留自主呼吸。面罩吸入麻醉中呼吸变化的表现形式,婴儿为潮气量明显下降、每分通气量无明显变化;儿童均无明显影响。麻醉中采用面罩吸入,其气道并发症最低。但对小婴幼儿尤其是新生儿并不主张该方法,可采取控制或辅助呼吸。

(2) 控制呼吸 术中使用肌松药、外科操作复杂、时间长(> 30 min)、对呼吸循环等内环境产生明显影响等情况均应采取控制呼吸,通气方式可根据具体情况采用间歇正压通气(intermittent positive

pressure ventilation, IPPV)、呼气末正压通气(positive end expiratory pressure, PEEP)、同步间歇指令通气(synchronized intermittent mandatory ventilation, SIMV)、压力控制通气(pressure controlled ventilation, PCV)等。

10.4 全麻术后监护

全麻后清醒期可分为 4 个阶段:① 麻醉深度减浅,感觉和运动功能逐步恢复。② 出现自主呼吸,潮气量逐渐恢复。③ 呼吸道反射恢复。④ 清醒。麻醉恢复需要专业医护人员的正确处理才能确保安全。

10.4.1 麻醉后监护室的准备

(1) PACU 应紧邻手术室,床位与手术室比例为 1 : 2。应配备麻醉专业护士,必须具有气道处理和心肺复苏的经验,小儿在复苏室需有医护人员在床旁。PACU 护士必须在麻醉医师的指导下工作。

(2) 应备有中心供氧、吸引器、监护仪、基本急救设备、除颤仪及抢救药物等。

10.4.2 从手术室到 PACU 转运

患儿具备转运的基本条件:循环稳定、保持呼吸道通畅和通气良好。患儿转运前出现躁动,应予维持合适的镇静深度,充分的术后镇痛,保持呼吸循环稳定以及避免不良刺激,注意保护、防止发生意外伤害,并注意维持呼吸和循环功能,避免缺氧和二氧化碳潴留。

未清醒的患儿应取侧卧位(扁桃体腺样体手术采用侧俯卧位保证引流)。在转运中应用脉搏氧饱和度监测并密切观察患儿呼吸道通畅度及其他生命体征,包括神志、口唇与甲床色泽、呼吸幅度、血压与脉搏。

10.4.3 入 PACU 后交接班

全身麻醉患儿送至 PACU 后应予吸氧,常规监测心电图、SpO_2 和血压,在最初的生命体征记录后麻醉医师应就以下事宜向 PACU 的医师和护士交班:患儿姓名、简要病史、手术情况、麻醉情况、补液情况、可能发生的问题和处理意见等。

10.4.4 离开 PACU 的标准

离开 PACU 前必须由麻醉医师评估。若患者使用阿片类药物镇痛,必须严密观察是否有呼吸抑制、有效处理后至少稳定 30 min。患儿离开 PACU 的最低标准应包括:容易唤醒;定向力完全恢复;咳嗽、吞咽反射恢复;生命体征稳定至少 1 h;无严重的恶心呕吐;无明显疼痛;无明显的出血(表 10 - 2)。

表 10 - 2 离室标准评分

项　目	评分	标　　准
活动	2	四肢可活动
	1	两个肢体可活动
	0	不可活动
呼吸	2	有呼吸,自由咳嗽
	1	呼吸浅,呼吸受限
	0	无呼吸
循环	2	血压变化为术前的 20% 内
	1	血压变化为术前的 20%～50%
	0	血压变化超过术前的 50%
神志	2	清醒且定向力准确
	1	刺激下可醒
	0	无反应
皮肤色泽	2	红润;$SpO_2 > 92\%$呼吸空气
	1	苍白或灰暗;给氧下能维持 $SpO_2 > 92\%$
	0	发绀;给氧下 $SpO_2 < 92\%$
总分		

离开 PACU 要求评分≥9 分。

（饶裕泉　陈小玲　李　军）

11

小儿椎管内麻醉

小儿椎管内麻醉是指小儿出生至 12 岁以内的椎管内麻醉,包括硬膜外阻滞和蛛网膜下腔阻滞。硬膜外阻滞又包括胸部、腰部硬膜外阻滞及骶管阻滞。

小儿出生时脊髓末端通常终止于 L_3 水平,少数小儿会延伸至 L_4 水平。随着年龄的增长脊髓逐渐移向头端,2 岁时其末端才能达到成人部位(L_1)。5～6 岁小儿脊髓和成人完全一样,故腰麻的穿刺点选择只能在 L_3／L_4 或 L_4／L_5 间隙。婴儿脊柱没有成人脊柱的生理弯曲,较为平直,至 5～6 岁脊柱生理弯曲度开始明显。婴幼儿缺乏自然生理弯曲的保护机制,且椎管短,麻醉平面的控制远较成人困难。小儿棘突明显,体表标志清晰,韧带富有弹性,穿刺时层次感和刺破黄韧带的落空感较明显,直入法易成功。

11.1 小儿硬膜外麻醉

11.1.1 小儿硬膜外腔解剖

硬膜外间隙是一个连续的潜在间隙,从骶部至枕骨大孔,位于黄韧带的深面,硬膜的浅层。小儿硬膜外分骶段、腰段、胸段及颈段。小儿硬膜外腔因脂肪组织、淋巴管及血管丛较丰富,腔内间隙较小的特点,麻醉平面容易升高,故穿刺点较成人低 1～2 间隙。出生时,在 L_2～L_3 水平皮肤至硬膜外腔的深度为 10 mm,随年龄增长,深度呈线性增加。从皮肤至硬膜外腔的深度,自 6 月龄至 10 岁儿童大约为 1 mm/kg。小儿腰部硬膜外腔阻滞穿刺点一般选 L_3～L_4 或 L_4～L_5,以避免损伤脊髓。小儿硬膜外腔神经干较细,鞘膜薄,较成人的麻醉作用起效快。

11.1.2 适应证和禁忌证

硬膜外阻滞适合于任何年龄的小儿,包括未成熟的新生儿。最适合于膈肌以下的腹部、盆腔、下肢及肛门会阴部位的手术,特别是对伴有呼吸道感染、高热、肝肾功能不良、肠梗阻或未经禁食、实施全麻有困难而需做剖腹探查的患儿。对肠梗阻腹胀或腹部巨大肿瘤有碍膈肌活动者,应先行静脉或吸入全麻诱导并做气管插管后复合硬膜外麻醉。

11.1.3　阻滞技术

患儿侧卧位,髋膝屈曲,确定穿刺间隙(穿刺点应根据手术部位来确定),皮肤消毒、铺巾后,用5 cm长18号硬膜外穿刺针,缓慢进针,穿刺针依次经过皮肤、皮下组织、棘上韧带、棘间韧带、黄韧带,然后进入硬膜外腔。进针稍有阻力感时,连接带有生理盐水的注射器,边进针边对注射器芯加压,并仔细体会层次,出现阻力消失后,回抽无脑脊液、无血。如需置入硬膜外导管则大多置向头侧,深度2~3 cm,退出硬膜外穿刺针同时须保持住导管防止同穿刺针一同退出。行腰段硬膜外穿刺常采用正中途径,胸段硬膜外穿刺多采用旁正中途径。

11.1.4　局部麻醉药浓度和剂量

硬膜外阻滞的常用药物包括0.7%~1.5%利多卡因、0.1%~0.2%丁卡因、0.25%~0.5%布比卡因。一次性局部麻醉药物的总量分别为:利多卡因剂量8~10 mg/kg,丁卡因1.2~2.0 mg/kg,布比卡因1.5~2 mg/kg;用混合液时剂量要相应减少,加入肾上腺素(5 μg/ml)可明显延长药效时间;试验剂量约为总量的1/4。

11.1.5　并发症及处理

硬膜外穿刺时,如果未及时发现穿刺针刺破硬膜,尤其当导管误置入蛛网膜下隙而未被及时发现,就有可能发生局部麻醉药误注入蛛网膜下隙,导致阻滞平面过高甚至全脊麻。小儿椎管穿刺各解剖层次比较明显,只要穿刺及置管轻柔仔细,可避免该并发症的发生。一旦发生处理要点在于维护呼吸和循环功能的稳定,出现心搏骤停应按心肺复苏处理。

小儿所需局部麻醉药量相对大于成人,且硬膜外具有较丰富的静脉丛,可发生局部麻醉药毒性反应,在实施过程中应予注意。轻度一般能自愈,或用地西泮、硫喷妥钠处理。

硬膜外隙阻滞穿刺时若出现异感,数分钟内消失可继续注药,否则应更改麻醉方案,以免术后出现神经并发症。一旦出现神经并发症时可静注氢化可的松或地塞米松治疗。

穿刺引起硬膜外隙出血时,可注入生理盐水3~5 ml,观察2~3 min,如果出血停止或缓解,可继续进行操作,否则应更换穿刺点或更改麻醉方法。

11.2　小儿骶管阻滞

11.2.1　小儿骶管解剖

骶管阻滞是经骶裂孔穿刺,注入局部麻醉药于骶管腔内以阻滞骶神经,骶管实际是硬膜外间隙的终末部,骶管阻滞亦属于硬膜外阻滞。骶裂孔旁的体表标志是骶骨角、髂后上棘和尾骨。扪及骶骨角,骶裂孔即位于两骶骨角之间的中线上。若骶骨角不能扪及,则可扪摸双髂后上棘,并连接双髂后上棘,向骶部作等边三角形,其顶点即骶裂孔(图11-1)。

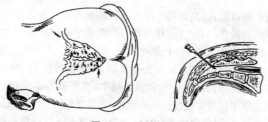

图 11-1　骶管阻滞

小儿骶管解剖标记明显,与成人相比有以下三方面明显差别:① 小儿通常缺乏成人在青春期形成的脂肪垫,因此一些重要的体表标志,例如骶骨角、尾骨角和骶骨裂孔非常容易触摸到。② 骶骨韧带随着年龄的增长逐渐钙化,并逐渐闭合,这些情况在小儿身上尚未出现。③ 由于小儿的臀部肌肉不及成人发达,所以其骶管裂孔不在臀部的皱褶中间。

11.2.2　适应证和禁忌证

骶管阻滞是常用的椎管内麻醉,主要适用于下腹部、盆腔、下肢和肛门会阴部手术。如腹股沟斜疝,睾丸固定术及尿道下裂。骶管麻醉的同时可将镇痛药加入局部麻醉药中进行手术后镇痛。骶管内可置管作连续骶管阻滞,在手术结束后可以再追加局部麻醉药进行术后镇痛。

骶管阻滞的禁忌证主要有穿刺部位皮肤感染、血液凝固异常、循环血量显著减少、脊髓脊膜膨出、合并有肺动脉高压和心脏病。

11.2.3　阻滞技术

不合作患儿在氯胺酮基础麻醉下,保持呼吸道通畅,充分给氧。穿刺时取侧卧位,患侧在下。清醒患儿及年长儿也可选用俯卧位,臀部垫高。穿刺前先触及骶骨裂孔及两侧骶骨角连线的凹陷处。尾骨的上方也有两个明显的骨性突角称为尾骨角,术者先用左手拇指触摸和识别尾骨,并向头侧稍移动至尾骨角,这样更容易摸出骶骨角,确定穿刺部位。严格无菌技术,消毒铺巾后戴手套操作,有多种穿刺方式,最可靠的方法是垂直于皮肤进针,刺破骶尾韧带,然后改为与皮肤成 20°～30°角,向骶管推进 2～3 mm 即可。确定针尖是否进入骶管有三个要点:① 针过骶尾韧带的突破感,即落空感,针尖粗钝时更明显。② 注入生理盐水,无皮下肿胀。③ 注入局部麻醉药时无阻力。近年来应用超声引导进行骶管穿刺,提高了穿刺和麻醉的成功率。

骶管穿刺方法多数采用单次注射法。为控制平面及治疗的需要,有采取置管的方法,放置导管必须使用适当的器具,置入导管前测定骶裂孔到预置点的距离。约1/3患儿导管位置不准确,所以注药前需借助放射学检查确定导管尖端位置。

近年来,超声引导的骶管阻滞在临床应用日益增多。患儿放置左侧的屈髋屈膝卧位,将高频超声探头的长轴垂直脊柱长轴至于骶尾部,通过对两侧骶骨角的骨性标识的辨认,获得骶裂孔的超声图像(图11-2)。继而将超声探头旋转,长轴平行于脊柱长轴,置于两侧骶骨角之间,沿小儿骶骨中线垂直皮肤向头侧移动,确定骶管位置(图11-3)以及穿刺点和进针方向。然后常规消毒铺巾,将外罩消毒薄膜的探头置于穿刺点头侧中线观察骶腔。一般使用22号穿刺针在穿刺点按预定的方向进行穿刺,此时将探头沿脊柱纵向放置,使得图像清晰。超声下实时监测针体在蛛网膜下腔外2 cm水平,注射药物时可以通过超声探头看到液体在腔内流动。注药前和注药时仍需反复回抽,避免误入血管和蛛网膜下腔。如果进针点在臀部皱褶中间,则过于偏向尾侧了。小儿骶管内蛛网膜囊位置较低,如穿刺过深,亦有误入蛛网膜下腔造成全脊髓麻醉的可能。小儿骶管腔容积很小,仅1~5 ml,由于硬膜外腔组织疏松,从骶管给药易向胸腰部硬膜外腔扩散,平面扩散较广。婴幼儿按常用剂量用药后麻醉平面可达T_4~T_6脊神经。因此,新生儿及婴儿经骶管阻滞可行上腹部手术,麻醉开始时平面较高,而平面消失亦较快,更适合于脐以下手术。骶管阻滞的优点在于镇痛完善,术中术后血流动力学稳定,通常无须气管插管,术后苏醒迅速,镇痛完善。

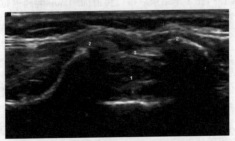

图11-2 短轴平面骶管超声图像(1:骶管;2:骶骨角;3:骶尾韧带)

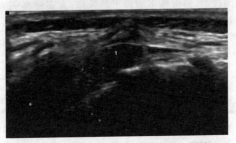

图11-3 长轴平面骶管超声图像(1:骶管)

11.2.4　局部麻醉药浓度和剂量

局部麻醉药在骶管腔扩散受年龄、体重、身长、用药量、用药浓度及注药速度等诸多因素的影响。有许多种骶管阻滞局部麻醉药用量的计算公式,有基于体重、年龄以及椎管长度,在实际应用中多按体重计算。

文献报道,应用 1 ml/kg,阻滞平面可达 $T_7 \sim T_8$;应用 0.75 ml/kg,阻滞平面达 $T_{12} \sim L_1$;应用 0.5 ml/kg,阻滞平面达 $L_5 \sim S_1$。局部麻醉药以 1%利多卡因或 0.2%罗哌卡因最为常用,利多卡因最大剂量为 10 ml/kg,罗哌卡因最大剂量为 1 ml/kg。小儿骶管阻滞平面随年龄增长而逐步下降,新生儿可高达 T_4,学龄前儿童约 T_{10},至年长儿已很少超过腰脊神经支配区。因此,不同年龄小儿所需局部麻醉药的浓度亦有所不同。新生儿所需丁卡因及利多卡因的浓度分别为 0.1%及 0.5%,而年长儿则为 0.2%及 1.5%,剂量分别为 $1.5 \sim 2.0$ ml/kg 及 $8 \sim 10$ ml/kg。

11.2.5　并发症及处理

骶管阻滞的并发症发生率低,约为 1/1 000,药液误入皮下软组织可导致阻滞失败、穿刺部位疼痛;药液误入血管或骨质内可引起局部麻醉药中毒、心律失常或心跳停止;药液误入蛛网膜下腔可导致高位脊麻或全脊麻(新生儿硬膜囊一般终止于 S_2,偶有低于 S_2 水平,易发生);穿刺损伤盆腔内脏和骶骨也有见报道。每次注射局部麻醉药前要仔细回吸,以确认针尖或导管位置。

判断局部麻醉药中毒的首要技术是常规应用试验剂量。研究表明,心率较原先每分钟增加 10 次或收缩压增加 2.0 kPa(15 mmHg),心电图 T 波波幅增高超过 25%提示局部麻醉药毒性反应。某些患儿在注射后 $60 \sim 90$ s 才出现心率血压的改变,因此,在给予剩余的局部麻醉药物溶液之前,适当的观察时间是 90 s。在应用阿托品或大剂量肾上腺素($0.5 \sim 0.75$ μg/kg)后血流动力学标准的敏感性增加。

11.3　小儿蛛网膜下腔阻滞

11.3.1　小儿蛛网膜下腔解剖

小儿脊髓的终止部位与成人明显不同。一般成人脊髓终止于 L_1 甚至 T_{12} 椎体;婴儿脊髓终止于 L_3 椎体;而在一些早产儿甚至足月婴儿,脊髓尾端较普通婴儿更低。婴幼儿的腰穿都应选在 $L_4 \sim L_5$ 或 $L_5 \sim S_1$ 椎间隙进行,以避免损伤脊髓。不同年龄小儿进行蛛网膜下腔阻滞时,应注意脊髓圆锥的高度(图 11-4)。婴幼儿蛛网膜下腔麻醉后血流动力学平稳,甚至高位阻滞时仍不出现血压或心率的改变,心脏的副交感优势减弱。

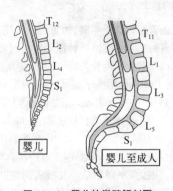

图 11 - 4　婴儿的脊髓解剖图

婴儿脊髓终止于 L_3 椎体。随着年龄增长脊髓终止逐渐上移,成人脊髓终止于 L_1 或 T_{12} 椎体

11.3.2　适应证和禁忌证

　　蛛网膜下腔阻滞适用于手术时间较短的婴幼儿下腹部和下肢手术。起效迅速、镇痛效果确切、肌松作用良好。

　　蛛网膜下腔阻滞适用于饱胃患儿。蛛网膜下腔阻滞不影响保护性气道反射,发生误吸的风险低。小儿全身麻醉术后恶心呕吐的发生率高,如果使用阿片类药物,风险更高。与静脉麻醉和吸入麻醉相比,区域阻滞麻醉技术很少发生恶心呕吐。

　　蛛网膜下腔阻滞适用于有明显肺部疾患和神经肌肉疾病的患儿,蛛网膜下腔麻醉可避免对患儿的气道操作和机械通气,以避免全身麻醉使原有的呼吸系统疾病恶化。区域麻醉不会诱发恶性高热,因此蛛网膜下腔阻滞也适用于易患恶性高热的患儿。

　　蛛网膜下腔阻滞也有它的局限性和禁忌证。对那些疑有穿刺部位感染、颅内高压、进行性退行性轴突病变疾病、严重凝血紊乱和低血容量血症的患儿,应避免使用。败血症、菌血症以及对局部麻醉药过敏也是蛛网膜下腔阻滞禁忌证。

11.3.3　阻滞技术

　　与成人穿刺体位大致相同,为屈曲侧卧位,患侧在下,但需要注意头后仰,保持气道通畅。进行穿刺时应由助手在一侧抱持患儿,以提高成功率,减少并发症。穿刺时应在监测呼吸频率、SpO_2 及心率的条件下进行。

　　小儿棘突间隙容易扪及,确定 $L_4 \sim L_5$ 或 $L_5 \sim S_1$ 椎间隙穿刺点后,消毒皮肤并覆盖无菌孔巾。采用 1% 利多卡因作局部皮内及皮下浸润,针穿刺通过黄韧带及硬脊膜可有明显的穿破手感,拔出针芯,观察是否有脑脊液流出,皮肤至蛛网膜下腔的距离较短,婴儿为 $1.0 \sim 1.5$ cm,$5 \sim 8$ 岁为 3.5±0.5 cm,9～12 岁为 4.2±0.5 cm。一般穿刺针斜面指向头侧,一旦有脑脊液流出,轻轻回抽后,以 0.2 ml/s 的速度一次注完全量。1～2 min后出现腰麻征,维持约 2 h。可根据患儿头低或头高位来调节阻滞平面。

11.3.4 局部麻醉药浓度和剂量

小儿蛛网膜下腔血管特别丰富,脑脊液循环快。婴幼儿脑脊液的含量为 4 ml/kg,其中 50％在蛛网膜下腔。成人脑脊液的含量为 2 ml/kg,只有 25％在蛛网膜下腔。因而,局部麻醉药在脑脊液中的稀释度婴幼儿要大于成人。小儿腰麻维持时间相对比成人短,麻醉药物易排泄。因此,根据体重给药,婴幼儿需要相对较多的药物。

酯类局部麻醉药丁卡因和酰胺类局部麻醉药布比卡因、罗哌卡因是小儿蛛网膜下腔麻醉常用局部麻醉药物。在临床工作中,作者单位以布比卡因作为蛛网膜下腔麻醉的首选药物,0.5％～0.75％布比卡因常与 10％葡萄糖溶液配制为重比重液,按椎管长度(C_7 至骶裂孔)给药(0.15 mg/cm)或按体重 0.5 mg/kg 给药。

11.3.5 并发症及处理

婴幼儿实施蛛网膜下腔阻滞易发生阻滞平面过高,可能与药物用量相对较大以及脑脊液循环较快有关;新生儿脊柱生理弯曲尚未形成,局部麻醉药容易随脑脊液扩散。注意事项:① 用药量应准确无误。② 向头侧注药时应控制注药速度小于 0.2 ml/s。③ 及时调整体位,控制阻滞平面上升。④ 选择 5 岁以上为宜。⑤ 虚弱、脱水病儿应在适当纠治后才能实施蛛网膜下腔阻滞。⑥ 及时有效吸氧。

麻醉平面过高使副交感神经张力增高,胃肠道蠕动增强;低血压导致脑供血不足均是发生恶心呕吐的原因。注意事项:① 及时调整体位,控制平面上升。② 避免低血压。③ 阿托品、咪哒唑仑、氟哌利多等可预防发生或减轻症状。

蛛网膜下腔阻滞后头痛的主要原因与脑脊液经刺破的硬膜孔流失有关,也与穿刺针粗细有关。穿刺针斜面与韧带纤维之间的关系对发生头痛起重要作用:① 斜面与韧带纤维垂直(斜面朝向头侧或尾侧),由于较多纤维被切割,扩大了硬膜穿刺孔,增加脑脊液外流量。② 蛛网膜下腔阻滞后头痛亦可由某些物质(例如滑石粉等)被带入蛛网膜下腔,促使脑脊液生成增快,颅内压升高而引起。治疗措施:① 止痛药、卧床、补液,可试用 0.45％氯化钠或 2.5％葡萄糖液等低渗液静脉点滴。② 静脉注射稀释的安钠咖 125 mg。③ 生理盐水 10～20 ml 注于硬膜外腔。④ 对症状严重者,可采用自体血硬膜外充垫治疗。预防措施:① 严格无菌操作,防止消毒液或滑石粉进入蛛网膜下腔。② 术中适量补液,避免血容量不足。③ 选用细针穿刺。

(孙　瑛)

12

小儿外周神经阻滞

小儿外周神经阻滞可提供较为完善的镇痛并抑制手术的应激反应,减少阿片类药剂量从而降低术后全麻相关的并发症。另外,也可用于治疗慢性疼痛或痉挛性血管疾病,如腰交感阻滞和星状神经节阻滞用于治疗婴幼儿继发于动、静脉透析的肢体缺血等。因此,小儿外周神经阻滞在临床的应用范围较广。

12.1 小儿外周神经阻滞的特点

(1) 在全身麻醉或镇静下实施外周神经阻滞 小儿外周神经阻滞与成人最大的区别在于小儿患者多数需要在全身麻醉或深度镇静下实施。通常认为外周神经阻滞,应该在清醒下完成,以减少神经损伤、尽早发现局麻药中毒,但随着神经刺激器和超声定位技术的应用,目前多数国内外麻醉学者认为全身麻醉或深度镇静下实施小儿外周神经阻滞是安全、可行的,而没有完善的镇静下,强行实施外周神经阻滞是很危险的。

(2) 各年龄段小儿的解剖结构的差别较大 与成人相比,各年龄段小儿的解剖结构的差别使神经阻滞的难度更大、技术要求更高。因此,小儿麻醉医师必须熟悉不同年龄段小儿的解剖特点。

(3) 与年龄相关的神经毒性 动物实验显示所有的局麻药都有潜在的神经毒性,而且与其麻醉效能相关。影响神经毒性的因素包括局麻药的浓度、神经与局麻药的接触时间等。对于神经系统尚未发育成熟的新生儿更重要,常规浓度的局麻药可能对新生儿造成直接的神经损伤,因此不主张高浓度局麻药用于新生儿。

(4) 消毒及无菌操作 小儿的皮肤皱褶较多,尤其在颈部、腋窝区或腹股沟区。为了减少感染的风险,应该注意对皱褶区的消毒,但婴、幼儿皮肤娇嫩,容易被含碘消毒液损伤,应注意用酒精脱碘,避免碘对皮肤的灼伤。对于年幼小儿更推荐用氯己定等温和的消毒液进行消毒。外周神经留置导管术更应严格无菌操作。采用超声引导技术时,应该注意超声探头的无菌操作技术,可用医用手术薄膜或专用超声探头套件进行隔离。

12.2 外周神经单次阻滞与置管连续阻滞

外周神经单次阻滞可解决一般手术的术中镇痛和术后的早期镇痛,但不能解决一些手术时间特别长的手术如复杂的断指(肢)再植、血管皮瓣移植等,及术后较长时间的疼痛或功能恢复锻炼时的镇痛。因此,置管连续外周神经阻滞技术逐渐成为小儿临床麻醉和术后镇痛的一种新方法。该方法对患儿生理干扰轻微,镇痛效果确切,明显减少阿片类药物的使用量,相关的不良反应显著降低。早在20世纪50年代脊髓灰质炎流行期间,哈佛大学就通过经皮进行膈神经刺激为延髓脊髓灰质炎患者进行人工呼吸,后来该装置逐渐发展为神经刺激器。20世纪90年代,外周神经置管连续阻滞技术逐步成为急性术后疼痛重要的治疗手段。虽然该技术能提供安全、有效、持久的镇痛,减少阿片类药物用量及其并发症,缩短住院时间,促进患儿早日康复并进行功能锻炼,减少疼痛对心理造成的伤害等,但应特别注意,外周神经置管连续阻滞技术很可能掩盖小儿患者创伤后的骨筋膜室综合征。所以必须对每个患儿进行风险评估后,再决定是否采用该技术。

目前,临床常用的外周神经置管连续阻滞方法包括有神经刺激器技术、超声引导技术或双重引导技术;根据导管的功能不同可分为:不带电刺激功能的导管技术和有电刺激功能的导管技术。一般来讲,其定位和穿刺的方法、过程与单次阻滞类似。当确认穿刺针到达神经周围时,可通过刺激针置入单孔或多孔导管,置管深度在小儿一般超出刺激针1~3 cm即可,置管过深容易使导管穿出神经鞘或远离神经,导致阻滞不全或失败。若使用带电刺激功能的导管(有导电金属丝置于导管的管壁中,导管前端有金属珠可持续释放电流),通过穿刺针置入该导管后,仍可观察到效应器肌肉收缩。则刺激电流的阈值可间接反映导管与神经的距离,如果没有肌肉颤搐,可通过调整穿刺针的角度和深度,改变导管的位置,直到获得满意的位置。带电刺激功能的导管理论上可能提高阻滞的效果,但仍未经过大量临床研究的证明。对于小儿患者,置管后的固定很重要。由于小儿患者的神经分布较为浅表,局麻药液常常通过导管和周围组织的间隙漏出,引起导管脱出,推荐采用医用黏合剂封堵穿刺针眼,避免渗漏。也可采用皮下隧道等方法。总之,妥善的固定是小儿外周神经置管连续阻滞成功的关键步骤。

12.3 上肢神经阻滞

臂丛神经阻滞适应证为肩、臂及手的手术。臂丛神经解剖上与成人最重要的不同是婴儿的上肺或肺尖明显超过锁骨和第一肋骨的上缘,突向颈部,锁骨下动、静脉及臂丛低位的分支紧贴肺尖或部分陷入肺尖。因此锁骨上臂丛神经阻滞穿入肺尖的可能性更高。生理上,患儿年龄越小,呼吸运动越依赖膈肌。锁骨上和肌间沟神经阻滞均容易发生膈神经阻滞。对于婴、幼儿即使单侧的膈神经阻滞也可能显著影响呼吸功能。另外,喉返神经阻滞引起的声带麻痹也可影响气道,严重的可引起气道梗阻。

上肢神经阻滞可单用一种局麻药,或联用两种药物。为了延长阻滞时间,常用布比卡因、左旋布比卡因或罗哌卡因。一般罗哌卡因、布比卡因的浓度为 0.2%～0.5%,小于 5 岁的幼童一般用较低浓度。总容量为 0.2～0.4 ml/kg,总剂量不超过 3 mg/kg。局麻药内可加肾上腺素 5 μg/ml,有助于发现误入血管,减少局麻药的全身吸收。

12.3.1 腋路臂丛神经阻滞

腋路臂丛神经阻滞是小儿常用途径,优点为实施简单,并发症相对较少。缺点是患儿必须外展手臂才能实施,而且肌皮神经阻滞不充分,因为肌皮神经在形成尺神经、正中神经、桡神经之前已经离开血管神经鞘。由于肌皮神经支配前臂外侧,若手术涉及此区域则应对肌皮神经进行单独阻滞。

(1) 操作技术 单点腋路臂丛神经阻滞,首先扪及腋动脉,穿刺针(22～24 号)在动脉上方近腋窝顶,与皮肤呈 30°～45°角向着锁骨中点的方向行进。进入血管鞘时可有突破感,接神经刺激器,可引出手部活动,注射局麻药。当局麻药注入血管鞘后,即可见腋窝呈梭形肿胀,在婴儿及低龄幼儿尤为明显。

超声引导腋路臂丛神经阻滞时,可使用高频线阵探头,探头位于腋动脉上方近腋窝顶。若采用探头平面内技术(图 12－1),探头长轴与腋动脉垂直,可在探头的上方,沿探头长轴进针,首先进针到肌皮神经,注药后稍退针,调整针的方向进针至正中神经、尺神经及桡神经分别注

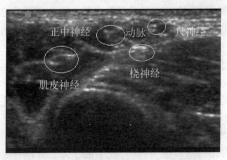

图 12－1 超声引导腋路臂丛神经阻滞

药。也可在腋动脉旁作一点或两点的注射,使局麻药包绕血管,但肌皮神经一般需要单独阻滞。

(2) 并发症 血肿和神经压迫少见。穿刺过程中若不慎误穿动脉应至少压迫 5 min 以上,避免血肿形成以及由此而发生的肢体缺血。

12.3.2 锁骨下臂丛神经阻滞

外侧垂直锁骨下臂丛神经阻滞用于小儿是因为这种径路不必使手臂外展,与腋路法相比,上臂的阻滞效果好,不必额外进行肌皮神经阻滞。

(1) 操作技术 患儿平卧,上臂外展或是腋路臂丛神经阻滞的体位,扪及喙突,用 24 号绝缘穿刺针接神经刺激器,在喙突外侧约 0.5 cm 处,垂直于皮肤进针,边进针边回抽。当相应肌肉抽搐,回抽无血无空气,注入局麻药。

在超声引导下,可使用高频线阵探头(8 MHz 以上)置于锁骨下窝,探头长轴与腋动脉垂直,可见锁骨下动、静脉,三个低回声圆形结构围绕着锁骨下动脉,胸大、小肌位于动脉上方,高回声的肋骨和胸膜位于臂丛和动脉的内下方(图 12-2)。推荐采用探头平面内技术,从头侧进针阻滞臂丛外侧、内侧和后束。可在后束和侧束之间放置导管。保持针尖在视野内是避免刺破胸膜的重要手段,因此不推荐采用平面外技术。

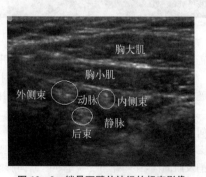

图 12-2 锁骨下臂丛神经的超声影像

(2) 并发症 少见,但仍有误入胸腔或误入血管的风险。

12.3.3 锁骨上臂丛神经阻滞

在成人,锁骨上臂丛神经阻滞被认为是阻滞效果相对较好的一种阻滞方法。该区域臂丛神经相关的解剖结构,小儿与成人有较大的区别,即婴儿的上肺或肺尖明显超过锁骨和第一肋骨的上缘,锁骨下动、静脉及臂丛低位的分支紧贴肺尖或部分陷入肺尖。年龄越小这种现象越明显。超声引导技术虽然能分辨臂丛神经、锁骨下血管和胸膜,减少刺入血管和胸膜的风险,但其他入路的臂丛神经阻滞方法相对更安全。锁骨上臂丛神经阻滞一般不是小儿患者首选的臂丛神经阻滞方法,尤其是婴、幼儿。建议在超声引导下、有经验的医师实施。

(1)操作技术　患儿平卧,头偏向对侧。超声引导探头(8 MHz以上)稍倾斜置于锁骨上窝,锁骨下动脉是重要的解剖标志,臂丛神经表现为一簇低回声的结构位于锁骨下动脉的外侧,紧贴其下方的是高回声的第一肋骨,内侧下方是同样高回声的胸膜顶,在年龄较小的儿童,臂丛神经常常紧贴于胸膜上(图12-3)。采用探头平面内技术时,探头的两侧均可进针,内侧进针似乎更安全,因为穿刺针是逐渐远离锁骨下动脉和胸膜顶。探头平面外技术不推荐应用于锁骨上臂丛神经阻滞。

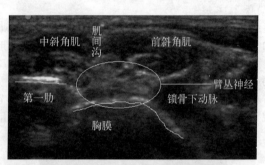

图12-3　锁骨上臂丛神经的超声影像

(2)并发症　盲探操作,气胸的发生率较高,超声引导可显著降低气胸的发生率。膈肌阻滞仍有一定的发生率,应注意对于婴儿或一些有呼吸系统问题的患儿的呼吸功能的影响。交感阻滞引起的霍纳综合征一般少见。

12.3.4　肌间沟臂丛神经阻滞

(1)操作技术　患儿平卧,头偏向对侧,在胸锁乳突肌后缘的下方,环状软骨水平扪及肌间沟,穿刺针与皮肤呈90°,略向脚端倾斜,当引出相应肌肉抽搐后,注入局麻药。若膈肌受刺激,可引出膈肌收缩,表示针尖太靠前。此法也可在超声引导下进行。探头一般先于喉部,显示颈动脉和颈内静脉,然后向外侧滑动,在胸锁乳突肌外侧缘,可显示位于前中斜角肌之间的臂丛神经横断面,为C_5、C_6、C_7神经根形成的三个圆形低回声区,似三明治一样被前中斜角肌夹着(图12-4)。采用探头平面内技术时,探头的两侧均可进针,但从内侧进针似乎更安全,因为穿刺针是逐渐远离颈动脉、椎动脉和脊髓。要注意的是,神经根与脑脊液直接相通,应避免神经内注射局麻药。

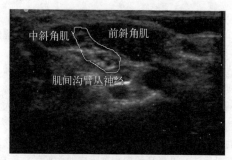

图 12-4　肌间沟臂丛神经的超声影像

（2）并发症　包括气胸、硬膜外或蛛网膜下腔注射，膈肌阻滞可造成单次膈肌麻痹，交感阻滞引起的霍纳综合征并不少见。

12.4　下肢神经阻滞

由于超声和刺激器定位技术正推动小儿下肢神经阻滞的快速发展。许多研究证明小儿下肢神经阻滞的风险低于骶管麻醉。小儿下肢神经阻滞也可根据情况，行单次阻滞或留置导管持续输注用于术后镇痛。小儿与成人相关的解剖差异主要是神经干更细，局麻药沿筋膜和神经鞘扩散的范围更广。

下肢皮肤的神经支配较上肢复杂，主要由腰神经丛和骶神经丛发出的神经分支支配，另外 T_{12} 和 L_1 的脊神经的部分分支也会支配下肢近端的部分神经。以下是主要神经分支皮肤的支配区：① 髂腹下神经和髂腹股沟神经，来自 T_{12} 及腰丛，主要分布于腹股沟区的皮肤，髂腹股沟神经还分布于男性阴囊（或女性大阴唇）的皮肤。② 闭孔神经，来自腰丛，穿闭孔出盆腔，分布于股内侧肌群，股内侧面皮肤及髋关节。③ 股神经，来自腰丛，经腹股沟韧带深面的中点稍外，于股动脉外侧进入大腿前面股三角。肌支支配大腿肌前群，皮支分布于股前部皮肤，还有一长终末支称为隐神经，向下与大隐静脉伴行至足的内侧缘，分布于小腿内侧面及足内侧缘的皮肤。④ 臀上神经，来自骶丛，经梨状肌上孔向后出骨盆，支配臀中、小肌和部分髋关节。⑤ 臀下神经，自骶丛发出后，经梨状肌下孔向后出骨盆，支配臀大肌和髋关节。⑥ 阴部神经，自骶丛发出后，经梨状肌下孔出骨盆，分布于会阴部、外生殖器和肛门的肌肉和皮肤。⑦ 坐骨神经，为全身最粗大、最长的神经。自骶丛发出后，经梨状肌下孔出骨盆，在臀大肌深面下行，经坐骨结节与股骨大转子之间下行至大腿后面，在股二头肌深面下降达腘窝上方分为胫神经和腓总神经，分别支配小腿肌后群及足底肌，小腿后面和足底皮肤；及小腿外侧肌群，小腿外侧、足背及第 2～5 趾背的皮肤。

12.4.1 股神经阻滞

实施简单,可以用或不用神经刺激器定位,但对于清醒的股骨骨折患儿,一般不用神经刺激器,否则会造成患儿明显疼痛。

(1) 传统解剖定位或神经刺激器定位方法　患儿平卧,在腹股沟韧带下扣及股动脉,穿刺针点位在腹股沟韧带下 1 cm,动脉外侧 0.5～1 cm(根据小儿的年龄和体型适当调整)。向头端倾斜刺入皮肤。当针尖突破阔筋膜,有突破感。使用神经刺激器时,可见股四头肌收缩,典型的可见髌骨的活动。

(2) 超声引导法　可将高频探头置于腹股沟韧带远端股神经位置。超声图像上,股动脉很容易发现,股神经表现为相对较高的回声影,位于其外侧,婴幼儿股神经的回声与周围组织相近,较青少年和成人难以辨别(图 12-5)。探头平面内或平面外技术对股神经阻滞都是适合的,关键是:穿刺针要刚好穿透髂筋膜,即针尖在髂筋膜和髂腰肌之间,如果能确定股神经,则针尖不必接触股神经,也能获得完善的阻滞效果。对于股神经难以辨别的病例,神经刺激器有助于辨别股神经,至于联合应用神经刺激器是提高穿刺成功率。

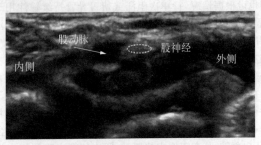

内侧　　股动脉　　股神经　　外侧

图 12-5　1 岁小儿股神经的超声影像

(3) 并发症　不多见,但有时可能误穿入股动脉。一旦误穿入股动脉,应压迫至少 5 min,以避免巨大的血肿形成。

12.4.2 髂筋膜间隙阻滞

髂筋膜间隙阻滞能阻滞股神经、股外侧皮神经及闭孔神经。与"三合一"阻滞比较,小儿髂筋膜阻滞股外侧皮神经及闭孔神经的成功率较高。

(1) 操作技术　患儿平卧,连接髂前上棘至耻骨联合,标记腹股沟韧带,并将其均分为三分。在外 1/3 与内 2/3 的交点,向远端作腹股沟韧带的垂线,穿刺点在垂线上,根据患儿年龄,距腹股沟韧带 0.5～2 cm。用短斜面穿刺针,垂直进入皮肤,不必依靠神经刺激器定位。在穿刺针后接针筒,穿刺针缓慢推进,能感觉到两次突破感,第一次突破感为阔筋膜,第二次突破感为髂筋膜。随后固定针筒,在髂筋膜下注入局麻药。超声技术可用于辅助观察局麻药液的扩散,调整针尖的位置,获得更好的阻滞效果(图 12-6)。

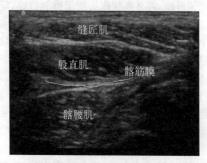

图 12-6 髂筋膜间隙的超声影像

(2)并发症 当髂筋膜阻滞太靠内侧时,会造成股神经阻滞完善,而另两根神经阻滞不全。无其他特别并发症。

12.4.3 坐骨神经阻滞

坐骨神经阻滞可完成足部手术及腿、足创伤后镇痛。当复合腰丛或股神经阻滞时,可满足大部分下肢手术的麻醉及术后镇痛。小儿坐骨神经阻滞有多种径路,包括后路、前路及侧路坐骨神经阻滞。根据阻滞部位不同,又分为骶旁、坐骨旁、臀肌下、腘窝等区域的坐骨神经阻滞。后路坐骨神经阻滞成功率高、阻滞完善、并发症少,是小儿坐骨神经阻滞最常用的方法。但是,由于一些患儿体位不能变动,故侧路坐骨神经阻滞也有一定的优势,侧路坐骨神经阻滞不能完全阻滞股后皮神经。前路坐骨神经阻滞对于低年龄段儿童或体型较小的患儿,可获得较清楚的超声成像,所以也有一定的临床应用价值。坐骨神经阻滞可采用神经刺激器或超声定位,这两种方法均可降低神经内穿刺注射的风险。

(1)传统解剖定位或神经刺激器定位方法 ① 后路坐骨神经阻滞:患儿侧卧位,患侧朝上,屈髋屈膝,一般取股骨大转子与尾骨顶端连线中点为穿刺点。穿刺深度按年龄不同而不同,在 16~60 mm。以神经刺激器定位,穿刺针垂直于皮肤进针,方向朝坐骨粗隆的外侧面,向内,向上缓慢推进,直至引出肌肉抽搐,足跖屈或背伸。将电流减至 0.5 mA 还能引出足部运动,注入局麻药。② 侧路坐骨神经阻滞:患儿平卧位,患侧臀部下垫薄枕,标记股骨大转子。穿刺点位于大腿外侧,根据年龄不同于大转子下 1~2 cm。穿刺针与神经刺激器连接,垂直于皮肤与股骨长轴缓慢进针,直至引出足趾活动。

(2)超声引导技术 也可用于上述两种入路的坐骨神经阻滞,但上述两处坐骨神经的解剖位置相对较深,超声引导技术优势不明显,有时需要用低频的超声探头,另外超声引导技术还可用于以下解剖入路。
① 臀肌下入路:是超声引导坐骨神经阻滞最常用的阻滞方法之一,患儿可取俯卧位或侧卧位,可将高频探头置于臀皱褶处,坐骨神经位于臀大肌和股方肌之间,向下经于股二头股和股方肌或半腱半膜肌之间。坐骨神经在这个区域相对浅表,一般表现为高回声(图 12-7)。针尖接触坐骨神经,注射药可形成围绕坐骨神经的局麻药池,获得完善的阻滞效果。② 前路坐骨神经阻滞:在儿童相对成人容易,患儿可取仰卧位、蛙腿,可采用高频线阵探头或弧型探头置于腹股沟韧带下 3~5 cm。蛙腿位可使股骨后方的坐骨神经变为股骨的内侧深面。高回声的小转子的内侧前方是股动脉,坐骨神经常常位于它们之间的深部(图 12-8)。③ 股骨中段坐骨神经阻滞:儿童比成人容易,患儿取仰卧位,可采用弧型探头或线阵探头置于大腿后方中段,超声观察到股外侧肌和股二头外侧肌可观察到坐骨神经,位于股骨的下方(图 12-9)。④ 腘窝阻滞:将探头横向置于膝后折痕处。可以看到腘动脉、静脉和股骨。胫神经成像为高回声椭圆形影,位于腘静脉表面(图 12-10)。将探头向头侧移动直至胫神经与腓神经汇合处。此点通常在膝后折痕上方几厘米处。一旦确定这两条神经的汇合点,即可采用探头平面内技术插入穿刺针。

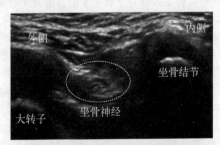

图 12-7 臀肌下坐骨神经的超声影像

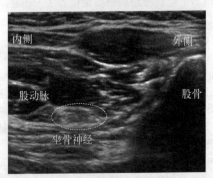

图 12-8 前路坐骨神经的超声影像

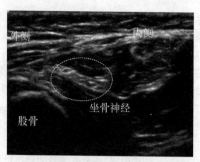

图 12 - 9　后路股骨中段坐骨神经的超声影像

（3）注意事项　并发症很少,也应注意避免神经内注射引起神经损伤。

12.4.4　腘窝和踝部神经阻滞

（1）腘窝神经阻滞　患者患肢在上侧卧位或俯卧位,将高频线阵探头置于腘窝行短轴切面扫描,通常在腘窝顶部,在股二头肌肌腱和半膜/半腱肌腱之间的深面可以找到坐骨神经(图 12 - 10),沿着神经向远端找到其分叉出胫神经和腓总神经的分叉处固定探头(图 12 - 11),采用平面内或平面外方式将局麻药注入坐骨神经或分叉处周围。

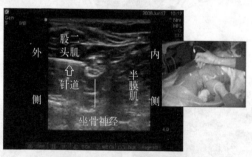

图 12 - 10　腘窝上端坐骨神经横截面超声图

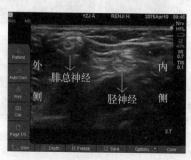

图 12 - 11　腘窝下段胫神经和腓总神经横截面超声图

（2）踝部神经阻滞　支配足的五条神经均可在踝关节阻滞。用枕头将足抬高以便踝部两侧操作。在踝部的上界，腓深神经位于胫前肌腱长伸肌腱之间，足背屈和第一蹬趾外伸时很易触到。穿刺针在胫前动脉外侧及上述两肌腱之间进针，直至触到胫骨，边退针边注入局麻药。然后从内踝到外踝在胫前皮下注入局麻药，如此可阻滞外侧的腓浅神经和内侧的隐神经。从内踝的后方进针，指向胫后动脉的下界，足底可有异感。针尖触到骨质后退针 1 cm，扇形注入局麻药，可阻滞胫后神经。从跟腱和外踝间中点进针，针尖指向外踝的后表面，触到骨质后稍返针并注药，可阻滞腓肠神经（图 12 - 12）。"踝阻滞"各分支神经的超声影像见图 12 - 13。

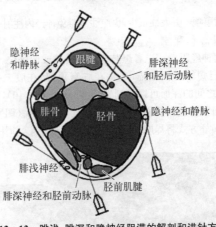

图 12 - 12　腓浅、腓深和隐神经阻滞的解剖和进针方法

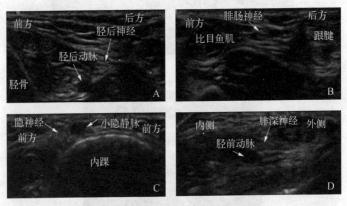

图 12 - 13　"踝阻滞"各分支神经的超声影像

A 探头位于小腿下段后方内侧，B 探头位于小腿下段后方外侧，C 探头位于小腿下段前方内侧，D 探头位于小腿下段前方外侧

12.4.5 腰丛神经阻滞

腰丛阻滞能完善地阻滞腰丛的三大分支股神经、股外侧皮神经、闭孔神经以及髂腹下神经、髂腹股沟神经和生殖股神经。

(1) 传统解剖定位或神经刺激器定位方法　患儿可取侧卧位,患侧向上,髋关节和膝关节自然弯曲。髂嵴最高点画垂线。在髂后上棘,平行于 $L_4 \sim L_5$ 棘突连线画线。两线交点为穿刺点。垂直于皮肤进针略向后寻找 L_4 横突,然后将穿刺针(21 号,5~10 cm)略向头侧或尾侧倾斜,避开横突进针少许,可有落空感,然后注射药液,但小儿不如成人明显,故盲穿的阻滞效果不确定,一般不推荐这种方法。如果接神经刺激器,可引出股四头肌收缩(刺激器刺激股神经)。调整穿刺针的位置,下调电流至0.5 mA,仍能引出股四头肌收缩,回抽无血后,缓缓注入局麻药。一般建议刺激电流阈不低于 0.5 mA,因为该区域的神经外膜相对较厚,若刺激电流阈低于 0.5 mA 仍有肌肉颤动,穿刺针刺破神经外膜的概率将明显增加。

(2) 超声引导法　高频线阵探头用于体型较小的患儿,低频弧形探头适用于体型较肥胖或较大的患儿。探头平行脊柱放置,缓慢向外侧平移,超声图像上可很容易观察到两个高回声的横突及其深面黑色的声影(L_3、L_4),继续向外平移探头直到横突的超声成像消失,然后稍向内平移探头,就可获得 L_3、L_4 横突外侧缘的超声成像。位于 L_3、L_4 横突声影之间的由浅入深分别为腰方肌、腰丛和腰大肌(图 12 - 14a)。这种方法进针时,由于受横突的阻挡,进针角度往往比较垂直,针尖的显影相对困难。探头可垂直于脊柱,置于 L_4 横突的位置。内侧高回声的横突及其深面黑色的声影,其外侧浅表的腰方肌和深面的腰大肌之间为腰大肌间隙,腰神经丛一般位于其中,部分位于腰大肌内。也可适当向腹侧移探头,获取目前较流行的"三叶草"图像,可显示腰大肌在横突前,竖脊肌在横突后,腰方肌在横突上方的标准的横切面超声解剖图,即典型的"三叶草"图像(图 12 - 14b)。

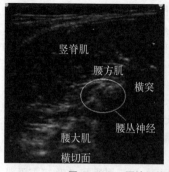
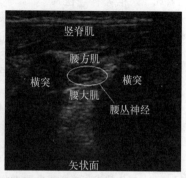

图 12 - 14a　腰神经丛矢状面和横切面的超声影像

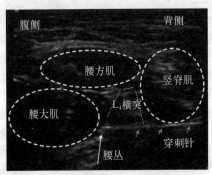

图 12 - 14b　腰神经丛的"三叶草"超声影像

（3）注意事项　倘若进针较深，可进入后腹膜，损伤大血管或后腹膜的脏器。有误穿重要脏器如肾脏的可能，可用超声显示肾脏。较大剂量的局麻药有可能扩散到硬膜外腔或蛛网膜下腔，故在注药时应严密观察心率和血压。

164

12.5　躯干周围神经阻滞

一些在成人经常使用胸部、躯干和腹部区域麻醉的方法，现在也逐渐应用于小儿患者，如胸椎旁或肋间神经阻滞用于开胸手术的镇痛，髂腹股沟和髂腹下神经阻滞用于腹股沟疝修补术的镇痛，腹直肌鞘阻滞可用于脐疝手术。腰椎旁神经阻滞可用于肾脏手术，腹横肌阻滞可用于下腹部手术的镇痛。在过去，这些手术后的镇痛一般是依靠骶尾、腰或胸段硬膜外阻滞完成的；胸、腹部神经阻滞的优势是：① 可提供单侧阻滞，从而消除硬膜外双侧阻滞的不良反应。② 只阻滞感觉神经，没有内脏自主神经阻滞引起的不良反应。

12.5.1　椎旁神经阻滞

椎旁神经阻滞可为单侧手术提供围术期镇痛，包括开胸术、上腹部手术和肾脏手术。椎旁神经阻滞的优点包括能够提供单侧镇痛而无不良反应。椎旁间隙是沿着脊椎的一个楔形间隙，由壁层胸膜、肋横突上韧带和肋间膜组成。它包含肋间神经和背侧支、交通支和交感神经链。其深度与体重相关，从棘突至椎旁间隙 ≈ 0.12 × 体重（kg）＋10.2(mm)。从皮肤至椎旁间隙≈0.48×体重（kg）＋18.7(mm)。相邻的椎旁间隙相互贯通，从而使得使用连续导管技术或单次注射能够达到多层次的镇痛，但在 T_{12} 水平，腰大肌的附着点可阻止药液向腰部椎旁间隙扩散。

（1）操作技术　消毒铺巾后患儿侧卧，阻滞侧朝上，先确定需阻滞间隙的棘突。若行单剂阻滞用 25 号短斜面穿刺针,若留置导管则用 Touhy 硬膜外穿刺针。用生理盐水阻力消失为标准。穿刺针接低阻力注射器垂直于皮肤进针,碰到横突后,稍退针改变针的方向,滑过横突上缘,当注射阻力消失时,即表示针尖过肋横韧带,进入椎旁间隙。这种阻力消失感同硬膜外穿刺穿过黄韧带感觉相似,但感觉不如穿破黄韧带明显。当针尖位于椎旁间隙注入相应局麻药,并可留置导管作连续椎旁间隙阻滞。将导管置入椎旁间隙时需将 Touhy 硬膜针头转向头端慢慢置入。小儿导管留置不应超过 2～3 cm。否则导管容易进入肋间隙而造成单一皮节的阻滞。

(2) 超声引导技术　患者可采取侧卧位,可根据患儿的体型选择适合的探头。探头最初是沿背部放置在中线处,并确定棘突。然后稍微横向移动以确定横突,并确定肋横突上韧带,从而能够指导进针深度(图 12-15)。穿刺针与皮肤垂直,碰到椎板横突,然后穿刺针擦过横突边缘像头侧进针。当穿过横突,随着进入椎旁间隙应该能体会到一个轻微的阻力消失感。在回抽无血液或脑脊液后即可注入局部麻醉药,如果需要可置入导管。在婴儿和儿童中,椎旁间隙应当只置入 2～4 cm 的导管,以避免把尖端置入到旁边的肋间隙内,导致单个皮区阻滞。一般给予 0.5 ml/kg 局麻药,可提供 4 个节段的可靠镇痛。0.25% 布比卡因、左旋布比卡因或 0.2% 罗哌卡因都可用作单次注射的局麻药。

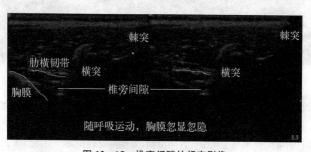

图 12-15　椎旁间隙的超声影像

(3) 并发症　包括刺破血管、刺穿胸膜和气胸。总体来说,椎旁阻滞还是相当安全的,但技术要求较高,须由熟练的麻醉医师操作。

12.5.2　肋间神经阻滞

肋间神经阻滞可对开胸术、上腹部手术、肋骨骨折或胸腔疼痛的患者提供有效的镇痛。肋间神经阻滞可以在肋骨下缘的任何位置实施,腋后线肋间隙入路能为大部分开胸手术提供有效的镇痛,前路肋间神经阻滞仅适用于近正中线处手术,如切开漏斗胸修复或胸骨切开术等。

肋间神经阻滞时另一个必须考虑的并发症是局部麻醉药中毒的风险。由于肋间神经接近血管,因此与其他外周神经阻滞相比,肋间神经阻滞通过全身吸收或刺破血管,局部麻醉药中毒的风险增大。

(1) 操作技术　根据患者的大小以及是否麻醉,患者可以摆成仰卧位、俯卧位或坐位。消毒铺巾后,用 25 号穿刺针,长度根据小儿的年龄,在肋骨下缘进针,向头端推进,针尖触及肋骨,针略向下滑过肋骨,有穿过筋膜的阻力消失感。神经即在血管的下方,因此在注入局麻药时必须反复回抽。为了提高镇痛的成功率,应同时阻滞切口的上两个肋间及下两个肋间。

(2) 超声引导技术　超声探头最初以矢状面放置,肋骨成像为明亮高回声结构。在肋骨之间,胸膜在距上一肋骨表面 2～10 mm 深处显示为高回声条纹影。确定肋骨和胸膜。然后旋转探头,使其与肋骨长轴平行。当患者呼吸时,可以通过脏层和壁层胸膜之间的相互滑动来识别它们,确定肋骨及胸膜后(图 12 - 16)。采用探头平面内技术从探头侧缘进针,直到针尖位于胸膜表面约 2 mm 处,注射适量的局部麻醉药。每个间隙 0.1～0.15 ml/kg,不超过 3 ml,局麻药注入前肯定回抽无血。0.25%布比卡因、左旋布比卡因或罗哌卡因均能提供 8～12 h 的镇痛。

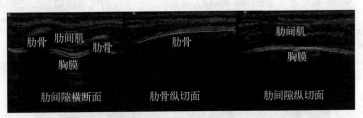

肋骨　肋间肌　肋骨　　肋骨　　　肋间肌　　胸膜　胸膜

肋间隙横断面　　肋骨纵切面　　肋间隙纵切面

图 12 - 16　肋间隙的超声影像

(3) 并发症　包括气胸,误穿血管,意外的硬膜外、蛛网膜下腔扩散。后入路比前入路多见。另外,由于神经比较靠近血管,局麻药误入血管或全身吸收的可能性比其他周围神经阻滞高,发生局麻药中毒的可能性大。

12.5.3　腹横肌平面阻滞

侧腹壁有三层肌肉,包括腹外斜肌、腹内斜肌腹横肌。由下胸段和上腰段脊髓发出的,支配前腹壁皮肤、肌肉和腹膜壁层的感觉神经行于腹横肌和腹内斜肌之间的平面。临床上,腹横肌平面(TAP)阻滞需要通过超声引导技术来实施。至目前为止,有关婴幼儿和儿童使用 TAP 阻滞的资料较少。

(1) 操作技术　患者取仰卧位,采用频率为 8 MHz 以上的线阵探头。确定腹外斜肌、腹内斜肌和腹横肌,在腹横肌下方可以看到肠管

（图 12－17）。对于位置较高的下腹手术，可将探头向头侧移动，直到肋缘下方。穿刺针从探头后方或前方插入。对于位置较低的下腹手术，可将探头置于髂嵴上方。采用探头平面内技术可能有利于穿刺，当穿刺针到达腹内斜肌和腹横肌之间，即可注射局麻药。对于近正中或双侧切口，要行两侧阻滞。当肌肉之间的筋膜平面扩张后，可插入导管行术后镇痛。局部麻醉药可采用 0.2% 的罗哌卡因或布比卡因 0.1～0.2 ml/kg。

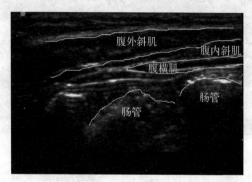

图 12－17　侧腹壁的超声影像

（2）并发症　少见，行针过深，也有穿破结肠和小肠的报道。没有超声引导下，其阻滞效果不确切。

12.5.4　髂腹下、髂腹股沟神经阻滞

髂腹下、髂腹股沟神经阻滞适应证主要为腹股沟区域的手术。在这些手术中这种阻滞方法已被证明和骶管阻滞有同样的镇痛效果，但它不能代替全身麻醉作为唯一的麻醉方式，它不能消除牵拉腹膜和精索操纵所引起的应激反应和内脏疼痛。全身麻醉复合髂腹下、髂腹股沟神经阻滞，患儿术后下床时间早，术后首剂止痛药的需求时间较晚。

（1）操作技术　髂腹下、髂腹股沟神经均于髂前上棘处阻滞。皮肤消毒后，用 22 号或 25 号短斜面穿刺针于髂前上棘上 1 cm，内 1 cm 处进针，向后外侧方向触及髂骨的后上缘，随后边退针边注入局麻药。当针退至皮下，再向腹股沟韧带方向，当感觉有突破感，穿破腹外斜肌。针斜面指向脐孔方向，在同一平面内注入局麻药。一般髂腹下、髂腹股沟神经只作单次阻滞。

（2）超声引导技术　超声引导下可显著提高髂腹下、髂腹股沟神经的阻滞效果并降低并发症。患者可取仰卧位，采用频率为 13 MHz 的高频探头，横向斜放于髂前上棘内侧。确定腹横肌和腹内斜肌，在较大的儿童，可能在腹内斜肌深层看到这两根神经，往往互相紧密靠近，似"猫

头鹰眼睛"(图 12-18)。可采用探头平面内技术或平面外技术,进针至这 2 根神经旁,注射局部麻醉药。如果这些神经不容易被识别,可将局麻药注射在腹内斜肌和腹横肌之间,也可渗透到神经周围。由于解剖变异,这些神经也可出现在腹内和腹外斜肌之间。常用 0.25% 布比卡因、左旋布比卡因或罗哌卡因 0.1 ml/kg。

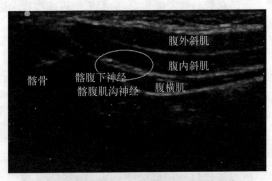

图 12-18 髂腹下、髂腹股沟神经的超声影像

(3) 并发症 少见,行针过深,可发生股神经阻滞,类似髂筋膜间隙阻滞。没有超声引导下,也有穿破结肠和小肠的可能。

12.5.5 阴茎神经阻滞

阴茎阻滞技术包括耻骨下阻滞、阴茎背神经阻滞和皮下环状阻滞等方法,适应证为包皮手术(包茎、包皮过长、包皮嵌顿)的麻醉与术后镇痛。尿道下裂修补术的麻醉与术后镇痛。耻骨下阴茎神经阻滞是在神经进入阴茎根部前进行阻滞,与皮下环状阻滞相比,对阴茎血管及结构的改变较少,受手术医师的欢迎。

阴茎远端 2/3 为阴茎背神经支配,来自阴部神经和盆腔神经丛,伴阴茎背动脉进入阴茎的是两条阴茎背神经,在耻骨联合处分开,支配阴茎感觉。

(1) 操作技术 皮下环状阻滞是阻滞阴茎背神经的一种简单方法,用不含肾上腺素局麻药在阴茎皮下,巴克(Buck)筋膜表面进行环状浸润。阴茎背神经阻滞是在耻骨联合下,阴茎根部水平阴茎的两侧,直接注入局麻药。25 号穿刺针,穿过巴克筋膜后,在阴茎根部相当于时针 10~11 点以及 1~2 点位置注入局麻药。由于非常靠近阴茎背血管,因此在注入局麻药时应不断回抽,以防误入血管。耻骨下阻滞是将阴茎轻轻向下拉,穿刺点于耻骨联合两侧,耻骨支下 0.5~1 cm。针垂直于皮肤刺入,针缓缓向中向下倾斜,穿刺在耻骨下间隙遇明显弹性阻力而停止,相当于浅筋膜的深层。对侧也进行同样的穿刺。回抽无血,缓缓注入局麻药。由于小儿的神经较细,超声引导较难显影,可根据伴行的血管,确定阻滞位点,达到较好的阻滞效果。作阴茎阻滞局麻药中绝对不可含肾上腺素,阴茎为终末血管供血,用肾上腺素易引起血管收缩,导致阴茎坏死。所有各种阴茎阻滞径路均可用 0.25% 布比卡因、左旋布比卡因或罗哌卡因,效果可持续 4～6 h。环状阻滞在阴茎根部形成局麻药环,总量不超过 0.25 ml/kg。阴茎背神经阻滞各点给局麻药 0.1 ml/kg。

(2)并发症　为防止严重的血管收缩,肾上腺素禁忌用于阴茎阻滞。进行阴茎背神经阻滞时,可能损伤阴茎背血管而造成血肿,进而导致阴茎头部缺血。

12.6　常见并发症及处理

12.6.1　局麻药中毒

由于小儿心输出量相对较大,局麻药的吸收较快,故小儿局麻药中毒的风险较高。另外,低龄小儿血脑屏障发育不全,也增加了脑内的局麻药浓度,直接增加了中枢神经系统的毒性。例如,当血浆利多卡因浓度为 5 μg/ml 时,成人可见神经毒性症状,而当利多卡因浓度为 2.5 μg/ml时,新生儿即可发生明显的神经毒性症状,其血浆出现毒性的浓度明显低于成人。在清醒状态下,神经毒性症状如头痛、嗜睡、眩晕、口唇发麻等,患儿都可描述。但是对于婴儿或麻醉下的患儿,以上症状及寒战、震颤或急性发作的抽搐都不能及时发现。在全身麻醉下,发现局麻药中毒必须依靠间接征象,如肌肉僵直、排除其他原因的低氧血症、无法解释的低血压、心律失常或循环衰竭。全身麻醉可以掩盖神经症状但不能掩盖心脏毒性反应,因此更应加强对心血管系统的监测。小儿布比卡因的血浆浓度达 2 μg/ml 时,就可能出现心脏及神经系统毒性反应。心脏毒性主要表现为对心脏电生理和血流动力学的影响:①心律失常,包括严重的窦性心动过缓,高度的房室传导阻滞和室性心动过速、室颤等。②心肌收缩力抑制,使心输出量、心脏指数下降,左室舒张末期压上升,血压下降,直至循环虚脱。局麻药的心脏毒性与效能呈正相关,布比卡因和依替卡因的毒性>罗哌卡因和左布比卡因>利多卡因。布比卡因引起心脏中枢神经系统毒性局麻药剂量之比为 4,明显低于利多卡因的比值 7,所以布比卡因在出现中枢神经系统毒性的同时或之前就可出现心脏毒性,而利多卡因一般不会。临床上使用的布比卡因是两种立体异构体的混合物,左旋和右旋布比卡因的麻醉效能大致相等,但右旋布比卡因的心脏毒性明显大于左旋布比卡因。因此,推荐小儿使用毒性较小的左旋布比卡因。

为了预防出现严重的局麻药中毒,在实施小儿外周神经阻滞时应采取以下措施:①控制药物总剂量。②注意注射位置,相同剂量的局麻药注射到血管较多的区域相对于血管少的区域导致较高的血药浓度。成人不同部位注射相同局部麻醉药后的血浆浓度从高到低为：肋间神经阻滞、骶管阻滞、硬膜外阻滞、臂丛神经、股神经和坐骨神经阻滞。目前尚无儿童相关方面的研究。局麻药加肾上腺素可降低局麻药的吸收速度，一般不能超过 1 : 100 000 的肾上腺素浓度，通常使用 1 : 200 000 或更小的浓度。末梢神经阻滞（如手指和阴茎根部阻滞）禁用肾上腺素，动脉收缩可能会导致组织坏死。

使用中枢神经系统镇静剂如地西泮或咪达唑仑可改变中枢神经系统毒性的阈值，不仅可以减少患者的焦虑，也可提高局部麻醉剂过量导致中枢神经系统中毒的阈值。但是必须注意，虽然苯二氮䓬类可减少局麻药中枢神经系统毒性表现，但是不能减少局麻药的心血管毒性。因此，术前给予苯二氮䓬类，即使没有中枢神经系统中毒，可能会出现心血管中毒症状。

另外，应该注意其他影响局麻药中毒的因素。如低体温、低氧血症、高碳酸血症、酸中毒、低镁血症、低钠血症或高钾血症，可通过不同的机制加重局麻药的毒性反应。因此，有上述情况时，应适当减少局麻药剂量。临床上常常联合用药，两种药物的毒性是可以相加的。当一种局麻药达到最大允许剂量时，就不应该再联用另一种局麻药。在联合应用两种局麻药时，须详细计算最大允许剂量，且应该减少单个药物的相对百分比。

严重局麻药中毒的治疗：严重局麻药中毒表现为突然意识丧失、伴有或不伴有强制阵挛性抽搐；心血管虚脱：窦性心动过缓、传导阻滞、心脏骤停、快速性室性心律失常；以上异常可能同时发生。首先应立即停止注射局麻药，维持气管通畅，必要时行气管插管，给予 100%氧气，保证足够的通气量；控制抽搐发作，可使用苯二氮䓬类，一般不主张用异丙酚；如果心脏骤停，立刻开始心肺复苏避免使用利多卡因处理心律失常；考虑 20%脂肪乳剂治疗：初始剂量为 1 ml/kg，注射时间>1 min；随后按 0.25 ml/(kg·min) 持续输注，如果 5 min 后，仍未恢复心血管稳定，可以每隔 5 min 重复注射初始剂量(1 ml/kg，>1 min)，持续输注速度可以升至 0.5 ml/(kg·min)，持续输注脂肪乳，直至循环稳定，最大剂量可达 12 ml/kg；注意异丙酚不能作为脂肪乳的替代品。

12.6.2　周围神经损伤

外周神经损伤是外周神经阻滞的罕见并发症，多数神经损伤是一过性的，仅少数出现亚临床症状或表现出轻微的单一神经病变，在成人这种短暂的神经功能障碍发生率可高达 8%～10%，而较严重的并发症如永久性神经损伤仅有 1.5/10 000 的发生率。神经刺激仪和超声引导技术的临床应用，外周神经阻滞的成功率已明显提升，但仍未确定这些技术是否可减少神经损伤的发生率。预防措施有：① 避免神经内注射药液，避免高压注射药液，一般推荐采用 10 ml 或 5 ml 的注射器用于小儿患者的神经阻滞，有利于注射药液时，敏锐地感觉到注射压力的变化。② 推荐用 45°短斜面针专用神经阻滞针，避免用普通的穿刺针，动物研究认为斜面方向与神经纵轴垂直者损伤更大，因此推荐穿刺时斜面与神经纵轴平行。③ 对于术前有外周神经疾病的患者，该避免神经阻滞。

12.6.3 导管脱出或残留

连续神经阻滞有时会出现导管脱出现象。局部缝合固定可降低导管的脱出率。采用皮肤黏合剂封堵穿刺针孔，避免药液渗出，也可减少导管脱出的发生率。与硬膜外导管残端留置硬膜外腔一样，外周神经留置导管的残端一般也不建议手术取出，除非有严重的并发症如感染或神经系统症状。

12.6.4 外周神经置管后感染

外周神经置管后局部炎症发生率为 0～13.7%。导管感染率和无菌技术相关，皮下隧道可降低置管区感染率，预防抗生素可明显降低导管感染率。总之，外周神经置管操作时，应该严格无菌操作。

12.6.5 血管损伤和血肿形成

外周神经穿刺或置管有时会损伤邻近血管引起血肿，穿刺过程和置管过程中应该注意避开血管，超声引导可降低血管损伤的发生率。

（李 挺）

171

13

麻醉与相关疾病

麻醉与相关疾病相互影响,术前充分了解和评估患儿的病情,对麻醉和围术期的管理具有重要意义。

13.1　呼吸系统疾病

麻醉成功的关键在于术前充分的评估和有效的干预。目标应尽量减少诱发支气管痉挛的风险,避免各种刺激。

13.1.1　上呼吸道感染

13.1.1.1　病理生理与临床特点

(1)婴幼儿常见疾病,自鼻腔至喉部急性炎症的总称,多因病毒感染引起。病程大多短暂,且具有自限性。

(2)气道分泌物增多,敏感性增加。围术期喉痉挛、支气管痉挛和低氧血症风险增加,与气道高敏、肺泡弥散功能降低和闭合容量增加导致肺内分流等有关。

13.1.1.2　麻醉管理

(1)扁桃体或腺样体摘除、鼓膜置管和腭裂修补等手术患儿易伴发URTI,一般不主张延期;症状严重,包括有黏液脓性分泌物、气喘啰音等症状和体征,或胸片提示累及下呼吸道、肛温高于 38℃ 等则考虑延期手术。

(2)术前吸入高选择性 β_2 受体激动剂可降低术中发生支气管痉挛、严重咳嗽的风险。

(3)择期手术尽可能选择区域阻滞或置入喉罩的全身麻醉,避免气管内插管(外科手术允许条件下)。

(4)必须行气管内插管者应最大程度减少分泌物和避免刺激气道。吸入气体需加温加湿以免分泌物风干阻塞气道。深麻醉下清除气道分泌物不仅可以减轻操作刺激,而且还可降低黏液堵塞气道和肺不张发生的可能性。

(5)全身麻醉必须保持足够的麻醉深度,选择静脉或吸入麻醉药诱导和维持麻醉。丙泊酚可减轻肺血管和支气管周围嗜酸性粒细胞浸润、组织水肿和气道上皮损伤。七氟烷无气道刺激，能松弛支气管平滑肌，抑制组胺等释放引起的支气管收缩。

（6）喉和支气管痉挛可发生在围麻醉期任何时间。一旦发生，应立即停止刺激、予纯氧通气、加深麻醉，必要时予肌松药行气管插管、给予支气管扩张剂如 β_2 受体激动剂等。

13.1.2　哮喘（asthma）

13.1.2.1　病理生理和临床特点

（1）儿童最常见慢性疾病，主要特征为气道炎症，并造成气道反应性增高及气道狭窄和梗阻。

（2）气道结构发生改变，造成气道狭窄。这种结构改变影响支气管扩张剂的疗效。

（3）全身麻醉诱发哮喘发作的机制包括纤毛功能减弱、咳嗽无力和膈肌功能改变等。

13.1.2.2　麻醉管理

（1）择期手术应推迟至哮喘完全控制后。急诊手术由于术前有效干预的时间有限，往往风险较大。

（2）术前访视重点关注用药和哮喘控制程度，了解近期发作史、糖皮质激素或 β_2 受体激动剂的用量、住院治疗史、既往麻醉史等。

173

（3）术前 20 min 口服咪达唑仑 0.5 mg/kg 可安全用于哮喘患儿，能缓解分离焦虑。

（4）气管插管前 1～3 min 静脉注射利多卡因 1～1.5 mg/kg 可能有助于预防插管引起的支气管痉挛。

（5）丙泊酚可用于血流动力学稳定的哮喘患儿。氯胺酮具有支气管扩张作用，可作为血流动力学不稳定患儿的首选药物，同时应予抗胆碱能药和苯二氮䓬类药以减少分泌和神经系统不良反应。

（6）避免使用可能诱发支气管痉挛和组胺释放的药物，如阿曲库铵、吗啡等。

（7）麻醉过程的每一步，例如置入喉镜、气管内插管或拔管、吸痰甚至吸入寒冷气体都可能成为支气管痉挛的潜在诱因。

（8）术中发生支气管痉挛应加深麻醉，提高吸入氧浓度，经气管导管雾化吸入 β_2 受体激动剂并手控通气促进药物均匀分布。同时可以给予阿托品、苯海拉明和糖皮质激素等拮抗迷走神经亢进、组胺释放以及过敏反应。

13.2　心血管系统疾病

先天性心脏病（congenital heart disease，CHD）患儿麻醉须由熟悉CHD生理、了解手术过程、经验丰富的小儿麻醉医师负责实施。

13.2.1 术前评估和准备

目的在于收集有关心血管疾病性质和既往治疗干预措施的信息。

13.2.1.1 病史和体格检查

(1)典型症状包括气促、呼吸困难、心动过速、心律失常、疲劳。婴儿显著症状为喂养困难和多汗,年长儿则为活动量减少或运动不耐受。特征表现为心悸、胸痛和晕厥。生长发育滞后提示心肺功能不良。失代偿性疾病,病理复杂,相关遗传缺陷或伴发其他症状可加重病情。近期呼吸道感染等可增加围术期并发症发生的风险,择期手术应仔细评估风险与效益比。

(2)体格检查包括身高、体重和生命体征(心率、呼吸和血压)。气道和心血管检查应视为重点。静息状态下吸入空气,根治术后患儿的SpO_2接近正常人($>95\%$),姑息术后SpO_2 $75\%\sim85\%$。已知或疑似主动脉缩窄或体-肺分流术后需测量双上肢和下肢血压,并触诊脉搏搏动。寻找合适的动静脉穿刺点,确定潜在的穿刺困难。

13.2.1.2 实验室检查

(1)血常规、电解质和凝血功能测定。发绀患儿表现为红细胞增多,小细胞贫血和血小板减少。

(2)近期心电图应与既往的进行比较,看是否存在心律失常、心肌缺血或心腔扩张和心室肥大。心律失常提示潜在的血流动力学不稳定。心肌缺血可能是主动脉瓣狭窄或冠脉畸形的表现。

(3)胸片提供有关心脏大小,心腔扩大和肺血管的信息。

(4)超声心动图、心导管、电生理以及磁共振成像(MRI)检查可提供更多的疾病诊断信息。

13.2.2 术前检查和禁食

(1)尽可能缩短禁食禁饮时间并予静脉补液对于小婴儿、发绀患儿和单心室生理患儿尤其重要。充足的容量和适当的心室前负荷可改善手术麻醉相关的潜在血流动力学不稳定。

(2)6个月以下婴儿一般不需要术前药;6个月以上患儿在入室前30 min口服咪达唑仑0.5 mg/kg(最大剂量不超过15 mg)。

13.2.3 麻醉管理

13.2.3.1 监测

(1)基本监测项目包括皮肤颜色、毛细血管再充盈、呼吸、脉搏触诊、手术野和出血的颜色。

(2)大部分可选择无创血压监测。临床状况欠佳或者预计术中血流动力学不稳定者可行有创动脉压监测。动脉穿刺置管在麻醉诱导后完成,首选左侧桡动脉。穿刺点注意避开血管异常(主动脉缩窄等)或既往手术的影响(B-T分流或动脉切开术后等)。

(3) 心电图监测心率、心律和 ST - T 变化。标准 II 导联监测心律失常和下壁缺血,心前区 V5 导联监测侧壁缺血。心律失常可由于缺氧、电解质失衡、酸碱异常、血管内或心腔内导管刺激或胸腔邻近区域手术操作所致。

(4) SpO_2 可连续监测脉搏血氧饱和度和心率,反应心内或大血管水平的分流方向和肺血流量。SpO_2 波形有助于评估外周循环灌注和心输出量。

(5) 呼气末二氧化碳监测明确气管导管位置,判断通气是否足够,有助于识别支气管痉挛、气道梗阻或恶性高热等病理情况,也是反应肺血流量的指标。某些紫绀型先天性心脏病患儿由于肺血流量减少,以及通气/血流比失调可致 $P_{ET}CO_2$ 明显低于 $PaCO_2$。保留自主呼吸的中深度镇静患儿可通过鼻导管监测 $P_{ET}CO_2$ 以证实呼吸是否平稳和气体交换情况。

(6) 术中常规监测体温,并注意保温,尤其新生儿和小婴儿。术中低体温可增加氧耗、影响麻醉后复苏和止血,还可致血流动力学剧烈波动。

(7) 尿量系心输出量和肾脏灌注指标。术中大量输液、失血或长时间手术都需监测尿量。

(8) 有条件情况下可用 TEE 评价心功能和容量状况。

13.2.3.2 麻醉方法和药物

(1) 全身麻醉 CHD 患儿接受非心脏手术大多选择全身麻醉。心功能和心内分流影响吸入麻醉药的分布、摄取和静脉麻醉药的药代和药效动力学。①大部分患儿可予吸入诱导,严重流出道梗阻、中重度心功能不全或肺高压等患儿则需要静脉诱导。造成围麻醉期血流动力学波动的因素包括:低血容量,麻醉药剂量相对过大,迷走张力增加,正压通气,低氧血症,气道梗阻,$PaCO_2$ 改变或其他因素影响体-肺循环血流平衡,心肌缺血,心律失常和过敏反应。② 吸入麻醉药扩张血管,降低交感神经反应性。适用于心肌功能和交感反应性良好的多数先心患儿。七氟烷对血流动力学以及心肌收缩功能影响小,已成为小儿,尤其是心脏病患儿麻醉诱导和维持的首选吸入麻醉药。所有吸入麻醉药可强化非去极化肌松药的作用。③ 强效阿片类药物,镇静药和肌肉松弛药同时提供镇痛镇静,遗忘和制动,最大限度地减少心肌抑制而不影响交感反应性。④ 丙泊酚具有心肌抑制和血管扩张作用,可使平均动脉压和全身血管阻力显著降低,而对心率、平均肺动脉压和肺血管阻力影响小。用于心内分流患儿,可使右向左分流明显增加并减少左向右分流,甚至逆转分流方向,降低 Qp/Qs 比值致 PaO_2 和 SaO_2 明显降低。可用于心血管储备功能良好,能耐受心肌收缩力、心率和 SVR 轻至中度下降的患儿。依托咪酯对心肌收缩力影响小,特别适用于心血管储备功能有限的重症患儿。不良反应包括静脉注射痛,癫痫发作样肌阵挛以及抑制围术期肾上腺皮质类固醇合成。⑤ 氯胺酮具拟交感作用而致心率加快,血压升高和心输出量增加。由于增加 SVR 而适用于右向左分流患儿以增加肺血流量。不良反应包括复苏期不良反应,分泌物增加,呕吐和颅内压升高等。⑥ 术前予右美托咪定可减少复苏期谵妄。其对小儿心脏电生理影响包括显著抑制窦房结和房室结功能,减慢心率,升高或降低血压,慎于心功能耐受性差的患儿。⑦ 阿片类药物对心率、血压影响小,血流动力学稳定,减弱麻醉手术相关的神经内分泌应激反应,可安全地用于 CHD 患儿。不良反应重点关注呼吸中枢抑制作用。⑧ 肌松药的选择基于完善气管内插管条件和术中肌松,血流动力学影响,以及预计手术时间。

(2)区域麻醉 ① 用于 CHD 患儿的优势在于麻醉范围局限于手术部位,减少全身用药剂量,恢复期短等。② 减弱手术操作和伤害刺激引起的交感反应,且有利于术后镇痛。③ 对于低血容量或心脏储备功能不良患儿,仍可造成其血流动力学不稳定。④ 禁用于凝血功能障碍的患儿。

176

13.2.3.3 复苏

(1)多数患儿在手术结束时停药,肌松拮抗和气管导管拔管后不久即可被唤醒。

(2)确保保护性反射恢复,气道通畅和呼吸平稳是复苏期重要的考虑因素。

13.2.4 特殊问题处理

13.2.4.1 低血压

(1)与长时间禁食、血容量丧失、心律失常、麻醉用药、心肌功能不全或手术操作有关。

(2)原因可从心室前负荷、收缩力、后负荷以及心律几方面考虑。

(3)针对病因,给予充足容量和适当的升压药往往能迅速升高血压,恢复灌注。

(4)不能耐受心肌和交感抑制的患儿围术期需要静脉泵注正性肌力药和升压药支持。

13.2.4.2 发绀

(1)肺血流减少或心内混合病损的 CHD 患儿常见症状。减状或分期手术后患儿发绀可长时间存在。

(2)慢性缺氧可影响所有的主要器官系统,机体代偿机制包括增加血容量,红细胞增多症,增加氧的摄取、运输以及形成新生血管。

(3)红细胞增多症系最显著的代偿反应,可导致血液黏滞度增加和红细胞淤积。血小板减少和功能异常,以及凝血因子异常等所致的凝血问题也都与低氧血症和红细胞增多症有关。应使用带有空气过滤器的输液器,同时需要密切观察静脉输液管路。

(4) 围术期应输注足量液体,避免静脉长时间淤血。Hct 大于 65%,建议术前放血将 Hct 降至 60%~65%。这不仅可以减轻红细胞淤积,还能增加氧输送。输液和给药过程中应使用液体加温装置。

13.2.4.3　缺氧发作

(1) 心室水平大量右向左分流使肺循环血流极度减少,低氧血大量流入主动脉致使体循环极度低氧导致特征性缺氧发作。

(2) 缺氧、哭吵、脱水以及各种应激反应可诱发缺氧发作,表现为发绀加重、动脉血压和 SpO_2 下降。

(3) 轻症者可通过控制呼吸逐步改善(纯氧机械通气、低吸气压及延长呼气时间促进静脉血回流和保持经右室流出道的前向血流)。

(4) 重症者应作如下处理:① 镇静,纯氧过度通气。② 去氧肾上腺素 $0.5\sim2\,\mu g/kg$ 单次静注或 $2\sim5\,\mu g/(kg\cdot min)$ 静脉维持增加 SVR。③ 静注芬太尼维持麻醉深度,减少儿茶酚胺释放。④ 静注艾司洛尔($0.5\,mg/kg$ 负荷后,$50\sim200\,\mu g/(kg\cdot min)$持续泵注)避免心肌过度收缩并松弛漏斗部。⑤ 静注吗啡 $0.1\,mg/kg$ 缓解漏斗部痉挛及缺氧。⑥ 静脉输注晶体液($15\sim30\,ml/kg$)增加前负荷并减轻右室流出道痉挛的动力性梗阻。⑦ 根据血气分析结果适当输注碳酸氢钠纠正代谢性酸中毒。

13.2.4.4　心功能不全

(1) 心室或大血管水平间存在交通造成心室容量超负荷是婴幼儿充血性心衰的最常见原因。此外,还可由严重瓣膜关闭不全或梗阻性病变所致。

(2) 严重心功能不全患儿全麻下行非心脏手术,围术期并发症显著增加。故择期手术患儿术前应尽可能控制心功能不全,甚至纠治原发疾病。

13.2.4.5　肺高压

(1) 通常由于肺血流增加所致。无论何种原因引起的肺高压和 PVR 增加都提示围术期出现并发症的风险增大。

(2) 先天性心脏病早期纠治可降低肺动脉压力和肺血管反应性。某些情况下,术后肺高压可能持续存在。

(3) 存在心内分流,肺动脉压迅速升高可导致动脉血氧饱和度下降、心动过缓和低血压。无心内交通则右室后负荷迅速增加,导致室隔左偏、左室充盈受阻,心输出量减少。

(4) 引起 PVR 升高的原因包括:肺不张、低体温、低氧、高碳酸血症、应激反应、麻醉过浅和疼痛等。

（5）肺高压危象可导致心搏骤停。治疗措施包括加深麻醉、过度通气、增加吸入氧浓度和纠正酸中毒。还可应用选择性肺血管扩张剂(吸入 NO,依洛前列环素或静脉泵注曲前列尼尔等),以及正性肌力药支持右心功能。

13.2.4.6　心肌缺血

（1）疾病本身原因　慢性低氧血症,收缩和舒张期室壁张力增加,大的左向右分流使舒张压降低致冠脉灌注不足,先天性冠脉畸形,发绀所致的血液黏稠度增加。

（2）手术相关原因　体外循环,主动脉阻断和手术本身。

（3）心肌灌注不足　可导致心室功能不全,并进一步发展为心肌纤维化。

13.2.5　术后监护

（1）保持气道通畅,保证氧供和通气。避免通气不足增加 PVR 而影响血流动力学稳定。

（2）所需补液种类取决于先天性心脏病类型、手术方法以及容量损失成分。

（3）监测血气电解质,新生儿和小婴儿特别注意血糖水平并适当补充含葡萄糖液体。

（4）足量阿片类药物用于术后镇痛,必要时还可加用镇静药。

13.3　内分泌系统疾病

13.3.1　糖尿病(diabetes)

13.3.1.1　病理生理和临床特点

（1）儿童糖尿病多为 1 型,系免疫介导的胰腺 β 细胞破坏造成胰岛素绝对缺乏。2 型则为胰岛素抵抗和相对缺乏,见于肥胖儿童。

（2）胰岛素是一种合成代谢激素,促进糖原和甘油三酯的存储和蛋白质的合成。胰岛素缺乏导致葡萄糖运输和贮存,以及脂质和蛋白质合成出现异常。这些代谢紊乱导致血管病变,最终引起终末期肾脏、心脏和眼科疾病。

（3）儿童糖尿病患者可由于肺组织弹性异常和肺泡基底膜增厚而致肺限制性疾病。

（4）围术期高血糖通过阻碍胶原蛋白产生,减弱伤口的抗拉强度而影响愈合,还可能影响中性粒细胞功能,包括削弱趋化、吞噬及杀菌作用。

（5）1 型糖尿病患儿每日在频繁的血糖监测下使用胰岛素治疗以严格控制血糖。2 型糖尿病通过饮食和锻炼控制血糖,也可服用二甲双胍等降血糖。

(6) 糖化血红蛋白水平可以反映血糖控制水平,应调整到正常范围。美国糖尿病协会建议,6 岁以下儿童的糖化血红蛋白应小于或等于 8.5%;6~12 岁儿童应小于 8%;13 岁以上应小于 7%。

13.3.1.2 麻醉管理

(1) 手术创伤可引起复杂的神经内分泌应激反应,包括抑制胰岛素分泌和促进皮质醇、儿茶酚胺和胰高血糖素等反向激素分泌。就胰岛素绝对或相对缺乏的糖尿病患儿而言,手术创伤导致的分解代谢增强可升高血糖,甚至引发糖尿病酮症酸中毒。

(2) 糖尿病患儿应在代谢稳定,即无酮症酸中毒、血清电解质正常和糖化血红蛋白值接近理想范围时才能接受择期手术。

(3) 急诊手术患儿的手术和麻醉风险增加,术后应入重症监护室。

(4) 术前应从患儿的内分泌医师或血糖监测日志获取胰岛素治疗方案,评估术前血糖控制情况并评估禁食所致的低血糖风险等。

(5) 2 型糖尿病患儿使用的二甲双胍半衰期长,且存在脱水引起乳酸酸中毒、低氧血症或组织低灌注的风险,应在术前 48 h 停药。其他口服药可继续服用至手术前一天。

179

(6) 尽可能将手术安排在上午第一台,避免禁食时间过长,且便于调节治疗方案。鼓励患儿摄取清饮直至术前 2 h,否则应予静脉补液。

(7) 术前焦虑可致应激反应,释放儿茶酚胺升高血糖。苯二氮䓬类、阿片类或巴比妥类药不影响糖代谢,可用作术前镇静。

(8) 镇痛有利于尽量减少手术引发的神经内分泌应激反应。某些麻醉药可以升高血糖,吸入麻醉药,如异氟醚可抑制胰岛素分泌引起血糖升高。

(9) 椎管内麻醉时,局麻药通过抑制内源性葡萄糖产生而阻止血糖升高。静脉予阿片类药通过降低葡萄糖代谢减轻高血糖反应。

(10) 血糖过高>14 mmol/L(250 mg/dl)可导致精神状态改变、高渗性利尿和脱水,还与中枢神经系统(central nervous system,CNS)缺血、伤口愈合不良等有关。

(11) 常规剂量胰岛素用至术前一天。手术日上午,按照表 7-5 输注含 5% 葡萄糖的糖盐水,同时予胰岛素,维持血糖在 5.6~10.1 mmol/L(100~180 mg/dl)范围。

(12) 短小手术,如鼓膜切开置管术,术前和术中不需要输注胰岛素。待患儿尽快恢复开始进食,给予原胰岛素剂量的 40%~60%。

(13) 手术时间长或术后禁食时间长,应予持续静脉输注葡萄糖和胰岛素。手术日早晨,术前 2 h 开始予葡萄糖 100 mg/(kg·h),胰岛素 0.02~0.05 U/(kg·h)持续输注,以降低禁食带来的糖分解代谢的风险。每小时监测血糖水平,并按照 0.01 U/(kg·h)的速率调整胰岛素用量以维持血糖在 5.6～10.1 mmol/L(100～180 mg/dl)范围。

(14) 使用胰岛素泵的患儿接受 2 h 以内手术,可由麻醉医师操控泵给予常规剂量胰岛素。手术时间预计超过 2 h,则改用静脉输注胰岛素。

(15) 血钾正常的短小手术和血糖控制良好的患儿一般不需要补钾。长时间手术或急诊手术患儿可能存在代谢失衡,应根据血电解质分析结果适当补充调整。

(16) 从静脉或手指采样对血糖进行即时检测便捷可靠,可不必进行脑功能监测。

(17) 低血糖是围术期最严重的并发症,常见症状包括心动过速、流泪、出汗和高血压。应加强血糖监测,并与麻醉深度不足相鉴别。可予 25% 的葡萄糖溶液输注,0.1 g/kg 的葡萄糖升高血糖约 1.7 mmol/L(30 mg/dl)。

(18) 术后禁食患儿应继续静脉输注葡萄糖和电解质溶液,定期静脉应用短效胰岛素或间歇皮下注射速效胰岛素,以维持血糖 5.6～10.1 mmol/L(100～180 mg/dl)范围。术后一旦开始正常饮水饮食,即恢复以往的治疗方案,包括皮下注射胰岛素和(或)口服降糖药,并停止输注葡萄糖。

13.3.2　甲状腺疾病

甲状腺激素产生受下丘脑-垂体-甲状腺轴调控,包括甲状腺素(T4)和具生理活性的三碘甲状腺原氨酸(T3)。血浆 T3 和 T4 通过负反馈调节下丘脑和垂体分别释放促甲状腺素释放激素(thyrotropin releasing hormone, TRH)和促甲状腺激素(thyroid stimulating hormone, TSH)。

13.3.2.1　甲状腺功能减退(hypothyroidism)

1. 病理生理和临床特点

(1) 小儿最常见的甲状腺疾病,先天性甲状腺发育不全或缺如、碘缺乏、自身免疫性甲状腺疾病是甲状腺功能减退的常见原因。

(2) 甲状腺激素影响所有代谢活性细胞,缺乏可导致广泛的系统异常。儿童甲状腺功能减退的典型表现包括表情淡漠,身材矮小,常伴心动过缓、低血压及体温偏低,贫血和高脂血症等。严重病例可因心肌黏液样变而导致心力衰竭。新生儿可表现为巨舌症、脐疝、低体温、哭声嘶哑、囟门大、颅缝增宽和黄疸。巨舌症可导致上呼吸道梗阻。

(3) 血清 TSH 是诊断原发性甲状腺疾病的最敏感指标,一般先于总 T3 和 T4 水平出现显著变化。甲状腺功能也可通过测定游离 T4 评估。

（4）口服左甲状腺素（LT4）替代治疗，目标1～2周内 T4 水平正常化，4周内 TSH 水平正常化。

2. 麻醉管理

（1）择期手术前，患儿临床和甲状腺生化功能应正常。中重度甲减患儿术中心肺功能减弱，对麻醉剂敏感度增加。

（2）亚临床或轻度甲减的急诊手术患儿，围术期应予 LT4 替代治疗，防止黏液性水肿昏迷。中至重度患儿应推迟手术直到替代治疗后甲状腺激素水平正常化。心血管疾病患儿可在心脏手术或心导管术后开始甲状腺替代治疗。

13.3.2.2 甲状腺功能亢进（hyperthyroidism）

1. 病理生理和临床特点

（1）儿童甲状腺功能亢进发生率明显低于甲状腺功能减退，绝大多数由毒性弥漫性甲状腺肿（Graves 病）引起。

（2）Graves 病系自身免疫性疾病，是由于甲状腺刺激免疫球蛋白与 TSH 受体结合致使甲状腺过度刺激。大部分患儿临床表现为弥漫性甲状腺肿，一部分表现为自身免疫性眼病和黏液性水肿。Graves 病很少自行缓解，治疗方法包括药物（甲巯咪唑）、放射性碘治疗和手术切除甲状腺。

181

（3）甲状腺炎炎症初期甲状腺素释放可导致甲状腺功能亢进，后期甲状腺激素耗尽进展为甲状腺功能减退。甲亢阶段不使用抗甲状腺药物治疗，仅予 β 受体阻滞剂控制症状。

（4）甲亢的典型症状包括甲状腺肿大，心动过速和（或）心悸，震颤，反射亢进，怕热，呼吸困难，失眠，腹泻，精神紧张，体重减轻等。儿童可有注意力不集中，影响学习。Graves 病还可表现为眼球突出和运动受限，眶周水肿及胫前黏液性水肿。

（5）未治疗或未经正规治疗的甲亢可能导致"甲亢危象"，这是一种致命的并发症，应注意与恶性高热鉴别。手术、感染和应激容易诱发，表现为发热、严重心动过速和高代谢征。对症治疗包括 β 受体阻滞剂改善心血管反应，大剂量糖皮质激素（阻断 T4 转化为 T3 和防止肾上腺皮质功能相对不全）和抗甲状腺药丙基硫尿嘧啶，并予物理和药物降温等。

（6）血清 T4 和 T3 水平升高。TSH 分泌受抑制，甚至难以测得。近期发作的 Graves 病可有甲状腺刺激免疫球蛋白水平升高。

（7）甲状腺肿大常可触及，颈部 X 线片、计算机断层扫描（CT）或 MRI 可评估气管受压和偏移程度。

2. 麻醉管理

（1）术前，患儿在药物控制下甲状腺功能正常。

（2）手术当天早晨，给予抗甲状腺药物和肾上腺素能受体阻断剂

（术中首选艾司洛尔）。

（3）术前通常给予镇静剂，避免使用阿托品等抗胆碱能药和拟交感活性药物。

（4）甲状腺肿大压迫气道的患儿，可选择纤维支气管镜气管插管，或者予吸入诱导，保留自主呼吸直至完全控制气道。气道长期受压还可能造成气管软化，需要使用加强型气管导管。甲状腺肿大或气管软化造成的明显气道梗阻可降低每分通气量。

（5）无气道受压的患儿，可采用丙泊酚静注诱导。实验室检查结果显示持续甲状腺功能亢进状态的患儿应避免使用氯胺酮。由于患儿心输出量增加，如果通气恒定可使麻醉药肺泡气浓度升高缓慢，吸入诱导时间延长。Graves 病累及眼球，术中注意润滑，适当保护眼睛。

（6）肌松药的心血管不良反应轻微，顺阿曲库铵、维库溴铵、罗库溴铵不至诱导或加剧心动过速的发生。

（7）高代谢状态可加快药物的生物转化，可使某些具有毒性代谢产物的药物（如氟烷）更加危险。控制通气以尽量减少高碳酸血症发生，避免刺激交感神经。

（8）术毕应在深麻醉下拔管，拔管后应观察是否存在气道梗阻。

182

13.3.3 肾上腺疾病

（1）肾上腺皮质包括三个区域：球状带合成分泌盐皮质激素，束状带和网状带合成分泌糖皮质激素和性激素。

（2）糖皮质激素途径的最终产物皮质醇是下丘脑-垂体-肾上腺轴的主要调节剂，其中下丘脑促肾上腺皮质激素释放激素（corticotropin releasing hormone，CRH）调节垂体合成和释放促肾上腺皮质激素（adrenocorticotrophic hormone，ACTH），以及下游肾上腺所产生的三类激素。

（3）盐皮质激素的分泌调节受控于肾素-血管紧张素系统和ACTH。

13.3.3.1 肾上腺皮质功能不全（adrenal insufficiency）

1. 病理生理和临床特点

（1）罕见的小儿疾病，包括糖皮质激素缺乏伴或不伴盐皮质激素缺乏症等。单纯的醛固酮减少症罕见。

（2）糖皮质激素缺乏表现为空腹血糖低，胰岛素敏感性增加，胃液酸度降低，其他胃肠道症状和疲劳等。盐皮质激素缺乏表现为肌无力，体重减轻，低血压，电解质紊乱（低钾、低钠血症）和酸中毒。皮质醇功能不全使 ACTH 和黑色素生成增加，造成色素沉着。

（3）围术期应予糖皮质激素和盐皮质激素替代治疗。氢化可的松替代剂量取决于患儿年龄和身体大小，剂量调整根据患儿年龄对生长速度进行跟踪的结果。

(4) 小儿皮质激素分泌率近似于成人，故替代剂量与年龄、体重无关。单纯盐皮质激素分泌不足可予醋酸去氧皮质酮 1 mg/d 肌内注射或氟氢可的松 $0.05\sim0.1$ mg/d 口服。

(5) 围术期使用皮质醇，因其具有足够的盐皮质激素活性而不再需要其他替代治疗。

2. 麻醉管理

(1) 根据患儿症状和体征，体检以及实验室检查结果作出评估。识别肾上腺皮质功能减退和适当的术前治疗可降低围术期并发症的发生。

(2) 围术期建议每 6 h 予氢化可的松琥珀酸钠 2 mg/kg。

(3) 麻醉诱导本身即可导致机体应激反应，故第一次给药应在诱导前。

(4) 术后，根据患儿的应激状态，皮质激素逐渐减量，直至日常口服剂量。

13.3.3.2 皮质醇增多症（hypercortisolism）

1. 病理生理和临床特点

(1) 儿科常见医源性皮质醇增多症，罕见库欣病和库欣综合征（cushing syndrome）。库欣病是 ACTH 分泌型垂体腺瘤；库欣综合征则指糖皮质激素分泌过剩的其他疾病，包括异位 ACTH 分泌型肿瘤和分泌皮质醇的肾上腺肿瘤。

(2) 皮质醇过量可导肌肉萎缩，明显的向心性肥胖（满月脸，水牛背），高血压，高血糖，骨质疏松和生长缓慢。

(3) 皮质醇增多症可通过小剂量地塞米松抑制试验，24 h 尿游离皮质醇和肌酐或夜间唾液皮质醇浓度测定筛查。结果阳性则应测定其他肾上腺皮质激素，并作肾上腺 CT 或 MRI 检查。

2. 麻醉管理

围术期需要考虑的问题包括肥胖和随之而来的气道问题，高血压以及皮肤和骨骼脆性增加。

13.4　囊性纤维症

13.4.1　病理生理和临床特点

(1) 囊性纤维化（cystic fibrosis，CF）跨膜传导调节因子（cystic fibrosis transmembrane regulator，CFTR）突变所致的常染色体隐性遗传性疾病，白种人好发。

(2) 基因突变使 CFTR 蛋白存在不同缺陷，造成汗腺、胰腺或支气管腺体等外分泌腺上皮细胞氯离子和水分分泌减少，钠离子重吸收增加，导致细胞内高渗，而细胞外液水分减少，含盐增加，黏液堆积。

（3）黏稠的分泌物阻塞管腔，造成相应器官的损伤。肺部黏液积聚，纤毛清除减弱导致细菌滋生，造成炎症和感染。肺炎进展致使组织结构重建，引起支气管扩张，肺高压，通气/血流比失调，最终导致呼吸循环衰竭。心肺并发症是 CF 死亡的最常见原因。

（4）鼻窦部稠厚黏液积聚堵塞窦道，导致鼻组织感染增生，形成鼻息肉，阻塞鼻腔加剧呼吸困难。

（5）黏稠的分泌物还可见于胰腺和胃肠道。其阻止消化酶分泌入十二指肠，造成胰腺被积聚的自身消化酶损伤，导致胰岛细胞受损，胰岛素缺乏引起糖尿病。消化酶缺乏使营养成分难以吸收，造成营养不良和生长发育迟缓。低蛋白血症引起全身性水肿，脂溶性维生素 A、维生素 D、维生素 E 和维生素 K 缺乏导致佝偻病，凝血功能障碍等。

（6）诊断可通过不同的方法，包括新生儿血浆胰蛋白酶原水平筛查，汗液测试，CFTR 基因检测等。汗液氯离子和钠离子浓度检测是诊断的金标准。

（7）目前并无有效的方法治疗 CF。吸入、静脉或口服给予抗生素可控制肺部感染。吸入高渗盐水和沙丁胺醇可减轻肺黏液黏稠度，降低肺部感染发生频率。α-链道酶溶解白细胞 DNA，减轻气道炎症反应，增强肺功能。肺功能持续恶化，则需要考虑肺移植。

184

13.4.2　麻醉管理

（1）避免急诊手术。术前充分评估肺功能，包括最大呼气流速-容量曲线、肺容量以及对支气管扩张剂的反应和基础脉搏血氧饱和度值。

（2）术前不宜使用阿片类药物。

（3）诱导时给予抗胆碱药阿托品。约 50% CF 患儿合并胃食管反流，故选择快诱导气管插管。肺部症状不严重的小婴儿吸入诱导效果较好。肺部症状严重的患儿，建议入室后先开放静脉。明显下呼吸道梗阻患儿，建议动脉穿刺测血气。

（4）建议复合麻醉，全身麻醉气管插管后再进行骶管、脊麻或硬膜外麻醉，有助于抑制手术刺激，复苏快，利于术后镇痛。

（5）不推荐使用喉罩，因无法清除堵塞喉罩的呼吸道分泌物，造成喉痉挛以及胃食管反流患儿误吸风险增加。

（6）肺部病损严重的患儿必须使用气管内插管，严密监测 $P_{ET}CO_2$，避免过度通气，维持适当的二氧化碳分压，合理设置呼吸参数避免肺过度膨胀。

（7）丙泊酚对呼吸道刺激轻、扩张支气管，可用于麻醉诱导。氯胺酮扩张支气管，却因增加气道分泌物而致喉痉挛可能，故不推荐使用。

（8）建议予吸入麻醉药和短效阿片类药维持麻醉。术中加用 NSAIDs 类药物以减少阿片类药物用量。吸入的麻醉气体应加热加湿。

（9）糖耐量异常的患儿术中定时测血糖。

（10）氨基糖苷类抗生素可延长非去极化肌松药的作用时间。

13.5　血液系统疾病

13.5.1　贫血（anemia）

13.5.1.1　病理生理和临床特点

（1）贫血指血液中红细胞计数（red blood cell count，RBC）、Hb 和 Hct 低于正常值，或其中一项明显低于正常值。

（2）依据 Hb 和 RBC，贫血分为轻度：Hb $90\sim120$ g/L（>6 岁），Hb $90\sim110$ g/L（<6 岁），RBC$(3\sim4)\times10^{12}$/L；中度：Hb $60\sim90$ g/L，RBC$(2\sim3)\times10^{12}$/L；重度：Hb $30\sim60$ g/L，RBC$(1\sim2)\times10^{12}$/L；极重度：Hb<30 g/L，RBC$<1\times10^{12}$/L。

（3）红细胞生成减少和（或）破坏增加是造成贫血的主要原因，根据病因分为红细胞生成减少性、溶血性和失血性贫血。

（4）根据红细胞平均容积（mean corpuscular volume，MCV）和平均血红蛋白浓度（mean corpuscular hemoglobin concentration，MCHC）分为：大细胞性贫血，如巨幼红细胞贫血；正细胞性贫血，如再生障碍性贫血、急性失血性贫血和某些溶血性贫血；小细胞低色素贫血，如缺铁性贫血、地中海贫血和慢性感染性贫血等。

185

（5）贫血可造成血液携氧能力下降，导致机体氧供受损。携氧能力下降造成的生理反应包括心排量增加、氧摄取增加、Hct 升高、2,3 - 二磷酸甘油酸及红细胞生成素增加。

（6）贫血相关症状包括呼吸困难，心绞痛，眩晕和晕厥，心悸和运动耐力受损。Hb 低于 50 g/L，心肌氧供明显不足，可发生充血性心力衰竭，麻醉期间发生心搏骤停的危险性明显增加。早产儿贫血更易发生呼吸暂停。

13.5.1.2　麻醉管理

（1）若存在明显贫血，择期手术应当延期。

（2）不宜延期的手术，则根据患儿年龄、健康状况、术中预计出血量等因素决定术前是否需要输注浓缩红细胞。

（3）避免术前镇静药过量。围术期注意防止通气不足，避免低氧，心功能受抑制，高碳酸血症，血容量不足和体温过低。

（4）Hb 60 g/L 以下必须输血；Hb $60\sim100$ g/L，应根据患儿的生命体征、氧合、灌注和失血程度及其他生理和手术因素给予红细胞输注。Hb 大于 100 g/L，新生儿或婴儿应考虑其基础 Hb、耗氧量大和残留的胎儿血红蛋白对氧的亲和力，以及绝对血容量（足月新生儿 85 ml/kg，早产儿 100 ml/kg）补充红细胞。

13.5.2　镰状细胞病（sickle cell disease，SCD）

13.5.2.1　病理生理和临床特点

（1）遗传性血红蛋白分子功能紊乱的一组疾病，因红细胞呈镰刀状得名，包括镰状细胞贫血（HbSS）、血红蛋白 C 病（HbSC）和 β 地中海贫血（HbSβ）。

（2）HbA 的 β 珠蛋白链第六位的谷氨酸被缬氨酸所取代形成 HbS。低氧条件下，HbS 广泛聚集和凝胶化而扭曲使 HbS 为主的红细胞形成镰刀样，难以通过毛细血管床，导致血流梗阻，终末器官缺血并因此引起急性疼痛。

（3）直接影响多个器官系统致相关并发症。最紧急的是疼痛危象和急性胸部综合征。

（4）急性胸部综合征系急性肺损伤，主诉包括胸痛、气促、咳嗽、喘鸣和发热（＞38℃）。胸片显示至少一个肺段的浸润。

（5）脑血管意外是最严重并发症，主要原因在于动脉损伤导致梗死和出血。

（6）其他并发症还包括慢性肾衰竭和骨髓炎等。

（7）早期即可破坏脾脏血管，表现为脾脏滤过受阻，易发生感染，常预防性使用青霉素。急性脾隔离导致 Hb 和 Hct 降低，需要输血。

（8）治疗措施包括输血、药物（羟基脲）和造血干细胞移植（hematopoietic stem cell transplantation，HSCT）。

13.5.2.2　麻醉管理

（1）术前需要了解患儿最近发生危象的时间，发生频率，是否需要定期输血和特定诱因等。

（2）避免促发镰状细胞危象的诱因，包括低氧、脱水、低温、感染和酸中毒等。

（3）术前禁食患儿及时适量补液，以免细胞内脱水增加 HbS 浓度，并促使红细胞镰状化。若并发肾小管浓缩功能障碍，则过量的液体摄入可对心肺功能造成损害。

（4）输注浓缩红细胞积极纠正贫血，提高 Hb 水平至 100 g/L 以上，增加非 HbS 红细胞浓度以纠正贫血和改善氧供。镰状细胞群体发生同种免疫风险大，输血前应进行扩展表型匹配（包括除 ABO 血型以外的 Rh，Cc，D，Ee 和 Kell），去白和镰状细胞筛查。准备 HSCT 的患儿避免输注来自家庭成员的血液，以免发生同种免疫和移植后排异反应。

（5）过去史有镰状细胞危象，经常发生疼痛危象，潜在肺部疾病和其他并发症的患儿可考虑术前换血以降低 HbS 浓度而不升高总血红蛋白。

（6）有必要预防性使用抗生素以防术后感染。术前 1 h 口服青霉素、阿莫西林或克林霉素,或者术前 30 min 静脉注射克林霉素或氨苄西林。

(7) 术前适量给予镇静药,避免镇静过深导致的呼吸暂停,低血压、低灌注和低氧。

(8) 吸入麻醉药对镰状化过程无影响。阿曲库铵等药物用于这类患儿时,其药代动力学发生变化。区域阻滞的镇痛和血管扩张作用可有效治疗血管阻塞,便于围术期麻醉管理。

(9) 增加吸入氧浓度($>50\%$),维持脉搏血氧饱和度 100%,但须避免过度通气以防脑灌注减少而增加脑血管意外风险。

(10) 保持正常体温,注意保暖。维持酸碱平衡,防止酸中毒。

(11) 体外循环(低温、低氧、酸中毒等)促使镰状化,因此患儿通常在转流前和转流中都需要积极地换血。

13.5.3 血友病(hemophilia)

13.5.3.1 病理生理和临床特点

(1) 凝血因子Ⅷ(血友病 A)、Ⅸ(血友病 B 或圣诞病)或Ⅺ(血友病 C)缺乏所致的一组先天性出血性疾病。伴性隐性遗传,遗传基因位于 X 染色体。

(2) 血友病 A 和 B 临床特征相似,严重性取决于凝血因子缺乏程度。轻或中度患儿只是在手术或外伤之后出现大量出血,重度则表现为自发性出血。

(3) 除 APTT 延长外,一般凝血功能检查结果正常。相应凝血因子浓度测定可明确诊断。

(4) 治疗系通过替代疗法维持一定的凝血因子浓度,确保有效止血。重组凝血因子无携带传染性疾病的风险,故推荐使用。

(5) 去氨加压素(1 - deamino - 8 - D - arginine vasopressin, DDAVP)促进内源性释放增加Ⅷ因子浓度,但易被快速耐受而长期使用受限,故用于轻症患儿和短小手术。

(6) 治疗时间长短应根据疾病严重程度。

13.5.3.2 麻醉管理

(1) 围术期重点关注预防和治疗出血。术前血液科会诊,制订治疗方案,包括 DDAVP 和凝血因子使用,停用血小板抑制剂。

(2) 已产生凝血因子抑制的患儿,除非绝对必要,一般不予手术。这类患儿往往需要更高浓度的凝血因子或进行脱敏疗法。

(3) 慎用区域麻醉。肌内注射、置入鼻饲管、经鼻气管内插管等操作可能引起出血。

(4) 限制使用潜在出血风险的药物酮咯酸等。

(5) 监测凝血功能,尤其凝血因子水平(Ⅷ和Ⅸ因子)。

(6) 必要时输注血制品,严重出血患儿考虑使用重组活化Ⅶ因子(rFVIIa)。

13.5.4 血管性血友病(vonwillebrand disease,vWD)

13.5.4.1 病理生理和临床特点

(1) 常见遗传性出血性疾病之一,发病率约为 1/10 000,常染色体显性遗传。

(2) 遗传学特点与血友病不同,是血管性血友病因子(von willebrand factor,vWF)的数量、结构和功能异常所致。

(3) 根据既往出血病史和血友病因子浓度和活性测定,临床定义为轻、中和重度。

(4) 典型症状包括瘀青、鼻出血、牙龈出血和女性月经量过多等,严重内出血和关节内出血则较罕见。

(5) 一般 APTT 和出血时间延长,轻症患儿往往正常。除 2B 型,其他 vWD 患儿血小板计数通常正常。

(6) 血小板功能测定(PFA-100)是疾病诊断的敏感性和特异性指标。其他实验室检查还包括 vWF 抗原和 vWF 活性测定。

188

(7) 治疗重点在于尽可能使用 DDAVP 促进内源性 vWF 浓度增加,或输注浓缩凝血因子。由于 DDAVP 容易引起水潴留、低钠血症和中枢神经系统病变,包括癫痫发作等,故一般不用于婴幼儿。浓缩凝血因子(包括Ⅷ因子和 vWF 因子)常用于 2B 和 2N 型患儿。不宜使用浓缩凝血因子的患儿,可输注冷沉淀。

13.5.4.2 麻醉管理

(1) 血液科医师会诊,明确诊断及对 DDAVP 治疗的反应。

(2) 测定凝血因子浓度的实际值和预期值,以及预计术后治疗持续时间。

(3) 充分估计术中及术后出血,避免使用干扰凝血功能的药物和任何抑制血小板药物(如阿司匹林)。

(4) 慎用部位麻醉。肌内注射、放置鼻饲管或经鼻气管内插管等可引起出血。

(5) 根据凝血因子浓度(Ⅷ因子和 vWF 因子)适当补充血制品和凝血因子。

(6) 必要时考虑给予抗纤溶药物 ε-氨基己酸和氨甲环酸等。

(7) 重症 vWD 或对 DDAVP 治疗无反应患儿,给予含Ⅷ和 vWF 因子的重组凝血因子,如人抗血友病因子复合物(Humate-P)。

(8) 输注多种凝血因子和(或)抗纤溶治疗的患儿,应注意监测是否血栓形成。

13.6 先天性非特异性血浆胆碱酯酶缺乏症

13.6.1 病理生理和临床特点

（1）丁酰胆碱酯酶（butyrocholinesterase，BCHE）系人体内存在的两种胆碱酯酶中的一种，除作用于乙酰胆碱，还作用于其他胆碱酯类，故又称"假性胆碱酯酶"或"非特异性胆碱酯酶"。

（2）先天性非特异性血浆胆碱酯酶缺乏症（pseudocholinesterase deficiency，pChe）在肝脏中合成，主要存在于血浆、肝脏和神经系统。

（3）pChe 缺乏症是人体内 BCHE 合成不足的一种罕见的遗传性血浆酶异常疾病。通常没有症状，只有当外科手术中应用琥珀胆碱和米库氯铵时才可被发现。

（4）pChe 降低约 75% 以上，琥珀胆碱和米库氯铵等肌松药水解受阻，肌松作用时效延长，神经肌肉麻痹可持续 2~8 h。

（5）pChe 在酯类局麻药的代谢中起重要作用，BCHE 缺乏使酯类局麻药的安全剂量范围变小，且发生全身不良反应的风险增加。

（6）血液中总胆碱酯酶活性测定和基因诊断等有助于判断患儿罹患 pChe 缺乏症的风险。

13.6.2 麻醉管理

（1）pChe 缺乏症患儿避免使用琥珀胆碱，米库氯胺，毛果芸香碱，普鲁卡因，以及避免接触含对硫磷农药。

（2）术中应予肌松监测以降低发生肌松作用延长、肌肉麻痹引发术中知晓以及通气不足，甚至呼吸衰竭的风险。

（3）区域阻滞或局部麻醉建议选择酰胺类局麻药。

（4）只要在严密监测和呼吸支持下，潜在的 pChe 患儿即使误用琥珀胆碱和米库氯铵也预后良好。

13.7 恶性肿瘤

（1）癌症仍然是儿科患者疾病致死的主要原因之一。

（2）急性淋巴细胞白血病和中枢神经系统肿瘤是儿童最常见的两种恶性肿瘤。

（3）麻醉医师参与肿瘤的诊治过程可提高患儿的生存率，因此有必要讨论化疗、放疗和 HSCT 对麻醉的影响。

13.7.1 骨髓抑制

（1）化疗引起的急性或迟发毒性。骨髓抑制导致全血细胞急剧减少。

（2）中性粒细胞减少易致细菌和病毒感染。应采取隔离措施，避免测量肛温和直肠给药，严格洗手和无菌操作。

(3) 常见血小板减少,禁忌椎管内麻醉。围术期血小板输注取决于手术类型、潜在的出血可能和血小板功能。

(4) 没有显著心肺疾病或需要增加携氧能力的情况下,Hct 低至 25％也能被很好耐受。使用照光红细胞以防止免疫受损的肿瘤患儿出现移植物抗宿主病(graft versus host disease,GVHD),以及去白红细胞以防止巨细胞病毒传播。

13.7.2　心脏毒性

13.7.2.1　化疗

(1) 化疗药物可致急性或慢性心脏毒性。

(2) 蒽环类抗生素最常见,引起的急性心脏毒性表现为非特异性 ST-T 波改变,室上性和室性心律失常以及左室射血分数降低。严重的可表现为心肌炎-心包炎综合征,导致心源性休克。

(3) 蒽环类所致的慢性毒性可发生在用药后数周、数月或数年,表现为基于剂量累积的心肌功能障碍而导致充血性心力衰竭,且对强心药反应不佳。

(4) 蒽环类所致心脏毒性,可予药物降低后负荷(血管紧张素转换酶抑制剂)以降低室壁压力,其他药物还包括 β 受体阻滞剂增加左室射血分数。

(5) 大剂量环磷酰胺可引起严重的充血性心衰、出血性心肌炎和心包填塞。

13.7.2.2　放疗

放疗用于胸部肿瘤也可引起心脏毒性,造成心包炎和心包填塞。

13.7.2.3　麻醉问题

(1) 已知或疑似心肌损伤患儿,术前有必要进行心动超声图检查评估心肌和瓣膜功能,并且邀请心脏科医师会诊。

(2) 术中死亡的大多是因为化疗引起的心肌损伤患儿。

(3) 根据心功能状况选择麻醉诱导和维持药物,以及创伤性监测项目。

13.7.3　肺毒性

13.7.3.1　化疗

(1) 肺功能障碍的病因来自多个方面,包括感染、与炎症和免疫功能失调有关的非特异性肺损伤以及化疗和放疗所致的毒性损伤。

(2) 烷化剂与细胞毒性肺损伤有关,表现为呼吸困难、乏力、干咳、消瘦和原因不明的发热。双基底肺浸润是这种并发症的标志性表现,提示预后不良。

(3) 细胞毒性抗生素博莱霉素所致的肺损伤表现为间质性肺炎和肺纤维化,且吸入高浓度氧与此有协同作用。

13.7.3.2 放疗

（1）约 5‰～15‰的患儿接受胸部放疗可导致临床上显著的肺损伤。

（2）放疗后 1～2 个月为潜伏期、4～6 个月为渗出期、6～12 个月发展为肺纤维化。

（3）影响肺毒性发展的因素包括照射总剂量、治疗肺的体积、每次治疗给予辐射和患儿年龄。

13.7.3.3 麻醉问题

（1）术前全面评估，包括胸片或 CT，脉搏血氧饱和度或动脉血气分析，肺功能评估和肺损伤病史回顾。

（2）肺损伤患儿应予吸入低浓度氧以达到合适的氧饱和度，提供维持足够通气和保持 FRC 的最低气道压力。

13.7.4 造血干细胞移植

（1）HSCT 是血液系统恶性肿瘤、再生障碍性贫血、免疫缺陷病和某些实体肿瘤的公认疗法。

（2）麻醉医师所要考虑的问题包括移植前准备，急性和慢性 GVHD 及其对器官系统的不良影响，非 GVHD 相关疾病和药理学特点。

191

13.7.4.1 移植前准备

（1）首次移植前，需要使用环磷酰胺等药物或全身放疗销蚀和损毁自体骨髓。

（2）化疗药物可致出血性膀胱炎、肺纤维化、肝静脉闭塞等，全身放疗则与限制性心肌病、间质性肺炎和甲状腺功能低下有关。

（3）根据心肺储备功能选择麻醉诱导和维持药物、术中予有创监测、术后镇痛完善。

13.7.4.2 移植物抗宿主病

（1）急性 GVHD 是一种临床综合征，表现为红斑样皮疹、胆汁淤积性黄疸累积肝脏、胃肠道疾病、发热、贫血和血小板减少等。

（2）慢性 GVHD 是一个独特的综合征，类似于自身免疫性胶原血管疾病，在身体各器官都有明显症状。

13.7.4.3 HSCT 患儿器官功能

（1）弥漫性肺损伤是 HSCT 主要并发症，分为感染性和非感染性。

（2）急性非感染性肺损伤也称为特发性肺炎综合征，指广泛肺泡损伤而无左心功能障碍或呼吸道感染。

（3）特发性肺炎综合征的治疗措施包括吸氧、小潮气量和低吸气峰压机械通气、并予广谱抗生素和免疫抑制。

（4）慢性 GVHD 可导致反复肺部感染、限制性或阻塞性肺疾病。炎性细胞堵塞小气道可出现肺气肿、肺泡过度膨胀和气胸等。

（5）慢性 GVHD 相关阻塞性肺疾病的治疗措施包括吸氧、支气管扩张剂、加强免疫抑制、预防性使用抗菌药物和免疫球蛋白。

（6）肺部受累需要在麻醉下置入纤支镜进行支气管肺泡灌洗或活检明确病因（感染或闭塞性细支气管炎）。

（7）术中管理重点在于调控气道压力、吸入气体加温加湿、围术期继续使用抗生素。严重肺部疾病术后还需要机械通气并监测动脉血气。

（8）急性或慢性 GVHD 可导致严重的口腔黏膜炎使张口受限，影响经口气管插管。

（9）GVHD 对肌肉骨骼系统的不利影响包括多发性肌炎、多发性浆膜炎和肌病。关节挛缩或溃疡限制颈椎活动和张口度，使气道管理复杂化。

（10）多发性浆膜炎与腹水、心包和胸腔积液有关。

（11）术中仔细评估口腔和气道、体位摆放、体温监控和保温并提供眼保护。

（12）HSCT 患儿免疫系统显著削弱。围术期应严格无菌操作，须予抗菌、抗病毒和抗真菌药物治疗，并在呼吸回路中置入细菌和病毒过滤器。不建议经直肠给药和监测体温。

（13）HSCT 可累及胃肠道，出现腹泻、腹痛、胃肠道出血和肠梗阻等，应避免使用食管听诊器和直肠温度探头。

（14）快速诱导气管插管时，应把胃肠功能障碍的患儿视作吸入性肺炎高风险。口腔黏膜肿胀和炎症可影响气管内插管，建议可视化操作。

（15）GVHD 常见肝功能不全，表现为胆汁郁积性黄疸，胆红素、碱性磷酸酶（alkaline phosphatase，AKP）和谷丙转氨酶（alanine transaminase，ALT）升高。肠外营养也可加剧肝损伤。应选择肝脏毒性小，对肝代谢和血流影响最小的麻醉药，同时密切监测血糖和凝血功能。

（16）HSCT 后造血功能障碍表现为难治性血小板减少症、孤立的粒细胞减少、贫血或者全血细胞减少。预计术中大量出血应准备足够的血液制品。

13.7.4.4　非 GVHD 的 HSCT 并发症

（1）包括肾功能不全，肝静脉闭塞性疾病，甲状腺和肾上腺功能受损。

（2）术前评估肾功能。注意血容量、心输出功能储备和避免肾毒性药物是保护肾功能的重要措施。

（3）甲状腺和肾上腺功能对于稳定心血管功能和药物清除至关重要，必要时应用适当的激素替代。

13.7.5 用药问题

(1) HSCT 使用免疫调节药物和皮质类固醇。与儿童相关的免疫抑制药的不良反应包括发育迟缓、多毛症、肥胖和骨质疏松症。

(2) 肝肾功能未受影响的情况下，麻醉药的应用并无禁忌。

(3) 环孢素加强非去极化肌松药的作用效果。肝肾损害患儿首选顺式阿曲库铵。

(4) NSAIDs 增强环孢素和他克莫司的肾毒性。

(5) 与细胞色素 P450 抑制药物同时使用，经细胞色素 P450 代谢的强效阿片类和苯二氮䓬类药物血清浓度升高。

(6) HSCT 及外科手术广泛累及全身系统。患儿由于生理储备有限，术后需要入住重症监护病房。

(7) 密切监测下，神经阻滞、局部麻醉浸润或肠外应用阿片类药都可提供有效的术后镇痛。

13.8 唐氏综合征

13.8.1 病理生理和临床特点

(1) 唐氏综合征(21 -三体综合征)，最常见的常染色体异常疾病之一。

(2) 临床表现为多种畸形，包括智力低下、平头畸形、短颈、睑裂斜向外上、虹膜灰白色 Brushfield 斑点、耳朵小且位置低、舌体肥大、颈椎病，还可伴发心血管系统异常等。

(3) 舌大，颈短，淋巴组织增生，全身肌张力减退和喉软化等影响气道开放，与气管环相关的声门下狭窄发生率高。

(4) 寰枢椎韧带松弛可造成 C_1～C_2 颈椎半脱位并因此损伤脊髓。

(5) 40%～50%患儿伴发心血管系统疾病，最常见的病变包括完全房室间隔缺损(complete atrioventricular septal defect，CAVC)，VSD，法洛四联症和 PDA。

13.8.2 麻醉管理

(1) 术前评估注意各系统器官的功能。有不同程度的智力低下，可通过与其交谈评估智力障碍的程度。

(2) 既往可能经历过心脏手术，扁桃体和腺样体摘除术或其他手术。过去史中的有用信息还包括阻塞性睡眠呼吸暂停综合征和寰枢椎韧带松弛或颈椎半脱位等。

(3) 病史和体格检查结果存在问题或颈椎 X 线片显示寰齿间隔大于 5 mm，应延期手术，并请神经外科会诊。

(4) 通常免疫功能低下，预防性应用抗生素防止菌血症。

(5) 血管纤细、血管反应性高和血管壁组织脆弱使动静脉穿刺颇具

193

挑战,且动脉穿刺置管后也更容易出现并发症。

(6) 手术和麻醉过程中,患儿头部和颈部应注意保持正中位置。

(7) 全麻下容易发生心动过缓。

(8) 心脏病理原因、肺血管反应性升高或者上呼吸道梗阻可致肺动脉高压。

(9) 给予镇静剂或吸入诱导时,原有的气道梗阻加剧,拔管后可出现喘鸣。

13.9 恶性高热

13.9.1 高发因素

(1) 恶性高热是麻醉药触发的骨骼肌代谢亢进,并由此产生一系列潜在的致命性代谢反应。MH 敏感性相关的遗传异常发生率约为 1/2 000,而临床发病率成人为 1/5 000~1/100 000,儿童则为 1/3 000~1/15 000。

(2) 全世界所有种族都可能发生 MH,儿童和青壮年好发,男性发病率明显高于女性。

(3) 家族遗传和诱因共同作用诱使 MH 发作。在 MH 患儿的家族史中可找到曾经在麻醉期发生意外死亡或体温异常升高的证据。

(4) 吸入麻醉药和琥珀胆碱可使易感人群触发 MH。

13.9.2 临床表现

(1) 早期征象:$P_{ET}CO_2$ 升高,呼吸急促,窦性心动过速,咬肌痉挛或下颚强直,心律失常以及血压不稳定,体温迅速升高等,代谢性酸中毒初始往往难以察觉。

(2) 后期征象:高钾血症,中心体温迅速升高,磷酸肌酸激酶(creatine kinase,CK)水平快速上升,肌红蛋白血症和肌红蛋白尿,心搏骤停,弥散性血管内凝血(disseminated inravascular coagulation,DIC)。

(3) 爆发型恶性高热则表现为整个躯体强直,严重代谢性酸中毒(碱缺失大于 8 mmol/L)合并呼吸性酸中毒($PaCO_2 > 60$ mmHg),快速心律失常,体温迅速升至 39.5℃ 或更高,高钾血症,肌红蛋白尿且常伴血清 CK 水平明显升高。

13.9.3 治疗方案

(1) 立即停用所有麻醉药,取下吸入麻醉药挥发罐。予纯氧过度通气(每分通气量增加 2~3 倍)以增加有氧代谢,排出二氧化碳,新鲜气体流量大于 10 L/min。

(2) 丹曲林经灭菌注射水(非生理盐水)溶解后,立即予 2.5 mg/kg 静脉注射,每 5~10 min 重复给药直至最初症状消退。

(3) 反复监测动脉血气,并予碳酸氢钠 1~4 mmol/kg 静脉注射纠

194

正代谢性酸中毒。

（4）通过输注冷液体、体表降温、无菌冰盐水冲洗体腔、必要时通过体外转流降低体温。体温降至 38℃时应停止降温以防意外低体温。

（5）心律失常往往可被丹曲林逆转，但某些患儿还是需要 β 受体阻滞剂或胺碘酮治疗持续性快速心律失常。

（6）监测尿量，尿量不足应予利尿，并予碳酸氢钠碱化尿液保护肾脏，防止肌红蛋白尿引起肾衰竭。

（7）血气电解质、CK、体温、心律失常、肌张力和尿量等将指导进一步治疗。碳酸氢钠、葡萄糖和胰岛素用于治疗高钾血症。丹曲林有效逆转 MH，是降低血清钾水平最有效的方法。重症病例可使用氯化钙或葡萄糖酸钙。

（8）凝血功能分析包括 INR、血小板（platelet，PLT）计数、PT、纤维蛋白原和纤维蛋白降解产物。

（9）尽可能终止手术。鉴于 MH 存在复发可能，故有必要将患儿转运至重症监护室继续观察治疗。

13.9.4　术前准备和评估

（1）安全的麻醉管理首先在于预防。获取确切的家族史，直系血亲对全身麻醉的异常反应、术后意外入住重症监护室或不明原因的全麻猝死提示发生 MH 的可能性。

（2）MH 家族史或其他肌肉疾病患儿可进行骨骼肌型罗纳丹受体（*RYR1*）基因检测筛查，并通过咖啡因-氟烷骨骼肌收缩试验（caffeine-halothane contracture test，CHCT）进一步确诊。

（3）确诊或疑似人群避免接触 MH 触发药物（包括地氟烷、恩氟烷、乙醚、氟烷、甲氧氟烷、异氟烷和七氟烷等吸入麻醉药和琥珀胆碱），推荐应用全凭静脉或部位麻醉。

（4）麻醉机准备，取下挥发性麻醉剂蒸发罐，更换 CO_2 吸收罐和呼吸管路，并以高流量新鲜气流（10 L/min）冲洗管路。含有有机硅材料的现代麻醉机需要的冲洗时间可能长达 60 min，回路中插入活性炭过滤器可加速清洗过程。

（5）医疗机构应准备治疗 MH 的特效药——丹曲林。

（6）术中不需要特定监测或治疗，MH 易感患儿也并非日间手术禁忌证。

13.9.5　高发人群的麻醉方案

（1）事先了解既往 MH 病史或潜在易感性。

（2）区域阻滞或者局部麻醉可以安全地用于 MH 高发人群。

（3）全身麻醉应避免接触 MH 触发物质，如强效挥发性麻醉药和琥珀胆碱。

(4) 非去极化肌松药、静脉麻醉药和阿片类药可安全应用于全麻诱导和维持。

(5) 术中严密监测 $P_{ET}CO_2$、SpO_2、体温、心电图和血压,必要时测定血气电解质和相关血清酶。

(6) 应准备丹曲林,但没有必要预防性使用。

(黄　悦)

14

小儿麻醉并发症及处理

近年来,由于加强了麻醉医师培训,仪器设备更新,麻醉技术提高和用药合理,麻醉后监护室建立,使小儿麻醉围术期并发症和死亡率明显降低。回顾历史,小儿麻醉的死亡率逐渐下降,如 20 世纪 60 年代美国波士顿儿童医院死亡率为 1.8/10 000,至 20 世纪 70 年代降低为 0.8/10 000;1988 年法国多中心研究的麻醉死亡率为 0.25/10 000;2001 年新加坡的 10 000 例小儿麻醉,没有死亡病例。虽然小儿对麻醉的代偿能力有限,但麻醉和围术期做到严密观察病情,在出现异常反应的早期及时发现和处理,很多并发症是可以避免的。

14.1 呼吸系统并发症

14.1.1 喉痉挛

喉痉挛是常见的严重呼吸不良事件,喉痉挛在儿科麻醉患者中发生较多,总发生率为 8.7/1 000,其中 0~9 岁是 17.4/1 000,1~3 个月的儿童发生率最高,是其他年龄的 3 倍多。喉痉挛指喉部肌肉反射性痉挛收缩,使声带内收,声门部分或完全关闭而导致患者出现不同程度的呼吸困难甚至完全性的上呼吸道梗阻。虽然大多数喉痉挛可以自我缓解,但仍有 5/1 000 的病例出现了心脏骤停。

(1) 病因 其危险因素包括患者、麻醉、手术相关因素。① 喉痉挛的发生率与年龄呈负相关,多发生在≤5 岁儿童,年龄越小的患儿发生率越高。② 上呼吸道感染可使喉痉挛的发生率增加 3~5 倍。③ 哮喘、吸烟、睡眠呼吸暂停及肥胖也是喉痉挛的危险因素。④ 麻醉相关的危险因素是浅麻醉,浅麻醉下喉头反射敏感、疼痛、吸痰、插/拔管等都可诱发喉痉挛,吸入麻醉药导致喉痉挛的概率为 2.3%。喉罩插管比面罩吸氧更易诱发喉痉挛,但气管插管和喉罩插管则无明显差异。⑤ 气道手术(包括支气管镜检查)比其他手术更易诱发喉痉挛,扁桃体及腺样体切除术的喉痉挛发生率高达 21%~27%。早期识别这些危险因素,并在围术期的麻醉管理中避免浅麻醉下的不适当刺激可预防喉痉挛的发生。

(2) 喉痉挛的分级 ① 轻度：吸气性喉鸣声调低(鸡啼样喉鸣)，无明显通气障碍。② 中度：吸气性喉鸣声调高、粗糙，气道部分梗阻，呼吸有"三凹征"(锁骨上凹、胸骨上凹、肋间凹)。③ 重度：具有强烈的呼吸动作，但气道接近完全梗阻，无气体交换，发绀，意识丧失，瞳孔散大，心跳微弱甚至骤停。

(3) 治疗 ① 用100％氧进行CPAP，同时应注意将下颌托起，以排除机械性梗阻因素，直至喉痉挛消失。② 静脉注射丙泊酚3 mg/kg或使用吸入麻醉药加深麻醉，直至喉痉挛消失。③ 如果上述处理无效，可应用短效肌肉松弛药来改善氧合或协助进行气管插管，一般主张给予小剂量的琥珀胆碱(0.1 mg/kg)，不仅可使喉痉挛得到迅速缓解，而且对自主呼吸的干扰轻。

14.1.2 支气管痉挛

(1) 危险因素 ① 近期上呼吸道感染：正常机体上呼吸道感染可导致气道反应性显著增高，这种反应在感染后可持续3~4周。② 哮喘病史的患者：术中支气管痉挛的发生率约为10％。③ 浅麻醉下刺激呼吸道，如气管插管。

(2) 症状和体征 ① 气管压力峰值增加。② 肺部听诊可及哮鸣音。③ 血氧饱和度持续下降。④ 呼气时间增加。⑤ 呼气末CO_2升高，并且有上升的呼气末CO_2波形。⑥ 压力控制通气时潮气量减少。

(3) 预防 ① 急诊手术需要全麻时应该考虑在诱导前给予足量阿托品0.02 mg/kg。② 有哮喘史者术前应用激素、支气管扩张药及抗生素治疗。

(4) 治疗 ① 高流量纯氧通气及施行辅助或控制呼吸。② 排除主支气管插管或者气管导管打折。③ 改变I∶E的时间比以保证足够的呼气时间。④ 麻醉过浅时需加深麻醉，可用氯胺酮或吸入全麻药。⑤ 使用β_2受体激动剂：为治疗急性支气管痉挛的首选药物，其中最具代表性β_2受体激动剂药物为沙丁胺醇、特布他林等，可雾化吸入。⑥ 静脉注射甲泼尼龙。

14.1.3 气道梗阻

严重的气道梗阻有典型的"三凹征"，并伴有血氧饱和度下降。

(1) 病因 ① 舌后坠：小儿因头大、颈短、舌头大、会厌长等解剖特点易引起舌后坠。影像学研究发现，气道梗阻主要发生在会厌或软腭水平。丙泊酚麻醉后的小儿行MRI测定会厌、软腭及舌背水平的横截面积和前后径，发现咽部气道的横截面积随着麻醉的加深而变小，吸气相会厌水平的横截面积减小更明显。吸入麻醉药也可影响气道的横截面积，肺泡内七氟烷有效浓度从0.5增加到1.0MAC可使气道横截面积减小13％~18％，而增加至1.5MAC，则可减小28％~34％。② 分泌物堵塞：分泌物过多是上呼吸道阻塞的常见病因。小儿即使施行气管内麻醉，仍有呼吸道阻塞的潜在危险，导管可能扭曲，导管腔也可被血液或稠厚分泌物所阻塞，小儿气管插管后喉梗阻发生时间多在气管拔管后 2 h 以内。③ 咽喉部及气管黏膜水肿：气管插管、咽部手术操作的刺激常可引起不同程度的水肿而阻塞气道。

（2）预防和治疗　吸入麻醉气体应加以湿化，使分泌物易于吸出，从而避免痂皮形成。

14.1.4　高碳酸血症

呼吸抑制或机械通气时通气量不足均可导致高碳酸血症。动脉血 $PaCO_2 > 6.0$ kPa（45 mmHg）可以诊断为高碳酸血症。肺泡通气不足时 $PaCO_2$ 升高，二氧化碳潴留。

通常分为阻塞性通气不足（呼吸道阻塞或狭窄，气道阻力增加）和限制性通气不足（吸气时肺泡的扩张受限引起）。单纯的缺氧不一定伴高碳酸血症，只有当肺泡通气不足时才明显出现二氧化碳潴留，引发高碳酸血症。

（1）病因　① 术前用药过量或患儿对术前药有高敏反应即可引起呼吸抑制。② 术后呼吸抑制可因全麻过深或（和）肌松药残余作用引起。③ 术后呼吸暂停是指不能解释的呼吸暂停时间超过 $15 \sim 20$ s，或者呼吸停止时间未超过 15 s，但伴有心动过缓（心率 < 80 次/min）、发绀和苍白，常见于早产儿和新生儿，与贫血（Hct < 30%）相关。

（2）症状和体征　① 面色潮红，心率增快。② 早期表现血压升高，进一步可产生急性心肌损害，心肌收缩力减弱。③ 中度高碳酸血症时，$PaCO_2$ 每增加 0.13 kPa（1 mmHg）脑血流增加 6%，当 $PaCO_2$ 在 $1.2 \sim 1.47$ kPa（90 $\sim$ 110 mmHg），可引起 CO_2 麻醉并抽搐。高碳酸血症酸中毒可引起脑血管扩张，致脑水肿、颅内压升高。

（3）治疗　① 保持呼吸道通畅，及时清除上呼吸道分泌物或异物。② 面罩或气管插管通气。③ 机械通气患儿应检查呼吸机是否漏气，并调整通气参数。④ 应用拮抗药：纳洛酮可有效拮抗麻醉性镇痛药引起的呼吸抑制。氟马西尼可有效拮抗苯二氮䓬类药物引起的中枢抑制作用。抗胆碱酯酶药新斯的明可拮抗非去极化肌松药肌松残留作用。⑤ 对于高风险的新生儿，术后应收入监护室严密监护。

14.2　循环系统并发症

14.2.1　小儿麻醉相关心脏骤停

（1）发生率　小儿围术期心脏骤停（pediatric perioperative cardiac arrest，POCA）发生率及预后与患儿的年龄大小、是否急诊手术及 ASA 分级密切相关。研究发现非心脏手术患儿的 POCA 发生率为 2.9/

10 000，与麻醉相关的 POCA 发生率为 0.65/10 000；心脏手术患儿的 POCA 则高达 127/10 000。1998～2004 年美国 POCA 登记 373 例患儿，其中 49% 与麻醉相关，70% 的患儿小于 2 岁，47% 为小于 6 月龄的先心患儿，非心脏病患儿 POCA 发生率在年龄的分布上与先心患儿无显著差别，其中小于 6 月龄的患儿发生率最高。

(2) POCA 的危险因素 包括心血管因素、呼吸因素、药物（氟烷/七氟烷引起的心肌抑制、药物过敏、药物过量等）、设备（中心静脉导管、呼吸回路等）等。心血管因素引起的 POCA 以失血引起的低血容量及输注库存血导致的高血钾为主，小于 2 岁的患儿心血管因素导致的 POCA 以先天性心脏病为主，而大于 14 岁的患儿则以原发性心律失常居多。呼吸因素则以喉痉挛导致的气道梗阻为主。POCA 的发生率及病死率在新生儿、ASA 评分Ⅲ及以上、急诊手术及接受全麻的患儿中更高。

14.2.2 心动过缓

1～5 岁幼儿心率大于 80 次/min，5 岁以上儿童大于 60 次/min。因为婴幼儿和儿童的心输出量是心率依赖的，心率减慢表示心输出量的降低。如果心率低于年龄相应的数值，需采取相应的措施提高心率，必要时行心肺复苏。

(1) 病因 疾病/手术因素占 35%，吸入麻醉药因素占 35%，低氧血症占 22%。患儿的年龄、性别、种族、身体状况、手术部位、手术的复杂性和持续时间及麻醉药物等都可影响心动过缓的发生率。

(2) 治疗 ① 给予 100% 氧气和通气支持，重新评估患者，判断心动过缓是否还存在、是否有心肺功能损害的症状。② 停止手术刺激，如果是腹腔镜手术，应排空腹气。③ 如果心动过缓持续存在，静脉注射肾上腺素 0.01 mg/kg(0.1 ml/kg 1∶10 000)。④ 由迷走张力增高或原发房室传导阻滞引起心动过缓(不是继发于低氧等原因)，静脉给予阿托品 0.02 mg/kg。⑤ 及时有效给氧、通气和给药后，心率仍＜60 次/min，并伴有灌注不足时，开始心肺复苏。

14.2.3 心动过速

(1) 首先评估是否有脉搏，如果脉搏不明显，循环灌注差，按照无脉搏马上开始心肺复苏。

(2) 如果能触及脉搏，灌注足够：① 评估及维持气道、呼吸和循环。② 供氧。③ 连接监护仪/除颤器。

(3) 评估心电图 QRS 波形 ① QRS 波狭窄型(＜0.09 s)：可能为窦性心动过速和室上性心动过速。如果节律是窦性心动过速，寻找病因，治疗可逆性病因。P 波缺失/异常，婴儿心率≥220 次/min，儿童心率≥180 次/min，考虑为室上性心动过速。治疗时应监测血流动力学变化：血流动力学稳定,首先尝试刺激迷走神经。对于婴儿和较小的儿童,在不影响气道通畅的前提下,可以在脸上敷用冰块。对于年长儿童,按摩颈动脉窦或瓦耳萨瓦(Valsalva)的方法(即深吸气后屏气,用力做呼气动作)也是安全的;如果静脉通路已经建立,可使用腺苷进行药物电复律,快速给予腺苷 0.1 mg/kg,最大剂量 6 mg。血流动力学不稳定或腺苷无效,则使用同步电复律。初始能量为 0.5～1 J/kg,如果不能复律,可给予 2 J/kg 重复一次。如果第二次复律仍未成功或心动过速马上复发,则在第三次电击前考虑静脉注射胺碘酮 5 mg/kg 或普鲁卡因胺 15 mg/kg。② QRS 波宽大畸形(>0.09 s)：常原发于心室(室性心动过速)。镇静后使用同步电复律(0.5～1 J/kg);如果无效,剂量可以增加到 2 J/kg,严密监测心电图和血压的前提下,可给予胺碘酮 5 mg/kg 缓慢输注 20～60 min 以上。

14.2.4　低血压

低血压为收缩压较同年龄正常血压的低五个百分点及以上,年龄超过 1 岁的清醒小儿,小儿收缩压为[70+(2×年龄)]mmHg,低血压原因和治疗见表 14-1。

表 14-1　低血压的原因和治疗

	原　因	治　疗
前负荷降低	血容量减少(呕吐、腹泻) 静脉回流受阻(高 PEEP) 心包填塞	补充血容量(加快输血补液) 降低 PEEP,避免过度通气 头低脚高仰卧位
心肌收缩力减弱	负性肌力药物(吸入麻醉药) 心功能不全 低氧血症	减浅麻醉(关闭吸入麻醉药) 使用正性肌力药(多巴胺、肾上腺素、米力农)
后负荷降低	血管舒张 脓毒血症 过敏反应(输血、鱼精蛋白)	使用血管收缩药物(去氧肾上腺素、去甲肾上腺素) 按过敏反应治疗

14.2.5　高血压

(1) 原因　① 麻醉浅,镇痛不全。② 麻醉及手术引起缺氧及二氧化碳蓄积。③ 颅脑外科手术刺激额叶或第 Ⅴ、Ⅸ、Ⅹ 对脑神经,可出现血压升高,心率减慢。④ 膀胱充盈,尿潴留。

(2) 防治　① 保持呼吸道通畅,维持足够的通气量,避免缺氧和二氧化碳蓄积。② 保持足够的麻醉深度。在强刺激前,补充麻醉镇痛药物或辅用药。③ 气管插管时,缩短喉镜显露声门和气管插管的时间,动作轻巧。④ 合理使用镇静药物,消除患者焦虑、恐惧心理。⑤ 排空膀胱。

14.3 反流误吸

(1) 危险因素 ① 饱食、幽门或肠梗阻、上消化道出血,麻醉、手术、外伤和疾病使胃肠蠕动减弱,胃内积存大量的空气和胃内容物增多,胃内压明显升高,胃肠道张力下降。② 诱导时发生呼吸道梗阻,用力吸气使胸内压降低,加上头低位、重力影响,易发生呕吐和反流。③ 使用肌松药后,面罩正压通气,高压气体进入胃内,使胃迅速膨胀而发生反流。④ 咳嗽、屏气及用力挣扎,使胃内压升高。⑤ 胃、食管交界处解剖缺陷,影响正常生理功能,如膈疝患者。置有胃管的患者也易于发生呕吐和反流。⑥ 药物如阿托品、东莨菪碱、格隆溴铵(胃长宁),有松弛食管下端括约肌作用,吗啡、哌替啶、地西泮可降低括约肌张力,琥珀胆碱使胃内压增高,这些因素都易致患儿反流、误吸。

(2) 防治 ① 术前禁食,必要时使用提高胃液 pH 及减少胃酸分泌的药物,如西咪替丁及雷尼替丁等。② 对饱食急诊手术的患儿,应采取以下措施:先置粗胃管,必要时抽吸。首选快速顺序诱导气管内插管。快速顺序诱导时,把环状软骨向后施压于颈椎体,以闭合食管来防止误吸。诱导时可采用头高足低位,若有反流迹象,应立即改成头低足高位,头偏向一侧,立即吸引,并气管插管。③ 如发生误吸:在气管插管后用生理盐水 5~10 ml 注入气管内,边吸边冲洗。冲洗前,应先给纯氧吸入。④ 纠正低氧血症:用机械通气支持呼吸功能。⑤ 甲泼尼龙:首量 1 mg/kg,每 6 h 一次。⑥ 必要时应用抗生素,以防继发感染。适当使用制酸剂和胃黏膜保护剂。⑦ 保持水和电解质平衡及纠正酸中毒。⑧ 应在患者清醒并能做出相应的表情应答后才能拔管,否则仍有误吸或因喉刺激发生喉痉挛的可能。

14.4 过敏反应

(1) 病因 儿科患者的过敏反应常见于药物(肌松剂、鱼精蛋白、抗生素等)或输血。

(2) 症状和体征 过敏反应的临床征象包括血管壁通透性增高(荨麻疹,眼睑及喉水肿),平滑肌收缩(支气管痉挛),血管舒张(潮红,低血压),神经末梢刺激征(瘙痒)以及组胺对心脏的刺激作用(心动过速,心律失常)。根据过敏反应的严重程度,其临床表现分为 4 级:Ⅰ级,仅表现为皮肤潮红,出现斑丘疹和荨麻疹;Ⅱ级,除皮肤症状外,出现低血压、心动过速;呼吸困难和胃肠道症状;Ⅲ级,出现皮肤症状;心动过速或心动过缓和心律紊乱;支气管痉挛以及胃肠功能紊乱;Ⅳ级,心脏停搏。肌松剂占麻醉引起过敏性休克的 80% 以上,但儿童相对比成人少见。在麻醉状态下过敏反应不易早期发现,应提高警惕。

(3) 治疗 ① 清除可疑变应原:包括停止输血,停用抗生素及肌松剂。② 稳定循环:a. 快速输注生理盐水或林格液(10～30 ml/kg)以恢复循环容量;b. 肾上腺素(1～10 μg/kg 静脉注射)以维持血压并减少过敏介质的释放,必要时静脉滴注 0.02～0.2 μg/(kg·min)以维持血压。③ 缓解支气管痉挛:a. 立即给纯氧,确保充足的通气/氧合;b. 气道压明显升高时使用沙丁胺醇气雾剂减轻支气管痉挛。④ 静注肾上腺皮质激素:甲泼尼龙 1～2 mg/kg 减少过敏介质的释放。⑤ 使用抗组胺药物:静脉注射苯海拉明 1 mg/kg 减轻组胺介导的反应。

14.5　围术期低体温

(1) 病因 ① 麻醉药剂量依赖性地抑制体温调节,所有的挥发性麻醉药、静脉麻醉药、麻醉性镇痛药都可使体温调节整合中枢的体温调节阈值升高 0.2～4℃,并且损害体温调节反应。② 肌松药使骨骼肌麻痹,丧失增加肌张力的产热作用。③ 脊麻和硬膜外麻醉使下肢血管扩张,增加散热。④ 胸腹腔暴露和冲洗、输冷库血及室温较低和保暖欠佳。

(2) 症状和体征 低体温在围术期可产生一系列不良反应,包括药物代谢缓慢、麻醉恢复延迟、心血管疾病、凝血功能障碍、创口感染及术后寒战。

(3) 防治 术前积极纠正低体温、运送途中保暖、控制全麻深度、提高手术室室温(保持在 25～30℃)、伤口冲洗液加温及库血加温输注,重视做好各项保温工作。

14.6　术后低氧血症

(1) 病因 全身麻醉可抑制缺氧和高二氧化碳的呼吸驱动作用,这些变化可持续到术后并导致通气不足和低氧血症。肺不张引起的右向左分流是引起小儿低氧血症的常见原因。因为肌松药的残留作用,气道反射和张力恢复不完全,扁桃体肿大、舌后坠及肥胖患者易发生上呼吸道梗阻。其他原因包括支气管痉挛、误吸胃内容物、气胸、肺水肿等。

(2) 临床表现 指脉氧饱和度低于 95% 为低氧血症,患儿可出现呼吸困难、发绀、神志改变、躁动、心动过速和心动过缓等。存在上呼吸道感染或处于感染恢复期或肺部有基础疾病的小儿发生低氧血症的风险较高。

(3) 治疗 首先保证患儿气道通畅和足够的氧供。肺不张引起的低氧血症,治疗的重点是肺复张,单次手动肺膨胀至 30 cmH₂O 保持 30 s,可以纠正低氧血症。严重低氧血症可行无创机械通气,必要时应用喉罩或气管插管通气。

14.7 术后恶心呕吐

术后恶心呕吐(post-operative nausea and vomiting,PONV)是婴幼儿常见的麻醉并发症,儿童发生率为成人的 2 倍。

(1) 病因 ① 患者因素:与年龄、性别、晕动症史及情绪疾病相关,年龄大于 3 岁、女性、患儿或其父母兄弟姐妹有 PONV 史者发病率高。② 手术因素:引起 PONV 最常见的手术为斜视矫正术、扁桃体切除术、疝修补术及睾丸下降固定术。扁桃体、腺样体手术患儿术后 4 h 出现恶心的概率高达 60% 和 50%。手术相关危险因素还有手术持续时间大于 30 min。③ 麻醉药物因素:氯胺酮、依托咪酯、氧化亚氮、吸入麻醉药、麻醉性镇痛药增加 PONV 的发生率,而丙泊酚可以降低 PONV 发生率。

(2) 防治 ① 将麻醉药物因素减到最低,麻醉诱导和维持期使用丙泊酚,术中积极补液,避免使用吸入麻醉药或氧化亚氮。② 预防性使用抗呕吐药,诱导时使用 0.2～0.5 mg/kg 地塞米松,手术结束前使用 5-羟色胺受体阻滞剂,如恩丹司琼 0.1 mg/kg 或格雷司琼 0.04 mg/kg。

14.8 苏醒期躁动

全麻恢复期,大多数患者呈嗜睡、安静、脑功能逐渐恢复趋于正常或有轻度定向障碍,但仍有部分患者出现较大的情感波动,表现为不能控制的哭泣和烦躁(躁动)不安。

(1) 影响因素 ① 躁动多见于儿童,其中 3～9 岁的发生率最高,术前紧张、焦虑是术后发生谵妄、躁动的危险因素。② 低氧血症、高碳酸血症、胃胀气,以及尿潴留、膀胱膨胀等也都可引起躁动。③ 药物因素如七氟烷、地氟醚、氯胺酮、阿托品、东莨菪碱等。④ 疼痛:术后镇痛不足可能是躁动的原因。

(2) 小儿苏醒期躁动的评级标准 1 分＝平静;2 分＝不平静但易被安抚;3 分＝不易被安抚,中度躁动不安;4 分＝好斗、兴奋、定向障碍。

(3) 防治 ① 维持合适的麻醉深度,充分的术后镇痛,保持充分通气供氧和血流动力学稳定。② 消除引起躁动的因素,如低氧血症、尿潴留。③ 药物处理:常用镇静药丙泊酚,单次 2～3 mg/kg 静脉注射,如效果不理想可以加大药量;也可使用小剂量芬太尼 0.5～1 μg/kg;也可于手术结束前 10 min 给予右美托咪定 0.4 μg/kg。④ 防止因躁动引起的患者自身的伤害,定时进行动脉血气分析,以免发生低氧血症和(或)二氧化碳的潴留。

(胡智勇　朱智瑞)

15

小儿术后疼痛评估与治疗

小儿术后疼痛已受到医务界广泛认识和重视,完善的镇痛能够减轻应激反应、缩短住院时间、降低并发症发生率和死亡率。近年来随着术后快速康复(enhanced recovery after surgery,ERAS)理念的普及和推广,小儿术后疼痛的评估和治疗更是得到了长足的发展。然而相比成人,小儿疼痛治疗仍显落后,主要原因是由于年龄限制,小儿无法主观地描述自身的疼痛感受,客观地评估手段无法真实全面地反映小儿疼痛程度;小儿对疼痛的感受不仅同组织损伤的性质和程度有关,还取决于年龄、发育、以前的疼痛感受以及相关的情景、心理的影响;常用的镇痛药物用于小儿可能存在不同程度的代谢延迟、不良反应增多,镇痛需要严密监护,尤其是危重症、低龄小儿更难实施疼痛治疗。

15.1 小儿术后疼痛评估

疼痛评估是有效治疗疼痛的基础。小儿术后疼痛评估工具主要分为自我评估、面部表情评估、行为学评估和生理学评估四大类。

15.1.1 自我评估

自我评估是评价疼痛程度的金标准,适用于学龄期儿童(大于 8 岁),该年龄段儿童已经具备一定的逻辑思维能力,能够与医师建立有效的沟通,可以使用视觉模拟评分法(visual analogue scale,VAS)和数字等级评分法(numerical rating scale,NRS)。

(1) 视觉模拟评分法 基本方法是使用一条游动标尺,正面是无刻度 10 cm 长的滑道,"0"端和"10"端之间一个可以滑动的标志,"0"分表示无痛,"10"分代表难以忍受的最剧烈的疼痛,背面有"0~10"的刻度。将有刻度的一面背向患儿,让患儿根据自我感觉的疼痛强度滑动标志至相应位置,疼痛测量尺的背面是具体刻度,根据标志位置可以直接读出疼痛评分,0 分为无痛,1~3 分为轻度疼痛,4~6 分为中度疼痛,大于 7 分为重度疼痛(图 15-1)。

(2) 数字等级评分法 是含有 11 个点位的尺(0~10),0 表示无痛,10 表示极度疼痛,为了方便儿童理解,常以温度计形式设计或以颜色标

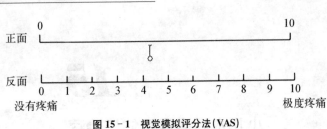

图 15-1 视觉模拟评分法(VAS)

注。1～3分为轻度疼痛,4～6分为中度疼痛,大于7分为重度疼痛(图15-2)。

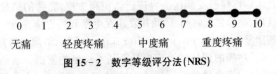

图 15-2 数字等级评分法(NRS)

15.1.2 面部表情评估

面部表情评估是通过观察小儿面部表情变化评估疼痛程度的方法,适用范围较广,除低龄小儿(小于3岁)以外,因各种原因无法交流的小儿、智力发育迟滞的患者都可以使用。面部表情评估工具包括翁-贝克(Wong-Baker)脸谱疼痛评分法、比厄里(Bieri)改良面部表情评分法、Oucher疼痛评分法和曼彻斯特(Manchester)评分法等,其中翁-贝克脸谱疼痛评分法临床应用广泛。

(1) 翁-贝克脸谱疼痛评分法 是目前公认大于3岁儿童的疼痛评估方法,分值为0～10分。使用时应注意排除患儿可能因紧张、恐惧等负面情绪而影响的面部表情(图15-3)。

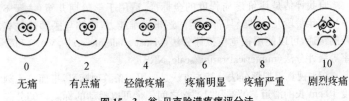

图 15-3 翁-贝克脸谱疼痛评分法

(2) 比厄里改良面部表情评分法 适用于4～12岁患儿,分值为0～10分(图15-4)。

(3) Oucher疼痛评分法 是将垂直的0～10的数字量表和面部表情结合的一种评分方法,还有专门用不同亚洲儿童面部表情制作的评分尺。与VAS评分有很好的相关性,但一般只适用能从1数到100的6岁以上的儿童(图15-5)。

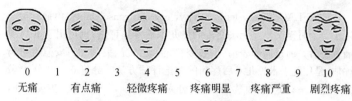

图 15－4　比厄里改良面部表情评分法

（4）曼彻斯特评分法　是在 Oucher 评分法的基础上，用小儿广泛喜爱的大熊猫面部表情替代儿童头像，将不同面部表情的大熊猫放在梯子上，越到梯子上端疼痛越剧烈，同时小儿的活动也受到影响。分值0～10分，适用年龄段同 Oucher 评分法（图 15－5）。

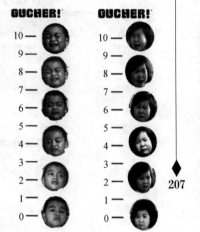

图 15－5　Oucher 疼痛评分法

15.1.3　行为学评估

行为学评估是一种结合小儿表情、动作行为进行疼痛程度评估的方法，对于新生儿、婴儿和低龄幼儿（小于 3 岁），行为学评估的准确性优于其他评估方法。

（1）CRIES（crying，requires O_2 saturation，increased vital signs，expression and sleeplessness）疼痛评分　通过哭泣、呼吸、循环、表情和睡眠进行疼痛评估。总分 10 分，分值越高表示疼痛越严重，推荐用于孕 32 周以上新生儿术后疼痛评估，表 15－1。

表 15－1　CRIES 疼痛评分量表

	0	1	2
哭泣（crying）	无	哭泣声音响亮，音调高	不易被安慰
维持 $SpO_2 > 95\%$ 是否需要吸氧（requires O_2 saturation）	否	氧浓度<30%	氧浓度>30%
循环体征（increased vital signs）	心率和血压≤术前水平	心率和血压较术前水平升高<20%	心率和血压较术前水平升高>20%
表情（expression）	无特殊	表情痛苦	表情非常痛苦/呻吟
睡眠困难（sleeplessness）	无	经常清醒	始终清醒

207

(2) FLACC(face，leg，activity，cry and consolability)疼痛评分用于 2 个月至 7 岁或无法交流的患儿术后疼痛评估；也可用于 ICU 中插管患者。通过面部表情、下肢姿势、活动情况、哭闹和可安慰性进行评估；是住院手术患儿术后疼痛的首选评估方法。分值 0～10 分，0 分为舒适，1～3 分为轻度疼痛，4～6 分为中度疼痛，7～10 分为重度疼痛，见表 15－2。

表 15－2　FLACC 疼痛评分量表

	0	1	2
面部表情(face)	微笑或无特殊表情	偶尔出现痛苦表情，皱眉，不愿交流	经常或持续出现下颌颤抖或紧咬下颌
下肢姿势(leg)	放松或保持平常的姿势	不安紧张，维持于不舒服的姿势	踢腿或腿部拖动
活动情况(activity)	安静躺着，正常体位或轻松活动	扭动，翻来覆去，紧张	身体痉挛，成弓形，僵硬
哭闹(cry)	不哭(睡眠或清醒中)	呻吟，啜泣，偶尔诉痛	一直哭泣，尖叫，经常诉痛
可安慰性(consolability)	满足，放松	偶尔抚摸拥抱和言语可以被安慰	难以被安慰

(3) 东安大略儿童医院疼痛评分(children's hospital eastern ontario pain scale，CHEOPS)　建议用于 1～7 岁儿童。包含 6 项疼痛行为：哭闹，面部表情，言语，腿部活动，躯体活动，伤口可触摸程度。每个类别的分值为 0～2 或者是 1～3，分值 4～13 分，总分低于 6 分认为没有疼痛，分值越高疼痛越严重。

表 15－3　CHEOPS 疼痛评分量表

类别	行为	分值	定义
哭	不哭	1	没有哭闹
	悲啼	2	悲啼或是不出声的哭
	哭泣	2	哭但哭声不大或者是抽噎的哭
	尖叫	3	放开大哭，呜咽，或者有/无抱怨
面部表情	微笑的	0	明确的正面面部表情
	镇定的	1	面部表情正常
	鬼脸	2	明确的负面面部表情

类别	行　为	分值	定　　义
言语	无	1	不说话
	抱怨其他	1	抱怨，和疼痛无关，如"我想见妈妈"或"我口干"
	抱怨疼痛	2	抱怨疼痛
	抱怨两者	2	抱怨疼痛，也抱怨其他的如"好痛；我想我妈妈"
	积极表现	0	孩子诉说的积极话语或是谈论除疼痛外的其他事情
躯干	中立的	1	身体(非四肢)静止，躯干没有活动
	弯曲的	2	身体呈移动或弯曲的姿势运动
	紧张的	2	身体弯曲成弓形的或僵硬的
	战栗的	2	身体在发抖或不由自主地摇动
	笔直的	2	孩子处于垂直位或直立位
	强迫体位	2	身体强迫体位
触摸	无触摸	1	孩子没有触摸或抓伤口
	伸手	2	孩子伸手拿东西但不是伤口
	触摸	2	孩子轻轻地触摸伤口或伤口区域
	抓	2	孩子剧烈地抓伤口
	受限制的	2	孩子的手被限制的
腿	中立的	1	腿处于任何放松的姿势，包括轻轻地游泳状或分隔开样的运动
	扭曲/踢	2	腿和(或)除去足或双足确定的不舒服或不自在地运动
	拖动/紧张的	2	腿紧张的和(或)紧紧地拖动身体和保持不动
	直立	2	直立、蜷缩、跪位
	受限制的	2	孩子的腿被束缚的

209

　　(4) COMFORT 疼痛评分　通过观察患儿警觉程度、平静或激动、呼吸反应、体动、血压、肌肉张力、面部紧张程度等了解患儿镇静舒适程度，往往用于辅助上文介绍的各种疼痛评分。主要用于 ICU 患儿的观察，从新生儿到 17 岁都适用。共包括 8 个项目，每一个项目评分为 1～5 分，总分为 40 分。COMFORT 疼痛评分将镇静程度分为 3 级：8～16

分为深度镇静;17～26 分为轻度镇静;27～40 分为镇静不足、躁动。其中,COMFORT 评分 17～26 分(轻度镇静)为镇静满意。

表15-4 COMFORT 疼痛评分量表

	1	2	3	4	5
警觉程度	深睡眠	浅睡眠	昏昏欲睡	完全清醒和警觉	高度警惕
平静或激动	平静	轻度焦虑	焦虑	非常焦虑	惊恐
呼吸反应	无咳嗽或无自主呼吸	稍微地自主呼吸或对机械通气无反应	偶尔咳嗽或呼吸对抗	呼吸对抗活跃,频繁咳嗽	严重呼吸对抗、咳嗽/憋气
体动	无体动	偶尔轻微体动	频繁轻微体动	四肢有力活动	躯干及头部有力活动
血压	低于基础值	始终在基础值	偶尔升高超过15%或更多(观察期间1～3次)	频繁升高超过15%或更多(>3次)	持续升高超过15%
心率	低于基础值	始终在基础值	偶尔升高超过15%或更多(观察期间1～3次)	频繁升高超过15%或更多(>3次)	持续升高超过15%
肌肉张力	肌肉完全放松,没有张力	肌肉张力减低	肌肉张力正常	肌肉张力增加,手指和脚趾弯曲	肌肉极度僵硬,手指和脚趾弯曲
面部紧张程度	面部肌肉完全放松	面部肌肉张力正常,无面部肌肉紧张	面部部分肌肉张力增加	面部全部肌肉张力增加	面部扭曲,表情痛苦

(5) 早产儿疼痛评分(premature infant pain profile,PIPP) 用于特定评估早产儿的疼痛,包括孕周、行为状态、心率、氧饱和度、皱眉、挤眼和鼻唇沟 7 项评分标准。

(6) 新生儿疼痛评分(neonatal infant pain profile,NIPS) 由加拿大东安大略儿童医院制订,用于评估早产儿和足月新生儿操作性疼痛,如静脉穿刺、肌内注射、皮下注射、腰穿等。包括面部表情、哭闹、呼吸类型、上肢、腿部状态和觉醒状态6项指标。

15.1.4　生理学评估

生理学评估的参数包括心率、呼吸、血压、心率变异度、皮质醇变化、皮层诱发活动等,但这些参数受行为学的影响较大。在疼痛评估时,生理学指标必须与其他评估手段联合使用。

15.1.5　小儿疼痛评估应注意的问题

（1）不同年龄段使用不同的评估方法。

（2）任何一种方法都不能准确有效地评估所有儿童所有类型的疼痛,多种评估方法的联合使用有助于提高小儿术后疼痛评估的准确性。

（3）自我评估应作为小儿术后疼痛评估的首选方法。

（4）为准确评估小儿术后疼痛,医护人员应同患儿、陪护人员及疼痛管理人员交流沟通。

（5）按时进行疼痛评估和记录、疼痛治疗后的再评估更重要。

15.2　小儿术后镇痛的常用方法和药物

小儿在生理和心理上尚未成熟,术后镇痛的给药途径、药物选择和药物剂量上不同于成人。小儿术后镇痛应更重视个体化给药和多途径给药,根据手术部位和创伤大小选择作用部位和作用机制不同的药物和不同的方法以达到平衡镇痛,既能使镇痛效果更确切完善,又能减少不良反应。

15.2.1　一般原则

（1）简单:方式简单,患儿易于接受。

（2）安全:剂量由小到大,在医护人员的指导下定时限量给药。

（3）有效:保证镇痛效果确切。

（4）监测:疼痛治疗期间密切监测呼吸、循环功能和不良反应。

（5）评估:疼痛治疗期间定时、规律评估镇痛效果,根据患儿的反应对镇痛药物进行调整。

15.2.2　非药物治疗途径

小儿术后镇痛除了药物治疗外,情感支持、精神抚慰、心理干预也有很好的治疗效果。这些方法通过调节思想、行为和感受达到减轻疼痛和应激的作用,其中分散注意力和催眠最为有效。非药物治疗途径通常作为药物治疗的辅助手段而发挥作用。

（1）蔗糖溶液　常用于新生儿、早产儿,是主要的辅助镇痛手段,常用12%~24%蔗糖溶液,在疼痛刺激前2 min用安慰奶嘴吮吸或注射器经口滴入,必要时可重复。应用剂量由患儿的孕周和反应决定,一般27~31周给0.5 ml,32~36周给1 ml,大于37周给2 ml。

（2）哺乳和非营养性吮吸（nonnutritive sucking, NNS）　哺乳对于短小诊疗操作具有镇痛、镇静作用。非营养性吮吸是指在婴儿口中放置安慰奶嘴,使其产生吸吮动作,但并无母乳或其他液体摄入。NNS能够减轻操作引起的疼痛,且无不良反应。作用机制可能是通过刺激口腔触觉受体提高疼痛阈值,促进5-羟色胺的释放而产生镇痛效果。

(3) 心理干预 正面情绪可使痛阈提高而负面情绪可使痛阈降低。围术期进行心理治疗有助于减少恐惧、紧张、焦虑等不良情绪,减轻疼痛程度并减少镇痛药物用量。常用的干预手段包括分散注意力、心理疏导、催眠、生物反馈和引导想象等。心理干预疗法通常对患儿及其家长同时展开,以免患儿家长的不良情绪影响患儿心态。

15.2.3 药物治疗

小儿术后镇痛常用药物主要包括局部麻醉药、阿片类药物、非甾体类抗炎药、对乙酰氨基酚、氯胺酮、可乐定和右美托咪定,详见相关章节。

(1) 局部麻醉药 主要包括布比卡因、左旋布比卡因、罗哌卡因,通过手术切口局部浸润,区域、椎管内单次或连续阻滞用于术后镇痛。局部麻醉药与肾上腺素一起使用能够延长作用时间并减少毒副作用。常用浓度和最大用量见表15-5。

表15-5 布比卡因、左旋布比卡因和罗哌卡因常用浓度和推荐最大用量

	单次注射最大剂量(mg/kg)	常用浓度	持续输注(区域阻滞)最大速度[mg/(kg·h)]
婴儿	2	0.062 5%~0.15%	0.2
儿童	2.5	0.15%~0.25%	0.4

(2) 阿片类药物和曲马朵 阿片类药物是强效镇痛药,可通过多种方式给药。考虑到不良反应如呼吸抑制、过度镇静、恶心呕吐、瘙痒、尿潴留和肠梗阻等,小儿使用阿片类药物需要监护。患儿自控阿片类药物镇痛可适用于7岁以上患儿;对于年龄太小或不能合作患儿,可以使用护士控制镇痛(nurse control analgesia,NCA)或家长控制镇痛(parent/proxy controlled analgesia)达到满意的镇痛效果。曲马朵作为轻到中度疼痛的镇痛药广泛使用于各年龄段儿童。常用剂量见表15-6。

表15-6 小儿常用术后镇痛药物剂量

药物	给药方式		剂量
吗啡	口服	新生儿	80 μg/(kg·4~6 h)
		儿童	200~500 μg/(kg·4 h)
	静脉和皮下注射	新生儿	负荷量 25 μg/kg,维持量 10~40 μg/(kg·)
		儿童	负荷量 50 μg/kg,维持量 10~40 μg/(kg·)

（续　表）

药　物	给药方式	剂　　量
吗啡	PCA	负荷量 10～20 μg/kg,锁定时间 5～10 min 背景剂量 0～4 μg/(kg·h)
	NCA	负荷量 10～20 μg/kg,锁定时间 20～30 min 背景剂量 0～20 μg/(kg·h)(5 kg 以下小儿不设背景剂量)
芬太尼	单次静脉注射	0.5～1.0 μg/kg,根据镇痛效果滴定给药,新生儿减量
	持续静脉注射	0.5～2.5 μg/(kg·h)
	PCA	负荷剂量 0.5～1.0 μg/kg,背景剂量 0.15 μg/(kg·h) 单次冲击剂量 0.25 μg/kg,最大剂量 1～2 μg/(kg·h) 锁定时间 20 min
	经皮贴剂	12.5～100 μg/h
舒芬太尼	单次静脉注射	0.05～0.1 μg/kg,根据镇痛效果滴定给药
	持续静脉注射	0.02～0.05 μg/(kg·h)
	PCA	负荷剂量 0.05 μg/kg,背景剂量 0.02～0.04 μg/(kg·h) 单次冲击剂量 0.01 μg/kg,最大剂量 0.1～0.2 μg/(kg·h) 锁定时间 15 min;配制时,按 1.5～2 μg/kg 配制在 100 ml 液体中,使用 48 h,背景输注为 2 ml/h,单次冲击剂量为 0.5 ml。
氢吗啡酮	口服	40～80 μg/(kg·4 h)
	静脉和皮下注射（按反应滴定）	单次用药:体重<50 kg:10～20 μg/kg 开始 持续输注:2～8 μg/(kg·h)
可待因	口服、肌内注射或直肠给药	0.5～1.0 mg/(kg·4～6 h),新生儿重复给药应慎重
曲马朵	口服、静脉	1～2 mg/kg
	PCA	负荷剂量 0.5 mg/kg,背景剂量 100～400 μg/(kg·h) 单次冲击剂量 0.1～0.2 mg/kg,最大剂量 1～2 μg/(kg·h) 锁定时间 5～10 min

213

（3）非甾体类抗炎药（NSAIDs）　是治疗轻到中度疼痛的有效药物,可单独使用或与阿片类药物合用,一般不推荐用于 3 个月以下婴儿。在所有现在使用的 NSAIDs 类药物中,布洛芬是引起不良反应最少,使用安全证据最多的 NSAIDs 类药物,其次是双氯芬酸和塞来昔布,常用 NSAIDs 类药物用于小儿术后镇痛的推荐剂量见表 15 - 7。

表 15 - 7　常用 NSAIDs 类药物推荐使用剂量

药　物	口服(mg/kg)	间隔时间(h)	日最大剂量[mg/(kg·d)]	应用年龄
布洛芬	5～10	6～8	30	>3 个月
双氯芬酸	1	8	3	>6 个月
塞来昔布	1.5～3	12	6	>1 岁

1) NSAIDs 可用于超前镇痛,在手术前给药可有效发挥其抗炎作用和抑制中枢神经系统痛觉敏化作用。

2) 阿司匹林可能引起雷尔综合征(Reye's syndrome),不用于儿童。

3) NSAIDs 影响血小板凝集,延长出血时间。故禁用于有出血性疾病和接受抗凝治疗的儿童。手术范围广泛的大型外科手术后最好不用此类药物。

4) NSAIDs 抑制前列腺素介导的肾功能,特别是在有肾脏疾病和脱水的患者,NSAIDs 不能与有肾脏毒性的药物合用。

5) 患有严重湿疹和过敏体质的儿童慎用,对 NSAIDs 过敏的患儿禁用,肝功能衰竭者禁用。

6) NSAIDs 可能引起胃激惹和出血,用于有消化道溃疡病史的患儿应慎重,食管和胃肠道手术的患儿也不宜应用。高风险患儿合用质子泵抑制剂(如奥美拉唑)或 H_2 受体拮抗剂可以降低风险。

7) NSAIDs 可能加重哮喘,对有哮喘史的儿童,必须询问以前是否安全地使用过 NSAIDs 类药物,重症哮喘患儿禁用 NSAIDs。

8) 动物试验证实大剂量 NSAIDs 可影响骨发育,因此不建议小儿长时间大剂量使用此类药。

9) 对于新生儿,NSAIDs 可能影响脑和肺的血流调节,故不推荐使用。

(4) 对乙酰氨基酚　与 NSAIDs 不同,不抑制外周环氧化酶(cyclooxygenase,COX),没有其他 NSAIDs 的不良反应;抑制中枢的COX - 2,尤其对 COX - 3 选择性抑制,调节抑制下行 5 -羟色胺能通路和抑制中枢NO 合成的作用。对乙酰氨基酚推荐给药剂量见表 15 - 8 和表 15 - 9。

表 15-8　对乙酰氨基酚口服和直肠给药推荐使用剂量

年　龄	途径	负荷剂量(mg/kg)	维持剂量(mg/kg)	间隔时间(h)	最大日用剂量(mg/kg)	最大剂量维持时间(h)
28～32 周	口服	20	10～15	8～12	30	48
(孕后龄)	直肠	20	15	12		

（续 表）

年龄	途径	负荷剂量(mg/kg)	维持剂量(mg/kg)	间隔时间(h)	最大日用剂量(mg/kg)	最大剂量维持时间(h)
32~52周 （孕后龄）	口服	20	10~15	6~8	60	48
	直肠	30	20	8		
>3月	口服	20	15	4	90	48
	直肠	40	20	6		

表15-9 对乙酰氨基酚静脉给药推荐使用剂量

体重(kg)	单次剂量	间隔时间	最大日用剂量
<5	7.5 mg/kg	4~6 h	30 mg/kg
5~10	10 mg/kg	4~6 h	30 mg/kg
10~50	15 mg/kg	4~6 h	60 mg/kg
>50	1 g	4~6 h	4 g

（5）其他镇痛药

1）可乐定是一种 α_2 受体激动剂，具有镇痛、止吐和镇静的效果。硬膜外或骶管麻醉时在局部麻醉药中加入可乐定能有效延长镇痛作用时间，并显著减少阿片类药物用量，常用剂量为 1~2 μg/kg。可乐定也可用于经皮给药进行术后镇痛，常用剂量为 40 kg 以下小儿 0.1 mg/(kg·d)，40 kg 以上小儿 0.2 mg/(kg·d)。必须注意新生儿使用可能引起呼吸暂停。

2）右美托咪定是一种高选择性 α_2 受体激动剂，对 α_2 受体的亲和力是可乐定的 8 倍。具有较弱的镇痛作用，辅助其他药物用于小儿术后镇痛。

3）氯胺酮是 N-甲基-D-门冬氨酸(N-methyl-D-aspartate, NMDA)受体拮抗药，与 NMDA 受体的苯环己哌啶位点结合而发挥镇痛作用；也通过促进内源性阿片肽的释放而发挥镇痛。小剂量氯胺酮单独用于术后镇痛效果不佳、不良反应较多；常复合其他药物进行术后镇痛，可明显减少阿片类药物的用量。

15.2.4 给药途径

小儿术后镇痛给药途径较多，应根据小儿年龄、手术部位和创伤大小等情况综合分析，选择最合适的给药途径。

（1）口服给药 无创、最容易被患儿接受，但口服药物存在胃肠道吸收和肝脏首过消除的影响，个体差异性明显，起效时间慢，效果难以预测，不易精确控制。

(2) 直肠给药　药物通过直肠下静脉丛快速吸收,起效快但是持续时间较短。一般只用于 4 岁以下患儿。

(3) 经鼻滴入　吸收和起效较口服快,生物利用度与直肠给药接近。

(4) 肌内注射　属于创伤性操作,一般不用于小儿术后镇痛。

(5) 静脉给药　是小儿术后镇痛最常用的途径,药物浓度可通过调整给药速度调节。应用方式:PCA、NCA,是目前临床最主要的小儿术后镇痛技术。PCA 主要用于 7 岁以上小儿的术后镇痛,该年龄段小儿已经具备一定的认知能力,可以准确地描述疼痛程度和疼痛部位并理解追加药物(bolus)的含义,能够自己控制用药量达到自己满意的镇痛水平,既确保镇痛效果,又可限制过度用药引起不良反应。NCA 技术主要用于不能有效交流的低龄患儿,由护士使用对应年龄段的疼痛评分量表评估小儿疼痛程度并调整给药速度,以达到满意的镇痛效果。

(6) 局部浸润　简单易行,外科手术缝皮前在手术切口皮下浸润长效局部麻醉药即可达到良好的局部镇痛效果,适用于各类手术。缺点是镇痛作用局限于局部;不为所有外科医师所接受。

(7) 区域神经阻滞　适用于相应神经丛或神经干支配区域的术后镇痛,如肋间神经阻滞、椎旁神经阻滞、上肢神经阻滞(臂丛)和下肢神经阻滞(腰丛、股神经、坐骨神经)等。目前超声引导下的区域神经阻滞精确性、有效性和安全性大幅提高。区域神经阻滞可单次给予长效局部麻醉药或在神经周围留置导管持续给药,药物选择参见表 15-5。

(8) 椎管内阻滞　作为术后镇痛,常用技术为硬膜外阻滞和骶管阻滞,用于小儿胸腹部及下肢手术。可单次给药或留置导管连续阻滞。常采用低浓度罗哌卡因或布比卡因等局部麻醉药复合芬太尼、舒芬太尼、吗啡等药物,推荐使用剂量见表 15-10。

表 15-10　小儿硬膜外术后镇痛的局部麻醉药和阿片类药物配方

局部麻醉药	阿片类	镇痛方案
罗哌卡因 0.1%~0.2% 布比卡因 0.1%~0.125% 左旋布比卡因 0.1%~0.2%	舒芬太尼 0.5 μg/ml 芬太尼 2 μg/ml 吗啡 10 μg/ml	首次剂量 0.1~0.3 ml/kg 维持剂量 0.1~0.3 ml/(kg·h) 冲击剂量 0.1~0.3 ml/kg 锁定时间 20~30 min

15.3　小儿个体化的多模式镇痛方案

(1) 多模式镇痛(multimodal analgesia,MMA)也称平衡镇痛,是指联合应用不同作用机制的镇痛药物和(或)不同的镇痛方法,作用于疼痛病理、生理机制的不同靶位和不同时相,以期达到理想的镇痛效果并尽可能减少药物不良反应,同时减轻疼痛及药物对心血管、神经、内分泌、免疫等系统的影响,减少并发症,维持内环境的相对稳定。

（2）小儿多模式镇痛的用药以四种经典类型（局部麻醉药、阿片类、NSAIDs 和对乙酰氨基酚）为基础,相关的常用药物还包括曲马朵、NMDA 受体拮抗剂（氯胺酮）和 α_2 受体激动剂（右美托咪定）等。

（3）配合多种给药方式,包括口服、静脉注射、创面局部浸润、区域阻滞等,根据患儿病情、手术类型、麻醉医师习惯和医疗环境限制等情况灵活运用。

（4）常用的小儿多模式镇痛方案：① NSAIDs 与其他镇痛药如阿片类联用。② 局部麻醉药复合阿片类或其他镇痛药。③ 外周与中枢联合用药。④ 不同镇痛方式的联合应用。⑤ 超前镇痛与术后镇痛的联合应用。

（李　波　陈怡绮　张马忠）

16

小儿神经外科手术的麻醉

小儿神经外科所涉及的范围很广,从新生儿、早产儿的颅内出血、脑积水手术,到婴幼儿、青少年的颅脑创伤、颅内肿瘤,从先天性的脊髓栓系到继发性的肿瘤转移,病种繁多,病情复杂多变。作为小儿神经外科手术的麻醉医师,既要关注神经外科疾病本身所带来的病理生理变化,更要关注手术和麻醉对发育中的小儿可能导致的近期及远期影响。

16.1 病理生理

16.1.1 脑血流量

脑组织血流非常丰富,正常情况下,成年人脑组织重量约 1 400 g,占体重的 2%,但脑血流量却达心输出量的 25%[相当于 50 ml/(100 g·min)]。而一个健康的 3 kg 重的婴儿,脑组织重量约为 500 g,占体重的 17%,脑血流量亦占心输出量的 17% 左右[相当于 42 ml/(100 g·min)]。随着年龄增长,脑血流在心输出量中的占比越高,青春前期的孩子脑血流量可达成人的 2 倍[相当于 100 ml/(100 g·min)]。

脑血流量与脑灌注压成正比,而与脑血管阻力成反比。脑灌注压系指输入颅内的平均动脉压与出颅的平均静脉压力差,脑血管阻力系指 1 min 内在 100 g 脑组织内流过 1 ml 血液所需要的压力。可用以下公式粗略表示:

$$脑血流(CBF) = \frac{脑灌注压(CPP)}{脑血管阻力(CVR)} = \frac{平均动脉压(MAP) - 颅内压(ICP)}{脑血管阻力(CVR)}$$

16.1.1.1 脑血流的自身调节

当 MAP 在正常波动范围 5.33～6.67 kPa(40～50 mmHg)(儿童,仰卧位),6.67～20 kPa(50～150 mmHg)(成人)时,CBF 靠小动脉收缩或扩张维持在一个恒定的水平,即自动调节;MAP 超出此范围,则 CBF 随 MAP 变化而增减。脑缺血、创伤、低氧、高 CO_2 血症、水肿、肿块效应和吸入麻醉药等可使自动调节作用减弱或消失,使流向病变区的血流依赖于 MAP。

16.1.1.2　脑血流的化学调节

(1) 氧对脑血流的调节作用　在脑血流调节中,低 PaO_2 是一个有效的扩张血管因素。在稳定的 $PaCO_2$ 条件下,PaO_2 在 $8\sim18.67$ kPa（$60\sim140$ mmHg)范围内变动时,脑血流量基本不变。而当 PaO_2 低于 6.67 kPa（50 mmHg)水平时,脑血流量就开始明显增加,PaO_2 低于 3.33 kPa（25 mmHg)维持 $4\sim6$ min 后,其自动调节才丧失。

(2) CO_2 对脑血流的调节作用　血液中 CO_2 是调节脑血流的最重要因素,脑血管对 CO_2 的反应特别敏感。脑血流量随 $PaCO_2$ 的增加呈阶梯式增加,在 $2.67\sim9.33$ kPa（$20\sim70$ mmHg)范围内,$PaCO_2$ 每增减 0.13 kPa（1 mmHg),引起 CBF 4% 的变化。如 $PaCO_2$ 增加至 9.33 kPa（70 mmHg)左右,脑小动脉呈最大程度扩张,脑血管的自身调节消失。低碳酸血症的缩血管作用是脑血管所特有的,其原因是脑血管失去正常 CO_2 浓度所产生的张力效应。

(3) 血液和脑脊液 pH 对脑血流的调节作用　在脑组织的 pH 调节中,血脑屏障是十分重要的,$[HCO_3^-]$ 仅能缓慢通过血脑屏障,而 CO_2 可自由弥散,所以脑中 pH 取决于脑组织中 $[HCO_3^-]$ 和 $PaCO_2$。

16.1.1.3　脑血流的神经调节

(1) 周围神经对脑血流的调节作用　起源于颈上神经节的肾上腺素能神经对脑血管主要起收缩作用,而行走于面神经、迷走神经内的胆碱能神经对脑血管主要起舒张作用。

(2) 中枢神经对脑血管的调节作用　脑干的一些部位参与了脑血流的反射性调节。电刺激蓝斑可引起脑实质内小动脉上的神经末梢释放去甲肾上腺素,使脑血管张力增加,血流量减少。刺激下丘脑后部,可引起血压升高和双侧软脑膜血管收缩。

16.1.2　颅内压（intracranial pressure,ICP)

颅腔周壁是坚硬的颅骨,颅骨没有伸缩性,颅腔内包括脑组织、血液和脑脊液 3 种内容物。成人 ICP 正常值为 $0.67\sim2$ kPa（$5\sim15$ mmHg),儿童 ICP 正常值为 $0.5\sim1$ kPa（$3.75\sim7.5$ mmHg)。

16.1.2.1　颅内压的特点

(1) 颅内容物的总容积相对恒定。颅内容物的 3 个成分——血流、脑脊液和脑组织中任一成分的增加或减少可引起其他成分的相应改变。

(2) 颅内占位病变对颅内压的影响取决于它的体积及生长速度。起初,病变使脑脊液减少或（和)脑血流减少,ICP 保持相对正常（图 16-1,A),随着颅内容量进一步增加,颅内顺应性降低,ICP 迅速增加（图 16-1,B)。顺应性降低的患者,即使颅内容积略微增加（如麻醉,高血压,CO_2 潴留而引起的脑血管舒张)就会引起 ICP 明显增加（图 16-1,B)。快速的占位性病变（颅内出血),可引起颅内压的急剧升高。

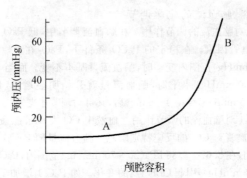

图 16-1 颅内顺应性曲线

（3）婴儿的颅骨没有成人坚硬,颅内容物的增加可通过囟门扩大及颅缝分离加以代偿。触摸囟门的紧张度可粗略估计颅内压的情况。

16.1.2.2 测定颅内压的方法

（1）脑室引流导管 通过钻孔插入侧脑室,这是其他方法与之对照的金标准,也可用来引流 CSF。其放置需经过脑实质,当患者有脑室受压或移位时放置困难,并发症为感染和出血。

（2）空心螺栓装置 1973 年弗里斯(Vries)首先使用,方法是在头皮上作 1 cm 长的切口并在颅骨上钻一直径 0.6 cm 的孔,将空心螺栓置于蛛网膜表面或其下,螺栓内注入液体外接导管测压,但不能引流 CSF。

（3）卡米诺(Camino)光纤导管 是一个坚硬的实质内的 ICP 监测仪,插入前需标定,以后不能再标定。不能用于 CSF 引流。

16.1.2.3 颅内压增高的临床征象

头痛、恶心、呕吐是颅内压增高的主要症状。头痛是由于颅内压增高使脑膜血管和神经受刺激和牵拉所致。恶心和呕吐常伴随头痛而发生,呕吐多为喷射性,呕吐是迷走神经中枢及神经受激惹引起。中度与重度急性颅内压增高时,常引起呼吸、脉搏减慢,而血压升高,即出现库欣综合征。进一步可出现脑疝症状,即意识障碍、同侧瞳孔明显散大,对光反射消失。此时对侧瞳孔大小仍可正常,但对光反射多已减弱,眼球尚能左右摆动。

16.1.2.4 颅内压增高的治疗

ICP 增高的治疗主要是降低颅内容物的容量,临床上常采取以下措施:

（1）保持呼吸道通畅 低氧和高 CO_2 会导致脑血管扩张,应尽量避免。过度通气维持 $PaCO_2$ 在 3.33～4 kPa(25～30 mmHg)水平,可以使脑血管收缩,对 ICP 增高的急性治疗是有益的,但 $PaCO_2$ 低于 2.67～

3.33 kPa(20～25 mmHg)时 CBF 已很难再减少,而脑缺血的相关指标将升高,所以应避免过分的过度通气。

(2) 渗透性脱水药和利尿药　在脑组织中,水占 75%～85%,为减少脑组织容量,必须减少脑组织含水量。甘露醇静脉输注后在脑血管和脑组织间产生渗透压梯度,使脑组织间隙水向血管内移动,使脑体积缩小,颅内压降低。但这一作用只在血脑屏障完整时有效。呋塞米等利尿药通过利尿失水使血液渗透压增高,血液与脑组织间存在渗透压差,使水自脑组织间隙向脑血管内转移。

(3) 头抬高 30°　有利于颅内静脉回流,并使颅内脑脊液向脊髓蛛网膜下腔转移,从而降低颅内压。颈部不要过分屈曲和旋转,防止胸腔内压增高,呼气末正压应降低至利于供氧的最低水平。

(4) 巴比妥类药　是强效脑血管收缩药,在使脑耗氧量降低的同时降低脑容量,对降低 ICP 是有效的。

(5) 降低 CSF 量　可通过腰部蛛网膜下腔或脑室分流导管放出 CSF。

(6) 肾上腺皮质激素、低温　肾上腺皮质激素减轻脑水肿降低颅内压。低温可降低脑血流,使脑容积减少,进而降低颅内压。

16.1.3　脑耗氧量(cerebral metabolic for oxygen,CMRO$_2$)

脑代谢可用脑耗氧量来表示,脑能量代谢高度依赖脑血流供给葡萄糖,由于大脑这种高代谢低储备的特点,CMRO$_2$ 的变化必将迅速引起 CBF 的明显改变,以适应脑功能状态的需要。影响 CMRO$_2$ 的因素如下:① 麻醉药。② 体温:每降低 1℃,CMRO$_2$ 降低 7%,反之高温使 CMRO$_2$ 增加。③ 抽搐发作。

16.1.4　麻醉对颅脑生理的影响

16.1.4.1　吸入麻醉药

(1) 氧化亚氮轻微增加脑血流量,如果颅内有空气,可能使颅内压升高,这种情况应禁用氧化亚氮。七氟烷增加脑血流量的作用比异氟烷和氟烷的小,地氟烷扩张血管的作用比其他吸入麻醉药要强。

(2) 在高浓度吸入麻醉下,脑血管随血压自动调节的功能消失,但保留了对二氧化碳刺激的反应能力,因此过度通气可逆转吸入麻醉药对脑血流的影响。异氟烷或七氟烷在 1MAC 时,脑血管的自动调节机制似乎仍然存在。

(3) 低碳酸血症可减轻吸入麻醉药引起的脑血流的增加(如氟烷、异氟烷及七氟烷)。异氟烷(1MAC)增加脑血流量的作用比氟烷小,七氟烷对脑血流量和颅内压的干扰最少。

(4) 氟烷、异氟烷、七氟烷都能降低脑耗氧量,异氟烷和七氟烷可能具有脑保护作用。

16.1.4.2 静脉麻醉药

静脉麻醉药(除氯胺酮外)对脑血流量没有影响或者降低脑血流量,高碳酸血症可逆转这种效应。

(1)硫喷妥钠降低颅内压,是神经外科理想的麻醉诱导用药,但它不能阻止喉镜刺激及插管时血压及颅内压的一过性升高,预注利多卡因 1～1.5 mg/kg 可以减弱这种反应。

(2)丙泊酚减少脑血流量,降低脑耗氧量,保留脑血管自动调节功能,可能还有脑保护作用。

(3)保证通气的情况下,芬太尼和舒芬太尼对脑血流的作用很小,脑血管自动调节及二氧化碳反射都存在,阿芬太尼可引起颅内肿瘤患者的脑压升高。

(4)氯胺酮增加脑血流和耗氧量,升高脑脊液压力,有颅内高压的患者禁用。

(5)咪达唑仑和地西泮减少脑血流和脑耗氧量,降低颅内压,并可控制癫痫发作。氟马西尼拮抗苯二氮䓬类,同时拮抗药物对脑血流和颅内压的作用。

16.1.4.3 肌肉松弛药

(1)非去极化肌松药不会引起脑血流的变化(箭毒、阿曲库铵及罗库溴铵引起组胺释放导致的血管扩张是例外)。

(2)琥珀胆碱在占位性病变的患儿可轻度增加脑血流和升高颅内压。当琥珀胆碱用于脑外伤及其他中枢神经系统疾病包括脑炎、蛛网膜下腔出血时可能诱发恶性高热。截瘫患儿可引发高血钾而致心脏骤停。

16.1.4.4 血管扩张药

硝普钠、硝酸甘油、腺苷及钙通道阻滞药可减弱脑血管自动调节机制,增加脑血流,升高颅内压。

16.1.4.5 激素

地塞米松(0.15 mg/kg 静脉注射,最大 10 mg)可减轻手术创伤引起的脑组织水肿。

16.2 麻醉处理

16.2.1 术前用药

颅内压增高的患者不用巴比妥类镇静药以免影响术后苏醒及加重呼吸抑制,引起缺氧和二氧化碳潴留,增高颅内压。焦虑、紧张的患者可给少量咪达唑仑镇静。颅内血管性病变,尤其是有出血史患者,应该给予镇静药。

222

16.2.2　麻醉诱导

麻醉诱导应避免一切可引起颅内压升高的因素,用丙泊酚和肌松药静脉诱导,保证通气氧合。气管插管前 3 min 静注利多卡因(1～1.5 mg/kg)可减少颅内压的变化。有血管畸形的患者可先用丙泊酚,然后用吸入加深麻醉,动作轻柔,辅助通气,避免二氧化碳蓄积。高血压要立即处理。

体位要求或需变动体位的患儿或小婴儿,可经鼻插入气管导管并固定牢靠,对于较大儿童仰卧位或侧卧位手术,可用加强型经口气管导管。如突然呼吸暂停,提示有急性颅内压升高,立即使用氧气过度通气,必要时外科医师行脑脊液引流。

16.2.3　麻醉维持

常用全凭静脉麻醉或静吸复合麻醉(如七氟烷＜1MAC)。过度通气可减小脑体积及降低颅内压,有利于颅脑手术及脑血管造影,保持 $PaCO_2$ 4 kPa(30 mmHg)左右较为合适。监测项目包括:① 氧饱和度、无创血压。② 连续体温监测(食管或直肠)。③ 心电图:颅内压突然下降,脑干移位或受牵拉时,会使心率突然变慢。④ 呼气末二氧化碳:有助于判断通气是否足够及有无气道阻塞。⑤ 重大的神经外科手术,应该动脉穿刺置管,便于连续监测动脉血压及血气分析。⑥ 大手术或术中可能使用利尿药时应留置导尿,监测尿量。⑦ 可能发生气体栓塞时,应在心前区放置超声多普勒,包括坐位和头立位的手术以及大的颅骨重建术(如颅缝早闭的颅骨成形术)。探头应放置在右心房位置(右胸第二肋间)。⑧ 中心静脉置管:监测中心静脉压又可回抽空气栓塞时的气体。

16.2.4　容量治疗及颅内压控制

16.2.4.1　液体治疗的原则

(1) 避免用低渗液,会加重脑水肿,可用生理盐水。

(2) 避免使用含糖液体,因为含糖液体会加重神经系统的缺血后再损伤。如果考虑有低血糖(如婴幼儿)应行血糖监测。

(3) 维持足够的血容量但避免输液过多。建议用林格液,既能维持血液渗透压,又能减轻脑水肿。此外,脑外科手术后,可能发生抗利尿激素分泌异常综合征(syndrome of inappropriate antidiuretic hormone secretion,SIADH)而导致低钠血症,低渗液的使用会增加这种危险性。

(4) 应用心率、血压、中心静脉压等变化指导补液。可用 0.125% 的布比卡因(1∶200 000 肾上腺素)作切口浸润,既可以减少失血,有助于保持血流动力学稳定。当失血过多时,应适当补充胶体或输血。

16.2.4.2　颅内压及脑容量的控制

(1) 诱导时避免发生通气不足或缺氧。

（2）确保气道通畅：尽可能选用粗的气管导管，导管应固定妥当，避免导管扭曲或受压，必要时可用加强型导管。

（3）适度的过度通气：维持 $PaCO_2$ 在 $3.33 \sim 4\ kPa$（$25 \sim 30\ mmHg$）。

（4）头抬高 $15°$，以利于头颈部的静脉回流。

（5）使用利尿药后，应以尿量作为补液的指标。当尿量达到估计血容量的 10%，用林格液等量补充继续丢失的尿量，检测有无电解质异常并及时处理。

16.2.4.3 输血

根据血流动力学指标和血细胞比容，并结合临床经验判断是否需要输血，如心率增快，血压不稳定，血红蛋白在 8 g 以下，应该输血。大量输血（尤其是小婴儿）时血钙可能下降，在出现对容量补充无反应的低血压时，可给予适量氯化钙。

16.2.5 控制性降压

在脑动脉瘤夹闭，脑瘤切除等手术，控制性降压可减少出血，降低中等动脉的血管内压力，避免夹闭时血管破裂，但也可引起病灶血管的脑血流进一步减少，加重脑缺血，因此降压时间应尽量短，仰卧位时收缩压的安全范围是：收缩压 $6.67 \sim 8.67\ kPa$（$50 \sim 65\ mmHg$）（10 岁以下），$9.33 \sim 10\ kPa$（$70 \sim 75\ mmHg$）（青少年）。降压药物：① 七氟烷：可逐渐增加吸入浓度，直到血压降到所需要的水平，这个方法简便易行，且可使血压保持稳定。② 硝普钠（sodium nitroprusside, SNP）：广泛用于控制性降压，但有耐药性，会引起血压波动，大剂量时可能有毒性反应，硝普钠可干扰脑血管的自身调节机制，升高颅内压，所以开颅前禁用。

16.2.6 体温的管理

体温是呼吸、脉搏、血压及疼痛以外的第五大生命体征。虽然降低体温能一定程度上降低 $CMRO_2$，对维持脑氧供需平衡有利，但低体温同时会导致药物清除减慢、肌松恢复延迟、血小板功能障碍及术后寒战等一系列问题。

（1）新生儿体温调节机制发育不全，皮下脂肪少，而体表面积相对较大，易损失热量，导致体温下降。新生儿无寒战反应，术中术后容易发生低体温，体温下降时全身麻醉易加深，同时苏醒延迟，术后并发症增加，且易并发硬肿症，故新生儿麻醉时应采取保温措施。

（2）6 个月以上小儿麻醉期间有体温升高倾向，其诱因有术前发热、脱水、环境温度升高，应用胆碱能抑制药、术中手术单覆盖过多等原因。体温升高，脑耗氧量增加，不利于维持脑氧供需平衡。

（3）对于时间稍长的手术，可经直肠或食管连续监测体温。创伤大、预计失血严重的手术,更应积极采取主动保温措施以及液体加温。

16.3 空气栓塞

坐位手术、头部抬高的俯卧位或仰卧位手术,颅内静脉处于负压(即低于大气压),若硬脑膜窦或板障静脉出现破口,破口又敞开,可发生空气栓塞。研究显示,成人的坐位后颅窝手术,空气栓塞的发生率高达58%,儿童则为33%。但是相较而言,儿童更易引起心血管系统的不稳定,尤其对存在心内异常分流或大量肺内分流患儿,可引起致命的反常性空气栓塞(paradoxical air embolus,PAE)。

16.3.1 临床征象

(1)心前区或食管超声监测到右心房、右心室有连续性气栓通过。

(2)呼气末二氧化碳的急骤下降。大量的空气栓塞在肺血管床时,可引起肺泡无效腔增加,引起呼气末二氧化碳水平突然降低,但是如果呼气末二氧化碳浓度是逐渐下降的同时伴有动脉压降低,则不能明确是否存在空气栓塞。

(3)低血压。

(4)心音的改变。

16.3.2 治疗措施

(1)立即将术野灌满0.9%氯化钠或用骨蜡将板障静脉口封堵。

(2)头低位,提高伤口的静脉压,促进下肢静脉回流。

(3)立即用呼气末正压通气,以增加中心静脉压。

(4)纯氧通气,停止吸入氧化亚氮防止气栓的气体进一步膨胀。

(5)通过中心静脉导管回抽气体,成功率不到60%。

(6)必要时进行心肺复苏和其他急救措施(如正性肌力药)。

16.4 小儿神经外科手术麻醉

16.4.1 脑积水

16.4.1.1 病情和手术特点

脑积水可以是先天性的(如阿-基畸形、导水管狭窄),也可以是后天性的(如出血、感染、肿瘤)。在新生儿,脑积水常继发于阿-基畸形(很多病例伴发脊髓脊膜膨出,这种复合缺陷的发生率为0.1%～0.3%)。

(1)非交通性的脑积水手术 ① 脑室-腹腔分流(后脑室到腹腔):最常用的术式。② 脑室-心房分流(后脑室到右房):偶尔选用,存在远期并发症,尤其是肺栓塞。③ 脑室-胸腔分流(后脑室到胸腔):很少选用。④ 第四脑室切开术。

(2)交通性的脑积水手术 可以选用腰腹分流(腰蛛网膜下腔到腹腔)。现在内窥镜常用于脑室分流术和第四脑室切开术,而内窥镜有出血的并发症,另外也可在超声的引导下进行分流术。

16.4.1.2　术前准备

(1) 脑积水手术的患儿临床表现多样。有看起来相对健康的患儿,也有病情严重至昏迷,需要急诊手术解除脑脊液循环障碍的患儿。而后者常伴颅内压升高、恶心呕吐,术前常存在水和电解质紊乱。术前进食不足的患者,需纠正脱水。

(2) 麻醉前应评估患儿意识水平,颅内压增高的患儿可能随时需要紧急处理。如果患者呼吸暂停,马上气管插管,过度通气,即刻行脑室引流。

(3) 评估是否应当做饱胃患者处理。呕吐频繁或有延迟性胃排空的患儿应采取快速程序诱导。

16.4.1.3　麻醉处理

(1) 麻醉诱导　静脉诱导推荐用丙泊酚加肌松药,可快速控制气道建立有效通气。避免麻醉诱导时通气不足,缺氧或高血压。静注利多卡因可减弱喉镜置入和气管插管的反应。

(2) 麻醉维持　可用氧化亚氮和低浓度的七氟烷。使用非去极化肌松药(阿曲库铵用于短小手术)可复合吸入较低浓度吸入麻醉药,苏醒较快,所有患者均应机械通气。

16.4.1.4　麻醉注意事项

(1) 脑脊液引流时低血压　术前存在继发于颅内高压的高血压,且麻醉较深,引流脑脊液时很容易发生血压急骤下降,此时应停止吸入麻醉药物,纯氧通气直到血压恢复正常。

(2) 心动过缓和其他心律失常　常发生于脑室内放置导管后,可能与颅内容物移动有关。

(3) 脑室-心房分流　当导管置入右心房、分流术将结束时应持续正压通气以防空气栓塞;应在心电图指导下将分流导管放置到正确的位置;管道内应充满高渗盐水,并连接心电图的左上肢导联,选择Ⅲ导联,当导管进入右心房时,P波会抬高,当到达合适的位置时,P波变小并双峰(图16-2)。

16.4.1.5　术后处理

常规颅脑切开术后护理;吸氧,保证呼吸道通畅,通气足够以及保温。必要时镇痛,但不能过量使用麻醉镇痛药,采用局部麻醉药切口浸润可减少阿片类药物的需求。

16.4.2　颅缝早闭

16.4.2.1　病情和手术特点

颅缝的提前闭合导致颅骨畸形,大多数矢状缝提前闭合,多条颅缝早闭会使颅内压增高,甚至智力发育延迟及视力萎缩。一般选择于患

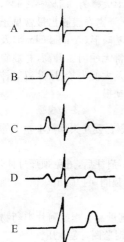

图 16 - 2 脑室-心房分流导管进入心脏时描绘的心电图曲线

导管顶端到达 SVC(A),顶端接近右房时 P 波变宽(B,C),进入右房时 P 波变小和双峰(D)。如果导管太长进入心室,QRS 波变的宽大畸形(E)

227

儿2~6月龄手术,而该时期正是小儿生理贫血期。早期手术修复(6 个月以前)较长大后修复有利,可使外形恢复正常,如果于 6 个月以后手术,由于颅骨骨质增厚,术中出血会大大增加。患者常合并有额面部畸形如克鲁宗(Crouzon's)病和阿佩尔(Apert's)综合征。

16.4.2.2 麻醉处理

(1)术前准备备血,颅内压升高的患者慎用术前药。颅面综合征患者合并困难气道。

(2)用丙泊酚及肌松药诱导,快速开放气道,避免通气不足。可经鼻气管插管,或加强型导管经口插管。

(3)麻醉维持可用氧化亚氮/氧气,低浓度的七氟烷,肌松药,机械通气。

(4)监测失血量,最好监测有创血压,必要时输血。

(5)适当过度通气及应用利尿药可确保颅内容量不会增加。

(6)空气栓塞是潜在的风险,开颅时用超声多普勒监测空气栓塞。

(7)脑静脉窦开放、剥除头皮及其他组织时有大量失血,尤其 6 个月以上小儿行手术须备足血液制品。

16.4.2.3 术后处理

常规颅骨切开术后监护,慎用麻醉性镇痛药。

16.4.3 脊髓发育不良

16.4.3.1 病情和手术特点

脊髓发育不良是由于胎儿时期神经管闭合异常所致,包括脊髓脊膜膨出及脑脊膜膨出。脊髓脊膜膨出的发病率大概为 0.1%～0.4%，地区差异性比较大，脑脊膜膨出的发病率低。脊髓脊膜膨出最常见于腰骶部，大部分脑脊膜膨出患儿伴发Ⅱ型阿-基畸形（Arnold-Chiari）及脑积水。脑膨出好发于枕部或鼻部。患儿通常无颅内压升高，脊髓脊膜膨出患儿可合并有短气道。为了避免感染及大便失禁、尿潴留等神经受压症状，应尽早手术切除膨出部分并修复缺损。

16.4.3.2　麻醉处理

（1）保温　用保温毯、气体温控毯、辐射式灯、婴儿头部戴上帽子等措施加强保温。

（2）麻醉诱导及插管　左侧卧位，稍低头，肩往后，避免颈部过伸，可有助于插管。如若不行，改仰卧位插管。用垫圈保护膨出缺损，仔细检查导管位置。

（3）吸入氧化亚氮、七氟烷维持麻醉，大剂量氯胺酮或阿片类药物易导致术后呼吸抑制，应尽量避免使用。必要时监测有创血压。

（4）手术时患者采用俯卧位。

（5）不要用神经肌肉阻断药，因为术中可能要用神经刺激器来确定神经根。

228

（6）失血量很难估计，监测收缩压和血细胞比容指导输血。

（7）32 周龄以下的未成熟儿长时间吸入高浓度氧，可能导致视网膜病及肺损伤。

16.4.3.3　麻醉注意事项

（1）注意可能有插管困难，因为脊髓脊膜膨出的患儿可能合并短气道，确保气管插管没有插入支气管。

（2）注意失血情况，部分患者需广泛切除皮肤会导致大量失血。

（3）术中注意保温，由于创面较大，术中患儿体内热量容易丢失。

（4）术后注意呼吸抑制或呼吸暂停发生情况，合并脑积水和阿-基畸形者易发生上述情况，婴儿脊髓脊膜膨出术后一般不需呼吸机支持。

（5）琥珀胆碱用于婴儿脊髓脊膜膨出不会引起高血钾。

16.4.3.4　术后处理

（1）注意患儿保温，俯卧位。

（2）注意观察有无颅内压升高的迹象，尤其是脑脊膜膨出患者，监测通气。

（3）不给麻醉性镇痛药。

（4）及早查血红蛋白和血细胞比容。

16.4.4　阿-基畸形

16.4.4.1　病情和手术特点

阿-基畸形包括颅骨扁平，小脑和延髓向下移位，小脑幕低，后颅凹小。患儿表现为吞咽困难,反复误吸,喘鸣及呼吸暂停,可有胃肠道反流。常合并有脊髓空洞症,可导致上肢无力及感觉缺失。外科处理包括后颅窝减压,颈椎椎板切除以扩大枕骨大孔,打开硬脑膜,松解粘连,如果存在脊髓空洞症,还需脑积水引流。

16.4.4.2　麻醉处理

麻醉处理与后颅窝探查术相同,术后需严密观察,少数病例不能维持良好通气,应持续放置气管导管,甚至需要气管切开。

16.4.4.3　麻醉注意事项

(1) 通气异常,存在上呼吸道完全梗阻及吸气性喘鸣音时术前就需要辅助通气,术后可能发生呼吸暂停。

(2) 反复误吸可导致吸入性肺功能不全,加重通气困难。

(3) 可能发生喘鸣,且手术后不一定能马上缓解。

(4) 手术时患者要俯卧位,脖子伸长,最好经鼻气管插管。

16.4.5　肿瘤及脑血管畸形手术

16.4.5.1　病情和手术特点

神经系统恶性肿瘤在 15 岁以下儿童实体肿瘤中占有很大比重,是小儿除白血病以外最常见的肿瘤。原发性脑肿瘤占所有小儿肿瘤的 20%。近几十年来,儿童神经系统肿瘤的生存率虽有所提高,然而治疗方法上并没有如儿童白血病那样取得明显的突破。外科处理包括活检和(或)病变切除。

229

16.4.5.2　麻醉处理

(1) 术前准备　① 了解是否已备好足量的血液,血管畸形切除需备 1 000 ml。② 访视患者,明确病情,并对病理生理及外科操作做到心中有数。查看血液指标及生化指标。③ 除非动静脉瘘或脑血管畸形病变的患者,其他患者术前均不给麻醉性镇静药。

(2) 术中处理　① 麻醉诱导:推荐静脉用硫喷妥钠 5～7 mg/kg,利多卡因 1.5 mg/kg,足量肌松药,这样可快速插管,避免通气不足,缺氧、咳嗽及紧张。② 尽量选用大号的气管导管,对于小婴儿及术后需要机械通气的患者,选用经鼻气管插管比较合适。③ 浅麻醉比较合适(如氧化亚氮和 0.5%～0.75%异氟烷及肌松药)手术刚开始时可给予小剂量强效镇痛药(如芬太尼 2 μg/kg),开颅后,稍微镇痛就可以了。间断给维库溴铵或阿曲库铵可保证肌松完全,并能较快逆转,可用神经刺激器或肌电图监测。④ 颅内压增高的患儿维持 $PaCO_2$ 3.33～4 kPa(25～30 mmHg),不能过低,否则有可能发生脑缺血或脑内窃血(血液从低流量区域向血管自动调节能力丧失、相对高流量的区域转移)。PEEP 一般不推荐使用,因为可导致脑静脉回流受阻,血氧饱和度下降的患儿,尽量选用较低水平的 PEEP。⑤ 血管畸形手术需监测有创血压及中心静脉压,导尿并监测尿量。⑥ 建议医师在开颅前用局麻药做浸润麻醉,可用 0.125% 布比卡因加肾上腺素 1 : 200 000(最大剂量 2 ml/kg)。⑦ 开颅时可给利尿药以降低颅内压。⑧ 静脉注射地塞米松 0.15 mg/kg(最大剂量 10 mg)以减轻脑水肿。⑨ 如果术后要拔管,在手术结束前停止吸入麻醉药以便患儿离开手术室时完全清醒且有反应。

16.4.5.3 麻醉注意事项

(1)可能存在颅内压升高和(或)脑水肿,导致恶心、呕吐及电解质紊乱。

(2)麻醉必须为手术提供理想的颅内条件。

(3)失血可能较多并难以估计失血量。

(4)合并动静脉畸形的小婴儿常伴有高心排充血性心衰,这种患者一般舒张压较低,不能耐受较大幅度的血压下降,可能出现心脏骤停。较大儿童的动脉瘤或动静脉畸形则要避免术中高血压,必要时可进行控制性降压。

(5)手术后应减少麻醉药物的残留,以便能进行神经系统评估和监测。

(6)有一些病例,术中需要神经生理学检查。如癫痫手术,需要脑电图监测,应避免大剂量使用抑制癫痫发作的药物(如硫喷妥钠、地西泮)。

(7)部分病例,需要唤醒患儿,以配合手术(如定位语言中枢)。

16.4.5.4 术后处理

(1)离开手术室前患者须完全清醒。

(2)开颅术后常规监测和护理。

(3)慎用麻醉性镇痛药,以免呼吸抑制,可选用小剂量吗啡。注意:此类患者常需要抗癫痫药物。

(4)体温往往升高,必要时降温。

(5)可能发生抗利尿激素分泌异常综合征,导致少尿及电解质紊乱。

16.4.5.5 特殊手术

(1)前中颅窝手术 使用加强型经口气管导管或经鼻气管导管。头高位(头抬高 15°)。维持麻醉和监测(如上所述)。监测血压的变化和心律失常,特别是切开脑垂体和下丘脑,脑干受压或牵拉,可出现心率减慢、血压下降;如果发生上述血压变化和心律失常,要求外科医师停止手术操作直到情况恢复,有心动过缓可静注阿托品。

(2)后颅窝手术(俯卧位) 使用鼻插管,导管在鼻部正好受到保护,较经口插管不易扭曲,不易被口腔分泌物弄湿而使胶布松动。患者应俯卧在松软的垫子或架子上,头抬高 15°,胸腹部不要过度受压,以免

230

影响呼吸。麻醉方法同前中颅窝手术(见前面),在脑干区操作时严密观察生命体征。

(3) 后颅窝手术(坐位)　儿童后颅窝肿瘤发病率占儿童脑肿瘤的一半。最常见的肿瘤类型为:神经管细胞瘤(30%),小脑星形细胞瘤(30%),脑干胶质瘤(30%),室管膜瘤(7%)。小脑星形细胞瘤没有性别差异,但神经管细胞瘤好发于男孩。90%的神经管细胞瘤患儿有脑积水症状,小脑星形细胞瘤患儿则几乎达到100%。很多小儿神经外科用俯卧位,但仍有些采用坐位手术。如采用坐位手术,需注意如下问题:① 警惕空气栓塞的发生:心前区放置超声多普勒、监测呼气末二氧化碳,心电图引导下在上腔静脉和右心房连接处放置中心静脉导管。空气栓塞病例,中心静脉导管可回抽吸出空气并指导液体治疗。② 保持心血管的稳定:下肢应上绷带促进静脉回流,有创动脉测压装置应保持心房水平。

16.4.6　颅咽管瘤

16.4.6.1　病情和手术特点

颅咽管瘤是良性的垂体肿瘤,可能压迫邻近结构(如下丘脑、视交叉、垂体柄上腺轴),引起颅内压升高,内分泌紊乱如生长激素缺乏,促肾上腺皮质激素缺乏。其特殊症状包括垂体功能减退、尿崩症、胰岛素功能改变。经蝶骨入路手术方式很少用于儿童,大部分还是经前额入路手术。在内窥镜下切除肿瘤后,有10%左右的复发率。

16.4.6.2　麻醉注意事项

(1) 患儿由于生长激素缺乏,往往生长发育迟缓、肥胖以及行为异常。

(2) 术前应考虑术后有肾上腺皮质功能不全可能,激素替代治疗应在术前就开始。

(3) 术前可能存在糖代谢紊乱,术中或术后几乎都出现。术中监测中心静脉压、尿量及电解质。尿量过多损失时要注意补充液体,必要时可用血管加压素、DDAVP。

(4) 手术常经右额下叶途径,同时双颞侧颅骨切开,故头部需极度后仰,这样脑组织可以后撤,减少前叶脑组织的挤压。该体位下需特别注意气管导管。

(5) 手术时间可能较长,患者体位需固定妥当。

(6) 手术后,儿童还需要甲状腺素及生长激素替代治疗。

16.4.7　盖仑(Galen)静脉动脉瘤样畸形

16.4.7.1　病情和手术特点

盖仑静脉动脉瘤样畸形是很少见的疾病,由大脑大静脉瘤引起盖仑静脉扩张形成,对小儿麻醉医师来说是一大挑战,该病可发病于新生儿时期,表现为充血性心力衰竭,手术风险相当高。目前处理为经导管栓塞异常静脉。越晚发病,预后越好,其处理和动静脉畸形类似。

16.4.7.2　麻醉处理

(1) 血管瘤封闭前避免低血容量及低血压。动静脉瘘给心脏增加了极重的负担,常合并有心衰。心肌灌注直接受舒张压的影响,舒张压降低时,心肌灌注会更加减少,甚至可发生心脏骤停。禁忌行控制性降压,在动脉瘤被封闭或栓塞前,应维持血压在一定的水平。术中准确的循环监测及补液非常重要。

(2) 当动脉瘤封闭后,心室后负荷增加,可能发生心功能不全,应准备好血管舒张药和正性肌力药物,必要时使用。

(3) 避免使用氧化亚氮,因为它抑制心肌收缩,并增加肺血管阻力,推荐用大剂量的芬太尼。

(4) 栓塞手术采用全身麻醉时,注意容量的补充要适当,过量的液体会使容量超负荷。

16.4.7.3　麻醉注意事项

(1) 新生儿及小婴儿术前可表现为严重的充血性心力衰竭,栓塞异常静脉后可改善症状,栓塞治疗可能是目前最有效的治疗手段。

(2) 手术死亡率很高,原因常为无法控制的出血或是术中心脏骤停。尝试过深低温停循环手术但疗效不佳。目前以经导管栓塞异常静脉为主,有机会再外科切除,术中进行严密的心血管方面的监测有助于提高疗效。

16.4.8　癫痫手术

16.4.8.1　病情和手术特点

癫痫的手术有三种类型:癫痫局灶切除术、颞叶切除术以及迷走神经刺激器植入术。癫痫局灶切除术经常需有创的皮质脑电图描记,以确定病灶,避免不必要的功能丧失。

16.4.8.2　麻醉处理

(1) 术前准备　术前访视时,判断合作程度。不给术前药。术晨不用抗惊厥药。检查备血情况。

(2) 术中处理　① 准备好气管插管用具及麻醉机、吸引器、抢救药品等。② 静脉给阿托品后给芬太尼 2 μg/kg 充分镇痛同时反应良好,进一步的镇静可用小剂量丙泊酚,但要注意呼吸抑制的发生,也可经鼻导管给予低浓度的氧化亚氮。近年来右美托咪定与丙泊酚的组合也常被用于此类患儿的麻醉。③ 头皮阻滞,用 1% 利多卡因加上 0.125% 布比卡因(含肾上腺素 1:200 000)。④ 留置动脉导管监测血压和动脉血气,也可行中心静脉置管以便监测中心静脉压。⑤ 开颅时,给芬太尼 2 μg/kg 以完善镇痛,同时经鼻气管导管给予 O_2 或同时复合氧化亚氮。

⑥ 开颅时，甘露醇 $1 \sim 2$ g/kg 或呋塞米 0.6 mg/kg 及地塞米松 0.2 mg/kg。

16.4.8.3   术后处理

（1）如果患者继续昏睡，给小剂量纳洛酮（$0.5 \sim 5$ μg/kg）。

（2）开颅术后常规监护及护理。

16.4.9   脊髓肿瘤和脊髓栓系

16.4.9.1   病情和手术特点

脊髓肿瘤小儿较成人少见，但小儿的脊髓肿瘤可发生于脊髓的任一部位。脊髓栓系可引起膀胱和小肠的症状及一侧或双下肢无力。临床上可由骨髓造影及 CT 证实，脊髓末端部（圆锥部）较低，终丝粘连，神经根牵拉。手术治疗为分离末端神经。

16.4.9.2   麻醉注意事项

（1）如果要在术中进行神经刺激以检查外周神经功能，则不可用肌松药。术中可能需要进行唤醒实验、外阴神经感觉诱发电位（somatosensory evoked potential，SSEP）或运动诱发电位（motor-evoked potentials，MEPs）。

（2）患者妥当固定在软垫上，防止腹部受压，因为腹部受压可使腹腔血液流向脊柱静脉，增加术中出血。

233

（3）气管插管麻醉，吸入氧化亚氮和低浓度的七氟烷及小剂量的芬太尼可达到满意的麻醉效果。

16.4.10   选择性神经后根切断术

脑瘫引发的强直痉挛经切除双侧 L_2 到 S_1 神经后根的某些神经丛或许能改善症状。术中肌电图监测确定刺激后哪些神经丛反应正常（局部收缩）、哪些神经丛反应异常（强直或弥散收缩），然后分离异常的神经丛。小儿可获得较好的疗效，强直痉挛大为缓解，肢体功能改善，甚至言语功能也大为提高，但感觉功能改善不明显。

麻醉管理与脊髓肿瘤相同（见前面），非去极化肌松剂不能用，因为神经肌肉阻滞作用会干扰肌电图结果。如实在有必要，琥珀酰胆碱可用于诱导插管，脑瘫患者也可安全使用。

16.4.11   小儿脑血管造影麻醉

16.4.11.1   病情和手术特点

导管和栓塞材料的发展给小儿脑血管病变的治疗带来新技术。动静脉瘘畸形、盖伦静脉及其他颅内动脉瘤均可通过介入治疗得到改善。治疗材料包括颗粒或非颗粒栓塞材料及细的弹簧圈。介入治疗较开颅手术死亡率大为降低，同时也给麻醉医师提出了新的课题。

16.4.11.2   麻醉处理

（1）不主张术前常规用镇静药，但可用于颅内动脉瘤或动静脉畸形患者。

(2) 诱导和插管应以不引起颅内压的明显波动为原则。

(3) 麻醉维持用氧化亚氮复合七氟烷(最大 1%),不会影响 SSEP 监测。小剂量的镇痛(如芬太尼 1~2 μg/kg)可减轻术后头痛及不适。

(4) 可用非去极化肌松药(维库溴铵或罗库溴铵),并监测肌松情况。

(5) 患者体位安置妥当,避免压伤,并要注意体温变化。

(6) 术后患者应保持安静,但不应过度镇静,以便进行神经外科评价。

16.4.11.3　麻醉注意事项

(1) 造影检查的地点可能远离手术室和麻醉科,在麻醉开始前应准备好一切紧急抢救用品,并确保和手术室的联系畅通以便需要时获得其他的物品和帮助。

(2) 婴幼儿需要气管插管全身麻醉,使用肌松药维持一定麻醉深度,术中患者不能乱动,尤其是注射栓塞药物时。

(3) 因为隔着造影设备,不能随意接近患者,气管插管后仔细检查呼吸机,固定好气管导管,部分患者可用异型导管,但通常仍使用普通气管导管,因为术后还需呼吸支持。确定整个过程呼吸回路和监护都没有问题。

(4) 当患者躺在造影台上,要保持正常的体温比较困难。应尽可能采取保温措施。

(5) 因为术中要监测 SSEP,吸入麻醉药应使用较低的浓度。某些时候,在栓塞前用异戊巴比妥以确定脑皮层的放电区域。

(6) 术后需监测和评价神经功能,因此应采用能使患者快速苏醒的麻醉技术。

(7) 并发症包括异常静脉或动脉瘤的穿孔破裂,正常静脉及导管的堵塞。有些患者需开颅手术。

16.4.12　头部外伤

16.4.12.1　病情和手术特点

儿童头部外伤,不管发病率还是病死率都相对较高。创伤后颅内出血的发生率统计数据差异很大,不过确实有不少的患儿需要紧急的手术处理。未能及时查明血肿的存在可能会导致轻度头部损伤进展成致命性损伤或者遗留不可逆转的功能障碍。头部外伤可导致不同的病理生理变化,包括颅内血肿(硬膜外血肿、硬膜下血肿、脑内血肿和脑挫伤)、脑水肿等。成人血肿发生率高,但儿童弥漫性脑水肿更常见。

(1) 硬膜外血肿　大多是因为大脑中动脉被撕裂所致,占儿童颅内血肿的 25%,是真正的神经外科急症。成人硬膜外血肿的典型特征——中间清醒期,儿童往往缺如。稍大的儿童可能会主诉日益剧烈的头痛,而后意识变得模糊、昏迷。瞳孔大小不等是早期体征,而后可出现心动过缓、呼吸慢而不规则、脉压增大。

(2) 硬膜下血肿　常伴有薄壁组织的挫伤,血管撕裂以及皮质受损。非主要功能区的大面积血肿一般建议手术移除。脑水肿严重及颅内压增高常提示可能导致遗留神经功能缺陷。

(3) 脑内血肿　脑内血肿较少,但预后差。为了避免破坏更多的脑组织,一般不采取手术治疗。

16.4.12.2　麻醉处理

(1) 头部外伤后72 h内可行CT检查,明确诊断。维持血流动力学稳定以保证脑灌注和脑供氧。

(2) 昏迷患儿虽说不一定需要气道支持,但是及早的气道支持可以防止胃内容物及分泌物误吸,以避免继发肺损伤。

(3) 除非已经明确没有伴发颈椎损伤,在气管插管以及搬动患儿时都要固定颈椎。

(4) 可采用丙泊酚、利多卡因、阿托品、琥珀胆碱或非去极化肌松药进行诱导插管。氯胺酮禁忌用于此类患儿。也可依据不同年龄,采用吸入麻醉辅助通气或是神经安定麻醉辅以充分表麻。

235

(5) 麻醉维持同其他类型神经外科手术。巨大血肿清除时可能会引起颅内压下降、脑干移位,导致血流动力学不稳定、心律失常。

16.4.12.3　麻醉注意事项

(1) 评估气道、呼吸及循环是临床评估最基本的内容。创伤患者常伴发酸碱平衡失调、电解质紊乱及糖代谢异常等。

(2) 神经状态评估进行格拉斯哥(Glasgow)评分,检查有无颅内压增高的体征。

(3) 联合损伤的评估儿科患者常伴随颈、胸、腹部外伤。

(4) 外伤患儿应作为饱胃看待。

(胡智勇　林红妃)

17

小儿胸科手术麻醉

近 10 ~ 15 年，随着胸腔镜技术（video-assisted thoracoscopic surgery，VATS）和机器人技术的发展，小儿胸科手术和麻醉有了较大的变化与进步，但是对于婴儿、新生儿及早产儿，由于腔镜器械过于庞大，复杂手术仍以开胸为主。

17.1 小儿胸科手术对机体的病理生理影响

17.1.1 一般生理影响

（1）儿童是一个不断生长发育的群体，胸科手术时的通气受患儿的病理生理影响较大，比成人更容易发生通气不足、低氧血症或气道梗阻等情况，必须投入更大的精力、密切观察即时调整。

（2）在胸科手术中，全身麻醉、机械通气、胸廓开放以及手术操作等诸多因素通过影响肺顺应性而影响通气/血流比。单肺通气（one lung ventilation，OLV）时，术侧肺通气/血流不配比，若不妥善处理可致严重的低氧血症，这些影响因素小儿与成人是一样的。

（3）侧卧位 清醒、自主呼吸、单肺疾患成人侧卧位时，氧合最佳，即健侧肺在下，患侧在上。由于两侧肺之间的静水压梯度，健肺（下侧）的灌注优于患侧肺，通气/血流比改善。婴儿无论自主呼吸还是机械通气当健侧肺在上时通气改善，很大程度上由于婴儿与成人通气的弥散功能不同。由于婴儿肋骨更柔软、顺应性好，不能完全支撑下侧肺，使之在平静呼吸时气道关闭，这导致 FRC 接近残余气量。幼小儿童下侧膈肌向头端移位少，根据史达林（Starling）定律，下侧膈肌收缩少，因此限制下侧肺的有效通气，故婴儿上侧肺优先通气。婴儿体型小，上下侧肺静水压差不显著，随年龄增加下侧肺灌注渐佳，何时与成人相当未明。建议单侧肺部疾患的儿童术后可仰卧位、两侧卧位以确定何种体位气体交换更好。

17.1.2 OLV 时的影响

17.1.2.1 OLV 时的肺灌注

（1）当 OLV 开始，残余氧气逐步被不通气侧肺的肺泡吸收直至完全性的吸收性肺不张;加上体位的影响,非通气侧肺的持续灌注将导致 V/Q 严重失调,分流分数增加。

（2）由于单肺不通气造成右向左的分流,分流分数可超过 50%,但临床由于各种原因并不高:手术操作导致了开放性气胸或人工气胸;肺萎陷后肺血管受压减少术侧血供;低氧性肺血管收缩（hypoxic pulmonary vasoconstriction,HPV）增加了非通气侧肺血管的阻力,减少肺血流,降低了分流分数。然而 HPV 的临床重要性仍值得探讨。

17.1.2.2 OLV 时的肺通气

（1）随着纤维支气管镜普及与常规应用,定位明确,肺隔离技术更趋完美;另外麻醉药物的合理使用使 HPV 的不利影响大幅减少,故低氧血症发生率减少。

（2）近年来更重视 OLV 时急性肺损伤（acute lung injury,ALI）的预防。成人肺叶切除后 ALI 的发生率为 2.5%而肺切除后为 7.9%。约 40%成人 ALI 后病死率增加,儿童相关数据不明。

（3）建议 OLV 时采用肺保护策略以减少肺机械损伤:小潮气量 6 ml/kg,气道平台压小于 20 cmH$_2$O,PEEP 5～10 cmH$_2$O 维持肺泡开放避免肺不张。低氧血症时,采用 CPAP 或向术侧肺吹入低流量氧气。若无效,则在肺切除或肺移植时,术者可钳夹术侧肺动脉。

237

17.2 小儿胸科手术麻醉总则

17.2.1 麻醉前评估和准备

（1）麻醉前加强访视宣教,帮助患儿特别是家长做好对手术、麻醉的心理准备。

（2）胸科手术患儿可能是健康的,也有合并严重系统性疾病的情况。认真了解患儿的全身情况、病史以及相关家族史:注意患儿的喂养、营养,活动玩耍,评估体格、智力发育情况;了解心肺功能,小于 6 岁幼儿无法配合肺功能检查,可以吹蜡烛法简易评估。

（3）评估是否存在其他严重疾患可能影响胸科麻醉与手术的安全,特别是先天性心脏病等。

（4）对于肺部炎症或上呼吸道感染的患儿,除增加诱发喉痉挛和支气管痉挛、分泌物堵塞气管导管（气管导管相对成人更细,堵塞后不能通气的可能性更大）的可能性外,必须考虑 OLV 时麻醉呼吸管理的影响和术后肺功能恢复的影响,如肺部炎症与手术疾病无关应首先控制感染。

（5）前纵隔肿瘤可能压迫气管、大血管而导致突发的无法通气和循环衰竭的风险,麻醉前应全面评估 CT、MRI 等影像学检查并向患儿及其家长了解患病期间特殊体位。

17.2.2　术中监测要点

（1）胸科手术期间 SpO_2 的监测不能取代 $PaCO_2$，OLV 的患儿必须实施有创动脉监测，即时实现动脉血气分析以应对随时变化的动脉血氧饱和度、二氧化碳分压；特别是小婴儿和新生儿 VATS 可能发生意外的过度充气，甚至张力性气胸。

（2） $P_{ET}CO_2$ 监测能反映肺灌注和心排量。OLV 开始时，通气侧肺的 $P_{ET}CO_2$ 通常可短暂下降，随灌注改善逐渐上升。若术中出现 $P_{ET}CO_2$ 严重或持续性降低，提示通气侧肺和未通气侧肺血流灌注分配不均，是 OLV 时出现低氧血症的早期预警。

（3）对于手术时间长，蒸发量大的开胸手术以及相对出血量大的患儿，有创动脉监测同中心静脉监测和尿量监测等一起作为衡量术中补液、输血的标准。中心静脉穿刺建议选择术侧，以防止意外发生的双侧气胸。

（4）小儿手术体温监测极其重要，无论是胸腔镜手术还是开胸手术应监测肛温或通过导尿管温度探头进行膀胱温度监测，围术期注意手术室环境温度、输液加温、使用加温毯都是预防术中低温的有效措施。

17.2.3　麻醉常用药物

（1）诱导与维持采用常规药物。

（2）不建议使用氧化亚氮，可能引起缺氧、空腔脏器扩张，以及气管导管球囊或支气管球囊过度扩张而损伤气道。

（3）对于前纵隔肿瘤的患儿应审慎用药，保留患儿自主呼吸，在气道梗阻的可能解除前不应使用肌松药。

（4）异氟烷对 HPV 的影响较少，但苏醒较慢，与七氟烷、地氟烷相比，近年来越来越少作为吸入麻醉首选药物。为了把对 HPV 的抑制减到最少并不引起术中知晓，建议使用不超过 1MAC 的吸入麻醉药同时应用丙泊酚和(或)阿片类药物。

17.2.4　小儿胸科手术的麻醉管理

17.2.4.1　麻醉方法的选择

术前用药、诱导与维持根据医疗中心习惯以及患儿情况，采取个体化策略。根据需要采用肺隔离技术(详见"17.2.4.3　小儿单肺通气技术")，并考虑术后镇痛需求，给予硬膜外阻滞或肋间神经阻滞(详见"17.2.4.4　小儿胸科术后镇痛")。

17.2.4.2　输血输液的管理

（1）小儿胸科手术一般出血较少，特别是 VATS。

（2）潜在大血管损伤的风险，术前必须开放足够的静脉通路，一旦手术开始，患儿侧卧位往往很难再开放静脉。

（3）术前进行血型检查和交叉配血试验。

（4）小儿胸科手术中静脉补液以维持和补充液体丢失为主，量出为入，不主张给予过多的液体。

17.2.4.3　小儿单肺通气技术

（1）单肺通气（OLV）指征　① 控制两侧肺通气的分布：支气管胸膜（皮肤）瘘，大的单侧肺囊肿，肺大疱。② 避免液体溢出或污染健侧肺：感染，出血，单侧肺冲洗。③ 提供安静手术野。

（2）小儿常用 OLV 技术　根据患儿不同年龄选择不同麻醉技术、器械，尽可能使用纤支镜可视下定位：① 单腔管进行选择性支气管插管。② 支气管封堵器。③ 双腔管（double-lumen tube，DLT），详见表17-1。

表 17-1　儿童 OLV 麻醉器械选择

年龄（岁）	OLV 插管器械
<2	选择性支气管插管 福格蒂（Fogarty）导管（4Fr）作支气管封堵
2~6	福格蒂导管（4Fr 或更粗）作支气管封堵 钢丝引导的支气管封堵器（5Fr）
6~10	钢丝引导的支气管封堵器（5Fr 或更粗） Univent 管（3.5 号）
>10	钢丝引导的支气管封堵器 Univent 管 DLT（26Fr 或更粗）

239

1）支气管插管　支气管插管是低龄患儿最简单和常用的肺隔离技术。气管导置入气管后，用纤维支气管镜引导、定位进入支气管。纤维支气管镜最小型号为 2.2 mm（直径）；纤维支气管镜不易通过气管导管，且作为引导不够硬，甚至可致光纤断裂。

2）封堵技术　① 取栓导管/封堵器可有效地作低龄幼儿双肺隔离；封堵器可置入气管插管内或外，福格蒂导管有导芯，可弯成所需角度进入支气管，使用纤维支气管镜定位；封堵器的头端开放，可在隔离后使肺萎陷，需要时也可充氧。② 钢丝引导的支气管内封堵器有 5Fr 儿童型号，导引钢丝圈套入纤维支气管镜，实现可视下置入，最小气管插管型号为 5.0，2~4岁以下儿童不可使用，但封堵器可以不置入气管插管。③ Univent 管有平行管腔容纳封堵器，可置入导芯，并可根据需要弯曲导芯；最小型号为内径 3.5 mm、外径 8 mm，相对于 6.0 无套囊气管插管（大于 8 岁儿童）。

3）DLT　DLT 是成人肺隔离技术的金标准，最小型号为 26Fr

(Rusch，Buluth，GA)和28Fr(Mallinckrodt Medical，St Louis，MO)。这些导管仅能用于8~10岁的大龄儿童,置入方法同成人。

17.2.4.4 小儿胸科术后镇痛

(1)胸科手术尤其是开胸术和小创伤的漏斗矫治,由于胸壁连贯性破坏、肋骨骨折、外周神经损伤,常引起严重的疼痛;胸壁持续活动是有效气体交换和清除分泌物所必需的,往往增加疼痛程度。浅呼吸和咳嗽无力可增加肺不张,痰液阻塞和术后肺炎的发生率。术后疼痛刺激产生的疼痛敏化可致慢性疼痛以及疼痛阈值降低。尽管如此,成人常规镇痛在幼儿往往因各种因素被剥夺,而致其得不到完善的镇痛。

(2)多模式镇痛方案推荐应用于小儿胸科术后镇痛,而究其疼痛产生的原因,区域阻滞更符合逻辑。胸科手术后疼痛是由于肋间神经损伤和胸壁创伤引起,而中枢神经系统兴奋过度对阿片类药物反应有限。基于阿片类药物可能影响呼吸、氧合,为达到适合的镇痛效果,在术前即应开始区域阻滞镇痛。推荐多模式镇痛方案包括有效的传入神经阻滞、NSAIDs,对乙酰氨基酚和(或)小剂量阿片类药物。

(3)前文章节已对小儿椎管内阻滞或区域神经阻滞作详尽描述,本节仅提及胸科相关内容:① 胸部硬膜外镇痛可改善呼吸功能,与成人和大龄儿童不同,小于6岁的儿童在上胸段硬膜外阻滞阻滞时血流动力学仍然平稳;婴儿可在骶管穿刺向头侧置管至胸段,大于1岁患儿骶管置管失败率高甚至打结,不推荐;导管顶端位置可以通过X线或超声定位。② 椎旁阻滞优点是能提供单侧一个或相邻节段的连续镇痛;大于6岁儿童连续硬膜外镇痛可致低血压,但椎旁阻滞较少引起。研究表明交感神经链对疼痛的传播起到重要作用,而椎旁阻滞将其阻断;而硬膜外或脊麻阻滞了中枢交感,不影响此通道,造成疼痛的中继传递。③ 肋间阻滞的缺点是单次给药,阻滞时间有限。

17.3 小儿胸科常见手术的麻醉

17.3.1 肺切除、肺叶切除及小儿肺部手术
17.3.1.1 肺部疾病手术

10年来,肺切除患儿的年龄稳定下降,这反映了因感染的手术下降,同时因先天性异常的肺切除增加。如先天性肺叶性肺气肿(congenital lobar emphysema,CLE)、肺隔离症、先天性囊性腺瘤样畸形(congenital cystic adenomatoid malformation,CCAM)。

(1)CLE是正常肺叶在出生后异常膨胀所致,因呼出气滞留在肺叶中,导致邻近肺叶被挤压、不张,甚至纵隔移位影响静脉回流。约15%患儿合并先天性心脏病或大血管发育异常。

(2)肺隔离症是无功能团块状肺组织与气管支气管树失去交通,分

为叶内型和叶外型（90%/10%），约 6% 患儿合并先天性心脏病。叶外型患儿常合并先天性膈疝，发生于隔离肺的同侧。

（3）CCAM 是由于终末支气管腺瘤样增生而无肺泡发育，腺瘤与气管支气管树连通，有肺循环供血，受累肺叶增大甚至导致邻近肺组织和其他胸腔结构受压移位。

17.3.1.2 麻醉管理

（1）术前应评估患儿肺部情况、手术预期影响和患儿对 OLV 的耐受；以及是否合并先天性心脏病、是否影响心肺功能。

（2）心肺功能严重受损的新生儿术前必要时气管插管、机械通气；但对于存在球-阀效应的疾患如 CLE 等，正压通气可能使病变处过度膨胀，应保留患儿自主呼吸。CCAM 一般为实质性，而隔离肺不与气管支气管树相交通，可行正压通气。

（3）无论开胸或胸腔镜手术患儿均取侧卧位。

（4）麻醉应维持正常氧合，保证血流动力学平稳。若基础肺功能正常，不必纯氧通气，吸入性麻醉药维持浓度必须控制在 1MAC 以下以减少 HPV 的发生。

（5）一般应采用 OLV，若未实施 OLV，可保留患儿自主呼吸或使用最小峰压正压通气，但术中对肺组织的压迫可能造成低氧血症和高碳酸血症，低龄患儿 OLV 时低氧血症也不容忽视，必要时采用 CPAP 或周期性进行肺复张，允许性高碳酸血症是可行的。

（6）术后若呼吸循环稳定可拔管，如带管进 ICU，也应尝试早期拔管，因为正压通气可能导致支气管缝合处漏气。

（7）术后易发生肺不张。肺部护理是必需的；年长儿童鼓励早期活动和主动咳嗽。

（8）为了使患儿术后呼吸、咳嗽和良好活动，完善的镇痛措施至关重要。

17.3.1.3 小儿肺叶切除后并发症

（1）出生后肺泡大量增加，由出生时 20×10^6（成熟儿）至 8 岁时增长到 300×10^6，增长速度最快是在出生后 3 年，8 岁后肺泡数量保持不变；肺容量在 8～25 岁翻番，但此期间肺泡仅容量增加。与成人相比，婴儿肺切除后因肺泡代偿性增生，肺功能、生长发育可能完全正常；与切除肺叶的解剖部位相关，上叶肺切除后增长最活跃。肺切除后，随手术时年龄增长术后肺容量减少，手术年龄小于 5 岁术后肺容量为预计值的 96%，6～20 岁为 85%，31～40 岁为 70%。

（2）肺切除后综合征与残余肺进行性过度充气有关，造成恶化性的呼吸困难，也会导致支气管软化和肺部感染。以右肺切除多见，由于纵隔顺钟向转位，左总支气管或左下叶支气管在主动脉和脊柱与肺动脉之间受压。也发生于左肺切除的右位主动脉弓的患儿,气道受压于升主动脉和降主动脉之间。

(3)为了预防患儿肺切除后纵隔移位早期的尝试是进行胸廓整形,但会随着生长发育遗留畸形;其次是胸膜腔滴入油剂造成人工粘连而固定纵隔。近年来更多行纵隔固定术以预防移位。也有胸腔内置入硅橡胶的假体作支撑减少移位,但假体不能改变大小来适应患儿的生长发育。成年后可植入支气管支架。

17.3.2　胸壁手术

(1)漏斗胸是胸壁畸形中最常见,占胸壁畸形 90%,发生率1/1 000,男:女为 4:1;常合并其他结缔组织异常性疾病,如马方综合征、埃莱尔-当洛综合征;鸡胸发病率约占 10%。

(2)症状从无到严重的心脏大血管扭曲、压迫;严重症状发生于青少年甚至成年期。

(3)手术一般在青少年期,近年来微创 NUSS 手术置入外凸钢板,手术时间短、创伤小、出血少、比传统手术成功率高(92%/70%)。

(4)术后气胸常见但一般可自愈;其他并发症较少包括心脏大血管损伤、心律失常、胸腔积液以及钢板感染等。

(5)在合并先天性心脏病以及有手术史的患儿中进行持续有创动脉压监测,以备意外的心脏、大血管损伤。

(6)漏斗胸术后疼痛严重,应给予患儿完善的术后镇痛治疗。

17.3.3　先天性膈疝、先天性食管裂孔疝

(1)先天性食管裂孔疝是先天性膈疝的一种,大多为滑疝;先天性膈疝常发生于左侧胸腔,腹腔脏器经缺损的膈肌疝入胸腔。

(2)严重的患儿可能造成纵隔右移,受压肺组织小气道广泛机化,约 30%患儿伴先天性心脏病。

(3)由于肺组织、肺血管受压,患儿早期出现肺高压及右向左分流。

(4)围术期目标为改善氧合,维持足够的体循环血压;采用药物或过度通气降低肺动脉压力。

(5)由于呼吸面积减少肺顺应性降低,呼吸阻力增加,但诱导时应避免过度的正压通气而造成反流误吸。

(6)术中采用小潮气量通气,加快呼吸频率,以免压力过高造成肺损伤;由于通气不足和分流的存在可以接受一定程度的高碳酸血症。

(7)当腹腔组织还纳后,不应试图复张肺组织,因为发育不全并存过度膨胀的肺不同于正常萎陷的肺组织。相反腹腔由于内容物回纳,腹压增高,除影响静脉回流还对腹式呼吸有影响。

(8)手术结束后患儿常需继续机械通气调整呼吸状态。

242

17.3.4 食管闭锁和气管食管瘘

(1) 气管食管瘘发生率约为 1/4 000,合并食管闭锁时需考虑 VACTERL(vertebral, anal, cardiac, tracheal, esophageal, renal and limb)综合征的存在。

(2) 最常用的分型方式由格罗斯(Gross)提出,分为 A～F6 型(图 17-1)。C 型最常见,占 90％;孤立的食管闭锁,A 型,占 4％～7％,其余四型罕见。

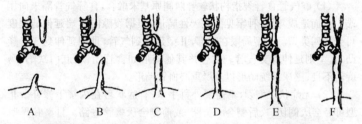

A：食管闭锁不伴气管食管瘘；B：食管闭锁伴近端瘘管；C：食管闭锁伴远端瘘管；D：食管闭锁伴近端和远端双瘘管；E：气管食管瘘不伴食管闭锁；F：食管狭窄

图 17-1 格罗斯分型

(3) 大多数患儿在新生儿期因无法吞咽、胃管无法经食管插入胃内、胸片可见盘绕食管末端的胃管。食管气管间存在瘘管的新生儿咳嗽、呼吸困难、胃液反流、误吸、发绀,X 线摄片见胃及小肠积气。

(4) 术前准备应最大程度降低误吸风险:禁食、对食管盲端持续吸引。术前既已发生呼吸窘迫及持续性低氧则应气管插管机械通气。

(5) 一般为右侧进胸,但若合并右位主动脉弓应左侧进胸。

(6) 麻醉的目标是充分通气和避免胃膨胀。在气管食管瘘结扎或封堵前应避免过度正压通气,因为胃膨胀后进一步减少功能残气量不利于通气和氧合,同时增加误吸风险。

(7) 可吸入诱导、维持自主呼吸进行气管插管。

(8) 调整气管导管的位置使导管开口过瘘口并在隆突上,但瘘管也可能在隆突下;或者因为患儿体位变动尤其是转为侧卧位时,气管插管的开口就有可能移位;患儿气管长度有限而瘘管十分靠近隆突时,调整气管插管的位置更具挑战。

(9) 有时诱导后外科行硬质支气管镜检查确定瘘管的大小和位置,可以福格蒂气囊导管封堵瘘管,再行气管插管。

(10) 术中动脉置管连续监测有创血压和血气分析,至少保证两路通畅静脉。

(11) 胸腔打开后,压缩肺组织、牵拉致导管移位、扭折都可能影响通气和氧合,可采用轻柔正压通气,必要时手控通气并及时同外科沟通。

(12)注意围术期保温。

(13)早产儿新生儿糖储少,围术期应注意血糖监测和葡萄糖输注。

(14)大多数患儿术后保留气管导管入新生儿重症监护病房(neonatal intensive care unit,NICU)进一步治疗。

17.3.5 先天性喉气管食管裂

(1)喉气管食管裂指杓状软骨两侧原基未融合,食管气管隔未向尾端生长而造成,是一种罕见的先天性畸形,根据裂隙向远端延伸的程度可分为四类型。Ⅰ型局限在喉部,Ⅱ型延伸到气管,Ⅲ型延伸到气管隆凸,Ⅳ型则延伸到支气管。常合并其他畸形如食管闭锁、肛门缺陷、肠旋转不良、泌尿系统畸形以及严重心血管畸形。

(2)无症状Ⅰ型裂,不需要外科手术;有症状可在内镜下修补。Ⅱ型可经会厌侧切口、后侧会厌径路,或前侧会厌瘘管进路。Ⅲ型和Ⅳ型需经胸、经颈联合径路分隔气管与食管,缺损处可借用附近组织或人工合成材料修补,术中麻醉医师和外科医师密切配合管理气道。

17.3.6 气管手术

(1)小儿单纯气管手术罕见,气管内支架不适合小儿患者。婴幼儿先天性心脏病,形成血管环压迫气管而导致的气管或支气管狭窄往往与先天性心脏病在体外循环下同时纠治。

(2)支气管囊肿常发生于纵隔,孤立性、单房性囊肿,充满气体、液体或黏液,不与支气管肺相交通,类似支气管肺隔离,麻醉处理相对简单。

17.3.7 前纵隔肿瘤

中纵隔和后纵隔的肿瘤一般不会表现出气道方面的问题,故本节着重讨论前纵隔肿瘤。

(1)前纵隔肿瘤患儿围麻醉期常因呼吸循环衰竭而发生灾难性的意外。

(2)前纵隔肿瘤常涉及一些恶性肿瘤类型,如低龄儿童的成神经细胞瘤和青少年的淋巴瘤(霍奇金病和非霍奇金病)。为提高治疗效果,这类患儿在化疗或放疗前必须活检以确定类型制订化、放疗方案。

(3)成人前纵隔肿瘤无症状而70%的小儿出现与肿瘤相关的症状,最常见的是呼吸困难、咳嗽、喘鸣。端坐呼吸、上半身水肿、气管支气管压迫和大血管压迫极大地增加了麻醉风险。

(4)选择性手术前必须行影像学检查。CT可提示肿瘤的大小,气管、大血管受压的情况;造影和超声心动图可进一步评估血管受压。

(5)气管受压50%以上在麻醉期间可发生呼吸阻塞。

（6）术前肺功能检查最大呼气流速的降低，从坐位变为平卧位呼气平台压的升高均提示胸腔内气道受阻以及麻醉诱导期和维持中气道塌陷的可能。肺功能的流量-容积检查可能比 CT 更好地提示气道受压的程度。

（7）麻醉计划首先考虑手术目的是诊断性还是治疗性，若手术仅做活检应尽可能局麻辅以轻度镇静（图 17-2）。手术切除应在化疗或者放疗后肿瘤缩小后进行。

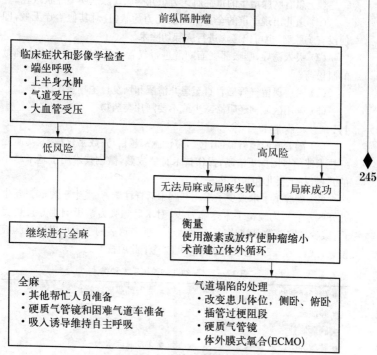

图 17-2　前纵隔肿瘤处理流程图

（8）在进行全麻前，应准备硬质气管镜和能熟练应用的麻醉医师。

（9）维持自主通气，吸入麻醉诱导并维持，可加 CPAP 以维持气道开放并预防肺不张。

（10）由于气道肌肉张力的下降即可导致气道塌陷梗阻，应避免肌松并维持胸腔负压。

（11）气道塌陷随时可能发生，减轻气道受阻的措施包括：① 改变体位，使患儿侧卧、倾斜或者俯卧。② 气管插管深入超过梗阻段。③ 硬质气管镜置入气管导管或者双腔管进行支气管插管。

（12）若估计心肺功能衰竭的可能性大,麻醉诱导前应建立体外循环;麻醉诱导后出现问题,即便备有体外膜式氧合（extracorporeal membrane oxygenation,ECMO）和操作人员,血管穿刺置管建立体外循环的时间足以使患儿造成不可逆的神经损伤。

（13）必须认识到肿瘤活检后患儿的症状可能恶化,麻醉对患儿的不良反应显现而肿瘤却未切除。

17.3.8　重症肌无力

（1）患有胸腺增生的重症肌无力患儿胸腺切除后明显症状减轻。

（2）患儿出现严重的全身重症肌无力症状,且对其他治疗无效,即使没有胸腺瘤,也可以考虑进行胸腺切除术。

（3）吸入诱导,咽喉部表面麻醉进行气管插管,必要时可用小剂量的肌松药。

（4）术后保留气管插管直至患儿清醒和恢复自主呼吸。

（5）采用区域神经阻滞减少或不要阿片类药物。

17.3.9　胸腔镜手术

（1）随着胸腔镜器械的进展,窥镜越来越精巧;数字化技术、高质光纤技术使信号图像更清晰;操作技术日臻成熟,微创技术用于越来越小的儿童,甚至婴儿和新生儿。

（2）胸腔镜手术减少了患儿开胸术后脊柱侧弯（发生于约30％新生儿开胸术后）;胸腔镜手术疼痛较少,对术后呼吸力学影响小并且更美观;减少住院天数,早期恢复正常活动。越来越多的手术可以通过胸腔镜进行（表17-2）,越来越多的患儿收益于此项技术。

表 17-2　婴幼儿胸腔镜手术种类

● 诊断性胸腔镜	● 先天性膈疝修补术
● 肺活检	● 食管闭锁和气管食管瘘
● 胸廓修补	● 胸腺切除术
● 肺脓肿引流	● 主动脉固定术
● 肺去皮质术	● 血管环解除术
● 支气管肺隔离切除	● PDA 结扎
● 先天性肺囊腺瘤	● 胸导管结扎
● 肺叶气肿切除	● 交感神经切除术
● 支气管囊肿切除	● 纵隔肿瘤切除术
● 双食管切除	● 前路脊柱融合术

（3）胸腔镜手术通常出血少,但因为鞘卡和胸腔镜器械可能损伤肋间血管,而手术过程中患儿一般侧卧位较难开放静脉,因此在手术开始之前必须确保足够的静脉通路。

（4）围术期进行常规监测包括心动图、无创血压、脉氧饱和度、呼气末二氧化碳、吸入麻醉药浓度以及体温。对于心血管功能正常的患儿中心静脉穿刺并不能为麻醉管理提供更多的信息，但可多一条静脉入路。

（5）如能实现 OLV 则可提供清晰手术野减少肺牵引而致的损伤。如无法实现 OLV 也可在双肺通气下进行，术侧吹入 CO_2，并使用牵引器将肺移除手术野。肺隔离欠佳时也可以运用此技术。

（6）处于人工气胸时，应严格监测心血管功能，因为此时纵隔移位，且由于人工气胸的压迫回心血量减少，左室后负荷增加，严重影响心血管系统。

（7）CO_2 缓慢充气（1 L/min），限制压力（$0.53 \sim 0.8$ kPa，$4 \sim 6$ mmHg）可减少人工气胸对心血管系统的影响。

（8）若 CO_2 直接充气入心血管系统或术中损伤的血管，人工气胸尚可造成 CO_2 栓塞。

17.3.10 机器人手术

（1）机器人手术正以指数式增长，带关节的机械手臂、3D 显示更接近开胸手术视野；器械的进步使外科手术得以在更小的空间、更精确地实施手术。

247

（2）术前外科与麻醉的良好沟通更重要：如何安排手术床在手术室中的位置以及患儿体位，使麻醉医师得以接近并可方便处理患儿的气道而不影响机器人设备。

（3）专属的机器人手术室以及对手术室人员的专门培训至关重要。

（陈怡绮　张马忠）

18

小儿心血管手术的麻醉

小儿心血管手术主要是先天性心脏畸形或缺损的矫治，少数为先天性心脏病施行非心脏手术。

18.1　小儿先天性心脏病的病理生理

先天性心脏病中最主要的影响是低氧血症，慢性缺氧能影响全身各个重要脏器功能。往往会出现心律失常、心力衰竭和肺部疾患。急性缺氧可引起机体一系列反应以保证重要脏器的氧供，表现为肺通气量、心率和心排血量迅速增加。正常婴幼儿代谢的1/3用于生长消耗。缺氧患儿的氧耗需求正常，需要有足够的氧输送到全身组织，但在缺氧状态下很多脏器的代谢都会下降，生长发育也会明显受到限制。

18.1.1　呼吸系统的影响

先天性心脏病对肺功能可有各种不同的影响，肺血流增多的缺损可引起肺顺应性下降，呼吸做功增加。肺血流减少者氧的交换障碍，导致慢性缺氧，升高了对动脉二氧化碳分压正常反应阈值。肺动脉的扩张对支气管的慢性压迫，少数可导致慢性肺不张、肺炎或局部肺气肿，由于支气管受压引起的慢性右中叶肺炎或肺不张，又称右中叶综合征，左主干和上叶支气管也能被左房增大所压。先天性心脏病伴脊柱侧凸发生率为19%，以发绀患者多见，艾森曼格综合征可有咯血，过去的先天性心脏病手术可造成喉返神经和膈神经的损伤，均可造成肺通气功能下降。

18.1.2　循环系统的影响

急性缺氧和酸中毒可以导致高能磷酸盐的耗竭，心肌功能下降，和对随后的缺氧耐受下降。容量负荷和压力负荷的增加会导致心室心内膜下灌注减少，限制了对肾上腺素能受体的反应，再灌注的时候由于肌浆网钙转运的限制和摄取的减少会出现明显的钙内流。在有发绀的心脏病中，冠脉、支气管和心包循环之间形成了明显的侧支循环，体外循环的血流会转流入这些侧支循环，减少冠脉和其他重要器官的血流，肺冠脉侧支循环可引起心脏停搏液的快速冲洗和心脏升温，术野不清晰，侧支的再循环，可以发生血液细胞的破坏和溶血。

舒张末期容量升高,收缩末期的压力-容量曲线向右移位,表明心脏收缩力减弱。压力超负荷心室在慢性压力负荷,舒张末压升高,收缩末压力-容量曲线向左移位,反映了心肌收缩力提高的高动力状态。在先天性心脏病时,即使心室输出量增加,且前负荷仅中度升高时,也会出现充血性心功能衰竭症状。

18.1.3　血液系统的影响

慢性缺氧往往与红细胞增生和凝血功能异常紧密相关。慢性缺氧会刺激肾脏的特殊细胞分泌和释放红细胞生成素,进而刺激骨髓生成红细胞,增加循环血量。红细胞体积增大,能达到正常体积的 3 倍;循环血量增加,能达到 100 ml/kg 以上。

约有 1/5 的先天性心脏病患者合并有凝血功能异常,凝血功能异常有血小板减少、血小板功能异常、低纤维蛋白、纤溶亢进和凝血因子缺乏等。氧合血红蛋白解离曲线可以是正常的或轻微的右移。

18.1.4　肝肾脏功能的影响

紫绀型先天性心脏病可有肾脏的病理组织学改变,如肾小球基底膜细胞增多增厚,灶性间质纤维化,肾小管萎缩,入球和出球小动脉透明样变等。成人紫绀型先天性心脏病由于肾脏低灌注,尿酸产生增多,而排泄减少和重吸收加强,会发生高尿酸血症。先天性心脏病伴肾病、泌尿道畸形的发生率为 3%～6%。

一些患有先天性综合征的病例可同时存在心脏畸形和肠闭锁。例如,唐氏综合征患儿在患有先天性心脏病的同时,合并十二指肠闭锁。十二指肠闭锁患儿手术的远期存活率可达 86%,然而,若合并复杂心脏畸形,则无一存活。心脾综合征患儿中,40% 合并肠道畸形,其他还有胃肠扭转、食管裂孔疝、胆道闭锁、蛋白丢失性肠病等。

常见的消化道并发症有主动脉缩窄切除后综合征、肠缺血和坏死性小肠结肠炎(necrotizing enterocolitis, NEC)、缺血性肝炎、急性肝功能衰竭,以及胰腺炎。

18.2　术前准备和麻醉前用药

18.2.1　术前准备

(1) 病史与体检　① 着重了解既往手术史和家族史,本次拟进行手术的相关资料,以及手术可能引起的围术期病理生理改变。② 了解先天性心脏病患儿的一般状况,关注气道的检查和评估。③ 术前有严重贫血者应在麻醉前予以纠正。

(2) 肺部检查　检查感染和支气管痉挛的体征,观察有无呼吸费力、呼吸过快和呻吟等反映疾病的体征。

(3) 心脏检查　触摸脉搏,为选择外周动脉置管部位做准备;有无心前区抬举感和震颤、肝脾肿大以及毛细血管充盈减慢等体征;关注心力衰竭,听诊心脏杂音的性质、程度或奔马律。

(4) 实验室评估 胸部 X 线摄片、心电图、超声心动图和心导管检查以了解患儿的心脏解剖缺损部位、分流方向和大小、心内压力和氧饱和度异常、心律失常和心肌功能等情况。

(5) 手术室内准备 在患儿到达手术室之前,麻醉机和其他设备均应准备妥当。开启全部监测装置,完成麻醉机、加温毯的预热和自检程序。准备胶布、枕垫、胸枕、手术巾等物件。

(6) 体温 婴幼麻醉诱导时应提高室内温度,准备加热光源、鼓风加热器、保温毯和覆盖物,确保小儿体温恒定。

(7) 气道装置 准备喉镜、镜片、面罩、压舌板、口咽通气道、气管导管及管芯等。在作者的医院内,常规准备 2 副相同型号的喉镜镜片,预定号码上下 3 根气管导管。纤维喉镜、喉罩、环甲膜切开盒、喷射呼吸机等也应准备在侧。

(8) 监测设备的准备 ① 基本监测项目包括氧、通气、循环和体温等方面的监测。桡动脉测压监测最为常用。② 所有体外循环转流患者常规进行中心静脉监测,有需要时可在直视下经左心房或右心房放置测压导管。颈内静脉穿刺仍是最为常用的方法,超声心动图监测已广泛应用于术中监测。③ 运送正在接受心脏辅助治疗的小儿时,需要监测心电和脉率氧饱和度,直接动脉血压和呼吸气二氧化碳。新生儿应置恒温暖箱内或灯辐射加温床上进行运送。如果小儿正在接受正性肌力药或血管扩张药治疗,途中应继续用药并进行监测。

(9) 术前禁食 术前禁食的原则不再倾向于采取较长时间的禁食禁饮,作者单位通常采用术前禁食 6 h,禁饮 4 h。

18.2.2 麻醉前用药

(1) 麻醉药 一般常规准备阿片类药、非去极化肌松药和异丙酚、咪达唑仑,依托咪酯等,常规备用阿托品与琥珀胆碱,准备多巴胺、多巴酚丁胺、米力农、硝普钠等。

(2) 术前复查 术前接受利尿药和洋地黄治疗者需复查血电解质,如有明显异常者应在术前予以纠正。

(3) 输液 准备穿刺套管针、静脉输液及输液泵、准备无效腔量小(小于 0.4 ml)的三通接头;第二次手术需切开胸骨者,麻醉前应领好已配血型和交叉试验的血制品。

(4) 术前用药 术前用药常用的有颠茄类药物(如阿托品或格隆溴铵)可减轻婴儿的迷走反射作用。对于儿童患儿口服、鼻腔滴入或直肠方式是术前用药的较好途经(术前 30 min 口服咪达唑仑糖浆 0.5~0.7 mg/kg,最大量不超过 20 mg)。作者单位采用术前口服咪达唑仑糖

浆或鼻腔滴注 $1\sim2\,\mu g/kg$ 右美托咪定。如果患者的全身情况十分虚弱，或存在气道不通畅和心肺储备功能不足等情况，则需谨慎用药。

先天性心脏病患儿在手术当日可继续使用所有已在用的心脏用药，但抗凝剂、利尿剂等与麻醉药物发生相互作用的药物应当暂停使用。阿托品肌内注射已不再作为常规术前药。手术时预防性应用抗生素。

18.3　麻醉诱导及维持

（1）静脉麻醉药　氯胺酮在离体实验中具有抑制心肌的作用，也具有中枢性交感神经系统兴奋作用，在严重心肌功能低下且用正性肌力药物治疗的患者中，氯胺酮表现为明显的负性肌力作用，目前认为不会明显改变肺血管阻力。

丙泊酚可能引起明显的心肌抑制和外周血管扩张，导致心排血量下降，不宜用于心力衰竭和心脏储备功能差的患者。依托咪酯和苯二氮䓬类药的心肌抑制作用轻于丙泊酚。依托咪酯和苯二氮䓬类药可以取代氯胺酮用于心脏储备功能差的患者。

（2）吸入麻醉药　常用挥发性吸入麻醉药包括异氟烷、七氟烷和地氟醚。七氟烷特别适用于快速诱导。

婴幼儿吸入挥发性麻醉药物时，应当采用从低浓度的亚麻醉剂量开始，逐渐提高吸入浓度直至适宜的麻醉剂量的方法。

氧化亚氮常用于小儿麻醉，对心脏的抑制相对较轻。氧化亚氮有可能扩大血管内空气泡的直径而加重局部缺血性损害，因此，右向左分流患者应避免使用氧化亚氮。

（3）阿片类药　合成的阿片类药物对心脏功能的影响较小，其保持循环功能稳定的特性能为心血管严重受损的患者提供适宜深度的镇痛和麻醉。术后需早期拔管的患者不宜使用大剂量的阿片类药物以免拔管时间延迟。

（4）肌松药　麻醉诱导期和维持期使用肌松药，为气管插管和手术提供良好的肌松条件。一般使用中长效非去极化肌松药，如罗库溴铵或维库溴铵等。

18.4　各类手术麻醉管理

18.4.1　姑息手术

18.4.1.1　体肺分流手术

（1）手术特点　目的增加肺血流，改善低氧血症，促进肺血管发育。手术适应证为肺血少、肺动脉发育不良的患儿。手术方式为右或左侧无名动脉与同侧肺动脉用 $3.5\sim4\,mm$ 戈尔特斯（Goretex）管道连接。

（2）麻醉处理要点　麻醉诱导和维持参考行 B-T 术的基础疾病的

251

处理;术中严密监测血压和心电图;动脉收缩压维持在 $10\sim12\ kPa$ ($75\sim90\ mmHg$);给以充足的液体量;小剂量联合应用多种儿茶酚胺类药物多巴胺和肾上腺素,小于 3 个月的婴儿可选用 5% $CaCl_2$;监测人工管道通畅与否(动脉脉压增宽);吸入 FiO_2(0.4)时 SpO_2 在 $75\%\sim85\%$;超声心动图检查人工管道的内径和血流速度;监测血清乳酸变化率[小于 $0.75\ mmol/(L\cdot h)$];尽可能少用止血剂和凝血因子;慎用胺碘酮以避免心肌负性作用,用药期间出现的低血压,可补充 5% $CaCl_2$ 和容量来纠正。

18.4.1.2　全腔肺吻合术(total cavopulmonary connection, TCPC)

(1) 手术特点　又称改良丰唐(Fontan)手术,将体静脉与肺动脉连接,体循环静脉血直接进入肺,而不是由肺循环心室泵出。目前多采用心房内板障或心外管道丰唐术。

(2) 麻醉处理要点　麻醉处理的关键原则是维持术后平均体静脉压力为 $1.33\sim2\ kPa$($10\sim15\ mmHg$),左房压(left atrium pressure, LAP)为 $0.67\sim1.33\ kPa$($5\sim10\ mmHg$);潮气量为 $10\sim15\ ml/kg$,频率小于 16 次/min,吸气时间小于 0.7 s,维持 $PaCO_2$ $5.33\ kPa$($40\ mmHg$),慎用 PEEP;避免低血容量血症;降低 PVR,使用扩血管药物如米力农;观察颜面部有无水肿,上半身有无肿胀,上、下肢有无色差;保持 SpO_2 在 $90\%\sim100\%$;超声心动图了解吻合口、板障开口的血流方向及流速,房室瓣反流程度以及心功能状况;监测血清乳酸变化率;合理选择扩血管药物和正性肌力药物;尽早撤离呼吸机,恢复正压通气,减少胸膜腔内压,增加静脉回流,从而提高心输出量;积极处理心律失常;二期丰唐术需相对较长 CPB 时间,需适时评估各脏器功能。

18.4.1.3　肺动脉环缩术

(1) 手术特点　手术目的减少肺血流,控制充血性心力衰竭。手术方式为用束带将主肺动脉环缩,环缩的程度以 FiO_2(0.4～0.5)时维持 SaO_2 在 $75\%\sim85\%$,环缩处压力阶差在 $5.33\sim8\ kPa$($40\sim60\ mmHg$)。

(2) 麻醉处理要点　麻醉诱导和维持参考行 PAB 术的基础疾病的处理;术中严密监测血氧饱和度,血气分析,并和术前进行比较;吸入 FiO_2(0.4～0.5)时维持 SpO_2 在 $75\%\sim85\%$(维持 SpO_2 与上肢 S_{ABP} 接近);麻醉中间限制容量输入,避免短期内快速扩容,加强利尿,要求液体出量大于入量 $50\sim100\ ml$;使用扩血管药物,并加强呼吸管理,降低 PVR;术时放置肺动脉测压管;超声心动图检查了解环缩处的内径和血流速度;监测血清乳酸变化率;维持相对较快的心房率,若小于 150 次/min 时,可选用异丙肾上腺素,甚至是使用临时起搏器。

18.4.2　不同小儿先天性心脏病的分流的麻醉处理原则
18.4.2.1　左向右分流

左向右分流有 VSD,ASD,PDA 和某些 PVR 低于 SVR 的房室隔畸形(CAVC,TAVC,PAVC 等),此类患者因为右心室容量超负荷和肺血流的增加,肺高压的发生率比较高;左向右的分流对吸入麻醉药的药物起效时间影响比较小,静脉麻醉药的起效时间延迟;麻醉处理的原则是避免 SVR 的增加和 PVR 的降低,以免降低体循环有效血流量增加肺有效血流量,加剧右室前后负荷。

18.4.2.2　右向左分流

右向左分流有法洛四联症、肺动脉闭锁(pulmonary atresia,PA)、右室双出口(double outlet of right ventricle,DORV)、艾森曼格综合征(Eisenmenger's syndrome)、重度肺动脉瓣狭窄伴其他心内或心外分流、三尖瓣闭锁(tricuspid atresia,TA)等,此类患者因为 PVR 大于 SVR,使得部分血流未经过肺循环直接进入体循环导致左心室容量超负荷和肺血流减少;长期的低氧血症常伴有发绀,酸中毒和代偿性红细胞增多,影响凝血功能。右向左的分流对麻醉药的起效时间影响比较明显,会导致起效和苏醒双延迟;麻醉处理的原则是避免 PVR 的增加和 SVR 的降低,以免降低肺循环有效血流量增加体循环有效血流量,加剧缺氧。

18.4.2.3　混合型分流

紫绀型先天性心脏病多为混合病变,动静脉血在心房或心室水平发生完全混合,并由单一心室将混合血液输出分布至体循环和肺循环。当心内交通非常大时,两侧心腔和大血管实际上成为共同心腔。此类患者比较典型的有完全性大动脉转位(D-transposition of the great arteries,D-TGA)、单心房、单心室等,此类患者的麻醉处理原则类似于右向左分流的患者,需要注意的是此类患者的体循环有效输出量为 Qp 和 Qs 的总和,表现为既有肺血减少的缺氧又有肺血流增加的充血性心功能衰竭,而且容易发生左心功能衰竭,麻醉期间需要控制容量输入,加强心肌收缩,调整 SVR 和 PVR 的比值。

18.4.2.4　流出道梗阻的麻醉

左心流出道梗阻常有左室肥大,常规心电图(electrocardiogram,EKG)显示心率异常和(或)缺血性改变。由于左心储备功能通常处于临界状态,因而特别容易发生室颤,麻醉处理应考虑降低心肌氧耗并增加供氧。这些患者术前应使用前列腺素 E_1(prostaglandin E_1,PGE_1)以保持动脉导管的开放,持续灌注 PGE_1 直至体外转流开始。右室流出道梗阻(肺血流梗阻)时,右心室腔内压力接近或超过全身动脉压力,冠状动脉灌注不足,右心衰竭而致心肌缺血,此时可采用 α 肾上腺素能药物(如去氧肾上腺素)予以紧急处理,其目的在于提高全身动脉压,以改善

253

右心室冠状动脉灌注。右室流出道梗阻患者的右心储备功能非常有限，因而易发生不明原因的 PVR 增高。对于心室流出道梗阻的患者每搏量减少比较明显，心排量的增加主要依靠心率，麻醉中间应该避免心肌抑制，循环阻力增加和心动过缓，麻醉处理应包括适当的正性肌力支持。

18.5　小儿先天性心脏病手术的麻醉处理

18.5.1　房间隔缺损

房间隔缺损麻醉中主要的任务是维持心率，心肌收缩力以及前负荷在正常水平，保持心排量；控制肺血流，在不增加 PVR 的前提下降低 SVR；做好呼吸管理，避免 PVR 升高；CPB 脱机时很少需要正性肌力药物支持；年龄大于 15 岁，需评估心功能和肺动脉压力；注意术前伴肺静脉异位引流者，需排除肺静脉回流梗阻。ASD 患儿术后可发生病窦综合征和房室传导阻滞，以静脉窦型及冠状窦型最常见，术中和术后可采用地塞米松治疗；麻醉中间可联合应用正性肌力和降低后负荷的药物；术中手术者操作不慎会有脑血管气体意外，需要头部降温，早期高压氧处理。

254

18.5.2　完全性肺静脉异位引流(total anomalous pulmonary venous connection,TAPVC)

完全性肺静脉异位连接占先天性心脏病的 $1\% \sim 5\%$，所有肺静脉都与心脏异常连接。肺静脉回流无梗阻且非限制型房间隔缺损的患者，因其术前状况稳定，通常只需一般术前准备。对肺高压和充血性心力衰竭患者，正性肌力药物、轻度利尿、提高吸入氧浓度，有助于改善病情，术前可使用 α 受体阻滞剂以降低术后肺高压的发生率。

肺静脉梗阻患者术前有进行性缺氧[PO_2 小于 2.67 kPa (20 mmHg)]、低体循环灌注和进行性血流动力学衰竭，而需要早期治疗。通常需要气管插管进行机械过度通气，给予 100% 的氧，以降低肺血管阻力，并最大程度的提高氧运输。使用前列腺素保持动脉导管的开放。正性药物支持可改善右心室的扩张和功能障碍，应纠正代谢性酸中毒，以提高对儿茶酚胺药物的敏感性。

麻醉处理中应注意保持心率、心脏收缩力和前负荷稳定以维持心输出量。一般认为，避免过度通气、适当控制吸入氧浓度以限制肺血流增加。采用大剂量阿片类药物麻醉以有效抑制与手术刺激相关的肺血管阻力升高。避免 PVR/SVR 比值降低。肺血流增加而 PVR/SVR 比值降低必须增加心输出量来维持体循环血流量。肺血流增加和右室容量超负荷需通过调控通气来升高 PVR，降低肺血流，降低右心室容量负荷。因存在轻度左心发育不良,适当加快心率可能有利于保持足够的心输出量。积极治疗代谢性酸中毒,必要时给予正性肌力药维持并补充大剂量钙剂。控制入液量,维持较高的血红蛋白水平。CPB 脱机后,通气管理至关重要。保持 100%纯氧过度通气以降低肺循环阻力,将动脉血 PCO_2 控制在 3.33~4 kPa(25~30 mmHg)范围内。为保证脑灌注,动脉血 PCO_2 不应低于 3.33 kPa(25 mmHg)。维持心率,CPB 后心输出量更多依赖于心率。使用正性肌力药支持右心功能,以及肺血管扩张剂(如吸入一氧化氮和/或前列环素,还可选择异丙肾上腺素或米力农等静脉持续输注)。TAPVC 患儿麻醉处理中积极监测 CVP 或心房压,对术前左心房比较小的患儿应该匀速补液,切忌快速扩容,突增的左心系统前负荷有碍于冠状动脉的灌注;在保护心功能的前提下谨慎使用抗心律失常药物,积极纠正电解质紊乱和酸中毒。

18.5.3　室间隔缺损

室间隔缺损指室间隔上存在的任何沟通左右心室的通道。在术前评估大型或多发性室间隔缺损合并重度肺动脉高压时,尤其是存在高危因素的患者,必须警惕术后肺高压危象的发生(pulmonary hypertensive crisis,PHC)。如术中发生反应性 PHC 时可采用以下措施:① 快速皮囊纯氧通气提高氧饱和度。② 过度通气维持动脉二氧化碳分压 3.73~4 kPa(28~30 mmHg)。③ 绝对镇静镇痛,首选芬太尼静脉维持和维库溴铵肌松。④ 选用选择性肺血管扩张剂,万艾可和吸入一氧化氮联合治疗能增强对肺血管的扩张,并避免一氧化氮突然撤离时的反跳现象。⑤ 适当减少儿茶酚胺类药物的剂量。⑥ 维持适宜的血细胞比容,避免大于 45%。VSD 患儿麻醉的关键在于控制肺血流增加,增加心室前负荷、增加 PVR、降低 SVR,维持正常心率及心肌收缩力(必要时使用正性肌力药物),平衡 PVR 和 SVR 是麻醉成功的关键,控制通气是调控 PVR 的最可靠方法。术前有充血性心衰表现的患儿,应避免 PVR 过度降低;CPB 后应尽力维持窦性心律并使心率在正常范围。若发生完全性房室传导阻滞,首选拆除 VSD 补片并重新缝合,在恢复正常的心律之前,应采用心外膜或房室顺序起搏,同时输注异丙肾上腺素以维持一定的心率;VSD 术后还容易出现交界性异位心动过速,室性期前收缩,甚至会用有术中损伤主动脉瓣(尤其是在肺动脉瓣下型 VSD 手术),那么可能需要重新手术修补。

18.5.4　房室间隔缺损(atrioventricular canal defect,AVCD)

房室间隔缺损为一组包括房室瓣下大的室间隔缺损、近房室瓣平面上房间隔缺损、单一或共同房室瓣孔病变在内的复杂先天性心脏畸形。关键在于平衡 PVR 和 SVR,增加前负荷和 PVR、降低 SVR,维持正常心率及心肌收缩力,必要时使用正性肌力药物。麻醉诱导时,为避免左向右分流额外增加所致的体循环灌注不足,应防止 PVR 降低。心房和心室水平存在大型分流而无肺动脉高压的患儿,可通过降低吸入氧浓度或通过允许性高碳酸血症,维持 pH 7.3～7.35 以增加 PVR,降低 Qp: Qs。控制通气是调控 PVR 的最有效方法,因此加强呼吸管理尤其重要。合并唐氏综合征的患儿对吸入麻醉药的心肌抑制作用敏感,易发生心动过缓。CPB 脱机后常有必要给予正性肌力药物支持心功能,并降低 PVR 及减少后负荷等。

血压(维持在正常低限值)、左房压不宜过高(避免容量负荷过高和快速扩容),首选扩血管药物,正性肌力药物剂量不宜过高;CAVC 手术后心律失常及房室传导阻滞比较常见,作者单位常规推荐留置心房、心室起搏导线,或可留置肺动脉测压管监测肺动脉压;术中超声心动图检查通过三尖瓣跨瓣阶差或肺动脉反流流速估测肺动脉压力,以及评估二尖瓣功能;注意有无低氧血症;完全型房室隔缺损术后肺动脉高压及低心排出量综合征发生率与死亡率均较高。必须注意心排量的提高应以正性肌力药物的支持为主,而不是增加容量负荷。

18.5.5 法洛四联症

法洛四联症的形态学标准有:VSD、右室流出道梗阻、主动脉骑跨和右心室肥厚。法洛四联症手术中应以维持 SVR,尽量减少对 PVR 的影响而减少右向左分流为目的,任何使 PVR/SVR 比率升高的情况均能增加右向左分流,肺血流量减少而加重发绀。良好的呼吸管理是控制 PVR 最有效的方法。术前应积极扩容,常用 5% 白蛋白或晶体液(15～30 ml/kg)增加前负荷并减少右室流出道痉挛的动力学梗阻。多数婴儿及儿童能很好地耐受七氟烷或氟烷吸入诱导,因为它们平行地降低 PVR 和 SVR。明显发绀及血细胞比容增高的患儿,采用 100% 氧-芬太尼-泮库溴铵能顺利麻醉诱导,氯胺酮亦是一种良好的诱导用药,只要保持气道通畅并做好呼吸管理,氯胺酮只轻微加快心率、升高 PVR 及 SVR。芬太尼可以保持麻醉诱导及维持期间血流动力学平稳,抑制刺激引起的 PVR 增加。麻醉医师在整个麻醉过程中应当注意做到以下几点: ① 维持有效血容量,即足够的前负荷,适宜动脉血压,CVP 12～15 cmH$_2$O,LAP 1.33～1.60 kPa(10～12 mmHg),RAP 可达 2 kPa(15 mmHg),Hct 40% 左右,血压在同年龄组正常范围。② 维持适宜心率,小年龄应在正常年龄组高值范围,尽量房室同步。③ 维持电解质(钾、镁、钙),酸碱,液体平衡。尿量≥2 ml/(kg·h)。④ 适宜环境温度,保持体温 36～37℃,避免高热。⑤ 合理使用机械通气,定期血气分析,维持动脉血气 PaO$_2$ 12～13.3 kPa(90～100 mmHg),PaCO$_2$ 5.33～6 kPa(40～45 mmHg),呼吸机参数设定应尽量减少胸膜腔内压,不妨碍静脉回流,提倡潮气量 6～8 ml/kg,不增加右心室后负荷(过高胸膜腔内压,导致增高 PVR,降低右心室前负荷),通常不用或少用 PEEP。

对于姑息性手术的麻醉监护和处理重点还需要注意以下:维持稍高的动脉血压,必要时选用 Dopa、肾上腺素以维持人工管道通畅;术中 2-DE 检查,了解分流通畅与否(内径与血流速度);维持适宜的 Hct,不大于 50%为宜;降低 PVR,机械通气时尽量应用小潮气量,避免过高气道峰压,保持较低胸膜腔内压;谨慎使用止血剂及凝血因子。

法洛四联症的缺氧发作可表现为发绀加重、动脉血压下降、氧饱和度下降,通常可以在一开始表现为激惹的患儿中观察到有缺氧发作。随后是一段时间的严重发绀,动脉氧饱和度低于 20%～30%。在典型的缺氧发作时,患儿随之变得肤色灰暗、苍白且昏迷不醒,这可能和缺氧导致心输出量降低有关。缺氧发作会造成脑损伤和死亡,应该作为即刻入院并行手术纠治的适应证。应该用吗啡来处理患儿的激惹;将患儿摆放成胸膝位来提高体循环血管阻力;给予氧疗;对患儿实施麻醉、气管插管、取得肌肉松弛状态并予通气支持。可使用如去氧肾上腺素、普萘洛尔或艾司洛尔;静脉注射芬太尼减慢心率;静脉予以晶体液;适当输注碳酸氢钠纠正代谢性酸中毒;若严重缺氧发作而无法缓解应立即建立 CPB。

257

18.5.6　完全性大动脉转位

完全性大动脉转位是大动脉解剖关系错位的先天性心脏缺损,属于圆锥动脉干畸形。术前评估左心室功能监测动脉血压、CVP、LAP、PaO_2、SpO_2、SvO_2、尿量、皮肤末梢温度,血乳酸变化率。

术前应予气管内插管和机械通气,通过降低 PVR 和消除通气/血流比(V/Q)失调。如果循环间血流混合依赖 PDA 开放,则应静脉持续输注前列腺素 E_1 直至 CPB 开始。

全麻诱导和维持,常规采用合成阿片类药物(芬太尼或舒芬太尼)为基础的麻醉,有利于血流动力学的稳定,且对循环间血流混合无不良影响。CPB 前,保持心率和前负荷,保证心输出量。避免 PVR/SVR 比值升高,肺血流减少或循环间混合不佳的患儿应通过通气管理尽量降低 PVR。SVR 降低将增加体静脉血的再循环,并降低动脉血氧饱和度。体循环心室功能不全时,可输注正性肌力药物多巴胺,严重左室心衰可加用肾上腺素、米力农及血管扩张药物以利于 CPB 脱机。脱机后心输出量更依赖于心率,故有必要放置起搏器(房室同步)。冠脉再植后,可给予心肌能量药物和扩张冠状血管药物:保持相对较低的降低主动脉压和肺动脉压力可减少吻合口出血,输注血小板及冷沉淀复合物有助于术后止血。

18.5.7　主动脉瓣狭窄(aortic stenosis,AS)

主动脉瓣狭窄的解剖和临床表现变异较大,主动脉瓣狭窄常合并各类畸形。术前准备包括气管插管和机械通气、正性药物的应用、保持水电介质平衡等,避免在情况恶化下手术。主动脉瓣上狭窄常伴有威廉(Williams)综合征,静脉置管有时会比较困难;AS的患者对麻醉药物的耐受程度比较好,对低血容量的状况耐受比较差,术前术中要注意容量的补充;AS患者麻醉的关键在于维持正常的心率,避免心率加快和变慢,避免降低外周阻力,避免抑制心肌收缩力。对于重度狭窄的AS患者,应考虑到冠状动脉的供血,在手术过程中避免挤压冠状动脉,以免引起室颤;手术中需要输注前列腺素,以维持动脉导管的开放;手术结束后推荐常规放置临时起搏导线;术后给以正性肌力药物支持;某些患者会出现术后肺动脉压力升高,需要给以适当的措施降低肺血管压力;术中通常常规进行动脉、中心静脉有创监测,合并室间隔缺损时建议行左房和肺动脉的有创监测;处理常见的术后并发症主要包括低心排出量综合征、心律失常、高血压、残余主动脉瓣狭窄或关闭不全。

18.5.8　左心发育不良综合征

左心发育不良综合征是最常见的"单心室畸形",是一组以左心室-主动脉严重发育不良为特征的心脏畸形,它可定义为有正常的SDN解剖节段分型,但左心结构的发育程度不足以支持体循环的一种心脏畸形。

术前评估心肌功能,SpO_2水平分析,肺、体血管阻力及肺、体血流量的评估。一期手术的患儿需在以空气进行通气的状态下转入手术室,以维持其二氧化碳浓度水平接近甚至略高于正常,必须加以避免过度通气。使用脐动脉通路监测动脉血压,并保持脉搏氧饱和度监测。避免在此时开放中心静脉通路。留置导尿管,并进行持续心电图监测。在此阶段,将手术室的环境温度调低,让患儿一定程度上自行降温,术前准备前列腺素 E_1,平衡 Qp、Qs;中枢神经系统、肝、肾功能;在停止心肺转流时,常规输注多巴胺,可以经由共同心房内的测压管来进行给药。开始进行通气,由灌注师逐渐提高心房充盈压,以使心脏射血相对有力,在脱离心肺转流后最初的 $15\sim30$ min 是上升的,所以通常必须在此时段内对患儿实施过度通气,甚至使用某些特殊的降低肺动脉压力的药物。

体外循环脱机后,监测中心静脉压,并使用正性药物。通常选用静脉维持的米力农和小剂量多巴胺,如果血压偏低再添加肾上腺素。通气氧浓度开始为 100%,PCO_2 开始维持在 4.67 kPa(35 mmHg)。如果末梢灌注不良,动脉氧饱和度超过 $80\%\sim85\%$,应该降低通气氧浓度和每分通气量,以避免肺血管过度扩张,脱离心肺转流时氧饱和度处于高水平(85%～90%以上)的患儿,可能存在肺血流过多,这可能伴有低血压并发生代谢性酸中毒;如果动脉氧饱和度低于70%～75%,应该反向调整。手术后要精确调整好体循环和肺循环的阻力平衡和相应的体循环和肺循环的血流;通过应用机械通气、正性药物和血管扩张药物,并监测末梢灌注是否适当的参数(包括混合静脉氧饱和度和乳酸等)以评价体肺循环是否平衡;比较理想的是维持动脉氧饱和度75%～80%。

18.5.9 三尖瓣闭锁

三尖瓣闭锁是一种紫绀型先天性心脏病,发病率占先天性心脏病的1%～5%,TA伴心室大动脉连接不一致(合并大动脉转位)的预后较差。

麻醉管理的血流动力学目标在于保持正常心率,增加前负荷、维持平衡有效的 Qp/Qs,根据不同的手术目的采用相对不同的麻醉处理。术前评估心室功能监测动脉血压、CVP、LAP、PaO_2、SpO_2、SvO_2、尿量,皮肤末梢温度,血乳酸变化率。术前可予气管内插管和机械通气,通过降低 PVR 和消除通气/血流比(V/Q)失调;镇静和肌松可降低氧耗而增加混合静脉血氧饱和度。如果循环间血流混合依赖 PDA 开放,则应静脉持续输注前列腺素 $E_1 0.01～0.05\ \mu g/(kg \cdot min)$;应避免置入颈内静脉或锁骨下静脉留置导管时造成锁骨下动脉或无名动脉的针刺伤,影响手术的效果(B - T 分流术时)。

259

常规采用合成阿片类药物(芬太尼或舒芬太尼)为基础的全麻诱导和维持;CPB 前,保持心率和前负荷,保证心输出量,避免 PVR/SVR 比值升高。双向格伦(Glenn)分流及丰唐手术等术中监测 CVP,术后理想的平均体静脉压(肺动脉)应维持在 1.33～2 kPa(10～15 mmHg),LAP在 0.67～1.33 kPa(5～10 mmHg),跨肺压即维持 0.67～1.33 kPa(5～10 mmHg)水平,控制 $PaCO_2$ 在 5.33 kPa(40 mmHg)左右,术中避免低血容量,潮气量 10～12 ml/kg 左右,频率小于 16,吸气时间小于 0.7 s,慎用 PEEP;积极处理各类心律失常。

18.5.10 永存动脉干(truncus arteriosus persistens,PTA)

永存动脉干与法洛四联症及大动脉转位一样,是一种圆锥动脉干的畸形,常是迪格奥尔格综合征的一部分。麻醉管理的关键在于控制肺血流和支持心功能,术前(除非是动脉导管依赖型)患儿的处理基本按照单心室生理的处理原则。手术过程中(CPB 开始之前)除面罩通气去氮外,应当以 17%～21%的 FiO_2,12～15 ml/kg 的潮气量,吸呼(I:E)比为 1:2.5～1:3,呼吸频率为 4～5 次/min,使 $PaCO_2$ 维持在 6～6.67 kPa(45～50 mmHg),动脉 pH 维持在 7.25～7.35,适当地处于通气不足状态,维持合适的心率和舒张压。在外科医师用血管圈套器环绕右肺动脉并收紧阻断时会极大地减少窃流入肺血管床的血流量,提高收缩压和舒张压,且通常可使心室缩小。此时尽管右肺有通气,却没灌注(无效腔通气),但是通常没必要调整每分通气量。呼气末二氧化碳($ETCO_2$)将显著下降,且无法准确反应 $PaCO_2$。所以不能根据 $ETCO_2$ 来调节每分通气量。可能需要稍稍提高 FiO_2(FiO_2 为 30%~50%),以维持 SaO_2 在 75%~80%。在转流前对婴儿进行降温,调整每分通气量,以便与代谢率降低且 CO_2 生成减少的状态相匹配。通过减少呼吸频率并维持潮气量来降低每分通气量。这保护了功能残气量并防止肺不张。在转流前,血细胞比容应该维持大于 35%,避免不必要的液体输注来提高舒张压并降低心率。舒张期从主动脉到肺动脉的分流,以及动脉干瓣反流使主动脉血压和冠脉灌注压降低,随着心室容量负荷增加,心室舒张末期心内膜下压力升高,使麻醉诱导过程中容易发生心肌缺血,甚至室颤。

当永存动脉干合并迪格奥尔格综合征时,存在低钙血症和免疫缺陷的风险。需要将血制品进行辐射照光,维持血清钙浓度。一些迪格奥尔格综合征患者会有特征性面容,包括腭裂、上颌骨宽大的狭长面部和下颌骨后缩/下颚缺陷,必须进行仔细的气道评估。

CPB 脱机后应维持年龄相应的心率,并给予正性肌力药物支持心功能。可通过维持高水平的肺泡 PO_2(100% 纯氧)、血细胞比容(35%~40%)和心输出量来实现高水平的体循环氧输送,维持每搏输出量和心率。术后积极处理可能出现的肺动脉高压危象、严重低心排出量综合征、电解质紊乱(尤其是低钾血症、低钙血症、低镁血症)致房性或室性心律失常等。

18.6 心脏移植麻醉

1967 年全世界第一例心脏移植手术在南非成功进行,从此揭开了心脏移植的序幕。

18.6.1 移植前准备

针对准备心脏移植患儿的术前评估应是全面的、多学科的,包括心肺、肾脏、神经系统、感染性疾病和社会经济学评估。

准备心脏移植患儿在供心获得之前常需正性肌力药物、肺血管扩张剂或机械通气维持,当药物治疗不能维持时 ECMO 或机械辅助装置是等待心脏移植的过渡手段。

18.6.2 麻醉管理

麻醉医师应熟悉患儿的病史和临床状态,做好麻醉方案设计。大于 8 个月,反复手术且未行机械通气和机械辅助循环的患儿可在监护下给以术前镇静用药,通常术前 30 min 咪达唑仑 0.5 mg/kg 口服。

围术期监测包括心电图、经皮血氧饱和度、有创动脉压、中心静脉压、温度、尿量、血气电解质、脑和区域组织血氧监测等。

麻醉诱导在监测下进行,同时维持心、肺功能稳定。通常选用静脉诱导,常用药物有咪达唑仑、依托咪酯、阿片类镇痛药物和罗库溴铵。麻醉维持以阿片类镇痛药物为基础,辅以苯二氮䓬类和肌松剂。

诱导后静脉给予抗生素和甲泼尼龙(10 mg/kg)。CPB 建立前,特别是多次手术的患儿有大出血和手术刺激引发室颤的可能,应做好除颤和急救准备。

主动脉开放前充分膨肺排气,开放后再次静脉给予甲泼尼龙(10 mg/kg),腔静脉开放后患者开始机械通气,适度的过度通气有利于降低肺阻力。常规应用心血管活性药物增强心肌收缩力,多巴胺、多巴酚丁胺和米力农,必要时肾上腺素等。当正变时作用不足时应用异丙肾上腺素提高心率。肺动脉高压患儿过度通气、米力农无效,右室功能不全时可应用前列腺素 E_1。

心脏移植后心律失常常见,与供心缺血时间有关,随时间推移会逐步减轻,当心律失常影响血流动力学稳定时应及时处理。CPB 后应及时血气、电解质检查,补充电解质,维持酸碱平衡。当胸腔闭合引发血流动力学波动时可延迟关胸。

CPB 前后体温应维持在 36.5℃ 以上,活化凝血时间(activated clotting time,ACT)指导下鱼精蛋白拮抗肝素,输注自体新鲜全血,新鲜冰冻血浆、血小板、冷沉淀和红细胞。赖氨酸类似物 ε-氨基己酸和氨甲环酸有抗纤溶作用,是促进止血的补充手段。重组活化Ⅶ因子用于治疗和预防血友病患者的手术出血。

心脏移植术后患儿的转运途中尽可能模拟机械通气模式,并准备全套复苏药物和血制品。

18.7 小儿心导管术麻醉

小儿心导管术分诊断性导管和治疗性导管,心导管术麻醉属手术室外麻醉,受场地、监测、抢救设备和人员配备等影响,使其具备自身的特殊性和风险。

心导管术麻醉应以疾病的病理生理学为基础,关注麻醉可能对血流动力学参数造成的影响。全面充分的术前评估,合理的选择麻醉方式和麻醉药物,术中严密的血流动力学监测和并发症的及时处理,是围麻醉期的安全保障。

18.7.1 术前准备

除了麻醉设备、监护设备外必须配备急救设备和药品。在某些情况下,ECMO 和心肺机备用。

术前评估应该是全面的、各系统的;先天性心脏病患儿术前往往心功能受损,肺血流增多患儿常伴肺部感染,因此心导管检查或介入治疗应选择在患儿最佳健康状态下进行,以减少心内膜炎的风险和麻醉并发症的发生。

术前镇静用药通常选择口服咪达唑仑(0.5 mg/kg)或氯胺酮(最大剂量5 mg/kg)。患儿术前禁食、禁水应适度,避免脱水。表面麻醉药霜EMLA有助于静脉开放和导管穿刺的止痛。整个手术过程中必须保持可靠的静脉通路,避免自下肢建立静脉通路和监测血压或脉搏氧饱和度。

18.7.2 麻醉方式和麻醉药物选择

对于介入心导管术及射频消融通常首选全身麻醉。在心导管术麻醉中静脉氯胺酮是一个很好的选择沿用至今。氯胺酮也可与咪达唑仑或丙泊酚联合使用。异丙酚也被广泛用于镇静,但与氯胺酮相比,它对肺血管阻力没有影响但显著降低体循环阻力,使右向左分流增加;或衰减跨狭窄段压差,可能影响术中诊断和介入治疗方案的选择。单一的右美托咪定很难满足心导管的镇静要求。右美托咪定与氯胺酮联合使用并不优于丙泊酚和氯胺酮的联合。

局部麻醉与表面麻醉药霜可以减轻穿刺的疼痛刺激。在婴儿,骶管阻滞可有效替代镇静或全身麻醉。

在诊断性心导管检查中,无论是喉罩或插管全麻都需使用正常水平的吸入氧浓度,避免过度通气,维持低的胸膜腔内压,使其对血流动力学的影响降至最小。正压通气时,特别是胸膜腔内压增高时,左、右心房的前负荷将降低,右室后负荷增加而左室后负荷下降。无论镇静或全麻,保留自主呼吸,维持合适的氧分压和正常的二氧化碳分压是最佳的选择。

全麻时应避免氧化亚氮的吸入,它可以使气栓体积增大。依托咪酯对体循环和肺循环阻力的影响均很小,在小儿心导管麻醉中常用。瑞芬太尼虽然缺乏良好镇静作用但其半衰期短,可以快速苏醒。

气管导管拔除或喉罩拔除时咳嗽和屏气会增加出血的风险,选择深麻醉下拔管可避免这一并发症,但深麻醉下拔管可能因自主呼吸恢复不够而引发的缺氧和高碳酸血症。

术后谵妄和烦躁增加出血的风险。所以应该有足够的术后镇痛。通常使用对乙酰氨基酚肛栓和局部麻醉剂。

在射频消融中麻醉剂可能诱发预激和心动过速,大剂量的阿片类药物、丙泊酚、右美托咪定都可以抑制自主心动过速。

18.7.3 心导管的并发症及处理

(1)心导管术中并发症发生率最高的是心律失常,各类心律失常都可能发生。心律失常通常由操作引起,停止操作可恢复正常心律。

（2）心脏骤停为最严重的并发症，一旦发生应立刻启动心肺复苏。

（3）术中低血压可以由失血、心血管穿孔、严重心律失常、缺氧发作、心肌损伤、心功能不全等原因引发，针对病因的治疗可恢复血压。

（4）心脏、大血管穿孔发生后应快速确诊穿孔部位和其危害程度。心包填塞时应立即心包穿刺或开胸手术。

（5）血栓、气栓和栓塞以预防为主。

（6）出血、局部血肿可压迫止血，难以止血时可外科修补止血。

（7）动静脉瘘和假性血管瘤可外科修补。

（8）缺氧发作时给予吸氧，纠酸和吗啡可改善流出道痉挛，改善缺氧；苯肾上腺素可增加体循环阻力，减少右向左分流。顽固缺氧发作可手术纠治。

（9）一旦发生过敏反应应立即去除变应原，过敏性休克时肾上腺素、扩容抗休克治疗。

（10）在介入心导管术中还可能发生封堵器脱落、瓣膜损伤、溶血等并发症。

18.8　快通道麻醉管理

18.8.1　快通道麻醉技术

快通道心脏麻醉指在术后 $1 \sim 6\,h$ 内拔除气管插管，包含一系列措施：术前患者教育，麻醉、镇痛方式的改进，外科新技术开展，以及积极的术后恢复等且并不以牺牲监护治疗的质量和患者的安全为代价。

（1）适应证

通常选择生理状况稳定的选择性非复杂手术患儿，如动脉导管未闭矫治术；房间隔缺损或肺血管助力正常的室间隔缺损修补术；单纯瓣膜置换术；病情较轻的复杂型先天性心脏病手术，如法洛四联症；某些复杂型先天性心脏病的姑息或一期矫治手术，如格伦手术，体-肺动脉分流术等。

（2）相对禁忌证

术前心功能衰竭，射血分数小于 25%；预计脱机困难，需用辅助循环装置；伴有严重心律失常；严重肝、肾功能不全，严重呼吸功能障碍；严重肺动脉高压等；存在其他严重发症；手术复杂或手术过程不顺利，体外循环时间超过 $2\,h$。

（3）麻醉实施

较小剂量芬太尼类药物复合吸入麻醉剂，芬太尼总量控制在 $10 \sim 20\,\mu g/kg$，或舒芬太尼 $2 \sim 5\,\mu g/kg$，或瑞芬太尼复合入吸入麻醉剂或异丙酚。术中也可右美托咪定 $0.3 \sim 1.0\,\mu g/kg$ 静注 $10\,min$，然后以 $0.25 \sim 0.75\,\mu g/(kg \cdot h)$ 的速度持续输注。

快通道心脏麻醉通常选用短效肌松剂而不是传统的泮库溴铵。罗库溴铵可被特异性拮抗剂舒更葡糖拮抗,因此罗库溴铵也常用于心脏快通道麻醉的诱导和维持。

关于在手术室中拔管,还是在重症监护病房中拔管意见不一。

(4) 拔管指征

血流动力学稳定;没有活动性出血;神清、精神正常;体温正常;呼吸平稳,气体交换正常。

18.8.2　术后镇痛

缝皮前局麻药切口和纵隔引流管部位局麻浸润常被采用,局麻药有布比卡因、左旋布比卡因、罗哌卡因等。

术后镇痛也可选用静脉注射对乙酰氨基酚,或联合使用芬太尼或吗啡自控镇痛(或护士自控)。

镇痛方案应按照个体化原则进行,并及时跟进疼痛评估,儿童通常使用的疼痛评估方法有视觉模拟评估法、数字等级评定量表(8 岁以上),婴幼儿可采用 CRIES 或 FLACC 评估量表。而 COMFORT 评分适用 1~17 岁患儿,包括机械通气患儿。通过疼痛评估来观察药物治疗的效果,调整镇痛药剂量;并监测镇痛药物的不良反应。

18.9　儿童机械辅助循环

由于供体的稀缺,使更多的等待心脏移植的儿童使用机械循环支持(mechanical circulatory support,MCS)。MCS 的作用可归纳为四类:① 临时使用机械支持,直到自身心肺功能恢复,如 ECMO 或短期心室辅助装置(ventricular assist device,VAD)。② 长期使用机械支持过渡到移植,如长期 VAD。③ 患者心脏功能是否可恢复不明确,用 ECMO 或短期 VAD 过渡到做出决定。④ 终末期治疗,永久性功能障碍又不适宜移植,永久性使用机械支持。

18.9.1　ECMO 患者的管理

在 ECMO 使用过程中,全部或部分的静脉血被引出至体外进行氧合,去除二氧化碳后回输体内,其减轻了机体自身的肺脏和(或)心脏的负担,保证了组织器官的血流灌注,为心力衰竭和呼吸衰竭的患者提供了有效支持。这时呼吸机使用强度和强心药物的剂量都应降低,同时还应关注抗凝,肝、肾功能等多方面的因素。

(1) 凝血系统　ECMO 过程中必须肝素抗凝防止血栓的形成。通常在 ECMO 插管前需先使用肝素 1 mg/kg,静脉维持 10~60 U/(kg·h),以维持 ACT 在 160~180 s(大约是正常值的 1.5 倍)。同时还需预防出血,保持血小板水平不低于 80×10^9/L。

(2) 呼吸和血气管理　ECMO 转流过程中定时监测动脉血气,通过调节血流量和气体流量维持动脉二氧化碳分压在 5.33 kPa(40 mmHg) 左右。ECMO 支持中需适当的通气,预防肺泡塌陷,保持潮气量 6~10 ml/kg,PEEP 在 5 cmH$_2$O 左右,呼吸频率 6~10 次/min,氧浓度维持在 0.6 以下。

(3) 流量控制和循环支持　转流过程中通过调节血流量保持适当的血压以及动、静脉氧饱和度,通常新生儿动脉平均压应大于 5.33 kPa(40 mmHg)、儿童或成人 6.67~12 kPa(50~90 mmHg),静脉氧饱和度超过 70%。在 ECMO 转流过程中,尽可能维持较低的中心静脉压,以减少胸腔渗出,防止脏器淤血。尽可能降低儿茶酚胺等强心药物的剂量,使心脏得到充分的休息,并降低机体的代谢率,减轻氧耗。

(4) 脱离技术　ECMO 治疗具有创伤性,支持时间越长并发症发生率越高,预后也越差。一旦心脏功能出现改善,可逐渐降低 ECMO 的流量,同时逐渐加强辅助心肺功能的各种措施,恢复呼吸机的频率和潮气量,重新开始使用强心药物,如果在小剂量或中等剂量的强心药物支持下,心指数能维持在 3 L/(m^2·min),则可考虑撤离 ECMO。撤离的过程一般需 6~24 h。

(5) 其他　① 抗感染:在 ECMO 使用过程中感染概率大,需常规使用广谱抗生素预防感染。② 营养支持:在 ECMO 使用过程中应给予机体足够的营养支持,促进恢复。③ 肾功能:在 ECMO 期间尽可能维持搏动性灌注保护肾脏的功能,必要时可使用小剂量的利尿药以维持适当的尿量。④ 血红蛋白:维持血红蛋白在 120~150 g/L,保持血液的携氧能力。

(6) ECMO 的并发症及其处理　① 出血:出血是 ECMO 使用中最为常见的并发症,也是直接引起死亡的常见原因。② 感染:ECMO 病例中感染发生率约 8%,多为革兰阴性肠杆菌感染,经胸腔插管的患者更易出现败血症和纵隔感染。③ 肢体缺血:使用股动脉插管作为动脉灌注时,会导致肢体缺血,肢体坏死可能,在股动脉插管的远端安置一小的灌注管,可防止肢体缺血的发生。④ 栓塞:血栓是 ECMO 过程中另一常见并发症,可发生在心泵、氧合器、贮血瓶和体内,机械瓣膜替换手术后形成血栓的概率更高,有时需要再次更换瓣膜。⑤ 神经系统并发症:ECMO 过程中出现的神经系统并发症有颅内出血、缺氧性脑病、脑梗死、抽搐甚至脑死亡等。⑥ 肾衰竭:肾功能衰竭往往继发于低心排血量,也是预后不佳的标志之一。目前,急性肾衰竭可使用透析等方法治疗。⑦ 肝功能受损:ECMO 过程中大量的输血,血液破坏,血液与氧合器或超滤器等人工异物表面接触等都会导致高胆红素血症。肝实质也会因为微栓等原因受到损伤。特别是新生儿,由于其肝脏尚未发育完全,肝功能受损的情况更易发生。⑧ 其他:肺水肿,静脉-动脉模式中,由于左心室后负荷增加,如减压不满意会导致肺水肿;胸腔内出血可导致心包填塞。

18.9.2 心室辅助装置

(1) 儿童,特别是小婴幼儿应用心脏机械辅助的历史还不长,长时间的心脏辅助装置在儿童中使用的历史更短。VAD 仅用于支持心脏的功能,所需的设备也较 ECMO 为少,包括动静脉插管、连接管道、心泵以及各种监测设备。儿童 VAD 大都用于支持单个心室功能衰竭,主要因为小儿心脏体积小,作双心室辅助插管比较困难,VAD 一般采用离心泵作为动力,使用肝素涂层的管道。动脉插管采用升主动脉插管,静脉引流管一般置于房间沟后靠近右上肺静脉处。VAD 安装迅速、对抗凝的要求低于 ECMO。

VAD 缺点是非搏动灌注,不利于长期使用,而且使用 VAD 的过程中右心室必须良好,足以维持左心前负荷,否则需使用双心室辅助或 ECMO。

(2) VAD 患者的管理 VAD 管理和使用与 ECMO 的患者相似,仍然需要抗凝,只是 VAD 使用设备少,同血液接触的异物表面积也少,所以抗凝强度较 ECMO 低。当使用肝素涂层设备时,刚开始使用时流量较大,甚至可以不使用肝素进行抗凝,但在一般情况下,仍以将 ACT 维持在 160~180 s 为宜。由于 VAD 没有支持呼吸的功能,因此使用中需依靠呼吸机进行血液氧合,维持全身氧供。VAD 的流量同 ECMO 相似,在启用阶段尽可能以较高流量开始,完全承担心室的泵血功能,使被支持的心室能够得到充分的休息,尽快恢复功能。

在使用单个 VAD 时,要保持另外一个非 VAD 支持心室的功能,因为它为 VAD 心室提供前负荷。

VAD 撤机应依据患者心功能恢复情况进行。一般心脏手术后使用 VAD 的患者大都在 3 天之内出现明显的心功能改善征象,而对于心肌炎或心肌病的患者就需要较长的时间,有时需要 2 周甚至更长的时间。当准备撤离 VAD 时,先逐渐降低流量,循环稳定方可撤离支持,通常需要 6~24 h。在 VAD 撤机过程中最低流量不宜低于 150 ml/min,目前认为如果低于此流量可能会引起血栓形成。

VAD 的常见并发症为出血、血栓、感染、肝肾功能衰竭,右心功能衰竭和神经系统损伤,处理同 ECMO 并发症。

18.10　先天性心脏病非心脏手术的麻醉处理

先天性心脏病进行非心脏手术,麻醉期可遇有三种心脏外科情况:未进行过手术者、根治术后和姑息手术后。

18.10.1　术前评估

重点询问和检查先天性心脏病患者的心肺功能状态,明确了解有无充血性心力衰竭、对运动量的耐受程度、发绀及其发作频率和程度、心律失常的类型,复习过去手术和目前用药情况。超声和心导管检查可提供病变的性质和类型、严重程度和心肺功能状态的资料。

18.10.2　麻醉方法的选择

根据患者具体情况(病情、全身状况、精神),结合外科手术的需要、范围和时间,以及麻醉者专业水平及设备条件来决定麻醉方法。如患儿能充分镇静,手术短小,可以选择非全身麻醉。① 局部肿块,选用局麻时,为避免对心血管的影响,局麻药中不加肾上腺素。② 骶麻对循环无明显影响。适用于肛门、会阴、膀胱镜检等。③ 低平面腰麻适用于肛门、会阴、下肢手术,但麻醉平面必须控制在 $T_{10} \sim T_{12}$ 以下,以免血压波动。④ 连硬可以较安全用于中下腹部手术。如使用得当,连硬可以减轻心脏前后负荷,改善心衰。患者心功能差,病情严重,手术复杂,创伤较大,情绪紧张,手术时间较长,宜选择全麻作气管内插管便于妥善管理呼吸。

18.10.3　麻醉前准备

麻醉前准备包括术前用药、禁食和改善患儿术前病情的处理。如果患儿病情不稳定,术前处理应着重于改善患儿的心肺功能。根据生理功能的改变情况,采用包括正性肌力和变时肌力药物、改善通气和氧和以及血管扩张药物等处理。

术前咪达唑仑糖浆 0.5~0.7 mg/kg,最大量不超过 15 mg/kg 还是较安全。

有红细胞增多症的小儿术前应尽量缩短禁饮时间,防止术前脱水,减少血栓形成和出血倾向,必要时可补充新鲜冻干血浆,Hb 大于 200 g/L,应考虑红细胞的渗透性。

18.10.4　术中管理

麻醉管理的重点是尽可能改善组织氧供,维持氧供需平衡。一方面要保证血液氧合和全身灌注(氧供),另一方面可通过麻醉管理降低氧耗(氧需)。

在肺血流减少性缺损的患儿麻醉中,应避免增加右向左分流所引起的肺血流进一步减少。缓解右心梗阻程度和维持较高的全身血管阻力,可使跨室间隔缺损两侧压差发生有益性改变。浅麻醉和使用 α 肾上腺素能激动剂有助于维持或增加全身血管阻力。

肺血流梗阻性先天性心脏病,如果低血容量和全身低血压同时存在,右向左分流和发绀就会加剧。用高浓度氧气、适度的过度通气和避免平均气道压增高,可降低肺血管阻力,增加肺动脉血流。

267

　　无分流梗阻性先天性心脏病,通过对心肌收缩力的抑制可缓解梗阻前后产生的压差。

　　左向右分流肺血流增加型心脏缺损患儿麻醉中,通过增加右心压力与左心压力的比值可减少分流,增加全身血流灌注。通过控制各心室血流阻抗可改变右心和左心压力。低氧血症、高碳酸血症、酸中毒、气道平均压增高、交感刺激和血容量过多时可增加肺血管阻力,减少肺血流。术中应避免低碳酸血症和维持较高的气道平均压(如适当的PEEP)。左向右分流合并不同程度肺高压患者,术中应采取措施降低肺动脉压,控制 PVR。对于继发于左向右分流、心室射血梗阻的充血性心衰患者,麻醉处理原则是维持心室射血、降低后负荷和控制 PVR。

　　紫绀型缺损患者,动脉低血氧常引起心室功能的进一步损害。衰竭的心室通常需要维持一个较高的充盈压,但容量补充应精确,避免容量超负荷,进一步加重衰竭。

18.10.5　麻醉中需要注意的问题

　　(1) 缺氧发作临床表现　发绀加重,呼吸困难,心脏杂音减轻或消失,严重时意识丧失,心脏骤停。当平均动脉压低于 8 kPa(60 mmHg)时,给予 α 肾上腺素能受体激动剂如去氧肾上腺素(1~2 μg/kg)可缓解,用 β 受体阻滞剂如艾司洛尔或吗啡可缓解漏斗部痉挛,增加肺血流。术中管理包括,维持血管内有效容量、降低 PVR 并维持 SVR,均可预防缺氧发作。

　　(2) 低心排血量综合征临床表现　休克,低血压,脉压减低,尿量减少。四肢厥冷,青紫,严重循环衰竭。平均动脉压小于正常值 10%;心率增快;CVP 大于 15~18 cmH$_2$O;尿量小于 0.5~1 ml/(kg·h);每搏输出量指数(stroke volume index,SVI)小于 25 ml/(min·m^2);中枢-末梢温差大于 3℃。

　　处理:减少氧需求,镇静、肌松或轻度低温可降低代谢率,减少氧耗量;保持足够的前负荷;小剂量静脉多巴胺;多巴酚丁胺可降低体循环后负荷,适用于肺血流过多,容量超负荷的患儿;肾上腺素具有较强的心肌 α 肾上腺素和 β 肾上腺素能作用,可用于严重心室功能障碍的患儿;磷酸二酯酶抑制药同时提高心室收缩和舒张功能,降低体、肺血管阻力,增加心排指数,降低后负荷;硝普钠可降低心脏的前、后负荷,钙通道阻滞剂(尼卡地平),主要改变钙离子的跨细胞膜运动,引起不同程度的动脉扩张。

　　(3) 心律失常　围术期心律失常,与患儿的术前原有的心血管疾病及麻醉方法、麻醉药对心脏的影响、手术操作有关,而且与自主神经功能失调及麻醉中低温、低氧、电解质和酸碱平衡失调等多种综合因素有关。

心律失常的严重程度主要取决于所造成的血流动力学的影响。轻度的窦性心动过缓和过速、窦性心律不齐、偶发房早对血流动力学无影响时可不加处理。严重心律失常如房扑、房颤、完全性房室传道阻滞、室上性心动过速、室性心动过速,引起明显的血流动力学影响时,要及时诊断,去除病因及时处理。

房扑、房颤可给予地高辛或普萘洛尔合用治疗,亦可用维拉帕米,胺碘酮治疗。药物无效者可电复律。预激综合征并发房颤时禁用洋地黄和维拉帕米。

室性期前收缩可分为:偶发期前收缩,30 次/h 以内;频发室性期前收缩,≥6 次/min;多源性室性期前收缩;二联、三联、四联率;室性期前收缩发生在 T 波上升支(称为 Ron T 现象)。临床除偶发室性期前收缩外,均可能导致室性心动过速和室颤,应积极治疗。处理原则首先应消除潜在病因,如严重贫血,低氧血症,交感神经过度兴奋,洋地黄中毒等因素。药物治疗可选用利多卡因、胺碘酮、心律平等。洋地黄中毒所致室性期前收缩应停用洋地黄,给予苯妥英钠处理。

室性心动过速发生后如无明显血流动力学异常,应先给予利多卡因($1\sim2$ mg/kg)治疗,无效时可选用溴苄胺。如室性心动过速引起严重血流动力学异常,应立即选择电复律。

预激综合征的主要问题是阵发性室上性心动过速,偶发房扑或房颤,个别患者可触发室速或室颤,抢救不及时可致猝死。麻醉管理上应避免交感神经兴奋,处理主要为并发的心律失常,多数患者的麻醉无危险性。

(4)术中补液　先天性心脏病患儿行非心脏手术期间液体治疗应严格管理,围术期液体应根据患儿体重、生理需要量、术前禁食时间、手术液体丧失量、术中尿量来严格计算,同时还应考虑先天性心脏病的类型及目前状况。严重发绀的患儿可能需要较多的液体维持,而充血性心力衰竭的患儿应严格控制补液量和补液速度。液体可选择乳酸林格液。术中输液、输血应使用加温器,快速输入大量冷液体或血制品可引起心动过缓、心律失常、心肌收缩力下降。

(5)术毕拔管指征　如果患儿清醒、体温正常,自主呼吸平稳、咳痰有力、胸腹运动协调、无二氧化碳蓄积,四肢温暖、各项血流动力学指标正常、尿量正常。且无外科出血可在手术室拔出气管内拔管。

(顾洪斌　白　洁)

19

小儿普外科手术麻醉

小儿普外科手术种类繁多,且病情轻重不等,手术时间各异,其中还涵盖有不少急症手术。麻醉前应仔细评估和充分准备,正确实施麻醉,以确保患儿围术期安全。

19.1 病情特点和麻醉原则

19.1.1 病情特点

(1) 婴幼儿常因先天畸形或遗传性疾病需要进行麻醉治疗,而获得性疾病发病率远低于成人,急诊手术和肿瘤较多见。

(2) 当疾病累计消化系统时,患儿容易发生水电解质紊乱、酸碱失衡、贫血和低蛋白血症等,若病程较长,还可直接影响患儿的生长发育。

(3) 婴幼儿食管下段和贲门括约肌发育不完善,若腹腔脏器发生病变或腹腔操作导致腹内压增加时,反流误吸的风险会进一步升高。

(4) 小儿以腹式呼吸为主,若腹腔内脏器发生病变如腹腔内巨大肿瘤、肠梗阻和脾脏增大等都会引起呼吸困难,导致缺氧和二氧化碳蓄积。

19.1.2 麻醉原则

(1) 小儿普外科手术多选择静吸复合麻醉,若条件允许,复合骶管阻滞等部位麻醉技术还可减少全麻药物的用量,提供良好的肌松,镇痛效果更加完善,复苏过程也更为舒适和平稳。

(2) 上消化道梗阻时易发生低钾低氯性碱中毒,而下消化道梗阻时常出现代谢性酸中毒。水电解质紊乱、贫血和低蛋白血症会在麻醉过程中干扰循环和呼吸,应在术前尽可能予以纠正。

(3) 术前常规检查血常规和凝血功能。严重贫血或血小板低下的患儿需在术前输注浓缩红细胞或血小板予以纠正。

(4) 胃肠道手术患儿发生误吸的风险较高,麻醉诱导前需常规留置胃管,尽量排空胃内容物。

(5) 小儿腹腔手术时应常规监测体温,术中保温措施包括提高手术室室温、加温湿化呼吸回路、使用暖风毯和输液加温仪、加热腹腔冲洗液等。

（6）多数小儿普外科手术期间血流动力学较为平稳，只需常规监测心率、心电图、无创血压和脉搏血氧饱和度。若患儿病情危重、手术创伤大、出血多，还需监测有创动脉压、中心静脉压、尿量、血气分析和凝血功能指标等。

19.2　先天畸形

19.2.1　先天性脐膨出和腹裂

19.2.1.1　病理和临床特点

脐膨出是腹壁中心缺损，直径常大于 4 cm，表面被半透明膜所覆盖，内有中肠和肝、脾、生殖腺等器官，脐带由膜表面伸出。脐膨出的发病率是(1～2.5)/5 000 活产婴儿，男性多见。45％脐膨出患儿伴有心脏畸形，如房间隔缺损、室间隔缺损、主动脉缩窄和三尖瓣闭锁等；40％存在染色体异常；43％伴有胃食管反流；33％伴有隐睾。

腹裂腹壁缺损小于脐膨出，直径在 4 cm 以下。多数病例的腹裂紧邻脐部，在脐带和缺损间偶尔存有皮桥，但腹壁和肌层正常。没有囊膜和囊膜残余物，中肠(偶有生殖腺)会从缺损中疝出。腹裂新生儿多为早产儿，其呼吸系统常存在问题。腹裂的发病率为(2～4.9)/10 000 活产婴儿，男性占多数。腹裂伴发畸形以肠狭窄最常见，16％腹裂患儿在 1 岁之前伴有胃食管反流，15％伴有隐睾。

19.2.1.2　手术治疗

目前针对脐膨出一期腹腔关闭手术的价值仍存有争议，分期手术成功率更高，且可以减少并发症。若关闭筋膜后腹腔内压力过大，还可以采用斯隆(Silo)袋包裹内脏，以期 1 周内完成腹腔内复位。腹裂患儿多为一期肠管复位手术，其操作步骤和脐膨出大致相同。

19.2.1.3　麻醉相关问题

（1）脏器外露可使热量和水分丧失，肠腔内液体外漏会导致严重脱水、电解质紊乱，甚至低血容量性休克。

（2）关闭腹壁后有可能导致腹腔内压力升高，影响通气，静脉回流受阻造成心输出量减少和少尿。脐膨出患儿术后发生代谢性酸中毒还可能与肝复位时肝静脉扭曲相关。

19.2.1.4　麻醉管理

（1）术前准备　① 为了减轻胃肠道压力，应早期留置鼻胃管。直肠指检有助于患儿排空胎粪。② 常用黏性塑料保护膜覆盖患儿维持其正常体温。③ 由于患儿有可能伴发先天性心脏病，因此术前应检查超声心动图和心电图对其心脏功能进行评估。④ 建议开放上肢静脉通路进行补液。

（2）术中管理　① 手术室室温调至 24～26℃，并备有暖风毯和输液加温仪等设备。② 术中持续胃肠减压。③ 快速麻醉诱导,诱导及插管时压迫环状软骨。麻醉诱导和维持可选择七氟烷。氧化亚氮可造成肠管扩张,故禁用。由于肝脏血流受影响,阿片类药物代谢会减慢。④ 术中血气分析时从上肢采血,因为下肢往往水肿,血气分析结果中血氧值往往要比实测值降低,而血中二氧化碳值会升高。定期监测血糖,注意预防低血糖症、高血糖症和低血钙症。⑤ 腹裂和囊膜破裂的脐膨出患儿常有血容量减少,监测尿量是评价输液量的可靠指标。⑥ 关腹后若吸气峰压大于 25 cmH_2O、膀胱或胃内压大于 20 cmH_2O、静脉输液管道中的液体下滴不畅等均提示腹腔内压力过高。

（3）术后处理　① 一期修补术后多数患儿在初期仍需机械通气辅助呼吸。② 持续胃肠吸引减压。③ 术后需要较长时间静脉补液和输注营养液。

19.2.2　先天性肛门闭锁

19.2.2.1　病理和临床特点

据报道,世界范围内肛门直肠畸形的平均发病率为 1/5 000 活产婴儿,男性更多见。肛门闭锁可以出现在各类综合征中。女性患儿中最常见的是直肠前庭瘘,而男性患儿中最常见的是直肠尿道瘘。肛门闭锁患儿可有一个或多个其他系统的伴发畸形,发生率为 50%～60%。畸形发生的位置越高,则伴发畸形的种类越多。肛门闭锁患儿中约有1/3 可出现心血管畸形,最常见的是房间隔缺损和动脉导管未闭,其次是法洛四联征和室间隔缺损。约有 10% 患儿可有食管气管异常,因闭锁或旋转不良所致十二指肠梗阻发生率为 1%～2%。肛门闭锁患儿伴发的腰骶椎异常包括半椎体、脊椎侧凸、蝶型脊柱和半骶骨畸形。可伴发脊髓脂肪瘤、脊髓空洞症和脊髓脊膜膨出,但最为常见的脊髓问题还是脊髓栓系综合征。膀胱输尿管反流是最常见的泌尿系统伴发畸形,肾发育不良次之。男性肛门闭锁患儿中隐睾发病率为 3%～19%,尿道下裂发生率约为 5%。

19.2.2.2　手术治疗

由于肛门闭锁患儿胎粪通过瘘孔排出需要很大的腔内压,而胎粪通过瘘管排出对于瘘管定位最具价值,因此应尽量避免在出生后 24 h 内做结肠造口术或一期根治术。所有肛门闭锁患儿都能通过后矢状手术纠治,约有 10% 男性患儿(直肠膀胱颈瘘)和 40% 罹患一穴肛畸形的女性患儿可能还需要经腹手术,这可以通过腹腔镜或开腹游离高位直肠或阴道后进行。诊断为低位畸形(会阴瘘)的患儿只需进行局限性后矢状肛门直肠成形术,而高位畸形的患儿还需在新生儿期先行一期结肠造口术。

19.2.2.3 麻醉相关问题

（1）肛门闭锁患儿胎粪积聚量大时可导致腹腔内压力升高，影响通气，静脉回流受阻还有可能造成中毒，围术期需加强内环境监测并给予相应处理。

（2）由于肛门闭锁患儿常伴发腰骶椎畸形，因此通常采用静吸复合麻醉。

19.2.2.4 麻醉管理

（1）术前准备 ① 术前禁食，留置鼻胃管进行胃肠减压。② 术前检查超声心动图对患儿心脏进行评估，腹部超声用于评估可能伴发的泌尿系疾病。脊髓超声可用以评估伴发的脊椎异常，但必须在出生后3个月骶骨骨化前进行。③ 麻醉后留置导尿管。④ 后矢状手术时需将患儿置于俯卧位，并将其骨盆抬高。调整好体位后，需听诊呼吸音并妥善固定气管导管，同时在患儿身体受压部位加衬硅胶软垫。⑤ 开放上肢静脉通路进行补液并给予抗生素。

（2）术中管理 ① 为了避免术中患儿体温下降，需使用暖风毯和输液加温仪等设备。② 术中持续胃肠减压。③ 快速麻醉诱导后行气管插管，采用压力控制模式通气，术中维持麻醉予阿片类镇痛药复合七氟烷吸入。④ 术前腹胀严重的患儿在开腹减压后，需密切关注血流动力学改变，以防发生剧烈波动。

（3）术后处理 ① 未行开腹病例一般术后几个小时内即可开始经口进食。② 术后2周开始扩肛。

19.2.3 先天性肥厚性幽门狭窄

19.2.3.1 病理和临床特点

婴儿肥厚性幽门狭窄是婴儿胃出口梗阻的常见原因之一，但其病因尚不明确，以男性患儿多见。肉眼可见幽门呈增大苍白的肌肉团块，长 $2\sim2.5$ cm，直径 $1\sim1.5$ cm。组织学检查主要是环肌层明显肥大增生，黏膜下层增生。患儿出生后 $2\sim8$ 周出现非胆汁性呕吐，高峰时间为 $3\sim5$ 周。$2\%\sim5\%$ 患儿因间接胆红素升高（可高至 $15\sim20$ mg/dl）而出现黄疸，这与葡萄糖醛酰基转移酶缺乏相关，矫治术后高胆红素血症会消退。非胆汁性喷射性呕吐、左上腹肉眼可见蠕动波和低钾低氯性碱中毒是婴儿肥厚性幽门狭窄的主要表现。超声现已成为诊断婴儿肥厚性幽门狭窄最常用的影像学方法。

19.2.3.2 手术治疗

经典开腹手术方式为拉姆施泰特（Ramstedt）幽门肌切开术，而目前多数医疗中心则采用腹腔镜幽门肌层切开术。

19.2.3.3 麻醉相关问题

（1）充分的术前准备对于肥厚性幽门狭窄患儿麻醉和手术非常重

要,术前准备的时间取决于水电解质紊乱的程度。

(2) 麻醉过程中需防范发生呕吐和反流误吸的风险。

19.2.3.4　麻醉管理

(1) 术前准备　① 多数肥厚性幽门狭窄患儿可给予 24 h 时段补液,但在严重代谢紊乱时,大量补液会引起体液和电解质快速转移,有可能导致癫痫和其他并发症。静脉输注含有 20～40 mmol/L 氯化钾 5%葡萄糖的 0.45%生理盐水,这是补充水电解质的最佳方案。静脉补液应根据脱水程度加以调整,最初补液量应为正常需要量的 1.25～2 倍,直到体内达到足够的液体量为止。静脉补钾应由低钾血症的严重程度和输液量而定,要牢记氯化钾浓度不可超过 40 mmol/L,同时要监测尿量和血浆电解质。通常在补足液体量和纠正血浆钾和氯水平后,再将血浆 CO_2 水平控制在 30 mmol/dl 以下。很少需要给予氯化铵或稀释盐酸。② 术前停止经口喂养,不必常规留置鼻胃管,理由是这会从胃里持续吸走额外的液体和盐酸,导致持续性电解质和酸碱失衡。③ 麻醉诱导前抽空胃内容物。若之前进行过钡餐检查,建议行胃灌洗并吸出造影剂残留物以免发生术中误吸。

(2) 术中管理　① 采用静脉复合麻醉,吸入或静脉诱导,插管时注意按压环状软骨。② 术中予吸入七氟烷维持麻醉。③ 切开幽门部肿块时需确保患儿肌松完全,可静注罗库溴铵 0.6 mg/kg,咳嗽和体动有可能导致黏膜穿孔。④ 手术结束时,在腹部伤口处做局部浸润麻醉可提供良好的镇痛效果。

(3) 术后处理　① 多数患儿在术后 4 h 内可开始喂养,因胃炎而呕血的患儿宜在手术 6～12 h 后进食。② 术后镇痛可予对乙酰氨基酚肛栓 20～40 mg/kg。

19.2.4　先天性胆总管囊肿

19.2.4.1　病理和临床特点

先天性胆总管囊肿主要分为五型:Ⅰ型为肝外胆道囊性或弥漫性梭形扩张;Ⅱ型为肝外胆道憩室;Ⅲ型为胆总管囊肿(十二指肠壁内型);Ⅳ型为肝内或肝外胆道多发囊肿(或肝内外均有);Ⅴ型为单发或多发肝内胆道囊肿。胆总管囊肿的临床表现分为婴儿型和成人型。除产检发现外,婴儿型患儿在出生 1～3 个月后出现梗阻性黄疸、无胆汁粪便和肝大,临床表现与胆道闭锁很难鉴别。可能会有低热,但没有胆管炎。成人型胆总管囊肿通常在 2 岁后才出现明显症状。此类患儿常有梭形胆总管囊性畸形,不伴有严重或完全性梗阻。偶尔可见此型患者典型的三联征:腹痛、触痛性包块和黄疸。肝损害呈进行性,有时此类患儿发病最初表现只是肝硬化和门脉高压。另外还要注意胆总管囊肿可能并发胰腺炎,多为蛋白栓堆积阻塞异常的胰胆管系统所致。实验室检查主要是结合胆红素升高、血清碱性磷酸酶和其他梗阻性黄疸血清标志物水平升高。若胆道梗阻已持续较长时间,还可能出现凝血异常。所有类型解剖畸形可由影像学检查获得确诊。

19.2.4.2 手术治疗

通过开腹或腹腔镜技术行胆总管囊肿切除和 Roux-en-Y 空肠吻合术。

19.2.4.3 麻醉相关问题

(1) 肝功能受损,凝血功能可能异常。

(2) 术中常需放射学造影检查。

19.2.4.4 麻醉管理

(1) 术前准备 ① 关注患儿凝血功能并加以调整。② 准备好新鲜冷冻血浆和冷沉淀物以备术中所需。③ 选择上肢静脉置管,建议开放 2~3 条静脉通路以备术中所需。④ 行颈内静脉置管用于术后静脉营养。

(2) 术中管理 ① 为了避免患儿长时间手术发生体温下降,需使用暖风毯和输液加温仪等设备。② 留置鼻胃管,术中持续胃肠减压。③ 采用面罩吸入七氟烷诱导或静脉诱导,阿片类药物可选择芬太尼或舒芬太尼,而肌松药多选择顺式阿曲库铵(0.1 mg/kg)。④ 术中以吸入七氟烷复合间断追加阿片类药物和肌松药维持麻醉。⑤ 手术时间较长,注意出血失液,围术期注意血容量及内环境稳定,适当输血和液体治疗。

(3) 术后处理 ① 术后持续胃肠减压。② 采用芬太尼或舒芬太尼等药物进行术后镇痛治疗。

19.2.5 先天性胆道闭锁

19.2.5.1 病理和临床特点

(1) 胆道闭锁的发病率是 1/(10 000~16 700) 活产婴儿,女性患儿多见,男女比例为 1∶(1.4~1.7)。11%~20% 患儿可能伴发其他畸形,其中以多脾最为常见,占总病例数 7.5%。多脾综合征定义为多脾伴有不同类型畸形,包括十二指肠前门静脉、肠旋转不良和腹腔内脏转位。其他先天性畸形如无脾、先天性心脏病、下腔静脉畸形、环状胰腺、肠闭锁和泌尿生殖系统畸形也可能合并胆道闭锁。

(2) 胆道闭锁患儿肝外胆管并没有完全缺如,其通常是以闭塞的纤维索带结合物残留。胆道闭锁分类即以纤维胆管残余物的解剖学作为基础。

(3) 经典的胆道闭锁患儿病理性黄疸出现在出生后数周。患儿在出生后数周至数月内生长发育表现正常。由于胆道梗阻持续存在,肝脏体积逐渐增大变硬,最终发展成肝硬化和脾大。脂溶性维生素吸收障碍导致贫血、营养不良和生长停滞。如不给予治疗,多数患儿会在 19

个月内死于肝失代偿、食管静脉曲张出血或感染。

19.2.5.2 手术治疗

肝门肠吻合术即卡赛(Kasai)手术,是治疗胆道闭锁的标准术式,方法是完全整体切除肝外胆道结构,在肝门水平横向切断纤维束锥,并与空肠支行 Roux-en-Y 吻合术。目前肝门肠吻合术和肝移植术作为序列、互补的手术方法用于治疗胆道闭锁。

19.2.5.3 麻醉相关问题

(1) 肝功能受损,且凝血功能可能异常。

(2) 术中胆管造影评估胆管发育及鉴别是否存在胆汁浓缩形成梗阻。

19.2.5.4 麻醉管理

(1) 术前准备 ① 患儿除了常规准备之外,需注意凝血功能指标。② 手术前数日起给患儿肌内注射维生素 K 1~2 mg/kg,每日 1 次。③ 准备好全血、新鲜冷冻血浆和冷沉淀物以备术中所需。④ 选择上肢静脉置管,建议开放 2~3 道静脉通路以备术中补液输血。⑤ 行颈内静脉置管用于术后静脉营养。⑥ 手术切皮前应用广谱抗生素。

(2) 术中管理 ① 为避免患儿长时间手术发生体温降低,需使用暖风毯和输液加温仪等设备。② 留置鼻胃管,术中持续胃肠减压。③ 采用面罩吸入七氟烷诱导或静脉诱导,阿片类药物可选择芬太尼或舒芬太尼,而肌松药多选择顺式阿曲库铵(0.1 mg/kg)。④ 术中以吸入七氟烷复合间断追加阿片类药物和肌松药维持麻醉。⑤ 外科操作时可能因为压迫下腔静脉导致血压突然下降,需加强监测。⑥ 手术时间较长,注意出血失液,围术期注意血容量及内环境稳定,适当输血和液体治疗。

(3) 术后处理 ① 术后持续胃肠减压直至肠道功能恢复。② 采用芬太尼或舒芬太尼等药物进行术后镇痛治疗。③ 术后长期应用抗生素,同时应用促胆汁分泌药物预防术后胆管炎。胆管炎是肝门肠吻合术后最常见、最严重的并发症,发生率为 33%~60%。④ 虽有作者报道术后应用类固醇可以改善预后,但仍存争议。

19.2.6 新生儿肠梗阻

19.2.6.1 病理和临床特点

(1) 新生儿肠梗阻的原因包括十二指肠闭锁/狭窄、空肠回肠闭锁/狭窄、肠旋转不良和胎粪性肠梗阻等。

(2) 十二指肠是新生儿肠梗阻最好发的部位,约有 50% 病例发生在这个部位。约有半数以上十二指肠闭锁/狭窄患儿可能伴发其他畸形,其中以唐氏综合征(28.2%)、环状胰腺(23.1%)、先天性心脏病(22.6%)和旋转不良(19.7%)最为常见。30%~65% 十二指肠梗阻患儿母亲有羊水过多,且羊水过多常引起早产,因此约有一半患儿是早产儿。反复胆汁性呕吐几乎是所有十二指肠梗阻新生儿的特征性临床表现。由于肠梗阻发生的水平较高，患儿可能不会表现出腹胀，而只是出现轻微上腹饱满感。

（3）腹胀是空肠回肠闭锁病例的常见临床特征。近端空肠闭锁时可出现上腹胀。出现广泛腹胀时常表示存在低位梗阻（如远端小肠或结肠梗阻），梗阻水平近端肠袢充满大量气体。腹胀严重时可使得横膈抬高造成呼吸窘迫，腹壁静脉显现，体检时发现以可见肠袢为特征的肠型。32%空肠闭锁患儿和 20%回肠闭锁患儿会发生黄疸，这些小肠梗阻病例的黄疸特征性伴有间接胆红素升高。

（4）胎粪性肠梗阻是囊性纤维化患儿所特有的，以肠腔内累积浓缩干燥的胎粪引起肠梗阻为特征的新生儿疾病。

19.2.6.2 麻醉相关问题

（1）低血容量和电解质酸碱失衡。

（2）肠梗阻患儿在麻醉诱导时有发生反流和误吸的风险。

19.2.6.3 麻醉管理

（1）术前准备 ① 术前放置鼻胃管进行胃肠道减压。② 在上肢建立足够的静脉通路，适当补液弥补胃肠损失量。③ 通过周围静脉置入中心静脉导管（peripherally inserted central venous catheters, PICC）或者中心导管给予肠外营养。若中肠扭转已被排除，则十二指肠梗阻无须急诊手术，可待患儿血流动力学调整到最佳状态和伴发畸形得到明确诊断后再行手术。④ 若患儿合并与误吸呕吐物和严重腹胀相关的呼吸窘迫需行动脉血气分析时多选择右侧桡动脉穿刺置管，理由是如果患儿存在卵圆孔开放和动脉导管未闭，此部位可在右向左分流以上水平更准确地反映其动脉 PaO_2 值。⑤ 手术切皮前应用广谱抗生素。

（2）术中管理 ① 使用暖风毯和输液加温仪等设备以防患儿术中发生体温下降。② 麻醉诱导前静脉注射阿托品，并通过胃管抽尽胃内容物。③ 选择气管内麻醉，可采用七氟烷吸入诱导，插管时注意有声门下狭窄的可能。阿片类药物可选择芬太尼或舒芬太尼，可给予少量肌松药（如罗库溴铵）以便控制呼吸。肠梗阻患儿禁用氧化亚氮。④ 严重腹胀患儿一旦腹腔被打开可能会出现低血压，需加强监测并补充容量。

（3）术后处理 ① 术后密切关注患儿血糖、酸碱平衡和血清胆红素水平，以免发生低血糖、酸中毒和核黄疸。② 术后持续给予全肠外静脉营养并监测鼻胃管排出量。

19.3 肿瘤

19.3.1 神经母细胞瘤

19.3.1.1 病理和临床特点

（1）神经母细胞瘤是婴幼儿和儿童最常见的实体肿瘤之一。肿瘤来源于神经嵴,可发生在肾上腺髓质以及沿颈部至盆腔的交感神经节链上。虽有少部分神经母细胞瘤会自行消退和恶性向良性转化,但多数病例呈进展性。神经母细胞瘤发病率为 $1/(7\,500\sim10\,000)$,占儿童所有肿瘤的 10%,病因至今不明。

（2）$50\%\sim75\%$ 病例存在腹部肿块,伴随有体重减轻、腹痛腹胀、发热和贫血。25% 病例有高血压,这与肿瘤分泌儿茶酚胺类代谢产物有关。肿瘤过度分泌儿茶酚胺还可导致面色潮红、出汗和易激惹。起源于上纵隔或颈部的肿瘤可侵犯星状神经节并产生霍纳（Horner）综合征。纵隔肿瘤压迫会导致呼吸窘迫。若食管受肿瘤压迫则可能发生吞咽困难。贫血常与骨髓浸润相关。婴儿神经母细胞瘤、节细胞神经母细胞瘤及少量良性节细胞瘤可出现顽固性水样腹泻,会导致低钾血症,这与肿瘤分泌活性肠源性多肽有关。

（3）通过影像学、放射性核素、血清学和尿检、标本组织学和基因学评估对神经母细胞瘤作出诊断和分期。80% 肿瘤钙化病例通过 CT 可得到确诊,磁共振对于明确脊椎内肿瘤生长及肿瘤和相邻主要血管的位置关系非常有用,此外,螺旋 CT 三维成像也是一种评估肿瘤与相邻血管位置关系的有效方法。90% 以上儿童神经母细胞瘤患者血中儿茶酚胺及其代谢产物水平升高。

（4）低危组患儿通过手术切除肿瘤可获治愈,并减少化疗相关风险;中危组患儿需要手术和标准化化疗;预后差的高危组患儿需在联合化疗后尽可能手术切除肿瘤、放疗、骨髓清除治疗和骨髓移植。

19.3.1.2　手术治疗

通过手术切除肿瘤是治疗神经母细胞瘤的基本方法,完整切除或尽可能多地切除肿瘤可以获得最佳预后。部分神经母细胞瘤患儿可通过腹腔镜进行肿瘤活检和切除手术。年龄和肿瘤分期是决定神经母细胞瘤患儿预后的两个重要独立因素。

19.3.1.3　麻醉相关问题

（1）神经母细胞瘤的假包膜易碎,且神经母细胞瘤常粘连或包绕大血管,术中有可能发生肿瘤破溃和大出血,同时需注意是否有瘤栓形成。

（2）颈部肿瘤可能导致气管移位,纵隔肿瘤可能导致心脏和气管受压,胸腔内肿瘤则可能因为压迫肺脏引起呼吸衰竭。

（3）进展期神经母细胞瘤患儿因骨髓转移造成血小板减少,肝脏转移导致凝血因子生成障碍,可表现出血倾向。

19.3.1.4　麻醉管理

（1）术前准备　①了解神经母细胞瘤患儿术前血压,必要时需对高血压进行药物控制。②若纵隔肿瘤患儿术前有呼吸窘迫,需了解患儿平时睡眠时喜好的卧位,听诊和比较双侧呼吸音,监测脉搏血氧饱和度。术前 CT 和 MRI 检查有助于明确气管和大血管受肿瘤压迫情况。③ 术前检查需明确血清电解质、贫血及凝血功能。④ 呼吸未受影响的神经母细胞瘤患儿术前可口服咪达唑仑 0.5 mg/kg 以达适度镇静。⑤ 选择上肢建立粗大的静脉通路，以备术中大量输血，必要时建立中心静脉通路。

（2）术中管理 ① 使用暖风毯和输液加温仪等设备以防患儿术中发生体温下降。② 采用静吸复合麻醉，可选择七氟烷吸入诱导或静脉诱导。纵隔肿瘤患儿气管插管时需特别谨慎，若患儿插管后未见呼气末二氧化碳波形，需立即将患儿翻转至睡眠体位，甚至俯卧位。术中间断追加阿片类药物复合吸入七氟烷或静注异丙酚维持麻醉。建立有效人工通气后再使用肌松药（如罗库溴铵或维库溴铵）。③ 术中需监测有创动脉压，颈内静脉置管用于监测 CVP 和静注血管活性药物。④ 外科操作时因肿瘤释放儿茶酚胺会造成突发性高血压，可调整吸入麻醉药物浓度，必要时给予硝普钠、尼卡地平等进行控制性降压。⑤ 牵拉血管影响下腔静脉回流和肿瘤切除均会造成血压下降，需及时补液和输血。⑥ 大量输血时需复查动脉血气并根据结果加以纠正，以防发生高钾血症、低钙血症和酸中毒。⑦ 检测凝血功能指标，及时补充血小板、冷沉淀物或凝血因子等。

（3）术后处理 ① 病情危重者术后转至重症监护病房继续治疗。② 静注芬太尼、舒芬太尼等阿片类药物进行术后镇痛治疗。

19.3.2　脾脏和脾切除术

19.3.2.1　病理和临床特点

（1）脾脏的生理功能包括维护红细胞稳定、储存红细胞和免疫等。常见的脾脏解剖学异常有副脾、游走脾、脾囊肿、无脾或多脾、脾脏性腺融合。其中以副脾最常见，发生率为 15%～30%，副脾最可能起源于未与主要脾脏组织发生融合的间质残留，75% 副脾位于脾门附近。单个副脾发生率为 86%，两个副脾为 11%，三个及更多个副脾则为 3%。先天性无脾常合并复杂先天性心脏病以及双侧三叶肺、右侧胃、中位肝，婴幼儿有发生感染的风险。多脾常与胆道闭锁相关，其他伴发畸形包括十二指肠前门静脉、内脏反位、旋转不良和心脏缺陷等，但这些患儿脾脏具备足够的免疫功能。

（2）脾脏切除的指征有遗传性球形红细胞症、免疫性血小板减少性紫癜、镰状细胞病、珠蛋白生成障碍性贫血（地中海贫血）、戈谢（Gaucher）病（家族性脾性贫血、葡萄糖脑苷脂酶缺乏症）、脾脓肿。

19.3.2.2　手术治疗

脾切除术分为开腹和腹腔镜下脾切除术两种，目前，后者已成为多数医院的首选方法。

19.3.2.3　麻醉相关问题

(1) 脾功能亢进时红细胞或血小板破坏过多,可导致严重贫血。

(2) 巨脾造成腹腔内压力升高,通气受限。

19.3.2.4　麻醉管理

(1) 术前准备　① 检测血常规,关注患儿术前红细胞和血小板水平。无脾和多脾综合征患儿术前检查超声心动图对心脏进行评估。② 术前禁食,留置鼻胃管进行胃肠减压。③ 麻醉后留置导尿管。④ 在上肢建立粗大的静脉通路,以备术中大量输血。⑤ 手术切皮前给予广谱抗生素。

(2) 术中管理　① 术中需使用暖风毯和输液加温仪等设备以防患儿体温下降。② 术中持续胃肠减压。③ 快速麻醉诱导后行气管插管,采用压力控制模式通气,术中维持麻醉予阿片类镇痛药复合吸入七氟烷或持续静脉输注异丙酚。④ 巨脾患儿在开腹减压和脾脏切除后会发生血压波动,需密切关注并及时补充血容量。

(3) 术后处理　① 术后静脉输注芬太尼等阿片类药物进行镇痛治疗。② 儿童和脾切除术后数年内发生脾切除术后暴发性感染的风险大幅增加。

280

19.3.3　嗜铬细胞瘤

19.3.3.1　病理和临床特点

(1) 儿童嗜铬细胞瘤少见,发病率约为 1/500 000,只有成人的10%。约有 10%儿童嗜铬细胞瘤患者有家族史。据报道儿童双侧嗜铬细胞瘤发生率为 24%～70%。肿瘤起源于肾上腺髓质的嗜铬细胞,分泌儿茶酚胺从而产生肿瘤症状。

(2) 嗜铬细胞瘤可在任何年龄段发病,儿童患者平均就诊年龄是 11岁。最常见的症状是持续性高血压,半数以上患儿还会出现头痛、发热、心悸、口渴、多汗、多尿、恶心和体重下降。

(3) 诊断有赖于血和尿儿茶酚胺及其代谢产物水平升高,24 h 尿儿茶酚胺、甲基肾上腺素和香草杏仁酸是可靠的诊断指标。

(4) 家族性嗜铬细胞瘤可出现在多种综合征中,其中以 II 型多发性内分泌肿瘤(multiple endocrine neoplasia type 2,MEN - 2)和希佩尔·林道(von Hippel-Lindau)病最为常见。MEN - 2 患者还容易并发髓样甲状腺癌,而 MEN - 2B 患者易发生黏膜神经节瘤。

19.3.3.2　手术治疗

嗜铬细胞瘤的治疗方法是手术切除,但内科治疗是术前准备重要的组成部分。

19.3.3.3　麻醉相关问题

(1) 儿茶酚胺大量释放增加术中突发严重高血压的风险,一旦肿瘤切除后又会因儿茶酚胺停止释放出现显著低血压,完善的术前准备、平稳的麻醉诱导和术中管理可防止血压剧烈波动。

(2) 嗜铬细胞瘤患儿基础状态下会出现血容量轻度下降,平均大约减少 15%,及时静脉补液扩容有助于减少术中低血压和心律失常的发生。

19.3.3.4　麻醉管理

(1) 术前准备　① 术前使用 α 肾上腺素能阻滞剂,如酚苄明和酚妥拉明,通过阻滞 α 肾上腺素受体将肾上腺素和去甲肾上腺素作用降至最低,这些药物应至少提前 3~7 天在术前应用以便将术中风险降至最低。② 若静息时发生心动过速需服用普萘洛尔和拉贝洛尔等 β 肾上腺素能阻滞剂,必须预先应用 α 肾上腺素能阻滞剂,理由是单独使用 β 肾上腺素能阻滞剂会由于阻断 β 肾上腺素能受体介导的舒血管效应反而导致血压升高,严重者会发生肺水肿。③ 术前准备好去甲肾上腺素、肾上腺素、异丙肾上腺素、酚妥拉明和普萘洛尔等快速起效的升压药和降压药。④ 术前口服咪达唑仑 0.5 mg/kg。

(2) 术中管理　① 术中需使用暖风毯和输液加温仪等设备以防患儿体温下降。② 患儿术前容易发生容量轻度下降以及药物阻滞作用,需及时静脉补液扩容。③ 采用静吸复合麻醉,诱导用药可选择芬太尼或舒芬太尼、异丙酚、维库溴铵或罗库溴铵等,有条件时可根据有创动脉压给药以确保诱导过程平稳,待肌松完善后行气管插管。麻醉维持可吸入七氟烷复合异丙酚、瑞芬太尼持续静脉输注。④ 琥珀胆碱可能会增加儿茶酚胺释放,泮库溴铵可能增加高血压的风险,阿曲库铵会引起组胺释放,麻醉时均应避免使用。⑤ 若全麻后复合硬膜外阻滞,可利用后者阻断交感神经反射,减少术中血压波动,增加血流动力学稳定性,同时减少降压药物的用量,提升降压效果。⑥ 麻醉诱导和气管插管时、术中处理肿块以及结扎肿瘤静脉的瞬间均是容易发生血压波动的危险期,术中需建立有创动脉压并加以监测。建立中心静脉置管用于监测中心静脉压和给予血管活性药物,降压时可静脉输注硝普钠和硝酸甘油,发生心律失常时可使用普萘洛尔、艾司洛尔或利多卡因等。⑦ 术中定期监测血糖,以防发生低血糖。

(3) 术后处理　① 由于结扎肾上腺静脉和切除肿瘤后,体内过多的儿茶酚胺得以清除,患儿会出现低血压,且血压恢复需数天,若术后再现高血压,需考虑是否存在多发性嗜铬细胞瘤。② 术后应用静脉镇痛或经硬膜外进行镇痛治疗。

19.3.4　肾母细胞瘤

19.3.4.1　病理和临床特点

(1) 肾母细胞瘤又名维尔姆斯(Wilms)瘤,在 15 岁以下儿童中的发病率为 1/10 000。平均发病年龄为 38 个月,女孩平均要比男孩晚 6 个月。双侧肾母细胞瘤(Ⅳ期)约占总病例的 5%。

(2) 多数肾母细胞瘤患儿表现为无症状的腹部肿块,通常由其家属发现。早期症状包括镜下血尿(占 1/3)、泌尿道不适、体重减轻和贫血。肿瘤膨胀性生长压迫左肾静脉引起左侧精索血管梗阻造成继发性精索静脉曲张。肿瘤瘤栓从下腔静脉生长至右心房会导致心功能不全。偶尔还会因为腹部小创伤引起肿瘤破裂导致急腹症。

(3) 与肾母细胞瘤相关的先天性疾病包括 WAGR 综合征(肾母细胞瘤、虹膜缺如、泌尿生殖道畸形和智力障碍)、贝-维(Beckwith-Wiedemann)综合征(过度生长综合征,表现为脐膨出、巨舌、内脏肥大、高胰岛素型低血糖症)和半侧肢体肥大症。泌尿系统畸形如肾小管疾病、尿道下裂和隐睾在肾母细胞瘤患儿中也较为多见。

19.3.4.2 治疗方法

治疗包括手术、化疗和放疗,其中手术切除肿瘤仍是治疗方案的核心。

19.3.4.3 麻醉相关问题

(1) 巨大肾母细胞瘤可能引起胃排空延迟,麻醉诱导时有发生反流和误吸的风险。

(2) 肾母细胞瘤患儿常因肿块压迫肾血管或肿瘤分泌血管紧张肽原酶而出现继发性高血压。

282

19.3.4.4 麻醉管理

(1) 术前准备 ① 术前禁食,留置鼻胃管,可使用质子泵抑制剂减少胃酸分泌。② 检测血常规,关注患儿贫血状况。术前做好输血和补充凝血因子准备。③ 麻醉后留置导尿管。④ 部分肾母细胞瘤患儿可出现严重高血压,术前可应用血管紧张素转换酶抑制剂(angiotensin converting enzyme inhibitor, ACEI)进行降压治疗。⑤ 在上肢或颈部建立足够的粗大静脉通路,以备术中大量输血。⑥ 手术切皮前给予广谱抗生素。

(2) 术中管理 ① 使用暖风毯和输液加温仪等设备以防患儿术中发生体温下降。② 采用静吸复合麻醉,可选择七氟烷吸入诱导或静脉诱导。术中间断追加芬太尼或舒芬太尼,也可瑞芬太尼持续静脉输注,复合吸入七氟烷或静脉输注异丙酚维持麻醉。③ 术中需监测有创动脉压,颈内静脉置管用于监测中心静脉压和输注血管活性药物。④ 术中可能发生严重高血压,可调整吸入麻醉药物浓度,必要时给予硝普钠、尼卡地平等进行控制性降压。⑤ 外科操作牵拉血管影响下腔静脉回流会造成血压骤降,必要时需暂停操作。尽快结扎肾静脉有助于防止术中发生肺栓塞。⑥ 大量输血时需复查动脉血气并根据结果加以纠正,以防发生高钾血症、低钙血症和酸中毒。⑦ 检测凝血功能指标,及时补充冷沉淀物或凝血因子等。

(3) 术后处理 ① 病情危重者术后转至重症监护病房继续治疗。② 静注芬太尼、舒芬太尼等阿片类药物进行术后镇痛治疗。

19.4 急腹症

19.4.1 阑尾炎

19.4.1.1 病理和临床特点

(1) 大约95%病例的阑尾位于腹膜内,但阑尾位置存在很大的变异。有30%病例的阑尾尖位于盆腔,65%位于盲肠后,5%位于腹膜外结肠后或盲肠后。

(2) 阑尾炎病程包括单纯炎症直至阑尾穿孔各个阶段。典型穿孔发生在起病后24~36 h,2~3天后继发脓肿形成。

(3) 病初患儿只出现轻微胃肠道症状,阑尾管壁持续扩张引起恶心呕吐,并典型地在数小时后发生腹痛。恶心很常见,呕吐往往并不严重。

(4) 阑尾穿孔的体征包括体温升高超过38.6℃、白细胞计数高于正常值和其他弥漫性腹膜炎表现。

19.4.1.2 手术治疗

急性阑尾炎普遍接受的治疗方法是急诊手术,包括右下腹经麦氏点横形或斜形开腹手术和借助腹腔镜技术行阑尾切除术。

19.4.1.3 麻醉相关问题

(1) 患儿发热时代谢和氧耗增加,同时液体需要量也增加,体温每上升1℃,液体需要量增加10%~12%。

(2) 频繁呕吐可能造成患儿水、电解质紊乱。

19.4.1.4 麻醉管理

(1) 术前准备 ① 行血常规、血清电解质检查,静脉输液补充容量。② 术前禁食禁饮,伴发腹胀和肠梗阻时应留置鼻胃管进行胃肠减压。③ 发热患儿术前不再应用阿托品等药物以免体温进一步上升。④ 手术切皮前给予广谱抗生素。

(2) 术中管理 ① 采用静吸复合麻醉,可选择七氟烷吸入诱导或静脉诱导。诱导时压迫环状软骨以防发生反流。② 麻醉维持予七氟烷吸入或静脉输注异丙酚,复合芬太尼或舒芬太尼间断追加,也可瑞芬太尼持续静脉输注。患儿伴发肠梗阻和采用腹腔镜手术时禁用氧化亚氮。

19.4.2 肠套叠

19.4.2.1 病理和临床特点

(1) 肠套叠是一部分肠管陷入另一部分肠管内,是引起婴儿和学龄前儿童急性腹痛的第二位常见原因,也是该年龄组患儿急性小肠梗阻的常见原因。

(2) 腹痛、呕吐、腹部包块和直肠出血,结合这些症状和体征有助于诊断婴儿和儿童肠套叠。

(3) 肠套叠分为四种类型:普通型、特殊型、解剖型和其他。而解剖型中回结型占85%,回回结型占10%,阑尾结肠型、盲肠结肠型和结肠结肠型共占2.5%,空肠空肠型和回肠回肠型共占2.5%,另外还包括管周肠套叠。

(4) 目前常用的非手术放射学复位技术有四种,分别是X线透视引导下空气灌肠复位、超声引导下空气灌肠复位、超声引导下液体静压复位和X线透视引导下液体静压复位。仍约有10%肠套叠患儿经多种方法尝试后复位失败而需进行手术治疗。

19.4.2.2 治疗方法

治疗包括药物、放射学复位和手术。通过手术进行复位、切除肠管和修补肠穿孔,可采用开腹或腹腔镜技术辅助切除病理诱发点。

19.4.2.3 麻醉相关问题

(1) 频繁呕吐可造成患儿脱水、水电解质紊乱。

(2) 肠梗阻时胃内容物积聚在胃中,麻醉时应将其当作饱胃患儿处理。

19.4.2.4 麻醉管理

(1) 术前准备 ① 术前禁食禁饮,留置鼻胃管进行胃肠减压。② 评估患儿全身状况,包括生命体征、静脉通路、补液量、尿量和血电解质。静脉输液纠正异常,若发生休克,还应积极进行抗休克治疗。③ 手术切皮前给予广谱抗生素。④ 术前备血。

(2) 术中管理 ① 采用静吸复合麻醉,可选择快诱导技术,诱导后无须面罩过度通气,插管时压迫环状软骨以防发生反流和误吸。② 麻醉维持用七氟烷吸入或静脉输注异丙酚,复合芬太尼或舒芬太尼间断追加,也可瑞芬太尼持续静脉输注。肠套叠患儿和腹腔镜手术时均禁用氧化亚氮。③ 术中切除不可复位或坏死肠管时应根据患儿情况给予输血。

19.4.3 麦氏憩室

19.4.3.1 病理和临床特点

(1) 麦氏憩室是最常见的卵黄管畸形,多位于距回盲瓣90 cm以内,可含有胃和胰腺两种异位黏膜,发病率为1%~2%,男性多见,且在2岁以内发病。

(2) 伴发畸形包括食管闭锁、十二指肠闭锁、肛门闭锁、脐膨出、肠旋转不良、先天性巨结肠、唐氏综合征、先天性膈疝、各种先天性神经系统和心血管系统畸形。5%以下的患儿可能出现伴发畸形。

（3）最常见的症状和体征是出血、梗阻和炎症。麦氏憩室出血占所有儿童低位消化道出血病例的一半，好发于婴幼儿。一般为反复发作的无痛性出血，呈阵发性，可自行停止，血红蛋白水平可明显降低。麦氏憩室通过肠套叠、肠扭转、内疝、炎症和经开放的卵黄管脱出导致肠梗阻。麦氏憩室的炎症表现一般出现较晚，且常被误认为阑尾炎。

（4）麦氏憩室选择性切除后最常见的并发症是粘连性肠梗阻，发生率可高达 5%～10%。

19.4.3.2 手术治疗

有症状的麦氏憩室应行手术切除。若存在溃疡或憩室基部累及回肠，则建议切除受累段小肠并行一期端端吻合术。腹腔镜下麦氏憩室切除术也能取得良好的效果。

19.4.3.3 麻醉相关问题

（1）多次发作的消化道出血可造成患儿贫血。

（2）肠梗阻时呕吐可导致患儿脱水和电解质紊乱，同时麻醉诱导期应将其当作饱胃患儿处理。

19.4.3.4 麻醉管理

（1）术前准备 ① 术前禁食，留置鼻胃管进行胃肠减压。② 评估患儿全身状况，包括生命体征、静脉通路、血常规、血电解质和超声心动图。静脉输液纠正电解质紊乱。③ 手术切皮前给予广谱抗生素。④ 术前备血。

（2）术中管理 ① 采用静吸复合麻醉，可选择快诱导技术，诱导后无须面罩过度通气，插管时压迫环状软骨以防发生反流和误吸。② 麻醉维持予七氟烷吸入或静脉输注丙泊酚，复合芬太尼或舒芬太尼间断追加，也可瑞芬太尼持续静脉输注。肠梗阻和腹腔镜手术时均禁用氧化亚氮。③ 切除麦氏憩室和受累段小肠时根据患儿情况给予输血。

19.4.4 睾丸扭转

19.4.4.1 病理和临床特点

（1）睾丸扭曲或扭转导致血供障碍，若不及时缓解将会引起睾丸坏死。被膜或鞘膜内扭转最为常见，精索在鞘膜内附着位置过高是诱发因素。被膜或鞘膜外扭转比较少见，且局限于围生期。睾丸附件通常基底狭小如蒂柄，这一结构是发生扭转的危险因素。

（2）睾丸扭转常见于青春期儿童，但青春期开始以前以睾丸附件扭转更多见。睾丸扭转发病有两个高峰：新生儿早期和 13～16 岁青春期男孩。

（3）睾丸扭转的临床表现常以突发的睾丸疼痛为前驱症状，疼痛可波及下腹部或腹股沟，伴有恶心和呕吐。睾丸和附睾发生坏死前，触摸阴囊局部时会感到异常疼痛。患侧阴囊迅速变红、水肿，若不及时治疗,睾丸梗死形成会使半边阴囊皮肤变成蓝紫色。睾丸附件扭转与睾丸扭转的临床表现几乎相同,但疼痛程度一般较轻。相当于睾丸上极位置的阴囊皮肤上可见紫黑斑(blue-dot 征),触摸局部时可引起剧烈疼痛,相反对睾丸整体触诊仅造成轻微不适。

(4) 多普勒超声和放射性同位素扫描有助于明确阴囊急症时睾丸的血供情况。

19.4.4.2　手术治疗

阴囊急症怀疑睾丸扭转时需立即行阴囊探查手术。确诊睾丸扭转以后,一定要同时探查对侧阴囊,因为畸形往往同时存在于双侧睾丸。

19.4.4.3　麻醉相关问题

扭转极易导致睾丸坏死,因此属外科急症,手术麻醉时应将其当作饱胃患儿进行处理。

19.4.4.4　麻醉管理

(1) 术前准备　尽快完成术前检查,备好负压吸引装置。

(2) 术中管理　① 紧急手术时采用气管内麻醉,选择快诱导技术,插管时压迫环状软骨以防发生反流和误吸。若患儿禁食时间符合要求,也可考虑采用喉罩吸入麻醉或蛛网膜下腔阻滞。② 麻醉维持予七氟烷吸入或静脉输注异丙酚,复合芬太尼或舒芬太尼间断追加,也可瑞芬太尼持续静脉输注。

19.4.5　新生儿坏死性小肠结肠炎(NEC)

19.4.5.1　病理和临床特点

(1) NEC 是新生儿最常见的外科急症,确切发病率尚不清楚。近期报道证实 NEC 与早产密切相关,低孕龄和出生低体重早产儿是主要的危险因素。新生儿坏死性小肠结肠炎的发病机制至今未明,病因可能是涉及黏膜受损、病原菌和喂养的多因素协同作用,导致易感宿主肠管损伤和炎症反应。

(2) NEC 可累及单个(50%)或多段(不连续)肠管,最常累及回肠末端,其次是结肠。全肠累及是 NEC 的暴发形式,特征是至少有 55% 肠管发生坏死,占所有手术病例的 19%,并且病例多数死亡。肉眼观肠壁片状出血,常伴有肠壁积气。部分区域外观正常,而其他区域则可见坏死。浆膜面有纤维素样渗出,黏膜面溃疡形成伴大范围脱落。镜下最常见的损害是黏膜表面轻度乃至凝固性坏死(89%)。

(3) NEC 初期只出现生理紊乱,如嗜睡、体温不稳、反复呼吸暂停、心动过缓、低血糖和休克,且无特异性。随着疾病进展会出现与胃肠道相关的特异性症状,包括腹胀(70%～98%)、便血(79%～86%)、喂养后胃内容物大量滞留($>70\%$)、呕吐($>70\%$)和腹泻(4%～20%)。

25%～63%的病例大便带血,22%～59%大便隐血阳性,但直肠出血很少。体检时常见腹部膨隆,腹部初期柔软,逐渐变得紧张且有触痛。可以摸到扩张的肠襻和感觉有腹壁捻发音。大约 5%病例会出现腹壁水肿和红斑,提示存在腹膜炎。

(4) NEC 患儿实验室检查常有中性粒细胞减少、血小板减少和代谢性酸中毒。NEC 重要的诊断方法是腹部平片,与 NEC 相关的表现包括肠梗阻(非特异性肠管扩张)、肠壁囊样积气症、门静脉积气、气腹、腹腔游离液体和持续性扩张、固定的肠襻。

19.4.5.2　治疗方法

若未发生肠坏死或穿孔,NEC 病例早期采取保守治疗。基本措施包括禁食、胃肠减压、静脉液体复苏治疗、血气分析、纠正血电解质酸碱失衡、静脉营养和应用广谱抗生素。明确的手术指征是存在气腹。

19.4.5.3　麻醉相关问题

(1) 早产儿呼吸中枢发育不成熟,可出现呼吸暂停。

(2) NEC 患儿血容量不足,电解质紊乱并可能发生休克。

(3) 低血容量和败血症常会导致 NEC 患儿代谢性酸中毒。

(4) NEC 患儿因革兰阴性细菌脓毒症以及血小板被内毒素结合使得血小板减少,严重者会出现 DIC。

(5) 抗生素与肌松药的相互作用。

19.4.5.4　麻醉管理

(1) 术前准备　① 补充血容量,如果需要可考虑使用正性肌力药物。理想状态下,让患儿平均动脉压符合生理正常值,尿量至少达到 1 ml/(kg·h)。② 术前血气分析,测定血红蛋白值、血细胞比容、电解质、酸碱平衡和血糖值。检测患儿凝血指标。根据结果,输注浓缩红细胞、新鲜冷冻血浆或血小板,纠正患儿贫血和凝血异常。③ 观察患儿呼吸,尤其关注呼吸暂停等异常状况,必要时给予通气支持。④ 在上肢建立静脉通路。

(2) 术中管理　① 使用暖风毯和输液加温仪等设备以防患儿术中发生体温下降,术中需连续监测直肠温度。② 麻醉诱导前静脉注射阿托品,并通过胃管抽尽胃内容物。③ 采用静吸复合麻醉,可选择七氟烷吸入诱导,芬太尼、舒芬太尼等阿片类镇痛药和维库溴铵、罗库溴铵等肌松药均可使用。NEC 患儿禁用氧化亚氮。④ 动脉穿刺置管用于测压和血气分析。颈内静脉穿刺置管可用于监测中心静脉压和输注血管活性药物。根据患儿状况和实验室检查结果指导输液。⑤ 根据血气分析结果调整呼吸参数,以防吸入氧浓度过高造成氧中毒。

(3) 术后处理　术后将患儿送至 NICU 继续监护和治疗。

19.5　器官移植

19.5.1　肝移植

19.5.1.1　适应证

儿童肝移植适应证包括胆汁淤积和非胆汁淤积性肝硬化、急性肝衰竭、某些代谢性肝病、特定肿瘤引起的终末期肝脏疾病等。

19.5.1.2　手术方式

手术主要分为四个阶段：① 麻醉诱导至切断肝脏血供为肝切除期。② 取出病肝至供肝完成腔静脉和门静脉吻合为无肝期。③ 腔静脉和门静脉开放后进入再灌注期。④ 胆道的重建过程为胆道重建期。

19.5.1.3　麻醉相关问题

（1）终末期肝病患儿由于肝脏代谢功能减退使得循环中扩血管物质浓度升高，外周血管扩张，组织脏器中血流淤滞。门脉高压引起侧支循环开放和动静脉分流，使得体循环阻力下降。两者共同作用造成有效循环血容量相对不足。终末期肝病患儿因神经反射造成心输出量增加，呈现高动力性循环状态，但由于有效循环血容量相对不足使得血压依然较正常偏低，而且心血管功能储备减少，对于儿茶酚胺敏感度降低。

（2）有 4%～29% 终末期肝病患儿会出现"肝肺综合征"，典型的情况是患儿不存在原发性心肺疾患，却出现慢性肝病、低氧血症和肺内分流三联症，常表现为劳力性呼吸困难。肺血流量增加可使肺血管结构重建和变性，肺循环阻力升高，约有 20% 终末期肝病患儿发生门静脉型肺动脉高压（门静脉高压和肺动脉高压并存），严重者会导致急性右心功能衰竭和心源性猝死。中重度门脉型肺动脉高压患儿会有低氧血症，同时可能伴有肺泡-动脉氧分压差增加、弥散障碍和较为严重的呼吸性碱中毒。此外，胸水腹水压迫、2,3-二磷酸甘油酯缺乏和缺氧性肺血管收缩调节功能低下同样会使患儿面临组织缺氧的风险。

（3）内分泌激素调节激活肾素-血管紧张素-醛固酮系统，且抗利尿激素释放增加，机体容易水钠潴留，自由水排出减少甚至造成组织水肿，增加了氧向组织细胞弥散距离，加之交感神经为了维持有效循环容量而产生的缩血管作用，增加了组织细胞摄取氧的难度。终末期肝病患儿对氧利用障碍，机体需要提高心输出量才能保证足够的氧供应。

（4）终末期肝病患儿肾功能不全的三大原因是肾前因素、急性肾小管坏死和肝肾综合征。在有效循环血容量相对不足情况下，大量利尿和抽取胸腹水后未及时补充血容量，容易因肾前因素导致肾功能不全。急性肾小管坏死是由于肾脏灌注不足所致，若肾小管缺血严重，则可能引起肝肾综合征，不过等肝脏移植成功后，肾脏功能还能有望恢复。

（5）终末期肝病患儿往往有贫血、血小板减少和凝血功能障碍。

19.5.1.4 麻醉管理

(1) 术前评估和准备 ① 肝移植前需评估原发疾病对心血管功能的影响,同时还需注意患儿是否伴发心脏畸形。② 终末期肝病影响肺实质、肺循环和胸膜腔,可能出现呼吸功能不全,且不少原发疾病如 α_1-抗胰蛋白酶缺乏症和囊性纤维病本身也会引起阻塞性肺部病变。中等程度的低氧血症在终末期肝病患儿中也较为常见,这是因为功能残气量和肺总量降低,弥散功能障碍和肺内动静脉分流所造成。门脉型肺动脉高压由肺血管增生和收缩引起,可继发右心功能不全,必要时需对疑似病例行心导管检查以明确诊断并评估右心功能。③ 尿钠是术前肾功能评估的重要指标,肝肾综合征、低血容量和其他肾前原因引起的肾功能不全常表现为少尿和尿钠含量降低(<10 mmol/L)。急性肾小管坏死导致肾衰竭时尿钠含量升高,通常大于 30 mmol/L。采用肾脏超声评估肾脏大小和结构改变有助于发现梗阻型肾脏病变。④ 术前用药可选择口服咪达唑仑,并根据患儿情况补充维生素及输注血小板和冷沉淀物等。⑤ 患儿和家属围术期心理准备。

(2) 术中管理

1) 肝切除期 ① 采用静吸复合麻醉,诱导前常规监护心电图、脉搏血氧饱和度和无创血压,可选用异丙酚、依托咪酯或氯胺酮,镇痛药物可选芬太尼或舒芬太尼,肌松药物以顺式阿曲库铵作为首选,因其通过霍夫曼效应降解而无器官依赖。术中以间断追加芬太尼、连续输注顺式阿曲库铵辅以吸入七氟烷维持麻醉。氧化亚氮可能引起肠腔充盈和气体栓塞,应避免使用。② 使用暖风毯和输液加温仪等设备,吸入气体也应加温湿化,置入探头连续监测食管和直肠温度,尽可能采取多种措施防止患儿术中发生体温下降。麻醉后留置导尿管。患儿枕部、肘部、踝部和骶尾部等下方要安放有软垫,以防发生压疮。③ 肝移植时需要快速输液和输血,应在上肢再开放 2 条较粗的静脉通路。由于术中可能需要阻断腹主动脉,动脉测压常选择在桡动脉处穿刺置管。颈内静脉穿刺置管可用于监测中心静脉压和输注血管活性药物。④ 机械通气时选用压力控制模式,以便肺顺应性下降时有利于气体在肺内均匀分布,改善通气效果。为预防术中发生肺不张,可常规使用 5 cmH_2O 水平PEEP。⑤ 肝切除期患儿发生低血压的常见原因有失血、体液转移和血浆离子钙浓度降低。而凝血功能低下(如凝血酶缺乏、血小板减少、纤维蛋白原降低或弥散性血管内凝血)和大量侧支循环开放是术中大量失血的危险因素。肝移植术中出血最多的阶段是肝切除期,此时凝血功能呈进行性下降,血小板计数也因血液稀释而降低。除了 PT、APTT、血小板计数、纤维蛋白原含量和 D-二聚体测定等常规凝血功能检测外,应用 TEG 对肝移植手术患儿凝血功能进行深入的评估。

2) 无肝期　①无肝期下腔静脉阻断后可导致心输出量减少、中心静脉压降低、左房压降低,同时出现反射性心动过速和体循环阻力升高。此时可给予晶体液和胶体液扩容,并且应用儿茶酚胺类药物进行强心和缩血管治疗。要以尽可能低的充盈压(中心静脉压或左房压)维持足够的灌注压(平均动脉压)。②门静脉吻合后和肝静脉吻合前,先开放门静脉,以受肝者自体血流冲洗供肝,并由供肝肝静脉残端开口处放出冲洗用自体血。麻醉医师需注意应用"自体血冲洗移植肝"技术后因额外失血造成严重低血压,及时输液输血甚至使用血管活性药物。

3) 再灌注期　①随着门静脉和腔静脉开放,患儿可能出现严重低血压、心动过缓、心输出量锐减、室上性或室性心律失常、甚至心脏骤停。这可能是残余高钾保存液对心脏的直接干扰作用或所谓的"再灌注综合征"(灌注恢复后 5 min 内血压降低 30% 以上并至少持续 1 min)造成的。"再灌注综合征"病因不明,可能与缺血供肝释放大量血管活性物质、回心血量骤增和血钾浓度突然升高等有关。再灌注期体循环阻力明显降低,适当水平的平均动脉压就足以维持充分的组织灌注。切忌大幅提高充盈压,以免造成移植后肝充血和手术创面渗血增加,甚至发生肺水肿和心功能不全。必要时需限制补液量和使用利尿药,同时辅以血管扩张剂。②再灌注期高钾血症往往呈一过性,经 1～2 min 快速再分布后而得到缓解,一般可用钙剂和碳酸氢钠处理。若严重高钾血症威胁到生命,则需进行血液透析或回收红细胞经洗涤后再予回输。③终末期肝病患儿还会存在纤溶亢进的倾向,纤溶酶原激活物的灭活或纤溶抑制剂的合成都减退。纤溶酶原激活物水平在无肝期逐渐升高,并于再灌注期达到峰值。可考虑使用氨基己酸或氨甲环酸,通过抑制纤溶酶原激活物和纤溶酶生成,防止纤维蛋白单体降解,不过其作用尚未被完全肯定。④肝动脉血栓形成是小儿肝移植手术最为严重的并发症,使用新鲜冷冻血浆和血小板时需谨慎。当肝脏恢复灌注后,血细胞比容宜控制在 20%～30%,以免增加血栓形成的风险。⑤肝移植手术时若糖异生不足或者胰岛素灭活减少,那么储备糖原被耗尽后会发生低血糖,但临床上低血糖并不常见,这可能与输注的红细胞悬液中含有较多葡萄糖,且术中不少药物以含糖溶液作为溶剂相关。当肝脏恢复灌注后常出现血糖升高,主要原因是缺血的肝细胞释放出葡萄糖,而且大剂量激素降低了胰岛素功效,同时患儿体温偏低,新陈代谢减慢,糖原利用也减少。因此,肝移植手术时应至少每小时监测一次血糖,以防发生低血糖或高血糖等不良反应。

4) 胆道重建期　肝动脉吻合后,通过胆总管端端吻合或 Roux-en-Y 胆总管空肠吻合行胆道重建,若在此时出现低钾血症,且患儿肾功能正常尿量充足,则可以谨慎地补钾。

(3)术后处理 ① 术后并发症可能影响患儿呼吸功能恢复,建议将患儿带气管导管送至重症监护病房继续监护和治疗。② 肝移植术后4～10天,机体可能处于高凝状态,为了防止肝动脉和门静脉血栓形成,需要给予适当的抗凝治疗,包括肝素、阿司匹林、抗纤维蛋白酶Ⅲ。

19.6 常见小手术

19.6.1 舌系带分离术

19.6.1.1 病理和临床特点

舌粘连或舌系带过短是舌系带常见的先天性疾病。新生儿因舌系带过短引起舌活动度减少,并导致吮吸进食障碍。稍大的儿童可由于舌系带过短,舌尖向上和向侧方卷曲受限而影响发音。

19.6.1.2 手术治疗

新生儿和婴儿舌系带较细且没有血管,常规手术切开即可。较大的患儿如果舌系带较粗且含较多血管,则需在全身麻醉下行手术切开或成形术。

19.6.1.3 麻醉相关问题

(1)舌系带分离术通常为门诊手术,若患儿合并有上呼吸道感染,麻醉医师应严格掌握手术指征,应在感染得到控制后1～2周再进行麻醉和手术。

(2)术中注意唾液、出血等可能造成患儿气道痉挛或梗阻。

19.6.1.4 麻醉管理

(1)术前准备 除了术前检查外,患儿还需常规禁食和禁饮。

(2)术中管理 ① 为了减少腺体分泌,可静脉注射阿托品。② 采用面罩吸入七氟烷诱导或静脉诱导,氯胺酮、异丙酚和依托咪酯等均可使用。必要时可选择气管内麻醉。③ 静脉麻醉期间需保持呼吸道通畅,可采用鼻导管吸氧,同时加强监测。

(3)术后处理 ① 术毕可在伤口处给予利多卡因局麻镇痛。② 手术后将患儿送至 PACU,完全清醒并符合标准后方可离院。

19.6.2 腹股沟疝修补术

19.6.2.1 病理和临床特点

小儿腹股沟疝的发生率为 $0.8\% \sim 4.4\%$,病因为继发于胎儿期和新生儿期的鞘状突发育障碍。不论性别,约有 60% 腹股沟疝发生在右侧。腹股沟疝通常无症状,患儿有在腹腔压力增高(如哭闹或腹肌紧张)时,腹股沟区、阴唇或阴囊内间断出现包块的典型病史。目前超声已成为诊断腹股沟疝有价值的工具。

19.6.2.2　手术治疗

真性腹股沟疝无法自愈,一般需要手术治疗。儿童腹股沟疝修补的基本原则是疝囊高位结扎术。如今已有很多单位将腹股沟疝修补术作为日间手术常规开展,还有不少单位开展腹腔镜下小儿腹股沟疝修补术。

19.6.2.3　麻醉相关问题

术前评估患儿全身情况,尤其注意患儿是否合并贫血或上呼吸道感染。

19.6.2.4　麻醉管理

(1) 术前准备　了解患儿生长发育、过敏史和疾病史等,完善相关实验室检查,术前常规禁食和禁饮。

(2) 术中管理　① 可根据手术时间、难易程度和方式等,选择静脉麻醉、区域阻滞、喉罩或气管内麻醉。对于不合作的小儿,可采用七氟烷吸入诱导。氯胺酮、芬太尼、异丙酚等药物也均可使用。② 全麻复合髂腹下神经及髂腹股沟神经阻滞(或者骶管阻滞)的优点是减少全身麻醉药物的用量,同时可提供更为有效的术后镇痛。③ 必须在切皮和游离鞘状突牵拉腹膜时保证足够的麻醉深度,以防麻醉过浅导致患儿出现体动反应,甚至屏气、喉痉挛和缺氧。

(3) 术后处理　① 双氯芬酸肛栓 0.5 mg/kg 直肠给药用于术后镇痛。② 术后将患儿送至 PACU,待其完全清醒并符合标准后方可离院。

19.6.3　睾丸固定术

19.6.3.1　病理和临床特点

隐睾的定义是在精索无张力的情况下,睾丸无法被牵拉进入阴囊底。隐睾的位置可分为停留在正常下降路线上的睾丸和异位睾丸。早产儿中隐睾发病率显著升高,而 1 岁左右男婴隐睾的发病率是 0.96%。有报道,单侧隐睾病患的癌变风险是正常人的 15 倍,双侧隐睾病患癌变的风险是正常人的 33 倍,尤以腹腔型隐睾的癌变风险最高。

19.6.3.2　手术治疗

通常实施睾丸固定术的推荐年龄是 2 岁,也有学者将手术年龄提前至出生后 6 个月。腹股沟隐睾手术选择经外环的皮肤切口并略向侧方延长。阴囊切口的改良手术适用于获得性隐睾患儿。现在有更多的外科医师借助腹腔镜治疗位于腹股沟管内或腹腔内隐睾。

19.6.3.3　麻醉相关问题

手术牵拉精索时可能引发心动过缓,若暂停操作仍不能缓解,可给予阿托品拮抗。

19.6.3.4　麻醉管理

(1) 术前准备　了解患儿生长发育、过敏史和疾病史等,完善相关实验室检查,术前常规禁食和禁饮。

(2) 术中管理 ① 根据手术时间、难易程度和手术方式,一般选择喉罩麻醉,腹腔镜手术则多选择气管内麻醉。若全麻复合骶管内阻滞可提供更为完善的肌松和镇痛效果。② 术中麻醉过浅有可能发生喉痉挛。

(3) 术后处理 ① 双氯芬酸肛栓 0.5 mg/kg 直肠给药用于术后镇痛。② 术后将患儿送至 PACU,待其完全清醒并符合标准后方可离开手术室。

19.6.4 包皮环切术

包皮环切术是小儿常见的门诊手术之一,手术操作简单,但需重视术后镇痛。包皮环切术的麻醉管理如下。

(1) 术前准备 评估小儿情况并完善相关检查。术前常规禁食和禁饮。

(2) 术中管理 ① 通常选择静脉全身麻醉,氯胺酮、异丙酚等药物均可使用,若复合阴茎背神经阻滞不仅可以减少全麻药物的用量,而且还可提供良好的术后镇痛。阴茎背神经阻滞采用 0.25% 布比卡因,局麻药物中不添加肾上腺素,以免引起阴茎缺血坏死。② 骶管阻滞也可供选择,0.125% 布比卡因 0.5 ml/kg 给药,此方法同时能为患儿术后提供 4~6 h 完善的镇痛效果。

(3) 术后处理 ① 双氯芬酸肛栓 0.5 mg/kg 直肠给药用于术后镇痛。② 术后将患儿送至 PACU,待其完全清醒并符合标准后方可离开手术室。

19.7 小儿腹腔镜手术

与传统开腹手术相比,腹腔镜手术具有创伤小、诊断和治疗可同时进行、术后疼痛减轻、住院时间缩短和恢复快等优点。手术适应证包括尼森(Nissen)胃底折叠术、幽门环肌切开术、阑尾切除术、脾切除术、卵巢囊肿切除术、肾切除术、睾丸下降固定术和腹股沟疝修补术等。

19.7.1 人工气腹对生理的影响

(1) CO_2 气腹时腹内压增高,膈肌上抬,功能残气量减少,肺顺应性降低,呼吸道阻力增加,导致气道内压升高,肺内气体分布不均,通气/血流比值失调,可能发生缺氧和 CO_2 潴留。膈肌移位可能使气管导管进入更深,甚至插入一侧主支气管,意外地发生单肺通气。术者建立气腹时操作不当也可能导致 CO_2 向血液和皮下弥散,造成高碳酸血症和皮下气肿。

(2) 气腹时血流动力学变化包括静脉回心血量减少,体循环阻力增加,心脏前负荷减少,后负荷增加,心室功能曲线右偏,心搏量减少。心血管代偿反应使得交感神经兴奋,释放儿茶酚胺量增加,外周血管阻力升高,导致血压上升和心率加快。表现为主动脉血流量降至术前 67%,心搏量降至术前 68%,全身血管阻力增加 62%,气腹结束后这些改变可完全逆转。研究表明,人工气腹时新生儿腹内压不宜超过 0.8 kPa (6 mmHg),较大小儿的腹内压不宜超过 1.6 kPa(12 mmHg)若腹内压超过 2 kPa(15 mmHg)时有发生低心排血量的风险。值得注意的是,新生儿和婴儿可能存在卵圆孔和动脉导管未闭,气腹时肺动脉压升高可导致右向左分流,产生低氧血症、心功能不全以及气栓的可能。

(3) 人工气腹时胃内压升高,且小儿奥迪括约肌发育不完善,容易引起胃液反流。

(4) 气腹刺激腹腔交感神经,腹膜血管收缩,肝血流量减少,同时肾血管阻力增加,肾小球滤过率下降,尿量减少,肾功能受损。此外,腹膜膨胀或内脏受牵拉引起的迷走神经功能亢进有可能导致心动过缓。

(5) 人工气腹时,可能因 CO_2 进入静脉和气腹针误入血管而发生气体栓塞。

19.7.2 麻醉管理

(1) 术前准备 ① 术前访视,了解患儿病情。合并急性呼吸道感染者应延期手术;合并有低血容量、心脏疾病、颅高压者应禁止行腹腔镜手术。② 术前放置鼻胃管进行胃肠道减压。③ 气腹会影响下肢静脉回流,应选择在上肢或颈部建立静脉通路。

(2) 术中管理 ① 使用暖风毯等设备以防患儿术中发生体温下降,同时加强体温监测。② 选择静吸复合麻醉,采用七氟烷吸入诱导或静脉诱导。术中间断追加阿片类药物和肌松药,复合吸入七氟烷或静注异丙酚维持麻醉。良好的肌肉松弛会降低腹内压,增加腹腔内容量,有利于暴露手术野,减少气腹不良反应,更有利于腹腔镜手术进行。氧化亚氮会使肠管扩张和增加发生空气栓塞的危险,应予禁用。③ 小儿腹腔镜手术后容易发生恶心和呕吐,在胃肠减压的同时可预防性使用止吐药、减少胃酸分泌的质子泵抑制剂或 H_2 受体拮抗剂。④ 体位会对心血管系统产生影响,头高位时减少静脉回心血量和心排血量,头低位时会增加静脉回心血量和心排血量,需引起麻醉医师重视。⑤ 根据呼气末 CO_2 和气道压调整呼吸参数,适当采用过度通气有助于排出 CO_2。

19.8 联体儿分离手术的麻醉

19.8.1 病理和临床特点

(1) 联体儿的发病率约为 1/50 000,由于 60% 以上出生时即为死胎,因此,联体儿在活产儿中的发病率约为 1/200 000,其中男女之比为 1∶3。联体儿病因至今尚未阐明。

（2）联体儿根据相连部位进行分类，见图 19-1。胸部联胎常处于面对面体位，并呈现特征性角弓反张。两个体共享胸骨和膈肌，75%有心脏相连，其中 90%还有心包融合。50%联体儿有肠道融合，几乎总有不同程度的肝脏融合。脐部联胎常有脐突出，并可能在分娩期间破裂。两者间有肝桥和腹膜相连。近段肠道往往独立，但常伴有肛门闭锁。臀部联胎可能在椎管融合的部位共享，但两者的脊柱通常独立。远端肠管存在共享或重复，泌尿生殖系统连接各异。坐骨联胎在骨盆处相连，或者从脐部至骨盆相连，或者兼而有之。此类联体儿的空间位置关系变异很大。颅部联胎常见的是在头顶、枕部或顶骨侧面相连。这个群体的死亡率非常高。颅部联胎可能是部分相连，且连接部位有限，可以进行分离手术；也可能是完全相连，复杂的连接使得分离手术异常危险或缺乏手术指征。

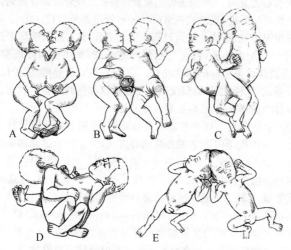

图 19-1　联体儿的分类

A. 胸部联胎；B. 脐部联胎；C. 臀部联胎；D. 坐骨联胎；E. 颅部联胎

19.8.2　手术治疗

联体儿分离手术一般安排在出生后 4～11 个月进行。择期手术可以一次性完成，也可以分期进行。若联体儿出现下列情况需考虑进行急诊手术：① 连桥部位被破坏。② 其中一个孩子的病情威胁到另一个孩子的生存。③ 两个孩子因血流动力学或呼吸功能不全使得病情恶化。④ 其中一个患儿根本无法存活下来，而另一个孩子的生存希望很大。

19.8.3　麻醉相关问题

（1）除非联体儿在体型上存在明显的不一致，每个孩子的体重都应认为是共同体重的一半。

(2) 必须将联体儿按两个独立体对待,术前准备有两组管理人员、两套麻醉机和监护设备。

(3) 搬动寄生胎过程中可能产生严重的迷走神经发射,麻醉药物如氯胺酮和抗胆碱能药物对此可能有保护作用,但仍必须确保血管内有充足的容量。

(4) 尽管已有大量的术前检查,但在围术期仍有可能遇到未发现的畸形,对此应做好心理准备。

19.8.4 麻醉管理

(1) **术前准备** ① 评估气道解剖、气管插管难易程度、气管导管固定等。② 评估患儿是否存在发绀、气急、哭吵无力以及发育迟缓。确诊有先天性心脏病的联体儿,还应明确其先天性心脏病类型和心功能,是否发生过心力衰竭。③ 过去曾用放射性核素心血管造影评估血流方向和交叉循环的程度,现已被三维磁共振血管造影所取代。④ 手术室内应备好保温设施,联体儿转运过程中需注意保暖。⑤ 术前每个患儿都应进行交叉配血实验,并备好新鲜冷冻血浆、血小板和冷沉淀物等。⑥ 术前镇静可采用口服咪达唑仑。⑦ 配备两套麻醉机、监护仪、听诊器等设备,暖风毯、血液加温仪和血气分析仪都应处于备用状态。若术中需要体外循环支持,也应提早做好准备。

(2) **术中管理** ① 采用静吸复合麻醉,常用的麻醉诱导技术一般都能用于联体儿,但不推荐采用快诱导方式,除非两个患儿都能保持气道通畅。由于存在交叉循环,当一个患儿使用了肌松药之后,另一个患儿也需同步给予控制呼吸。为了避免术中发生导管扭曲,应选择使用加强型导管。② 为了减少唾液分泌和降低迷走神经兴奋性,可在麻醉诱导时给联体儿分别静脉注射阿托品 $0.01 \sim 0.02$ mg/kg。③ 联体儿中心静脉和动脉穿刺的血管解剖位置与普通人存在较大差异,采用超声引导的血管穿刺技术很有价值。建立颈内静脉和股静脉通路时有时需将两患儿左右翻转 $180°$。④ 分离手术开始前用棉垫保护好患儿,棉垫包扎还能起到固定作用。手术期间注意保护患儿的肢体、眼睛和面部,防止肢体意外受压。⑤ 液体维持和补充液体缺失多选择乳酸林格液。术中应常规监测患儿的血糖水平。联体儿分离手术的失血量有时相当可观,需根据有创动脉压、中心静脉压、末梢灌注情况、血细胞比容和尿量等指标决定输血治疗。

(3) **术后处理** 术后将患儿带气管导管送至重症监护病房继续监护和治疗,关注血流动力学、呼吸、营养、液体管理、镇痛、感染等问题,并给予相应处理。

(张瑞冬)

20

小儿泌尿外科手术麻醉

小儿泌尿生殖系统疾病种类繁多，多数为先天性泌尿生殖系统缺陷，其次为后天获得性疾病，包括肿瘤、创伤和感染等。小儿泌尿外科手术占小儿外科手术的30%左右。麻醉方法主要采用全身麻醉，但对于某些短小手术，儿童可采用椎管内麻醉，婴幼儿则可选择基础麻醉复合骶管阻滞。

20.1 病情和手术特点

（1）先天性泌尿生殖系统缺陷大多发生在胚胎期或胎儿期。通常情况下，畸形发生越早越严重。某些畸形不仅影响泌尿系统，也可能影响到其他器官系统。如胎儿期尿路梗阻可导致患儿肾脏发育不良，尿量减少，从而使羊水生成减少，最终影响到肺的发育。

（2）泌尿生殖系统疾病患儿常合并其他先天性畸形或是综合征的组成部分。如梨状腹（Prune-Belly）综合征，临床表现为腹壁肌肉发育不良、膀胱扩大以及双侧隐睾等；泌尿生殖系统畸形合并先天性心脏病，或者伴有潜在的肾功能不全，甚至肾衰竭。

（3）泌尿生殖系统疾病尤其是肾脏疾病常常导致水、电解质或内分泌等系统的紊乱。

（4）小儿泌尿系统肿瘤往往发病年龄小、恶性程度高、转移较早，可能伴有全身状况不良及贫血等。

（5）泌尿生殖系统疾病的手术通常比较短小，但是部分肿瘤或一部分修复手术持续时间比较长或需要分期修复，出血量也比较大。另外，大量冲洗液的应用也可导致术中低体温，要注意术中保温。

（6）泌尿生殖系统疾病本身和手术均会对患儿的心理造成不良影响。

（7）小儿泌尿生殖系统疾病的手术治疗时常需要特殊的体位或术中变换体位，因此，麻醉医师应当熟悉小儿泌尿外科疾病的解剖和生理变化、手术操作以及患儿体位对麻醉的要求。

（8）近年来，腹腔镜手术、机器人辅助等手术在小儿泌尿外科领域应用越来越广泛，对麻醉管理也提出了新的要求和挑战。

(9) 小儿泌尿生殖系统的疾病不同,外科手术路径也不同,有经尿道内窥镜、腹腔镜、剖腹、经后腹膜等。目前,需要手术治疗的小儿泌尿生殖系统疾病见表 20-1。

表 20-1　常见小儿泌尿外科疾病

分　类	疾　病
先天性畸形	输尿管瓣膜 肾盂和输尿管重复畸形 输尿管异位开口 先天性巨输尿管 输尿管脱垂 神经源性膀胱 膀胱外翻 隐睾 尿道下裂、尿道上裂 包茎 阴道畸形
囊肿和肿瘤	肾母细胞瘤 肾囊肿 神经母细胞瘤 神经节细胞瘤 肾上腺肿瘤 嗜铬细胞瘤 后腹膜畸胎瘤 卵巢肿瘤
创　伤	肾破裂 膀胱破裂 尿道损伤
肾衰竭(需要手术处理)	肾活检术 肾切除术 分流和造瘘术 甲状旁腺切除术 肾移植术
感　染	膀胱炎 尿道炎 包皮嵌顿
其　他	肾脏和膀胱结石

20.2　小儿肾脏发育

在胎龄 36 周时,胎儿肾单位数量已达成人水平,出生后小儿肾脏也具备成人肾脏的大部分功能,但其发育仍在进行中。

(1)足月新生儿的 GFR 较低,早产儿更低,并且后者的 GFR 随年龄增长的速度也较足月儿慢,故不能有效排出过多的水和电解质。随着肾脏的逐渐成熟,至 2 岁时,小儿 GFR 接近成人水平。低温、低氧、低血压、感染、心力衰竭、贫血以及腹腔内手术等因素都会进一步降低 GFR。

(2)足月新生儿有足够能力保钠,但其排钠能力较差,如输入过多钠,容易发生钠潴留和水肿。早产儿保钠能力不足,容易发生低钠血症。

(3)由于髓襻短,尿素形成少以及抗利尿激素分泌不足,新生儿及婴幼儿的尿液浓缩功能较差。

(4)新生儿葡萄糖肾阈较成人低,静脉输入或口服大量葡萄糖时容易出现糖尿。氨基酸的肾阈也较成人低。

(5)与成人相比,新生儿及婴幼儿保留碳酸氢盐的能力差,碳酸氢盐的肾阈低,故容易发生酸中毒。

20.3 麻醉前评估

(1)麻醉前应明确患儿是否合并其他畸形,如先天性心脏病等,或者是否患有其他综合征。

(2)重点评估患儿的肾功能情况,必须重视任何与肾功能不全有关的症状与体征,因为只有当 50% 以上的功能性肾单位受损时,实验室生化学指标才能反映异常。例如,麻醉前访视中应注意了解患儿的饮食情况,是否有厌食或喂养困难,恶心呕吐;了解患儿平时的活动情况,是否有精神不振、嗜睡或头痛眩晕等情况。体格检查时应注意患儿是否存在贫血、高血压、水肿、出凝血功能异常等。

(3)泌尿生殖系统手术常会对患儿的心理造成不良影响,患儿会表现出焦虑、恐惧,年长儿还会表现出自卑、羞耻。因此在麻醉前还应评估患儿的心理状况,积极与患儿及其家长沟通,缓解他们的焦虑情绪。

20.4 常见小儿泌尿外科手术麻醉

20.4.1 膀胱镜检查

(1)膀胱镜检查多在静脉、吸入全身麻醉或骶管阻滞下进行。麻醉期间可采用面罩、喉罩或气管插管维持气道管理。

(2)患儿以截石位躺在手术床尾端,麻醉回路、监护线缆通常会被拖得很长,增加导管脱落,线缆损坏的风险,术中要仔细观察。

(3)膀胱镜检查时维持足够的麻醉深度,以防插入膀胱镜时诱发喉痉挛,以及术中患儿的突然呛咳或体动影响操作,严重者可能造成膀胱穿孔。

（4）冷的消毒液和膀胱灌洗液常造成患儿体温下降，因此检查中应注意保暖，维持患儿体温正常。

（5）术后一般不会发生疼痛，通常无须术后镇痛。

20.4.2　尿道下裂修补术

（1）尿道下裂是先天性尿道口异位，位于前尿道或海绵体尿道的不同部位，发生率约占成活男婴的 8/1 000。

（2）尿道下裂修补一般在出生后 6～12 个月进行。

（3）手术重建皮下和黏膜下尿道，直达龟头。手术一期完成或分期完成，取决于解剖异常的程度。此类手术出血不会太多，很少需要输血。

（4）手术多需数小时，可选择气管内插管下的全身麻醉。短小手术亦可选择喉罩下的全身麻醉或骶管阻滞麻醉。

（5）全身麻醉联合骶管阻滞或阴茎背神经阻滞能减少全身麻醉药的用量，并能提供术后镇痛。

20.4.3　睾丸下降固定术

（1）隐睾是指睾丸未能按照正常发育过程从腰部腹膜后下降至阴囊内，未下降的睾丸可位于腹腔内、腹股沟管内或接近阴囊的外环处，发生率约占 1 岁男婴的 0.8%。长期未下降的睾丸有可能发生恶变。

（2）根据睾丸位置不同，可行睾丸下降固定术或睾丸探查术。目前，对于小儿未触及睾丸的隐睾，多采用腹腔镜手术，故常选择气管内插管的全身麻醉。

（3）睾丸位于内环以下的患儿可采用喉罩全麻和/或骶管阻滞行传统睾丸下降固定术。

（4）牵拉精索时可能引发心动过缓，若暂停手术操作仍不能恢复正常心率时，可静脉注射阿托品（0.01～0.02 mg/kg）。

20.4.4　肾盂成形术

（1）肾盂成形术常用于小儿肾积水的治疗。先天性肾盂输尿管连接部梗阻是小儿肾积水的常见原因。

（2）先天性肾盂输尿管连接部梗阻患儿伴发对侧肾脏畸形的概率相当高，也常伴发其他一些先天性畸形。因此，在麻醉前访视时应重视。

（3）传统的手术方法是开放性手术，手术部位比较深，因此对患儿的体位要求比较高，不仅要侧卧，而且腰部下方需要撑起腰桥以满足手术部位的暴露。

（4）目前随着腹腔镜技术的发展，腹腔镜下肾盂成形术日益普及。

（5）此类手术采用静吸复合全身麻醉，气管插管以控制呼吸。

20.4.5　膀胱外翻修复术

（1）膀胱外翻是一种罕见而严重的先天性畸形，3 万～4 万出生婴儿中有一例，大多见于男孩。

（2）膀胱外翻的典型表现为下腹壁和膀胱前壁缺损，膀胱后壁向前外侧翻，外翻膀胱黏膜长期暴露在外，容易出血，输尿管口直接暴露于体表且间断有尿液排出，耻骨联合分离，多数伴有尿道上裂。

（3）手术治疗的目的在于修复腹壁和外翻膀胱，重建尿道，控制排尿。

（4）此类手术创伤大，时间长，矫正耻骨联合分离时常需要髂骨切开，失血较多。因此，在麻醉过程中需要留置中心静脉导管以便于补液或监测容量，留置动脉导管以利于血压监测、血气分析等。

（5）手术涉及范围较大，热量丧失显著，因此需要监测患儿体温，利用保温毯、液体加温输注器等做好患儿的保温工作。

20.4.6 肾母细胞瘤切除术

20.4.6.1 临床特点

（1）肾母细胞瘤又叫维尔姆斯瘤，是小儿最常见的恶性肿瘤之一，约占到小儿腹膜后肿瘤的 50%，其中 5% 的病例是双侧的。肾母细胞瘤的大小、重量和组织学变异相差很大。

（2）常见的症状　包括腹部肿块、发热、腹痛和高血压。肿瘤早期不影响患儿的营养状况和生长发育，75% 的患儿以腹部肿块或腹部增大就诊。高血压可能是由于肿瘤压迫邻近的肾组织造成缺血坏死而引起。肿瘤生长迅速，可局部浸润至周围淋巴结、肾静脉、下腔静脉。肺部是肾母细胞瘤最好发的转移部位，晚期患儿呈恶病质。

（3）伴随畸形　泌尿生殖道异常如马蹄肾、输尿管畸形、尿道下裂；偏身肥大；先天性虹膜缺如。

（4）治疗方法　需综合治疗，包括手术切除、化疗和放疗。术前放疗可能会损害肺功能。

20.4.6.2 术前准备

（1）腹腔内巨大肿瘤可能引起胃排空延迟，麻醉诱导时容易引起反流误吸，术前可以留置胃管、使用抗酸药物。

（2）患儿常处于贫血状态，术中可能失血较多，需要大量输血，故术前需做好输血准备，准备好凝血因子等血制品。

（3）60% 的患儿由于肾素分泌增加引起高血压，一些患儿可以表现为严重高血压，术前和术中都要进行干预。血管紧张素转换酶抑制剂如卡托普利可以在术前应用。

20.4.6.3 术中麻醉处理

（1）肾母细胞瘤切除术采用气管插管内全身麻醉，留置动脉导管、中心静脉导管，密切监测动脉压和中心静脉压。

（2）患儿肾静脉和下腔静脉可能受肿瘤压迫或外科手术操作而影响回心血量，因此应开放上肢或颈内静脉以保证容量的快速输注。

(3) 如因外科操作压迫下腔静脉造成的血压突然下降,必要时应暂停手术操作。

(4) 对于肾静脉或腔静脉已有瘤栓的患儿需要密切监测生命体征,一旦瘤栓脱落可发生肺栓塞而导致心搏骤停。

(5) 术中可能发生严重高血压,可以增加吸入麻醉药的浓度或采用硝普钠、尼卡地平降压。

(6) 术中监测体温,注意保温,加热静脉输注的液体与血液制品。

20.4.6.4 术后处理

(1) 术后常需进入 ICU,以加强监测。

(2) 术后实施静脉镇痛。

20.4.7 嗜铬细胞瘤切除术

20.4.7.1 临床特点

(1) 嗜铬细胞瘤很少见于小儿,常发生在 9~14 岁。肿瘤常位于肾上腺髓质内,约 20% 的病例为双侧。

(2) 高血压是本病的主要症状,呈阵发性或持续性,持续性也可表现为阵发性加剧。高血压发作时非常快速,时常苍白在先,继而搏动性头痛伴面色潮红,严重时可发生昏厥。尿检发现儿茶酚胺及其代谢产物升高有助于确诊。

(3) 可伴发多发性神经纤维瘤、甲状腺肿瘤、多发性内分泌腺瘤病。

20.4.7.2 麻醉相关问题

(1) 如果患儿术前准备不足,术中可能发生血压剧烈波动。相反,完善的术前准备和平稳的麻醉诱导则可防止儿茶酚胺的过度释放。

(2) 避免使用可能增加儿茶酚胺释放的药物(如氯胺酮、琥珀胆碱)和增加心肌敏感性的药物(如氟烷)。泮库溴铵可能增加高血压的风险。

(3) 避免使用引起组胺释放的药物(如阿曲库铵和米库氯铵)。

(4) 手术切除多发性肿瘤可能导致大量失血。

(5) 恶性心律失常不多见。

20.4.7.3 术前准备

(1) 术前准备工作相当重要。一般可给予 α 受体阻断剂如酚苄明 $0.25 \sim 1.0$ mg/(kg·d),使血压降至正常。

(2) 不必常规使用 β 受体阻断剂。单独使用 β 受体阻断剂会由于阻断 β 受体介导的舒血管效应反而使血压升高,甚至发生肺水肿。如果要使用 β 受体阻断剂,需先使用 α 受体阻断剂使血压下降。

(3) 应用晶体与胶体交替输注,改善微循环和组织灌流量,最终从根本上改善血容量的不足。

(4) 纠正水、电解质紊乱,调整血糖达正常水平。

(5) 避免术前应用阿托品,以防诱发心动过速、心律失常及高血压。

（6）术前可口服咪达唑仑 0.5～0.75 mg/kg 缓解患儿焦虑情绪，以免造成血压波动。

20.4.7.4　麻醉处理

（1）麻醉选择气管插管全身麻醉，诱导过程力求平稳。此外还可以复合硬膜外阻滞，阻断交感神经反射，减少术中血压波动。

（2）手术过程中宜连续监测动脉血压、中心静脉压。

（3）手术分离挤压肿瘤时可使用血管扩张药物如硝普钠，以防高血压危象。

（4）在处理肿瘤血管的过程中，需快速静脉输液扩张血容量，使中心静脉压保持在 9～11 cmH$_2$O，防止血压突然下降。

（5）肿瘤切除后由于儿茶酚胺急剧减少，可能出现血压急速下降，需立即输注去甲肾上腺素和快速静脉输液。切除肿瘤后，如果血压仍很高，则要怀疑是否存在多发性的肿瘤。

（6）儿茶酚胺及胰岛素分泌大量增加，可能发生低血糖，所以要注意监测血糖。

20.4.7.5　术后处理

（1）术后常需进入 ICU，严密监测循环变化。

（2）术后实施硬膜外镇痛或静脉镇痛。

20.4.8　肾移植

自 1954 年第一例肾移植术成功以来，肾移植是成人肾衰竭患者最好的治疗方法。近 10 多年来，随着移植前准备工作的完善、手术技术的提高、供体选择的优化以及新型免疫抑制剂的应用，小儿肾移植的预后得到了显著改善。据最近的报道，小儿活体肾移植术后一年的急性排斥反应发生率从 20 世纪 80 年代末的 55％下降至目前的 10％～15％。

20.4.8.1　小儿肾移植术的特点

（1）在小儿中，梗阻性肾病、肾脏发育不良以及后天性肾病（如年长儿中局灶性节段性肾小球硬化和狼疮性肾炎）是导致肾移植的常见病因。肾小球性肾炎或糖尿病导致的肾衰竭则相对少见。

（2）与肝脏或心脏移植不同，移植肾通常放置在与原衰竭肾脏不同的位置上，因此移植肾的大小不必与受体小儿年龄相符。事实上，由于儿童供肾术后血管和输尿管并发症很多，因此成人供肾是目前小儿肾移植中最常使用的肾源。

（3）体重超过 30 kg 的小儿，手术过程与成人相仿。体重不足 10 kg 的小儿，行腹部正中切口，移植肾置于腹腔内，移植肾动静脉分别吻合于受体的主动脉和下腔静脉。体重在 10～30 kg 的小儿，外科医师会基于患儿的解剖特点选择适合的切口、移植位置以及血管吻合口。

（4）小儿肾移植术后一年内移植肾失功能的最常见原因不是排异

反应,而是血栓形成,低龄低体重小儿中更明显。从远期预后来看,青少年人群移植肾长期存活率是最差的,远低于其他年龄段的小儿以及成人。

20.4.8.2　麻醉相关问题

由于小儿血容量较小,而成人供肾的体积相对较大,故而在开放以后肾脏再灌注期间,麻醉医师如何给予供肾充足的血流灌注并保持患儿血流动力学稳定是麻醉管理的难点。

20.4.8.3　术前评估

注意肾衰竭的程度以及肾衰竭对其他器官功能和生长发育的影响。此外,麻醉医师还必须了解患儿最近一次透析的时间与方式,以便和外科医师一起决定是否需要在术前再次透析治疗,以防术中血钾过高。

20.4.8.4　麻醉管理

(1) 肌松药通常使用不通过肾脏排泄的顺式阿曲库铵,避免使用琥珀胆碱,因其可能使血钾升高 $0.5\sim0.7$ mmol/L。

(2) 七氟烷通常只用于诱导,考虑其氟化物和复合物 A 的肾毒性,一般不再用于麻醉维持。

(3) 婴幼儿肾移植时应尽量避免使用氧化亚氮,因其可能引起肠胀气而导致腹部空间不足。

(4) 除了常规监测项目以外,所有患儿需监测中心静脉压,以便指导补液,术中使用的免疫抑制剂也必须通过中心静脉才能给药。此外,如果移植肾不能立即恢复功能,还可凭此通路进行紧急透析。持续动脉压监测也相当重要,可以对患儿的血压进行动态监测,还可以及时进行动脉血气分析。

(5) 婴幼儿肾移植时一般都需要阻断腹主动脉和下腔静脉,开放后缺血性代谢产物进入循环,扩张血管,加上成人供肾本身就能吸收约 300 ml 血液,患儿可能出现严重低血压。因此,开放前必须提高 CVP 至 18 cmH$_2$O 以上。如开放后血压过低,可适当使用血管活性药物,如多巴胺。

(6) 对于年长儿来说,移植肾的大小一般都与自身体重较匹配,再灌注前 CVP 一般提升至 $12\sim14$ cmH$_2$O。在肾动脉开放前,还常用甘露醇($0.5\sim1$ g/kg)和呋塞米($0.5\sim1$ mg/kg)以促进排尿。

(7) 供肾在缺血时均处于低温保存状态,故血管开放后可能导致患儿体温降低,因此开放后可使用加温毯保温。

(8) 开放时,有时肾脏保存液中的钾离子会进入患儿血液循环内,可能导致心律失常,可给予氯化钙 10 mg/kg,在一定程度上能减少高钾血症的危害。

20.4.8.5　术后处理

（1）婴幼儿通常接受成人供肾，术后腹部张力较高，同时由于输入大量液体，有可能在术后出现肺水肿，因此通常需要带管回监护室行机械通气。

（2）成人供肾在术后早期排出的尿量往往较多，需密切监测电解质情况。

（胡　洁　郑吉建）

21

小儿骨科手术的麻醉

小儿骨科手术种类较多,且部位不同、病因多样、年龄跨度较大,麻醉医师在制订麻醉方案时应重点考虑这些因素,提高患儿手术麻醉的安全性。

21.1 骨科手术麻醉的原则和特点

(1) 大多数患儿一般情况均较好,但也有部分患儿可能合并一些先天性或系统性疾病。对于特殊情况患儿应有针对性地进行一些辅助检查如 CT、心超等,并请相关科室会诊完善术前准备。

(2) 手术当日可结合使用一些镇静药,如氯胺酮、右美托咪定,使患儿安静顺利地离开父母。

(3) 全身麻醉是最常用的方法,一些短小手术可在面罩或喉罩麻醉下完成,中等以上手术需在气管插管麻醉下完成。有些疾病的患儿如脊柱侧弯畸形等,麻醉诱导时应避免使用琥珀胆碱,因有发生恶性高热、肌束颤搐、高钾血症的风险。

(4) 部位麻醉中的外周神经阻滞特别适用于小儿四肢手术,但操作时患儿难以配合,故通常在全身麻醉后再辅以神经阻滞镇痛,如上肢可采用臂丛神经阻滞,下肢可采用股神经、坐骨神经阻滞。

(5) 手术麻醉期间麻醉医师应常规监测 SpO_2、血压、心电图、$P_{ET}CO_2$ 等,大手术或出血较多者还应监测体温、尿量、CVP、血气分析等。在脊柱侧弯手术中还需进行脊髓功能监测,如术中唤醒、诱发电位监测等。

(6) 术中仔细估算患儿出血量,通过合理的输血补液纠正体内容量不足,维持机体正常的组织灌注。除此之外,骨科手术中常遇到止血带、特殊体位等问题,也应引起重视。

(7) 根据手术类型和临床情况合理给予镇痛治疗,并尽可能减少相关不良反应。小儿术后镇痛常用非甾体抗炎镇痛药、阿片类药及局部麻醉药等,给药途径有静脉、塞肛、硬膜外(包括骶管)及神经阻滞等。

21.2　小儿骨科手术的麻醉管理

21.2.1　上肢手术

（1）对实施上肢手术的患儿，术前应询问患儿病史，了解有无并发症，评估患儿的成熟度等。较大的年长儿能交流配合可施行部位麻醉，较小的婴幼儿因不能配合而只能先施行基础麻醉或全身麻醉。

（2）对于择期或亚急诊手术，如患儿术前存在贫血或出凝血疾病的，则需进行相关实验室检查。如果患儿术前存在其他并发症的，还需考虑检查心电图和胸片。

（3）大多数患儿行上肢手术时麻醉医师会采用全身麻醉复合臂丛神经阻滞的方法，这样不仅有利于患儿术后恢复，而且可提供良好的术后镇痛。小儿臂丛神经阻滞通常选择腋路法较多，其优点包括穿刺简单、成功率高及并发症少，但随着神经刺激器及超声技术的应用，肌间沟、锁骨上、锁骨下等入路的阻滞方法也越来越普及，如需置管持续给药选择锁骨下入路较好，因该入路在超声下可精确地把导管放置在臂丛后束，且皮肤处较易固定。

（4）术后由于外周神经阻滞的持续时间较长，可起到良好的镇痛作用，其他镇痛方法还可采用静脉自控镇痛、口服镇痛药等。

21.2.2　下肢手术

21.2.2.1　马蹄内翻足

（1）这是一种先天性复杂畸形，其病因尚未完全明确，患儿术前同时存在一些并发症（如关节挛缩、脊髓脊膜膨出症等），术前会诊时需注意患儿心血管、呼吸、血液及神经系统的情况。

（2）麻醉选择以全身麻醉为多，也可复合骶管阻滞，手术时间短者选用喉罩通气道，时间长者选用气管插管为宜。较大患儿也可在蛛网膜下腔或硬膜外腔麻醉下完成手术。

（3）术后可予以阿片类药静脉镇痛或对乙酰氨基酚塞肛镇痛。

21.2.2.2　发育性髋关节发育不良

（1）该类疾病是描述婴儿及儿童期先天性或发育性髋关节解剖结构异常的统称，又称先天性髋关节发育不良。这些异常包括轻度缺陷如髋臼浅，以及严重缺陷如畸形性脱位。

（2）出生至 6 个月是治疗的最佳时期，本阶段的治疗主要是外展支具，如帕夫利克（Pavlik）吊带治疗。6～18 个月的患儿通常在静脉麻醉（如氯胺酮）或吸入麻醉（如七氟烷）下行闭合复位、髋人字石膏固定治疗。

（3）大于 18 个月的患儿通常须手术治疗，此手术创伤大，出血多，术前需备血。麻醉选择通常以气管插管下麻醉为首选，便于术中进行呼吸循环管理。为确保输液通畅,必要时还可行深静脉穿刺置管。因手术要求可能对患儿体位进行多次变动,故要注意对气管导管的保护。术中需完善各种监测,对患儿的出血量进行仔细估算,实施合理的液体治疗方案。

(4) 术后镇痛可采用静脉 PCA,也可口服一些镇痛药如阿片类药及非甾体类抗炎药等。

21.2.3 头颈部手术

(1) 斜颈纠正术是小儿头颈部手术中较为常见的一类手术,手术以切断挛缩的胸锁乳突肌为主。

(2) 此类患儿一般情况良好,麻醉并无特殊问题,麻醉选择大多采用气管插管下全身麻醉,不建议采用喉罩麻醉,因手术部位在头颈部,手术操作可能会引起喉罩移位。

21.2.4 先天性脊柱侧弯手术

(1) 术前访视时对这类患儿首要重视他们心理上的问题,因疾病使他们的躯体外观发生异常,性格变得内向不愿与人交流,麻醉医师要诚恳地与他们进行沟通解释,做好心理上的关怀。

(2) 对患儿全身情况评估时要特别注意对心肺功能、脊柱畸形严重程度的评估。应详细了解患儿活动后的耐受情况、咳嗽能力以及有无胸部感染史,结合胸片、肺功能测定和血气分析等,以便对肺功能做出初步评估。

(3) 对于某些脊柱侧弯的青少年需做心电图及心超检查,评估是否发生肺高压、心室壁活动情况及射血分数。术前还应检查血型、血常规、出凝血时间等指标,充分备血。

(4) 鉴于患儿常有呼吸功能障碍,术前用药不用麻醉性镇痛药,可口服地西泮即可。

(5) 脊柱侧弯手术需在俯卧位下进行,手术切口长,创伤大、出血多、时间长。为保持呼吸道通畅,患儿均应在气管内麻醉下进行手术。麻醉诱导选择静脉或吸入主要取决于麻醉医师及患儿的状况。对估计插管无困难的患儿,可采用静脉诱导插管,可在丙泊酚、依托咪酯、咪达唑仑、芬太尼静脉诱导后继以非去极化肌松药(维库溴铵、阿曲库铵等)静注插管。对估计插管有困难的患儿,在慢诱导保留自主呼吸下,使用纤维支气管镜插管。脊柱侧弯患儿诱导时严禁使用氟烷和琥珀胆碱,因可能会引起恶性高热。

(6) 麻醉诱导完成后行机械通气,此时麻醉医师可为患儿行深静脉穿刺便于术中输液,行桡动脉穿刺直接测定动脉压。安置体位时患儿腹部不应受压,以避免硬膜外腔静脉充血而加剧术中出血。患儿头部应偏向一侧或采用特殊头架保持正位,保护气管导管同时注意眼部不受压,手臂在头两侧置于支架上,膝置于软枕上以防压疮。

(7) 麻醉维持可采用静吸复合技术,小剂量阿片类药(瑞芬太尼、舒芬太尼)与丙泊酚持续输注或分次给予能维持术中麻醉平稳,也可辅助吸入氧化亚氮和低浓度挥发性麻醉药(七氟烷、地氟烷)。术中监测除了血压、脉搏、心电图、SpO_2、$P_{ET}CO_2$、CVP 及尿量、体温外,还要进行脊髓功能监测。

(8) 脊柱侧弯手术出血多,术中需严密观察出血量,动态监测血压变化,反复测定红细胞比积和血红蛋白。术中保证外周和中心静脉的输液通畅。为减少出血及输血量,可采用肾上腺素术野浸润、控制性降压、血液回收和自体输血技术等方法,但要注意行控制性降压时,收缩压不应低于 6.67 kPa(50 mmHg),否则会影响脊髓灌注。

(9) 由于手术时间长、切口创面大以及环境温度低等因素均可造成患儿术中低体温,因此可使用加温毯保温,静脉输液都应加温后输入。

(10) 术毕若患儿神志清楚、反射恢复、咳嗽有力,可在手术室内拔除气管导管,并送至 PACU 观察。若患儿术前肺功能较差、存在其他并发症(如肌营养不良等)、术中使用一些长效的麻醉药需较长时间苏醒的,术后应送至 ICU 进行机械通气 12~24 h 以改善呼吸功能。

(11) 脊柱侧弯术后疼痛非常剧烈,一般可经静脉、鞘内、硬膜外应用阿片类药镇痛,较大的患儿可选用 PCA。可先应用静脉或硬膜外镇痛 3~5 天,随后再口服阿片类药或非甾体类抗炎镇痛药。

21.2.5 骨肿瘤手术

(1) 原发性骨肿瘤及瘤样病变主要分为良性、恶性两大类。良性肿瘤临床常用局部手术,切除肿瘤组织。而对于恶性肿瘤则以根治性手术为首选方案。

(2) 在四肢骨肿瘤手术时,为了减少术中出血,常在止血带下进行。而脊柱部位的肿瘤最突出的问题就是渗血量较大,若得不到及时处理,常可发生失血性休克。

(3) 麻醉方法的选择需考虑患儿的年龄、全身状况、手术时间、肿瘤部位等因素。较大的年长儿能交流配合,且肿瘤位于四肢,手术时间较短,可考虑施行部位麻醉;脊柱部位的手术,为了便于呼吸循环管理,宜采用气管插管全身麻醉较为理想。

21.2.6 骨科急诊手术

(1) 小儿骨科急诊手术常因意外或车祸引起,常可导致四肢肌肉骨骼损伤,严重者甚至可导致脊柱、骨盆骨折或并存颅脑、胸腹部外伤等多发伤。

(2) 严重创伤的小儿,麻醉医师应首先对患儿的病情迅速作出判断和评估,在明确诊断的基础上,根据轻重缓急原则,首先解决致命损伤的部位和器官。如有严重昏迷、呼吸微弱的,可马上施行气管插管确保气道通畅;如有休克表现的,应积极抢救休克,开放静脉液体治疗;如有颅内血肿、肝脾等内脏破裂的,应在抗休克的基础上立即准备手术治疗。

(3)对于骨科创伤及骨折患儿,应根据骨折类型、伤口是否开放等因素而决定手术方式。

(4)小儿上肢骨折要多于下肢骨折,大多数患儿由于疼痛而害怕移动肢体,因此麻醉方式常选择全身麻醉,如需急诊手术者均被认为是饱胃,应采用快速诱导插管,全身麻醉后再辅以神经阻滞镇痛,如上肢可采用臂丛神经阻滞,下肢可采用股神经、坐骨神经及骶管阻滞。

(5)一些仅需手法复位的闭合性骨折,在患儿能配合的情况下就可单独施行外周神经阻滞,辅助少量镇痛镇静药即可达到满意效果。一些较大的患儿在下肢手术时还可采用蛛网膜下腔或硬膜外麻醉,但术前检查中血常规及出凝血时间等指标必须正常。

21.3　小儿骨科麻醉常见并发症及处理

21.3.1　止血带问题

小儿四肢手术中常需放置止血带,以减少出血保持手术野清晰。止血带充气压力应根据患儿收缩压而定,可按上肢压力为患儿收缩压的1.5倍、下肢压力为收缩压的2倍计算,一次充气持续时间以1 h为限。止血带充气时间过长、压力过大,均可造成神经损伤及肢体缺血等并发症。因此麻醉医师应在麻醉单上记录止血带充气时间,到时及时减压,等待10 min再充气。

21.3.2　体位问题

小儿骨科手术中某些体位(如侧卧外、俯卧位)常给麻醉管理带来一定困难,特别是不利于呼吸管理。喉罩麻醉下在侧、俯卧位时喉罩容易移位,不推荐应用;气管内插管下需妥善固定气管导管,术中认真保护气管导管,防止导管滑出或深入一侧支气管。此外俯卧位时对骨突部位要安放软垫,避免压迫神经和血管。

21.3.3　反流误吸

手术前应禁食以免全麻诱导时呕吐误吸,急诊饱胃患儿术前应留置胃管,诱导前充分抽吸胃管,并采用快速诱导插管。

21.3.4　出血

由于小儿总血容量小,不能耐受大量出血,术前应准备充足血源,术中应保证输液通畅,并及时输血,必要时术中可进行自体血回收或控制性降压以减少出血量。

21.3.5　低体温

手术室内温度较低、手术时间较长、输入大量未加温液体都可造成患儿围术期低体温,目前较多采用保温毯、液体加温器等方法进行保温。

21.3.6　术后疼痛

(1) 术后疼痛是由于手术创伤后引起的一种不愉快的感觉和情绪体验,各年龄段小儿均具备这种主观感受。小儿骨科手术类型不同,创伤程度不一样,术后疼痛的程度也不同,较剧烈的疼痛往往需要完善的术后镇痛治疗,否则术后并发症可能增多,如苏醒期躁动等。

(2) 目前小儿术后镇痛的方法包括椎管内阻滞(骶管或硬膜外阻滞)、外周神经阻滞、麻醉性镇痛药静脉 PCA 以及直肠或口服用药。常用的药物包括非甾体抗炎镇痛药、阿片类药物及局部麻醉药。

(3) 非甾体抗炎镇痛药是治疗轻到中度疼痛的有效药物,此外还有抗炎的作用,可以单独使用或与其他类型药物合用。对乙酰氨基酚镇痛效果中等,有多种给药方式,对于不愿意口服或者术后不能够进食的小儿可采用直肠给药。口服 10~15 mg/kg,1 次/4~6 h;直肠给药剂量首次 30~40 mg/kg,每隔 6 h 给予 20 mg/kg;儿童总量不应超过 100 mg/(kg·d)。

(4) 阿片类药物包括吗啡、芬太尼、舒芬太尼及曲马朵等。吗啡因其肝脏和胃肠道的首过代谢效应,口服生物利用度较低,单次静脉注射的剂量为 50 μg/kg,静脉 PCA 剂量为负荷剂量 10~20 μg/kg,锁定时间 5~10 min,背景剂量 4 μg/(kg·h)。芬太尼较吗啡脂溶性强,起效较快,作用时间较短,可安全用于 2 岁以上儿童的术后镇痛,单次静脉注射的剂量为 0.5~1.0 μg/kg,静脉 PCA 剂量为负荷剂量 0.5~1.0 μg/kg,锁定时间 20 min,背景剂量 0.3 μg/(kg·h)。舒芬太尼镇痛强度是芬太尼 7~10 倍,单次静脉注射的剂量为 0.05~0.1 μg/kg,静脉 PCA 剂量为:负荷剂量 0.05~0.1 μg/kg,锁定时间 15 min,背景剂量 0.03~0.04 μg/(kg·h)。曲马朵是弱阿片类镇痛药,适用于所有年龄的儿童,缓解轻到中度疼痛,推荐剂量为 1~2 mg/kg,1 次/4~6 h,静脉持续输注为 100~400 μg/(kg·h)。

(5) 常用的局部麻醉药包括利多卡因、布比卡因、左旋布比卡因、罗哌卡因等。行单次区域阻滞时药物的常用浓度分别为:利多卡因 0.7%~1.5%,布比卡因 0.062 5%~0.25%,罗哌卡因 0.062 5%~0.25%。一般小儿硬膜外自控镇痛(PCEA)的局部麻醉药配方为布比卡因 0.062 5%~0.1%,左旋布比卡因 0.062 5%~0.2%,罗哌卡因 0.062 5%~0.12%。若在局部麻醉药中加入阿片类药物不仅可提高镇痛效果,而且可降低相关不良反应,阿片类药物配方为:吗啡 10 μg/ml,芬太尼 2 μg/ml,舒芬太尼 0.5 μg/ml。PCEA 方案为:首次给药剂量 0.1~0.3 ml/kg,背景剂量 0.1~0.3 ml/(kg·h),冲击剂量 0.1~0.3 ml/kg,锁定时间 20~30 min。

21.3.7 神经及周围组织损伤

随着超声、神经刺激器的应用,神经阻滞的成功率显著提高,而且大大降低了神经及周围组织损伤的发生率,但在操作过程中仍应警惕该类并发症的发生。

(1) 臂丛神经阻滞常见并发症包括气胸、血肿、椎管内注射等。若误入椎动脉局部麻醉药会进入中枢神经系统,造成严重的中枢毒性反应。单侧膈神经阻滞会造成膈肌麻痹,交感神经阻滞会引起霍纳综合征。

(2) 股神经阻滞有时会误穿损伤股动脉,此时应至少压迫 5 min,以免形成巨大的血肿。

(3) 坐骨神经阻滞位置较深,反复穿刺有损伤神经的可能,应用超声、神经刺激器可以提高成功率,缓慢注药和反复回抽可避免注入血管。

(4) 肋间神经阻滞常见并发症包括气胸、局部麻醉药中毒、椎管内阻滞等。较少量的气胸可自行吸收,出现呼吸困难者需置入胸腔引流管。减少局部麻醉药用量或使用较低浓度的局部麻醉药可以减少局部麻醉药中毒的发生率。

(5) 骶管阻滞穿刺时针尖可能误入血管,误入蛛网膜下腔,甚至误入脊髓。每次注射局部麻醉药前要仔细回抽,确认无血无脑脊液后再给药。

(南 洋 李 军)

22

小儿眼科麻醉

小儿眼科手术麻醉的一般原则和特点：眼科手术通常比较精细，儿童又无法在镇静复合局部麻醉下完成手术。因此，小儿眼科手术通常在全身麻醉下完成；小儿眼科手术，尤其是斜视矫正手术，容易发生眼心反射，导致心跳缓慢，甚至心脏骤停。发生眼心反射时，应及时停止手术操作和静脉注射阿托品；眼科手术麻醉需要足够的深度，确保眼球静止不动，避免血压的波动，减少手术野出血；在整个围术期，要尽量减轻对眼内压的影响，同时也要重视眼科术后的镇痛和恶心呕吐等的防治。

22.1 麻醉与眼内压和眼心反射

22.1.1 眼内压（intraocular pressure，IOP）

（1）眼内压为房水、晶体和玻璃体等眼球内容物作用于眼壁、超过大气的压力，简称眼压。正常 IOP 为 $1.60\sim2.67$ kPa（$12\sim20$ mmHg），每日可上下变化 $0.27\sim0.40$ kPa（$2\sim3$ mmHg），体位的影响 $0.13\sim0.80$ kPa（$1\sim6$ mmHg），超过 3.33 kPa（25 mmHg）是病理性的。急性的眼压增高可以导致急性青光眼。眼内压急剧增高可继发血管破裂出血，玻璃体丧失及晶体、虹膜的脱出。因此，麻醉医师在眼科手术过程中维持眼压在正常水平是极其重要的。

（2）眼内压的高低主要取决于房水循环中的三个因素：睫状突生成房水的速率、房水通过小梁网流出的阻力和上巩膜静脉压。睫状突产生房水后，绕过虹膜经晶状体边缘由后房进入前房，再经前房角的小梁网，进入巩膜静脉窦，注入巩膜外层的静脉系统，最终回流到上腔静脉和右心房。如果房水生成的量不变，房水循环途径中任何一个环节发生阻碍，房水不能顺利流通，眼内压即可升高。

（3）脉络膜血容量（choroidal blood volume，CBV）的变化亦能明显影响 IOP。动脉收缩压的突然增加可引起 CBV 暂时性增加，随后短暂增加流出以使 IOP 趋向正常。低血压时，动脉收缩压低于 12 kPa（90 mmHg）可因 CBV 减少而降低 IOP。在开放性眼科手术时，CBV 突然增加会挤压玻璃体凝胶进入前房使 IOP 增加。咳嗽、挣扎、呕吐和屏气动作都会增加中心静脉压,从而增加 CBV 和 IOP。

(4) 眼内血管张力主要受二氧化碳和间脑控制区影响。IOP 与 CO_2 分压升高线性相关。低碳酸血症收缩脉络膜血管而降低 IOP,通过降低碳酸酐酶活性而减少房水的生成。肺通气不足和高碳酸血症合并导致的 IOP 增高是由于 CBV 的血管舒张和中心静脉压增高所致。

(5) 眼球受压使 IOP 升高并能诱发眼心迷走神经反射。IOP 升高促进房水流出,从而使 IOP 恢复正常。

22.1.2 麻醉对眼内压的影响

22.1.2.1 麻醉药

一般而言,麻醉性镇痛药、镇静药和吸入麻醉药均可降低 IOP,松弛眼外肌张力,抑制中枢神经系统,增加房水流出,减少房水生成,降低静脉和动脉血压。其可能的机制涉及:直接改变房水生成或眼内血容量、影响中枢神经系统(尤其是间脑)对眼外肌的调节、松弛眼内肌及眼外肌。只有琥珀酰胆碱和氯胺酮可升高 IOP。喉镜和气管内插管刺激也会引起 IOP 增高。

(1) 肌内注射抗胆碱能药物如阿托品、东莨菪碱和格隆溴铵作为术前用药对 IOP 几乎无影响,但在眼表面局部应用抗胆碱能药可引起扩瞳和 IOP 增加。联合应用新斯的明和阿托品以逆转非去极化肌松药的作用并不会增加 IOP。

(2) CNS 抑制剂通常会降低 IOP。催眠剂量的巴比妥类药如硫喷妥钠,通过调控间脑 IOP 中枢的抑制作用和增加房水的流出而明显降低 IOP。依托咪酯也可降低 IOP。丙泊酚在全麻诱导期间对 IOP 的影响与硫喷妥钠类似。在控制性通气和血内二氧化碳张力正常的情况下,挥发性吸入麻醉药降低 IOP 的程度与麻醉深度成比例。在血内二氧化碳张力正常的患者,使用芬太尼和氟哌利多合剂产生的神经安定镇痛可使 IOP 降低。

(3) 氯胺酮对 IOP 的影响形式多样,对健康与患眼作用是否一致也有争议,但普遍认为氯胺酮可通过增高眼外肌张力,使眼内压增高,还可以引起眼球震颤、复视和增加交感神经张力。内眼手术、开放性眼外伤、青光眼及眼压计检查时氯胺酮应慎用。

(4) 去极化与非去极化肌松药对 IOP 的影响明显不同。静脉给 1 mg/kg 的琥珀酰胆碱可以引起一个短暂的(<5 min)、中度的 IOP 增高。眼部肌肉不同于骨骼肌,对琥珀酰胆碱的反应不像骨骼肌表现为弛缓性麻痹,而是出现持续性强直收缩。琥珀酰胆碱引起眼外肌的强直收缩、脉络膜血管扩张和眼眶平滑肌松弛来增加眼内压。非去极化肌松药则可轻度降低 IOP。

(5) 利尿药降低眼内压,可减弱琥珀酰胆碱使用引起的眼内压升高。

表 22 - 1　麻醉用药对 IOP 的影响

药　物	剂　量	用药途径	影　响
增高眼内压的药物			
氯胺酮	1～2 mg/kg	iv	↑
氯胺酮	5 mg/kg	im	轻度↑
琥珀酰胆碱	1～2 mg/kg	iv	↑18%
眼内压无影响的药物			
阿芬太尼	5 μg/kg	iv	(－)
瑞芬太尼	0.5 μg/kg	iv	(－)
哌替啶	0.5～1.0 mg/kg	im	(－)
阿托品	0.4～1.0 mg	im	(－)
东莨菪碱	0.3 mg	im	(－)
格隆溴铵	0.2～0.4 mg	iv	(－)
阿曲库铵	0.4～0.5 mg/kg	iv	(－)
维库溴铵	0.08～0.1 mg/kg	iv	(－)
氧化亚氮	70%	吸入	(±)
降低眼内压的药物			
氯丙嗪	10～25 mg	im	↓20%～30%
地西泮	10 mg	iv	↓
咪达唑仑	0.15 mg/kg	iv	↓25%
氟哌利多	5～10 mg	iv	↓12%
七氟烷	1%～3%	吸入	↓40
芬太尼	0.05～0.1 mg	iv	↓20%
舒芬太尼	1～2 μg/kg	iv	↓
吗啡	8～15 mg	im	↓
泮库溴铵	0.05 mg/kg	iv	轻度↓
依托咪酯	0.3 mg/kg	iv	↓30%
硫喷妥钠	2.5 mg/kg	iv	↓30%
丙泊酚	1～2 mg/kg	iv	↓

注:↑升高;↓降低;(—)无变化

22.1.2.2　麻醉操作

(1) 静脉压对 IOP 的影响比动脉压明显。静脉压增高、静脉回流受阻,压力可直接传到眼内,抑制房水排出,IOP升高。缺氧和高碳酸血症可升高眼压,而高通气则降低IOP。

(2) 低温增加房水的黏度,但引起房水生成减少并伴血管收缩,其结果是降低眼内压。

(3) 气管插管通常可以观察到IOP极速上升。

(4) 氧化亚氮引起的眼内积气,在视网膜复位术中,通常采用玻璃体内注入惰性气体的方法作为辅助的治疗手段。将90%的氧化亚氮从肺内洗出需10 min,因此至少应在玻璃体内注射气体前20 min停止使用氧化亚氮,才能使气泡体积和IOP保持稳定。

(5) 麻醉过程变化直接影响眼内压。麻醉过浅、呛咳、躁动、血压升高、呼吸道不通畅、呼吸阻力增大、动脉血二氧化碳分压升高、头低位使眼内压增高。

22.1.3　眼心反射(oculocardiac reflex,OCR)

眼心反射是在压迫、刺激眼球或眼眶,牵拉眼外肌引起的由迷走神经介导的心动过缓或心律失常。眼心反射的传入神经为三叉神经,传出神经为迷走神经。三叉-迷走神经反射(或眼心反射)可表现为不同形式的心律失常,包括窦性或交界性心动过缓,房室传导阻滞,二联律,多源性室性期前收缩,室性心动过速或窦性停搏。此反射产生心动过缓的个体差异较大,严重者心率减慢可达基础值的50%以上,甚至心脏骤停。施行球后阻滞麻醉时,中等强度的压力施加在眼球上时,可能会触发眼心反射,但是当阻滞起效时,可以通过阻断三叉-迷走神经传入支来预防眼心反射的发生。

(1) 眼心反射在小儿斜视手术中最易发生,视网膜手术、眶内手术以及眼球摘除术也时有发生。全麻与局麻均可发生,小儿较老年人常见。浅麻醉、缺氧或二氧化碳蓄积以及迷走张力增加时,眼心反射加重。

(2) 肌肉牵拉中止时,眼心反射消失,再次牵拉会再引起眼心反射,但具有反射疲劳,持续或间断重复牵拉眼外肌不会引起同样强度的眼心反射。心率、节律的改变同眼外肌张力急性改变密切相关,急拉眼球比缓慢地牵拉眼外肌更容易引起眼心反射。

(3) 在操作刺激前静脉注射阿托品0.01～0.02 mg/kg可提供良好的预防作用。进行眼内操作应仔细观察心率变化,发生眼心反射时,应立即停止刺激,并加深麻醉。若患儿出现中度以上心率改变,婴幼儿慢于100次/min,儿童慢于60次/min,应要求术者暂停手术,并静注阿托品0.01～0.02 mg/kg,不可通过肌注阿托品或局部麻醉(球后阻滞)来抑制这种反射。待观察到阿托品引起的心率增快时,才可继续手术。如伴低血压,应加用血管收缩药,可选麻黄碱静注。

22.2 眼科手术麻醉的原则

22.2.1 平稳和适当深度麻醉

(1) 眼睛是非常敏感、神经分布十分丰富的器官。眼科手术的麻醉必须达到一定深度,确保眼球固定在中央不动;浅麻醉时,眼球容易转动。小儿不能耐受镇静下行眼科手术,故需要足够深度的全麻,以防止眼球运动、咳嗽、屏气。吸入性全麻通常可达到满意目的,可辅以非去极化肌松药。

(2) 眼睑手术或其他小手术(如睑板腺囊肿切除)面罩供氧时要特别注意,使用电刀时避免高浓度的氧气泄露到面罩周围以免发生严重的面部灼伤。

(3) 眼内手术、鼻泪管及眼睑手术需要一个干净无血的手术野,应用的麻醉技术应以不增加术中出血为原则,平稳的全麻——通畅的气道,合适的体位,安静和没有咳嗽、喉痉挛的苏醒非常重要。

22.2.2 眼科用药的不良反应

(1) 二乙氧膦酰硫胆碱碘化物是一种长效的胆碱酯酶抑制剂,青光眼或斜视的某些患者可能长期用于滴眼。全身吸收可导致毒性症状:恶心,呕吐,腹痛及增加琥珀酰胆碱或米库氯胺的肌松作用。

(2) 噻吗洛尔是一种 β 受体阻滞剂,也是一种小儿的抗青光眼药物。该药从眼球结膜吸收,可产生阿托品无效的心动过缓和支气管痉挛。有哮喘史的小儿使用该药后会加重哮喘。

(3) 碳酸酐酶抑制剂乙酰唑胺可导致代谢性酸中毒、低钠、低钾、脱水。偶有过敏反应,史-约(Stevens-Johnson)综合征及骨髓抑制。

(4) 肾上腺素和去氧肾上腺素可引起高血压和心律失常,氟烷麻醉时尤其容易发生(心脏病儿童慎用肾上腺素)。去氧肾上腺素引起的问题较少,尤其当浓度控制在 2.5% 以下时,但是当结膜充血时,可引起严重的高血压,在滴药后一定要仔细观察心率和血压。

(5) 赛克罗奇是一种瞳孔放大剂,可产生共济失调、精神症状、躁乱,尤其当浓度达到 2% 时。婴儿可用 0.5% 的浓度,小儿 1%。托吡卡胺(瞳孔散大剂)可导致行为失常、精神症状、偶有血管收缩功能不全。东莨菪碱可引起兴奋和方向知觉的丧失,毒扁豆碱 0.01 mg/kg 可拮抗。毛果芸香碱可引起高血压、心动过速、支气管痉挛、恶心、呕吐和腹泻。

(6) 取出晶状体后为了产生缩瞳作用,静脉注射乙酰胆碱可导致分泌物增多,支气管痉挛和心动过缓。

(7) 视网膜修复手术,可能会注射硫化六氟化物(SF6)或空气,以减少玻璃体积血,这种情况下应预先停用氧化亚氮(N_2O)20 min,避免因注射空气时 IOP 升高,然而一旦停吸氧化亚氮,又会发生更具危险的眼内压降低,甚至会影响整个手术。

22.2.3 术后处理

(1) 术后疼痛　可用非甾体类解热镇痛药,如对乙酰氨基酚可提供足够的镇痛。

(2) 防治术后恶心呕吐　用丙泊酚作为主要的麻醉用药时发生率降低,如在术中静注昂丹司琼(0.1 mg/kg)或甲氧氯普胺(0.1 mg/kg)则可降低恶心呕吐的发生率。

22.3　小儿眼科手术麻醉

22.3.1　斜视矫正术

斜视是由于眼轴不能重合导致的,可以是先天性的,也可以是获得性的,在儿童中有 2%～7% 的发病率。斜视矫正术是常见的眼科手术之一。先天性斜视可能是神经支配异常导致,获得性的斜视则可能是由于创伤导致的神经麻痹。斜视也可能伴随有先天性肌病或脑脊膜膨出。如果早期施行手术的话,疗效极佳。

22.3.1.1　麻醉管理

(1) 术前　① 麻醉性镇痛药可增加术后呕吐的发生率。② 咪达唑仑作为术前用药,起效迅速,但必须在术前 60～90 min 给药。不宜深度镇静。

(2) 术中　① 可采用静脉麻醉诱导(丙泊酚加用阿托品,接着给肌松药)或吸入七氟烷。如采用吸入麻醉诱导,在手术开始前静脉给阿托品。② 喉罩或经口插管,插管前可用利多卡因充分表面麻醉。③ 手术时间不是很长,用氧化亚氮/氧气或七氟烷维持麻醉,可保留自主呼吸。④ 加强心率和心电图监测,发生心动过缓,并伴有血压下降,应请外科医师暂停操作,同时静脉给阿托品 0.01～0.02 mg/kg。⑤ 手术开始前静注昂丹司琼(0.1 mg/kg),或手术刚结束时给甲氧氯普胺(0.1 mg/kg)以减少术后呕吐的发生。

(3) 术后　① 为了减少结膜下出血的机会,拔管或取出喉罩时应保持患者没有咳嗽和烦躁,或在深麻醉状态下拔管,继续呼吸支持或面罩给氧,直到患者平稳的苏醒。拔管前静注利多卡因(1.5 mg/kg)可减少咳嗽的发生。② 对乙酰氨基酚口服或直肠给药镇痛,必要时静注芬太尼(1 μg/kg)。③ 术中足够的补液可避免在麻醉恢复室早期进食,推迟进食可减少斜视术后发生呕吐的机会。如果发生恶心呕吐,除止吐治疗外,还要继续补液。

22.3.1.2　麻醉注意事项

(1) 眼心反射　提醒外科医师经常暂停或减轻对眼直肌的牵拉或

对眼球的压迫,一般可以使眼心反射的症状消退。

(2)眼胃反射 斜视手术后有50%~80%的患儿发生恶心和呕吐。是导致50%的斜视手术患者出院延迟的原因。发生恶心呕吐的机制不明,可能与视觉改变,术后传入通路改变,或是眼心反射有关,丙泊酚可以减少术后恶心呕吐的发生率,给予抗胆碱药并不能减少恶心和(或)呕吐的发生率。应使用多种止吐药物。

(3)患儿通常都使用吸入麻醉,并没有观察到恶性高热的发生率增加。

(4)年长儿还应该考虑术后疼痛的问题。

(5)当使用缝线调整的手术方法时,术后不宜过度镇静,以便进行手术效果评价。必要时可再次麻醉诱导。此类患者不能用氟哌利多,因为患儿昏睡后不能合作,推荐使用甲氧氯普胺。

22.3.2 内眼手术

22.3.2.1 疾病和手术特点

(1)青光眼 任何原因导致房水排出受阻,眼内压增高,都会导致青光眼。青光眼分为开角型青光眼:因房水引流慢性阻塞引起,临床上表现为隐匿性、渐进性病程,可不伴有疼痛;闭角型青光眼,由于瞳孔扩大或晶体水肿,致眼前房狭窄,引起房水排出急性受阻所致。青光眼可以是先天异常的最初表现,也可以是某种综合征的部分表现(如斯特奇-韦伯综合征,中胚层发育不全综合征)。迟发性或青少年青光眼在6岁后发病,经常有明显的开角性青光眼家族史。

婴儿期青光眼得到成功的外科治疗需要能对疾病早期识别。有溢泪、畏光、易激惹的婴儿通常需要在全身麻醉状态下测量IOP明确诊断。确诊后则可手术治疗。手术通常包含前房角切开术或小梁切开术,为房水从巩膜静脉窦流出创建一条通路。如果治疗不成功,有时会用冷冻疗法来破坏睫状体减少房水的生成。

(2)白内障 儿童白内障可以是先天性的也可以是获得性的。先天性白内障又分为特发性的和合并综合征的。很多综合征[如斯蒂克勒(Stickler),哈勒曼-斯特雷夫(Hallermann-Streiff),劳-蒙-毕氏(Laurence-Moon-Biedl),洛氏(Lowe),康拉德脑腱黄瘤病(Conrad cerebrotendinous xanthomatosis),马方]都有很高的白内障发生率。代谢性疾病如半乳糖血症,染色体疾病如唐氏综合征都可能合并有白内障。白内障也可以是视网膜母细胞瘤放射治疗后的并发症。

白内障手术需行全身麻醉。都要求有足够的麻醉深度,以避免在眼球切开后发生呛咳,牵拉及房水或者其他任何眼内容物的丢失。如果患儿的心血管系统不能承受深麻醉,应使用肌肉松弛药。琥珀酰胆碱在眼球切开后禁用,因为眼外肌的强直收缩可以升高甚至达到使眼内容物从切口挤出。

(3) 视网膜母细胞瘤　视网膜母细胞瘤是先天性的恶性肿瘤,通常在 3 岁前诊断和治疗。放射治疗需持续 4～6 周,每周 4～5 次。在每次的治疗中,要保证头部完全不动,持续 45～90 s。麻醉后的镇静应最小化,避免干扰小婴儿的饮食和睡眠节律,以保证其在这 4～6 周里可以正常地生长和发育。患儿需要多次进入手术室,以静注 1～2 mg/kg 丙泊酚作为首剂量,之后采用持续泵注的方式在麻醉下检查和监测肿瘤的生长或消退状况。平稳的吸入诱导后置入喉罩,使用抗胆碱能药物预防眼心反射,取得满意的麻醉管理效果。

(4) 早产儿视网膜病　早产儿视网膜病(晶状体后纤维组织形成),是一种早产儿血管增生异常引起的可能致盲的疾病。疾病第一阶段的特征是高氧导致血管内皮细胞增生受到抑制,结果使正常视网膜的血管化停止。第二阶段是低氧触发刺激血管内皮生长因子引起的血管增生。在实际操作中,在合理的范围内降低新生儿吸入氧浓度,使指脉血氧饱和度维持在 93%～96%,已减少了早产儿视网膜病的发生率。然而,随着低体重新生儿存活率的提高,更多的早产儿会发展成早产儿视网膜病。

320

快速进展的早产儿视网膜病可以在 1～2 周内发展为失明和视网膜脱落。因此,提倡早期采用激光或冷冻疗法进行干预。激光治疗比冷冻疗法有更好的视觉敏锐性,因此也被更广泛地应用。晚期的视网膜病变,视网膜早已脱落,这时再进行玻璃体切割术等手术通常不能提供有效的视觉。

麻醉管理的挑战在于这些人群通常合并有其他疾病,包括早产儿呼吸暂停,先天性心脏异常。通常,这类手术操作通常会在全身麻醉下给予机械通气,喉罩也是可行的选择。静脉内镇静、镇痛以及表面麻醉在机械通气或维持自主呼吸的新生儿中也适用。

麻醉的目标是将对心肺的损伤减到最低,手术野安静,患者舒适。虽然这个操作的刺激强度不大,但在做眼球操作时仍可能疼痛。如果预期手术会造成疼痛,要谨慎给予阿片类药物。呼吸暂停会因为全身麻醉而加重,气管拔管应该在呼吸节律完全恢复,没有呼吸暂停时进行。静脉内给予柠檬酸咖啡因可能改善明显的呼吸暂停。这些婴儿可能在术后需要 12～24 h 时机械通气,尤其是那些因为疼痛管理需要而使用了阿片类药物的患者。

如果新生儿肺部情况允许转运,激光手术可以在手术室内进行。有时,这类操作直接在监护室进行,这样可以对患儿进行无间断的监护。有早产儿视网膜病的患儿发展为斜视、白内障、青光眼的可能性大大增加,因此必须每年检查来预防和及时干预这些情况。

22.3.2.2 麻醉管理

（1）术前 ① 给予充分镇静避免咳嗽和紧张。② 先天性开角型青光眼患者可安全使用阿托品。

（2）术中 ① 麻醉诱导尽可能平稳,可用丙泊酚静脉诱导或用氧化亚氮或七氟烷吸入诱导。② 不用琥珀酰胆碱。③ 插管前加深麻醉并用利多卡因充分表面麻醉,或插入充分润滑的喉罩。较长时间的手术,插管前用非去极化肌松药。④ 用氧化亚氮/氧气或七氟烷维持麻醉。短时的麻醉下检查(examination under anesthesia,EUA)可保留自主呼吸;否则应机械通气以避免高碳酸血症。也可用丙泊酚维持麻醉,优点是可减少术后呕吐的发生。⑤ 如果术中要注射硫化六氟化物(SF6)或空气,尽早停用氧化亚氮。⑥ 手术结束患者处于较深麻醉状态,将咽喉部位吸引干净后拔管或取出喉罩。拔管前利多卡因 1.5 mg/kg 可减少苏醒期咳嗽和紧张发生。⑦ 使用面罩,保持气道通畅,充分供氧,直至患者完全清醒。

（3）术后 ① 完善的镇静和镇痛。② 必要时使用抗呕吐药物。

22.3.3 鼻泪管堵塞

6%以上的健康婴儿有先天性的鼻泪管堵塞,表现为溢泪或持续流泪。在没有感染的情况下,随着时间的推移,鼻泪管可能会自动疏通。然而,如果鼻泪管狭窄持续存在,就要施行一系列有创疏通操作。首先采用探针疏通和冲洗鼻泪管,这个简短的操作都在手术室进行。标准面罩诱导和用吸入麻醉剂维持,可以提供满意的手术条件。灌注荧光黄染色检测导管的通畅程度有潜在的出血可能,增加面罩或喉罩通气时间,有发生喉痉挛的风险。如果探针疏通加冲洗不足以解决问题,可能会需要加用球囊扩张和(或)硅胶支架置入。麻醉方法与探针疏通应该一样。极少的患儿,鼻泪管堵塞持续存在并导致泪囊感染。这可能会需要更多有创的操作和更长的操作时间,如施行泪囊鼻腔造瘘术。麻醉应采用气管插管,以防止术中发生气道问题。同样需要给予止痛药。

22.3.4 睑板腺囊肿切除术

这类小手术通常选用面罩吸入麻醉。使用电刀时应避免氧气泄漏。如果手术复杂时间较长,建议使用气管插管或喉罩通气。

22.3.5 饱胃患儿合并开放性眼外伤的手术麻醉

22.3.5.1 病情和手术特点

眼外伤在儿童非常多见。拯救眼睛最好的机会就是在几小时内通过外科手术探查伤口,取出异物,关闭伤口。在穿透伤后,眼内压等于大气压。眼球外的压力,增高的内眼压力,都可以使晶状体、虹膜或玻璃体脱出,从而显著减少视力恢复的机会。麻醉前和诱导时的目标是避免咳嗽、哭吵和呕吐,因为这些行为都可以导致眼内血管容积增加。增加的眼内血管容积和眼内压可能会导致眼内容物的脱出。

22.3.5.2　麻醉管理

(1) 术前　① 必要时给予轻微的镇静和镇痛,避免小儿烦躁。术前可口服咪达唑仑。右美托咪定也是很好的术前口服药,相比于咪达唑仑滴鼻会引起哭吵、激惹,右美托咪定滴鼻不会有痛感。右美托咪定还有削弱琥珀酰胆碱引起的 IOP 增高的作用。② 应尽早在诱导前静注甲氧氯普胺 0.1 mg/kg 以加速胃排空。③ 诱导时静脉使用阿托品(注意:阿托品可削弱甲氧氯普胺的作用,因此不能过早使用)。

(2) 术中　① 大部分患者需快诱导插管,眼外伤时,麻醉医师在面罩给氧去氮时,要非常小心,不要将面罩压在伤眼上。② 有些麻醉医师会在给丙泊酚(2 mg/kg)之前,先给利多卡因(2 mg/kg),芬太尼(2~3 μg/kg),可减轻喉镜置入和气管插管对 IOP 的影响。在给予麻醉后,再用非去极化肌松药(罗库溴铵 0.8~1.2 mg/kg,或维库溴铵 0.1~0.2 mg/kg),可在给药后 45~60 s 内进行气管插管。罗库溴铵(0.9~1.2 mg/kg)比顺式曲库铵、维库溴铵和琥珀酰胆碱更有优势,单剂量快速达到神经肌肉阻滞,降低眼内压。③ 在麻醉诱导时要按压环状软骨来压闭食管,以防止胃内容物反流入肺;持续施压,直到建立安全的气道。④ 机械通气,麻醉维持可用氧化亚氮/氧气、七氟烷或丙泊酚。

(3) 术后　① 拔管前使用利多卡因减少咳嗽。② 当患者完全清醒后侧卧位拔管。

22.3.5.3　麻醉注意事项

(1) 眼内压微小的升高都可能导致前房和(或)玻璃体的突出引起永久性失明,要尽可能避免小儿哭吵、咳嗽和紧张,必要时镇静。在穿透性眼外伤患儿,快诱导时用短效的非去极化肌松药(如罗库溴铵),静脉注射利多卡因可降低喉镜置入时引起的眼压升高。

(2) 应该把所有眼穿透伤的患者都当作饱胃患者。外伤后,胃的排空变得不稳定并且无法预测,将手术延迟 6~8 h 仍不能可靠地降低误吸胃内容物的风险。

(胡智勇　蒋一蕾)

23

小儿耳鼻咽喉科手术的麻醉

小儿耳鼻咽喉科手术的麻醉特点：① 耳鼻咽喉科患儿常存在潜在的困难气道,如会厌或气道内肿物(喉乳头状瘤)、喉头狭窄、声门下狭窄、颌下蜂窝织炎可造成经口插管困难,鼻甲肥厚、后鼻孔闭锁可导致经鼻插管困难,麻醉医师术前应仔细评估并做好困难气道的准备工作。② 麻醉医师和外科医师常共享气道,术中导管容易发生脱出、弯曲或松动,气道管理难度大。③ 合并上呼吸道感染的患儿,全麻后呼吸相关并发症风险增加。④ 加强监测和处理,部分手术需控制血压以减少术中出血,避免出血引起误吸。

23.1 小儿鼻部手术的麻醉

鼻部组织血管丰富,易出血,常用2%利多卡因复合1∶100 000肾上腺素或1∶200 000肾上腺素收缩鼻黏膜。肾上腺素经鼻黏膜快速吸收后,可引起心率或(和)血压的明显改变,要注意药物类型和剂量,确保不过量。术中经口气管插管或可弯曲喉罩管理气道。

23.1.1 功能性内窥镜鼻窦手术

23.1.1.1 病情和手术特点

功能性内窥镜鼻窦手术(functional endoscopic sinus surgery, FESS)是在镜下精确地去除病变组织和解除梗阻,鼻窦开口扩大,改善通气,恢复鼻窦的正常生理功能,又保留了完整的鼻黏膜。适应证主要有：① 窦口鼻道复合体阻塞：如筛泡肥大、中鼻道黏膜肥厚、息肉样变、中鼻甲息肉样变等。② 慢性鼻窦炎,包括保守治疗无效的单组或多组鼻窦炎。③ 鼻息肉。④ 鼻咽纤维血管瘤。⑤ 脑脊液漏等。

23.1.1.2 麻醉处理和注意事项

(1) 经口气管插管,放口咽通气管沿下颌骨固定,便于手术操作。

(2) 注意防治大量失血。必要时连续监测动脉压、中心静脉压、尿量、血气分析。

(3) 第一次鼻内窥镜术后约6周需行第二次鼻内窥镜手术取出鼻腔内填充物或再行检查术,用时较短,可行喉罩通气。

23.1.2 鼻后孔闭锁
23.1.2.1 病情和手术特点

约90%完全闭锁,为隔膜或骨性闭锁。确诊后应立即放置口咽通气道待手术纠正。健康的足月儿可在出生后1～2天行鼻中隔后部钻孔术,留置软管扩张3～6个月。早产儿或合并有其他畸形(如CHARGE综合征)的患儿可经鼻穿刺。待患儿长大后经口气管插管全麻下行根治术,手术结束时插入1或2根短导管到鼻咽部,固定在鼻前庭,保障通畅。

23.1.2.2 麻醉管理

(1) 术前 通过口咽通气道提供足够通气,不使用镇静剂。

(2) 术中 ① 监测生命体征。② 放置口咽通气道,纯氧下七氟烷吸入麻醉诱导,经面罩人工通气良好后给短效肌松药,气管插管,控制通气。③ 手术结束后,吸净咽喉部,确定扩张管通畅,完全清醒拔管。

(3) 术后 ① 吸入湿化氧气,定期吸引扩张管并保持清洁。② 严密观察,防止误吸。③ 若术后有狭窄,可待小儿长大后再行手术,麻醉处理并无特殊性。

23.1.3 鼻咽部肿瘤

(1) 需手术切除的小儿鼻咽部肿瘤有畸胎瘤、皮样囊肿、鼻膨出和血管纤维瘤等。

(2) 肿瘤组织活检可能导致难以控制的出血。术中应作好防治措施,解剖肿瘤时可能需控制血压。

(3) 术后可能发生顽固的鼻腔阻塞及出血,应完全清醒后拔管。

23.2 耳科手术麻醉

23.2.1 鼓膜切开和鼓膜置管术

(1) 应考虑上呼吸道感染病情的严重性和手术的紧急性(如急性中耳炎)。中耳炎、中耳渗出或慢性上感综合征的小儿,行简单的鼓膜切开术后,症状容易复发。因此,鼓膜切开的同时常行鼓膜置管术。

(2) 手术时间5～10 min,可门诊手术完成,面罩吸入麻醉,但某些综合征儿童(如阿佩尔综合征)或唇腭裂患儿鼓膜置管过程可能会费时,则行喉罩管理气道,一般不需要气管插管,但要准备好喉镜和气管导管以防意外。

(3) 氧化亚氮、氧气、七氟烷面罩吸入不仅可获得足够的麻醉深度,而且能迅速苏醒。

(4) 术后疼痛与鼓膜切开置管的位置有关。可选择布托啡诺、芬太尼或吗啡镇痛,或术前口服对乙酰氨基酚,术中对乙酰氨基酚栓剂塞肛镇痛,或术中耳迷走神经的分支神经阻滞也可达到与患儿术后鼻喷芬太尼类似的镇痛效果,且术后呕吐发生率较低。

23.2.2　乳突根治术和鼓室成形术

鼓室成形术常用于鼓膜穿孔或中耳畸形的患者。慢性乳突炎或者鼓膜大穿孔后,出现了胆脂瘤就需要经耳后径路择期行乳突根治术。此类手术需全麻,行气管插管控制呼吸。麻醉处理和注意事项:

(1)采用静吸复合麻醉。较小儿童可面罩吸入氧气、氧化亚氮、七氟烷诱导,较大的儿童可用异丙酚、芬太尼和肌松药诱导后常规气管插管。术中注意防止气管内导管移位或脱出。

(2)插管成功后警惕患儿体位调整时可能造成对神经、肌肉和骨骼及颈椎的损伤。

(3)禁用氧化亚氮。鼓室成形术在放置鼓膜补片过程中及之后,氧化亚氮扩散会增加鼓室密闭腔隙中的压力,使补片移位。咽鼓管不通的患者,耳内压改变,无法正常地与大气压力的重新平衡,吸入氧化亚氮还会使鼓膜穿孔和出血。同样氧化亚氮停药后重吸收引起鼓室负压,也会导致鼓膜补片移位。中耳压力的改变会导致听小骨链中的镫骨关节脱落,从而听力受损,最长时间可持续到术后 6 周。

(4)面神经靠近中耳和乳突手术区域,中耳手术经常涉及面神经周围的分离。为防止术后面神经瘫,当肌松药消退至基线的 70％时监测神经完整性,检查面神经对伤害刺激的运动反应。

(5)中耳的显微手术要求术野无血,即使少量出血也可使解剖结构模糊不清。局部应用肾上腺素可减少出血,注意肾上腺素的浓度和数量。或者相对低血压(平均动脉压≤基础值的 25％),可减少术中出血。

(6)平稳拔管,避免咳嗽。可预注利多卡因及在较深麻醉状态下拔管。术后给予阿片类药物镇痛,联合应用地塞米松和昂丹司琼预防呕吐。耳大神经阻滞可使术后阿片类药物需求量和减少 PONV 发生率。

23.2.3　人工电子耳蜗植入术

(1)6 个月的患儿即可接受人工耳蜗植入设备。听障儿童早期耳蜗植入有助于其康复治疗。

(2)手术时需要分离软组织,骨钻,注意术中止血。

(3)术中常需要通过诱发镫骨肌反射阈值和动作电位设定植入物的极限刺激。挥发性麻醉剂会削弱患儿 50％镫骨肌反射,呈剂量依赖性,但异丙酚不会影响,因此不建议使用挥发性麻醉剂,其他麻醉注意事项与中耳手术类似。

23.2.4　耳部手术的神经安定止痛法

(1)术前　① 向患儿解释,使他们相信手术过程不会有任何痛苦。② 口服足量的咪达唑仑,保持术前镇静。

(2)术中　① 局部麻醉药镇痛,建立静脉通路后给氟哌利多或芬太尼。常规剂量的阿托品可减少术中恶心呕吐的发生率。② 安置患儿于舒适体位,与其交谈以观察药物疗效,必要时可给小剂量的异丙酚。③ 观察通气情况,定期提醒患者深呼吸。

(3) 术后　小于常规剂量的镇痛药可给大部分患者提供足够的镇痛效果。

23.3　咽喉部手术

23.3.1　腺样体刮除和扁桃体切除术
23.3.1.1　病情和手术特点

(1) 腺样体又称咽扁桃体或增殖体,位于鼻咽部顶部与咽后壁处。和扁桃体一样,出生后随着年龄的增长而逐渐长大,4～6 岁为增殖最旺盛时期,青春期以后逐渐萎缩。严重的腺样体增生可导致鼻咽部阻塞。

(2) 阻塞性睡眠呼吸暂停是由于淋巴组织增生阻塞呼吸道所致,患儿常有发热、心动过速、呼吸急促、张口呼吸、大汗淋漓,一般比较肥胖,白天嗜睡、夜间打鼾甚至睡眠中偶有呼吸暂停,生长迟缓和语言障碍、行为异常。病史可长达一年甚至更久,甚至出现"腺样体相"。胸片显示心脏扩大,心电图提示右心室肥大。严重者可并发肺高压和右心衰竭(心肺综合征),极为罕见,男性多见尤其是黑人男孩。一旦病情得到控制,心力衰竭缓解(通过洋地黄、利尿剂强心利尿),应尽早进行扁桃体切除和腺样体刮除术。

(3) 腺样体刮除术常单独执行,或合并扁桃体切除术和(或)鼓膜切开术和鼓室管置管术,耗时 15～30 min。

23.3.1.2　麻醉处理

(1) 术前　① 病情评估:口腔检查扁桃体肿大程度及炎症程度;闭口经鼻呼吸了解鼻腔梗阻程度及腺样体增生情况。阻塞性睡眠呼吸暂停可由打鼾、呼吸抑制或呼吸暂停发作、生长迟缓和反复呼吸道感染作出判断,但术前仍应做多导睡眠图检查。② 呼吸道评估:了解是否存在潜在的困难气道。急性感染或淋巴组织极度肥大阻塞上呼吸道,唐氏综合征颅面畸形、黏多糖病可诱发上呼吸道梗阻。OSA 起病危急者,有时需要紧急插管减轻气道阻塞。③ 牙齿评估:术中放置开口器等操作时可能碰掉牙齿,术前应记录牙的活动及缺失情况,并向家长说明。④ 术前用药:经口/鼻腔给咪达唑仑或右美托咪定,以减少术前焦虑和恐惧,但有显著气道梗阻的儿童,慎用术前镇静剂。术前或诱导前给以阿托品。暂停凝血药,如阿司匹林、非甾体抗炎止痛药。水杨酸类药也应在术前1周停用,待血小板功能正常。⑤ 合并血液系统疾病患儿:术前有出血倾向者,注意监测 PT、APTT、出血时间和血小板功能,必要时监测凝血因子。镰状细胞病患儿术中注意预防围术期低氧血症,补充水分降低血黏度和镰状细胞浓度,输血增加血红蛋白水平 100 g/L,减少血红蛋白 S 浓度。血友病患儿术前应请血液科医师会诊,协助确定输注特定的凝血因子剂量和时间。

(2) 术中 ① 婴幼儿可用氧化亚氮、氧气、七氟烷诱导,较大儿童可静脉快速诱导。常规非去极化肌肉松弛剂使用后气管插管,术毕拮抗肌松,清醒气管拔管。② 建议常规选择带套囊气管导管插管,以降低麻醉气体的泄漏。扁桃体/腺样体切除术(电烙术)是高风险手术,气道氧气浓度高于室内空气和(或)一氧化二氮,及可燃组织的存在,可能引发手术室火灾。为确保气道安全,FiO_2 可降至最低 0.21~0.30。③ 气管插管成功后,气管导管固定于口唇中部。放置开口器时应适当加深麻醉,注意气管导管是否移位或受压。术中吸入或静脉复合维持麻醉,控制呼吸或保留自主呼吸。④ 术中阿片类药物镇痛,右美托咪定辅助镇痛,地塞米松减少术后疼痛和预防水肿、术后恶心和呕吐。或局部浸润麻醉镇痛。⑤ 手术结束时,仔细检查咽喉部,吸净残留的出血以免喉痉挛。尽量避免盲目的经口或经鼻吸引,刺激扁桃体窝或鼻咽部创面引起新鲜出血。⑥ 正确判断拔管指征,做好拔管后呼吸道管理的预案。OSA 患儿行腺样体扁桃体切除术后,有报道行深麻醉下气管拔管,但考虑到术后呼吸系统不良事件发生率高、严重,更多的麻醉医师选择清醒拔管。拔管后若出现舌根后坠、上呼吸道梗阻症状,可托下颌或置入口咽或鼻咽通气管。

(3) 术后 ① 循环、呼吸系统管理:拔管后入住 PACU。3 岁以下患儿呼吸道并发症以声门上梗阻、呼吸抑制多见,常需使用口咽或鼻咽通气管辅助呼吸道通畅。OSA 患儿要加强监测,镇静药或气道梗阻很容易诱发呼吸暂停。对气道阻塞、呼吸暂停、喉痉挛等紧急情况的处理。② 术后疼痛管理:严重的阻塞性睡眠呼吸暂停综合征的患儿,清醒后可小剂量阿片类药物给药。非甾体消炎药镇痛有可能诱发术后出血。③ 对烦躁的小儿要慎用麻醉镇痛药,尤其是有气道梗阻迹象时。可静脉给予异丙酚 2 mg/kg,给药后加强呼吸监测。④ 术后出血最常见于大于 10 岁的患儿,持续渗血比急性出血多见,扁桃体切除术后腹痛常提示患儿咽下伤口渗出的血液。⑤ 患者清醒可饮用流质。⑥ 90%以上的 OSA 患儿术后症状得到改善,症状没有改善的患儿,应进一步检查,可能有残余软组织引起阻塞,需接受悬雍垂软腭咽成形术。⑦ 其他术后并发症:罕见的并发症包括悬雍垂的水肿、悬雍垂切除、腭咽关闭不全和鼻咽狭窄。

23.3.1.3 术后留院观察指征

(1) 3 岁以下小儿,行腺样体/扁桃体切除术后呼吸系统并发症发病率最高。

(2) 凝血功能异常或有出血倾向的小儿。

(3) 有明显阻塞性睡眠呼吸暂停综合征迹象的小儿。需留院观察的指征包括：① 二氧化碳分压达 6.67 kPa(50 mmHg)或更高。② 清醒时基础氧饱和度 90% 或以下。③ 阶段性氧饱和度 80% 或更低。④ 每小时睡眠时间有 10 次以上的呼吸暂停。

(4) 伴有全身性疾病的小儿(如先天性心脏病、内分泌或神经肌肉疾病、染色体异常、肥胖等)。

(5) 有面部或气道畸形的小儿，包括唐氏综合征。

(6) 有扁桃体周围脓肿病史。

(7) 住处附近没有医疗机构，或是由于家庭、社会或父母的因素回家后不能得到很好护理的小儿。

23.3.2　扁桃体切除术后出血再手术

23.3.2.1　病情和手术特点

术后 1 h 发生者可能因为止血欠佳，创口渗血或细小血管出血，术后 2 周出血者多由于手术部位焦痂脱落导致接触黏膜表面出血。因血液吞下或血凝块积滞在口咽部，出血常被低估。明显的活动性出血必须在麻醉下缝合或填塞出血部位。

23.3.2.2　麻醉处理

(1) 术前　① 应视其为饱胃患儿。② 补足丢失的血容量，根据血细胞比积考虑是否输血，纠正贫血。③ 检查凝血功能。④ 插入大号胃管，吸净胃积血，诱导时可能发生反流误吸。⑤ 麻醉诱导前准备两个吸引器(外科医师麻醉医师各一人)。

(2) 术中　① 快速诱导，注意预吸氧。静脉麻醉剂异丙酚加阿托品、琥珀胆碱快速诱导，选择有套囊的气管导管插管，同时压迫环状软骨。② 继续经胃管排出积血，认真听诊双肺并吸引排除误吸。③ 麻醉维持同扁桃体切除手术。④ 患者完全清醒、咳嗽和吞咽反射恢复完全后拔管。

(3) 术后　① 检查血色素水平以确定是否需输血。② 警惕再出血的可能性。③ 适当镇痛(不用阿司匹林)。若纱布压迫止血，应注意过度镇静可能导致气管完全梗阻；烦躁可能提示缺氧而不是镇静不够。

23.3.3　扁桃体周围脓肿切排术

(1) 确认患者能张口，若牙关紧闭和咽喉部组织肿胀可能导致插管困难。

(2) 脓肿破裂，脓液弥漫咽喉部，增加误吸和呼吸道梗阻的危险性。吸引器准备妥当。患者头低位，并转向感染的一侧。

(3) 100% 纯氧下吸入氧化亚氮和七氟烷，保留自主呼吸，不用肌松剂以防气道梗阻。注意气管插管时不要碰到脓肿。

（4）麻醉维持同扁桃体切除术。

（5）侧卧、咽喉部吸引干净、患者完全清醒后拔管。

（6）炎症会累及声门上组织，拔管后可能发生气道梗阻，必须严密观察。

23.3.4 喉乳头状瘤切除术

23.3.4.1 病情和手术特点

常见于2～4岁小儿，位于双侧声带、双侧喉室、会厌及声门下等多部位。首先表现为声嘶，逐渐进展为失音和呼吸困难。诊断主要依靠喉镜、支气管镜检查。手术方法以支撑喉镜下使用切割吸引器进行肿瘤旋切或用CO_2激光汽化肿瘤为主，常需要反复多次手术。

23.3.4.2 麻醉处理

（1）术前 ① 术前用药：怀疑气道有问题者，镇静需谨慎，可用抗胆碱药。② 喉阻塞程度分级和评估：Ⅰ度，平静时无症状，活动时有轻度吸气性困难；Ⅱ度，安静时有轻度吸气性呼吸困难，活动时加重，但不影响睡眠和进食，缺氧症状不明显；Ⅲ度，吸气期呼吸困难明显，喉鸣声较响，胸骨上窝、锁骨上窝等软组织吸气期凹陷明显，常因缺氧出现烦躁不安、脉搏加快、血压升高；Ⅳ度，极度呼吸困难，发绀，脉搏细弱，心律不齐，血压下降，如不及时抢救，可因窒息或心力衰竭而死亡。Ⅲ度以上应采取紧急措施解除喉阻塞。③ 术前沟通：根据患儿喉阻塞程度、手术方式及医师的经验决定是否采用气管插管及插管方式。④ 麻醉前准备：包括设备、药品及人员等。

（2）术中 ① 术中监测：血流动力学指标、脉搏血氧饱和度及呼气末二氧化碳；注意呼吸幅度、频率和口唇皮肤颜色以及肺部听诊等情况。② 诱导：首选保留自主呼吸吸入麻醉诱导，观察呼吸幅度和频率，酌情调整氧流量和吸入药物浓度。待患儿意识消失，暴露声门，2%的利多卡因经喉麻管在声门上和声门下行喷雾表麻。③ 气管插管：表面麻醉后继续面罩吸氧，调节麻醉深度，待患儿眼球固定、下颌松弛后，窥清声门裂大小选择合适型号的导管行气管插管。选择带气囊的气管导管，既可保护气道，又能避免声门上瘤体碎块和血液流入气道。同时插管时导管内放置硬质导芯，便于从声门裂瘤体的间隙稍用力撑开插入。Ⅲ度以上喉阻塞待患儿不挣扎对抗即可行气管插管。无法窥清声门裂时，可根据患儿自主呼吸或由麻醉助手按压患儿胸部时呼出气流从瘤体间隙冒出的气泡来判断声门裂的位置。若仍无法窥见声门裂，可由手术医师用肉芽钳咬除部分肿瘤暴露声门裂，再行气管插管，必须争分夺秒；避免行紧急气管切开，因为小儿气管腔狭窄、气管壁软，在气管切开过程中极易加重气道阻塞而导致窒息。④ 控制通气和呼吸暂停法：

适用于声门上乳头状瘤病灶的清除,尤其是重度气道阻塞患儿。术中采用静吸复合麻醉维持。适用于声门下或气管内乳头状瘤病灶的清除。当气管插管妨碍到手术视野时,可采用先过度通气后拔出气管导管,允许外科手术。当呼吸暂停至 SpO_2 降低到 90%～92%时,经支撑喉镜再置入气管导管开始新的一轮控制通气,通气与手术交替进行。3～4 岁小儿可耐受时间约为 3 min,但此方法需要手术医师和麻醉医师密切配合。⑤ 保留自主呼吸的通气方式:Ⅱ度以下喉阻塞者,尤其是激光手术或声门下及气管内残余病灶的清除。可用麻醉气体吹入法(将气管导管退至咽部,氧流量 4 L/min 以上,4%～8%七氟烷吹入气道)、气体吹入法合并异丙酚的静吸复合麻醉或异丙酚合并瑞芬太尼的全凭静脉麻醉。应警惕可能发生反应性呼吸暂停。⑥ 拔管:待患儿恢复自主呼吸,吞咽呛咳反射活跃,神志清醒,彻底清除口腔、咽喉和气道内分泌物、血块及肿瘤碎块,确认没有活动性渗血后拔管。同样应警惕可能发生反应性呼吸暂停。

(3)术后 ① 严密观察无创血压(non-invasive blood pressure,NIBP)、SpO_2、心电图,至患儿完全清醒,生命体征稳定,再次确认口腔、咽喉无新鲜血液后送回病房。② 给予湿化氧。③ 利多卡因喷雾后 2 h 内不能进食。

23.3.4.3 注意事项

(1)术前检查较困难,难以对肿瘤范围,特别是气管内情况做出准确评价。

(2)声带及声门上肿瘤使气道梗阻,甚至仅有小的通气间隙,给气道重建带来困难。有的带蒂的肿瘤其根部在气管内,面罩加压给氧诱导时,瘤体受蒂的牵引堵塞气管,造成窒息。

(3)大部分患儿是肿瘤生长到影响呼吸时才来医院手术,术前多存在明显呼吸困难。

(4)应该避免对声门以下的气管操作,因为有可能将乳头状瘤种植到下呼吸道,因此,尽可能不用气管内插管,也禁忌气管切开。

23.3.5 喉软化症

23.3.5.1 病情和手术特点

由会厌部及侧部的悬吊组织结构发育不全所致,占喉先天性畸形的 50%～75%,常在出生 2 周后发病。当患儿吸气时,会厌、杓会厌褶向内塌陷而阻塞气道,表现为间断性、低音调、吸气性喉喘鸣,用力吸气、激惹和平卧位时喘鸣声加重。确诊需行直接喉镜或纤维支气管镜检查。症状会到 18 个月后自行改善,15%～20%严重患儿需行声门上喉成形术。病变累及气道,大多数患儿术前有不同程度的吸气困难,疏松的声门上组织,动态脱垂进入气道,引起吸气相喘鸣及三凹征,呼吸困难、哭闹或过度通气时喘鸣加重。气道管理难度较大。

23.3.5.2 麻醉处理和注意事项

（1）术前评估和准备 ① 术前评估应识别哪种情况或体位会加重或减轻梗阻症状。② 合并胃食管反流、同步气道损伤（包括气管软化、声门下狭窄和左侧主支气管狭窄）或心脏畸形。食管钡餐检查和 24 h pH 测定有助于证实有无反流。建议术前大剂量 H_2 受体抑制剂反流治疗，以减少组织水肿。③ 合并严重的心脏病，则可能需要行气管切开术。

（2）麻醉诱导及气道管理 ① 诱导时肌张力消失，气道萎陷，面罩通气是一大挑战；宽大、松弛、悬垂的会厌使气管插管困难。② 激光手术治疗喉软化症，具有出血少、水肿轻等特点。推荐使用保留自主呼吸的全身麻醉，七氟烷吸入麻醉慢诱导技术或异丙酚联合瑞芬太尼输注静脉麻醉。麻醉深度不足时可间断静注丙泊酚。警惕术中出现低氧血症。术中给予地塞米松和阿托品，改善术后水肿。

（3）术后处理 术后留置气管导管，送入 ICU 密切监护，及时处理因水肿或分泌物加重的气道阻塞。雾化吸入肾上腺素（1：1 000，3～5 ml），术后 12 h 可给予第二次剂量的地塞米松，改善水肿，保持气道干净。必要时短时间的连续正压通气/呼气末正压通气，防止气道萎陷和避免咳嗽。术后 2～3 天后重返手术室于全麻下观察手术效果，再尝试气管拔管。

331

23.3.6 会厌囊肿

23.3.6.1 病情和手术特点

是会厌舌部平面的良性肿瘤。而当肿瘤较大时，因其位置特殊，常出现上呼吸道梗阻现象，或增大的肿瘤常覆盖在声门上方而无法看到声门。此类患者如采用常规麻醉诱导，可因意识消失、咽喉部肌肉松弛，辅助通气时会厌囊肿极易形成活瓣随外界压力变化而移动，堵塞声门，无法建立有效通气，引起患者缺氧而发生意外。

23.3.6.2 麻醉处理和注意事项

（1）麻醉前准备 ① 详细了解间接喉镜或纤维喉镜下咽喉部的结构和会厌囊肿的大小；有无呼吸困难及睡眠时上呼吸道阻塞的程度及其他并发症。② 术前可使用阿托品或格隆溴铵以保持呼吸道干燥，尽量不用或少用镇静药。③ 准备好气管切开包、各个型号气管导管、粗的静脉套管针及能与之相连结的给氧环路，以备紧急情况下行环甲膜穿刺、人工给氧或连接高频喷射通气设备。

（2）麻醉诱导及气道管理 气管插管时不易暴露声门者，不提倡常规诱导，慎用肌松剂。最好保留自主呼吸，吸氧提高氧储备，充分表面麻醉后，先穿刺抽出囊液，待可暴露声门后再插管。也可采用可视喉镜,明视下观察肿物的大小及位置再插管。术中可给地塞米松减轻咽喉部水肿。术毕吸净口腔及咽喉部分泌物和血液,待反射恢复,清醒后拔管,避免术后会厌水肿导致急性呼吸道梗阻,并可预防囊液及渗出液反流误吸。拔管后观察患儿呼吸状况,必要时再插管。

23.4 气道内手术

气道内手术常需要各种类型的喉气管内镜,包括:① 纤维支气管镜,用于鼻咽部、喉、声带、气管和支气管的检查和活检。② 电子支气管镜,应用范围同纤维支气管镜。③ 硬式喉镜,用于喉部及声带的检查或气管插管。④ 支撑喉镜,用于上端气道手术。⑤ 硬支气管镜,可用于整个气道。

手术医师和麻醉医师共用气道,在检查中必须保持良好的通气。通气模式根据患儿年龄、病情、手术时间长短而定,最佳的通气模式是无插管麻醉和自主呼吸法。优点是可降低对手术区的干扰,减少手术野分泌物,有助于内窥镜医师在生理状态下发现解剖畸形,避免控制呼吸时可能对气道受压或气道塌陷的患者的漏诊。缺点是术中无法进行 $P_{ET}CO_2$ 监测,必须密切观测患儿的胸壁起伏运动及口唇颜色变化,并放置胸前听诊器仔细听诊呼吸音。

术前评估和准备除全面系统的术前访视外,主要进行气道评估,了解气道梗阻史和程度,特别是要对气道狭窄的部位和严重程度予以评估(图 23 - 1)。确定有无潜在困难气道(颈部瘢痕、颈椎活动度、张口

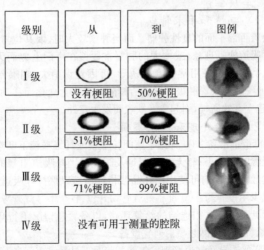

级别	从	到	图例
I 级	没有梗阻	50%梗阻	
II 级	51%梗阻	70%梗阻	
III 级	71%梗阻	99%梗阻	
IV 级	没有可用于测量的腔隙		

图 23 - 1 迈尔-科顿(Myer-Cotton)声门下狭窄分级标准

I 级,0%～50%阻塞;II 级,51%～70%阻塞;III 级,71%～99%阻塞;IV 级,完全阻塞

度、下颌活动度等情况)。同时做好术前沟通,熟悉操作程序,预备急救药物和设备,特别是紧急气管插管的设备,耳鼻喉科医师必须在手术室就位,必要时可紧急气管切开。

23.4.1　气道异物取出术麻醉

23.4.1.1　病情和手术特点

(1) 定义　广义上讲,所有自口或鼻开始至声门及声门以下所有呼吸径路上的异物存留都称之为气道异物。狭义上是指位于声门下及气管和支气管的异物。按照异物所处的解剖位置分为:① 鼻腔异物。② 声门上(声门周围)异物。③ 声门下及气管异物。④ 支气管异物。

(2) 流行病学和异物　5岁以下儿童多见,特别是1~2岁儿童,男孩发病率高于女孩。80%以上的气道异物位于一侧支气管内,右侧多于左侧。少数位于声门下及总气道内,极少数患儿异物位于多个部位;异物包括有机食品(花生、瓜子等)、玩具配件、电池、针帽等。

(3) 病理生理改变　异物机械梗阻后会导致不同的阀门效应:① 双向阀效应,指气流可进可出但部分受限(图23-2A)。② 止回阀效应,指气流进入多于流出,导致阻塞性肺气肿(图23-2B)。③ 球阀效应,特点是部分阻塞,且异物不时脱落阻碍支气管,气流能进入但不能流出,导致阻塞性肺气肿(图23-2C)。④ 截止阀效应,指支气管完全阻塞,气流无法进出,肺内气体吸收导致支气管肺段塌陷、阻塞性肺不张(图23-2D)。

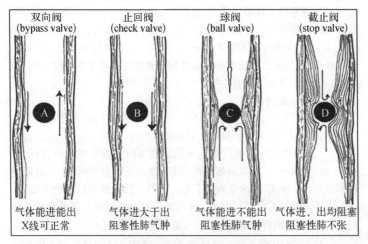

图 23-2　异物机械梗阻后会导致不同的阀门效应

23.4.1.2 麻醉处理和注意事项

(1) 鼻腔异物和声门上(声门周围)异物 ① 位置较浅:麻醉诱导后达到一定深度(下颌松弛)即可手术取出,继续面罩吸氧待醒。② 位置较深:取出困难或有出血、移位等风险,可加深麻醉后置入合适的可弯曲喉罩、插入气管导管。术中七氟烷或静脉输注异丙酚维持。③ 异物进入气管者:则按照声门下异物或支气管异物来处理。④ 术毕将患儿侧卧位,待其苏醒、肌张力恢复、自主呼吸通气量满意后拔出喉罩或气管导管。

(2) 声门下及气管异物 ① 常选用七氟烷麻醉诱导,达到足够深度时,暴露声门,2%的利多卡因经喉麻管在声门上和声门下行喷雾表麻。继续吸氧至呼吸平稳、氧饱和度稳定于满意数值(原则上应在95%以上,特殊情况时达到患者能达到的最佳值)时,置入硬质支气管镜,支气管镜侧孔连接麻醉机供氧,氧流量 $5\sim8$ L/min。取出异物。② 一般全程保留自主呼吸,在吸入或静脉诱导完成后,近年应用右美托咪定,在 10 min 内输注 $0.5\sim1.0$ $\mu g/(kg \cdot h)$,以后继续输注 $0.5\sim1.0$ $\mu g/(kg \cdot h)$ 维持,可较好作留自主呼吸。③ 控制呼吸时使用特殊装置进行手控喷射通气。支气管镜多次进出可能损伤气管,造成气压伤,术后并发水肿,可能发生呼吸困难,应注意防治。④ 异物取出后可发生负压性肺水肿,应用 CPAP 及呋塞米利尿。⑤ 手术结束后停药,患儿侧卧位,经面罩或放置鼻咽/口咽通气管吸氧至苏醒。

(3) 支气管异物 ① 充分预给氧后静脉麻醉诱导和维持,异丙酚持续输注或效应室靶控输注。使用或者不使用琥珀胆碱或米库氯铵,纯氧通气。② 术中采用控制通气方式(经支气管镜侧孔行控制通气、经喷射通气导管行手动喷射通气)或自主呼吸方式。③ 出现低氧血症时,可请手术医师将支气管镜退至总气道,待通气改善、氧饱和度上升后再行手术。④ 术毕可插入喉罩,将小儿侧卧位;待自主呼吸恢复、潮气量、呼吸频率、呼气末二氧化碳等指标达到理想值时拔出喉罩,继续观察至苏醒。也可面罩通气至自主呼吸恢复。

23.4.2 气道内激光手术麻醉

常用于喉狭窄、喉乳头状瘤、喉血管瘤、喉部肉芽肿、声带小结等治疗。主要使用 CO_2 激光。麻醉处理和注意事项:

(1) 注意激光导致的灼烧 可能造成暂时或永久性的伤害(如穿孔、出血、气胸等)。若穿透角膜则会损伤视网膜。使用时,患儿双眼应用湿润的纱布覆盖,手术室内的工作人员都应该戴眼罩以防激光辐射。门上应标志提示正在使用激光。警惕激光汽化所致的烟雾对呼吸系统的损伤,最严重的后果是激光穿透气管导管引起气道燃烧。

(2) 气管导管的选择 使用特制的抗激光气管导管。若采用普通PVC导管,应做好预防措施:① 使用空气和氧气混合气体,氧浓度控制在 30% 以下或使用氦气和氧气混合气体,氧浓度可增加到 60%。② 氧化亚氮在 450℃ 时可发生自燃,在激光手术中应避免使用。③ 气囊内注满带有亚甲蓝的盐水,既能吸收热量降低燃烧可能,又可及时提示气囊已被激光击穿,盐水外泄也可起到熄灭火星的作用。④ 用盐水浸湿的棉片放置于导管套囊上方以吸收热量保护气囊。⑤ 避免器械上沾染油渍。⑥ 采用最低功率激光和间断模式。⑦ 及时吸出激光造成的烟雾以免灼热的烟雾烫伤。

(3) 麻醉维持　可首选无气管插管的麻醉通气技术,术中维持自主呼吸。麻醉医师应做好处理围术期可能发生急性呼吸道阻塞的准备。

(4) 燃爆处理　立即停用激光刀、停止供氧、终止麻醉。拔除气管导管,改用口咽通气道及麻醉面罩吸入纯氧。检查烧伤范围,冷生理盐水冲洗咽部。支气管镜检查并清理创面、冲洗气管。头高位、局部喷雾抗生素和激素减轻水肿。程度较重,一般治疗效果不佳时,需行气管造口术。

23.4.3　声门下狭窄麻醉

(1) 绝大多数患儿已行气管造口术。行手术治疗,可经静脉诱导或通过气管切开套管吸入麻醉诱导,给予肌松药行机械通气。

(2) 术中为了充分暴露临近气管造口的组织,手术医师会将气管导管从气管造口拔出 1～2 cm,此时可采用呼吸暂停法。

(3) 术中放置气管支架,可 3 个月后行喉镜检查,确认无气道狭窄后取出移除支架并手术切除气管腔内肉芽组织。

(4) 手术结束前缝合皮下组织时,应逐渐恢复患儿自主呼吸,以免过度机械通气引起皮下气肿。

(5) 如患儿血氧饱和度降低,气道压峰值不断升高,在排除气管导管的因素后,首先考虑出现张力性气胸。X 线胸片可确诊,尽快建立胸腔引流。

(6) I 期完成的手术封闭了气管造口,术后需保留经鼻腔气管插管 3～5 天后回手术室接受喉气管内镜复查;如气道内伤口生长良好,则用小半号的气管导管行鼻腔插管,继续观察 24 h,如无呼吸障碍后拔管。II 期完成的喉气管成形术先修复气管造口以上的狭窄,术后仍然保留气管套管,以后择期修复气管造口处的狭窄。

23.5　耳鼻喉科其他手术

23.5.1　食管镜检查麻醉

(1) 常用于狭窄扩张和取食管异物。

(2) 胸片确定食管扩张或异物存留及位置,若患儿无呼吸障碍,待胃排空后再检查。

(3) 避免术前用药,防止药物可能停留在食管病灶近端引起干呕。

必要时可静注抑制胃液分泌和促胃排空的药物。

(4) 快速诱导后气管内插管。诱导时警惕食管下段狭窄或失弛缓导致食管扩张,食物或分泌物积聚在扩张段引发的反流误吸。面罩辅助或控制呼吸时避免因兴奋、咳嗽压迫环状软骨导致异物移位,滑向喉或气道。气管插管时避免浅麻醉,偶尔需全侧卧位,以减少反流误吸。

(5) 术中吸入或静脉麻醉维持,间歇正压通气。应用肌松药维持合适的麻醉深度,避免因操作中咳嗽或其他任何的体动导致食管穿孔的可能性。术后拮抗肌松药残余阻滞作用,吸入纯氧,直至自主呼吸恢复。一般于头低左侧卧位拔管,防止反流误吸。

(6) 食管镜检中,环状软骨处的黏膜可能因前方的气管插管和后方的食管镜压迫造成损伤,应选用小1号或2号的气管导管插管。预防性使用激素减轻声门下水肿,并在恢复室密切观察术后声嘶症状。

(7) 术后观察患者直到完全清醒。警惕食管穿孔,尤其是手术不顺利的患者,穿孔的征象包括:心动过速、发热、气胸的体征及X片显示气胸或纵隔气肿。如咽喉部用利多卡因喷雾则禁食2 h。

23.5.2　急性声门上炎(会厌炎)麻醉

23.5.2.1　病情和手术特点

是一种会危及生命的会厌急性感染,最常见于3～7岁小儿,起病较急,出现剧烈喉痛、吞咽困难,甚至唾液难以下咽,语声含糊不清,严重者导致上呼吸道阻塞,甚至出现吸气期呼吸困难。患儿呈特殊姿势:直立端坐,头颈前伸,颈部X线片显示会厌和杓状会厌襞肿胀。间接喉镜检查见会厌红肿增厚,严重时会厌呈球形。婴儿的表现相对不典型,当小婴儿有发热、呼吸困难时应警惕会厌炎可能。若脓肿形成,会厌舌面可见黄白色脓点(图23-3)。应及早施行切开排脓术。取仰卧头低位,直接喉镜或麻醉喉镜暴露会厌后,看清脓肿部位,以长粗穿刺针抽脓,然后于脓肿底部切开排脓,有利于减少抗生素药物的用量,减轻毒血症,缩短病程。如感染灶尚未局限时,不可过早进行切开,以免炎症扩散。

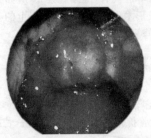

图23-3　急性声门上炎(会厌呈现显著的
梗阻性水肿、具有红黄斑点)

23.5.2.2　麻醉处理和注意事项

（1）应密切监测血氧饱和度和脉搏，开放静脉，动脉血气分析，全面、快速评估心肺功能。随时会突发上呼吸道完全性梗阻，特别是上呼吸道器械检查时，可反射性引起声门梗阻，此时应尽快平稳地控制气道，首选气管插管，必要时行气管切开术。没有呼吸窘迫的情况下，若考虑作一侧颈部的 X 线片检查，需全程吸氧。由熟练掌握和使用插管技术、面罩正压通气和 CPR 的医师陪同，随时准备急救。

（2）足量敏感抗生素，酌情使用激素类药物以减轻喉水肿，全身症状严重者给予静脉补液。

（3）纯氧下七氟烷吸入麻醉诱导，若患儿仰卧位或端坐位（呼吸困难），待意识蒙眬后再使之平卧。足够麻醉深度后，间接喉镜检查和气管插管或气管切开（偶见声门上肿胀的组织堵塞声门，此时按压胸部可见到气泡通过声门口，可帮助插管），选择气管导管直径小于常规 0.5～1.0 mm。做好随时紧急气管切开的准备。

（4）若患儿需要保留气管导管，可在明视下经鼻气管插管保留 48～96 h。当体温下降（一般 12～36 h），白细胞计数正常，会厌水肿消退，可听到气体从气管插管和气管壁之间泄漏，经喉镜检查声门上结构确认无气道梗阻的危险后即可拔管。拔管后继续观察数小时，需重新插管的病例相当少见。

23.5.3　喉气管炎

23.5.3.1　病情和手术特点

是一种危急的呼吸道急性弥漫性炎症，好发于 2～5 岁小儿，治疗不及时死亡率较高。起病较缓，有上呼吸道感染症状，全身症状明显。患儿有声嘶，"空、空"样咳嗽声，吸气期喘鸣和吸气期呼吸困难，出现三凹征。若炎症侵及患儿下呼吸道，分泌物结成痂块不易咳出，阻塞支气管或细支气管，出现混合性呼吸困难；胸部听诊两肺呼吸音粗糙，有干、湿啰音，X 线可帮助诊断。白细胞计数正常或略高，而淋巴细胞较高。局部表现见图 23-4。

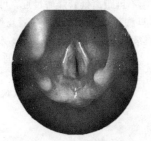

图 23-4　急性喉气管炎（声门下炎症和水肿性肿胀伴严重的声门下阻塞，表面不规则。注意声门上无异常改变）

23.5.3.2　麻醉处理和注意事项

（1）病情较轻者,可采用保守疗法,吸入经过湿化的氧气,消旋肾上腺素雾化吸入(IPPV),或足量抗生素,激素治疗。

（2）二度以上呼吸道梗阻及呼吸肌瘫痪患儿,为改善气体交换和便于从下呼吸道吸出分泌物,均需作气管切开。

23.5.4　气管造口术

（1）手术指征　① 急性严重气道阻塞患儿紧急气道梗阻时的救命手段;慢性严重气道阻塞患儿择期行气道重建前的过渡步骤。② 严重中枢性或阻塞性呼吸暂停的患儿长期辅助性机械通气用。③ 严重肺部疾患,预计气管插管可能超过两周以上者。④ 先天性气道异常综合征的新生儿,如皮-罗(Pierre-Robin)综合征、小颌畸形综合征(micrognathia)、巨舌下垂综合征(macroglossoptosis)等,需气管切开以维持正常通气。⑤ 先天性或获得性气道解剖结构异常疾病:喉软化、喉裂、声门下区狭窄等需行气管造口术以临时缓解呼吸困难。

（2）出现呼吸衰竭,可清醒插管。若已气管插管,在转运过程中需足够的镇静,避免烦躁和意外拔管;配备急救、监护设备和护送人员。

（3）气管插管前,详细了解患儿原发病情况,可先做喉气管内镜检查。如存在插管困难,可经纤维支气管镜插管或麻醉诱导借助喉罩行气管插管。婴儿一定要在气管插管或气管镜保证气体交换的情况下做气管切开。

（4）麻醉诱导前充分氧合,确保气道通畅。慎用肌松药,预防完全性气道梗阻。术中吸入或静脉麻醉维持,避免术后躁动。

（5）插管成功后可在患儿肩下放置一个肩垫使头后仰,充分暴露颈部。气管切开后,套管经切口置入,麻醉医师应将气管导管退出到声门下,切忌拔出声门以外。待手术医师将外套管固定,呼吸通畅后,再行拔管。防止气管切开套管滑出,若滑出,重新插管将非常困难。很多医师将黑色丝线缝于气管环上,以便紧急情况时重新插入气管切开套管。

（6）注意套管末端不可距离气管隆嵴过近。可经纤维支气管镜检查套管位置。术后尽早胸部摄片确定导管位置正确且无气胸(气管切开术少见并发症)。继续严密观察患儿,切记:① 人工气道的建立并不能立即改善肺功能。② 术后仍有可能发生呼吸暂停。③ 适当的镇静和镇痛、雾化、定期清理套管等。

（狄美琴　林　函）

24

小儿口腔颌面部和整形手术麻醉

小儿口腔颌面部和整形手术麻醉期间,气道评估和管理是确保麻醉和围术期安全的关键。

24.1 手术和麻醉特点

24.1.1 口腔颌面部和整形手术的特点

(1) 麻醉与手术共用一个通道 口腔颌面外科手术直接在口腔颌面部操作,邻近呼吸道,与麻醉操作、观察和管理处于同一部位。因此,手术与麻醉可能互相干扰。这就要求麻醉医师应熟悉和掌握手术的重要步骤,并在手术过程中注意观察患儿,与手术医师共同保证患儿的安全。

(2) 保持气道通畅为首要 口腔颌面外科患儿常因颌面部炎症、瘢痕挛缩、肿瘤等因素导致张口受限或气道受压,因此,麻醉诱导和气管内插管均有一定的困难和危险,易误吸。麻醉诱导用药、方法的选择必须谨慎,可在患者清醒或半清醒时行气管内插管,以维持呼吸道通畅。气管插管成功后,将气管导管的气囊充气或用纱布条填塞咽腔,使口腔内手术区与呼吸道完全隔离,可防止误吸。

扁桃体和腺样体增大在儿童中发生率较高,极度肿大的扁桃体和腺样体也会影响气道管理。

(3) 手术失血较多 颌面部血管丰富手术创面失血较多,特别是小婴儿和低体重儿,应注意精确估计其失血量并及时补充血容量,术中应加强循环功能的监测,必要时采取控制性低血压,减少失血量以防发生休克。

24.1.2 麻醉管理的特点及处理

(1) 无插管把握时需保留患儿的自主呼吸,忌用肌松药,在浅麻醉甚至清醒状态下实施气管插管。所谓"清醒"并非指不用任何麻醉药物,而是在操作前给予适量的镇静镇痛药,使患儿处于嗜睡状态,保留呼吸并呼之能应。

(2) 经鼻气管插管较经口气管插管固定性好,在口腔颌面部和头部整形手术中应用广泛。术中应注意使用导管支撑架,避免鼻翼压伤。

(3) 完成插管后,根据患儿情况调整呼吸机参数,监测脉搏氧饱和度和呼气末二氧化碳分压等;长时间、大手术还应定时做血气分析。

(4) 头面部手术患儿,术后被多层敷料包扎固定,并可能伴有小口畸形或者张口受限,若拔管后发生气道困难,处理十分棘手,应掌握好拔管指征,吸尽呼吸道分泌物和胃内容物,必要时保留胃管胃肠减压,密切注意拔管后有无呼吸道梗阻、呕吐误吸、通气不足等情况,及时发现,及时处理。

(5) 长时间手术、重大手术和危重患儿,均需进行有创血流动力学监测,并注意及时输血、输液,维持循环功能的稳定。

(6) 颅颌面严重畸形整复、巨大血管瘤切除、神经纤维瘤切除手术中还需采用控制性降压和自体血回输技术。

(7) 颅颌面畸形整复等开颅手术,围术期可能由于脑水肿、颅内压过高而导致脑疝,应严密观察积极降颅压,必要时需连续监测脑脊液压力。

24.1.3　头面部神经阻滞

340

常合并使用局部神经阻滞根据手术部位分别阻滞相应的外周神经,可明显减少术中及术后镇痛药的用量。局麻药多采用 $0.5\%\sim1.5\%$ 利多卡因或 $0.25\%\sim0.5\%$ 布比卡因。常用的头面部神经阻滞:

(1) 头皮神经阻滞　头皮神经位于深部软组织内,在头皮筋膜下绕头呈线状排列并在耳上方穿过枕后及眉间,通过阻滞深筋膜下的神经可麻醉颅骨、颅骨膜、筋膜、皮下组织及皮肤,其范围呈帽状分布。

(2) 上颌神经阻滞　阻滞三叉神经的第二支即上颌神经,可实施上颌和颊部区域的手术。

(3) 下颌神经阻滞　阻滞三叉神经的第三支即下颌神经,可实施面部外下区域的手术。

(4) 眶下神经阻滞　眶下神经可实施下眼睑、鼻外侧部分上唇、口腔黏膜及上切牙部位的手术。

(5) 颏神经阻滞　下牙槽神经的终末分支形成下切牙神经和颏神经,颏神经可麻醉下唇(包括黏膜部分)和颈部皮肤的感觉。

(6) 上牙槽后神经阻滞　上牙槽后神经为上颌神经的分支,阻滞后可麻醉上颌磨牙、牙槽突和颊侧牙周膜、骨膜、牙龈黏膜。

(7) 下牙槽神经阻滞　下牙槽神经为下颌神经的分支,阻滞后可麻醉下颌骨、下颌牙齿、下唇等。

(8) 鼻部神经阻滞　支配鼻部皮肤感觉的神经滑车神经、眶下神经和鼻神经外支,支配鼻腔黏膜感觉的神经为蝶腭神经节分支和鼻颚神经,阻滞鼻部神经可实施外鼻和鼻腔内手术。

（9）外耳神经阻滞　外耳腹面部分受耳颞神经支配,背面部分受耳大神经、枕神经支配,在耳周围形成环形浸润阻滞可实施手术。

24.1.4　口腔颌面部整形手术小儿困难气道处理

整形外科患儿常因合并有头颈部的瘢痕畸形和先天性畸形,造成气道管理困难。因此熟练进行困难气道处理尤为重要。根据美国麻醉医师协会的困难气道管理指南,困难气道分为:面罩通气困难、声门显露困难、气管插管困难和气管插管失败。面罩通气困难虽不常见,但在呼吸消失后,如患儿并存气管插管困难是极其危险的。

24.1.4.1　面罩通气困难

面罩通气困难是指因面罩密封性差、漏气过多或气体进出阻力过大导致麻醉医师不能提供足够的面罩通气。面罩通气不充分的临床表现为:胸廓抬举没有或过小,呼吸音缺失或过低,气道严重阻塞,皮肤发绀,大量气体进入造成胃膨胀,SpO_2降低,二氧化碳呼出缺失或不充分,呼出气流缺失或不充分,以及与低氧或高二氧化碳血症相关的血流动力学变化(如高血压、心动过速、心动过缓、心律失常)。

与成人相比,小儿对缺氧的耐受力差。气管插管期间,麻醉医师应确保充足供氧。对于可能出现面罩通气困难患儿,麻醉医师应尽最大可能保留其自主呼吸。当发生不可预测的面罩通气困难时,麻醉医师必需及时处理,维持患儿通气。对于因面部严重畸形,面罩密闭性差、漏气过多患儿,麻醉医师可以应用纱布填塞漏气处,恢复面罩密闭性;由舌后坠、扁桃体肥大、口腔内肿块等引起的通气困难,可以托起下颌、置入口咽或鼻咽通气道,解除气道阻塞。舌体缝线后,将舌牵出口外也是解除舌后坠的有效方法。

24.1.4.2　气管插管困难

头颈部瘢痕可引起张口困难,甚至鼻孔狭窄,造成喉镜置入和声门暴露困难,以及气管导管、纤维支气管镜不能经鼻置入。先天性颌面部畸形,是引起小儿气管插管困难的另一常见原因。扁桃体肥大是小儿较多见疾病,也有可能给声门显露和气管插管造成困难。

对于较大患儿,可以应用成人的困难气管插管装置,而对于一些较小患儿,一些成人装置的应用受到限制。小儿临床常用困难气管插管辅助装置和方法包括:经鼻盲探气管插管、纤维支气管镜引导气管插管、喉罩引导气管插管,下面做简要介绍。

（1）经鼻盲探气管插管　① 经鼻盲探气管插管是临床常用困难气管插管方法,方便、实用而不需任何辅助器械。其适用于张口困难而鼻孔正常的患儿。② 较大的配合的患儿,可以复合应用咪达唑仑,芬太尼,复合环甲膜穿刺局部麻醉,保留自主呼吸。良好的利多卡因气道黏膜喷雾,可以避免环甲膜穿刺造成的不适和损伤。③ 对于年龄较小、完全不能配合的小儿，需首先施行保留自主呼吸麻醉诱导。术前口服咪达唑仑，可以使麻醉诱导更顺利。氯胺酮肌注是我国常用的小儿麻醉诱导方法。其他方法还有氟烷、七氟烷吸入诱导等。在患儿父母帮助下，先建立静脉通道，也可进行咪达唑仑或异丙酚静脉诱导。④ 呋麻滴鼻液滴鼻后，将经过润滑的气管导管轻柔地插入鼻腔，气管导管接近声门后，通过听呼吸音，不断调整气管导管开口的位置，而完成气管插管。操作成功在很大程度上依赖良好的声门区表面麻醉和麻醉医师的临床经验。

（2）纤维支气管镜引导气管插管　① 纤维支气管镜引导气管插管，经鼻、经口均可。操作前应给患儿足够镇静（合作患儿）或麻醉诱导（不合作患儿），鼻腔、咽腔和气道利多卡因喷雾可以减轻操作刺激。② 麻醉医师将套好适宜气管导管的喉镜镜杆（插入部）经鼻腔或口腔（放置专用通气道）置入，通过目镜寻找声门。随着镜杆推入，操作者可依次看到舌根、会厌和声门。调整方向控制器和镜杆正反向转动可以帮助寻找声门。发现声门后，轻轻推进镜杆至气管中段，然后将气管导管沿镜杆推入气管至适宜深度，退出镜杆并固定好气管导管。③ 纤维支气管镜辅助气管插管被公认为解决气管插管困难非常有效的方法，插管成功率高、并发症少，但其操作需要丰富的临床经验。此外，纤维支气管镜镜杆直径限制了较小气管导管的应用。咽腔内出血和分泌物也会影响纤维支气管镜引导气管插管的成功率。

24.1.4.3　喉罩在困难气道中的应用

喉罩是一种介于气管导管和面罩之间的声门上通气装置，插入咽喉部，气囊充气后，在喉周围形成一密封圈，既可保留患儿自主呼吸，又可以施行正压通气。1～3 号喉罩适用于儿童。喉罩除了代替气管插管用于短时间小儿整形外科手术，还可用于预计困难气道患儿引导气管插管，在紧急意外困难气道管理中建立快速有效的通气。

（1）喉罩置入　操作前，首先一般根据体重选择合适大小的喉罩，并检查气囊密闭性，然后，抽出气囊内气体，表面润滑。患儿适度镇静或麻醉诱导后，应用直接喉镜辅助或盲探置入喉罩。① 盲探插入法：左手推下颌使患儿口张开，喉罩开口向前，置入口腔，操作者右手示指置于通气导管和气囊的结合部，沿上腭向下推进喉罩，随其向下推入，内旋前臂，当到达咽后壁时可感到稍有阻力，并尽可能继续向下推送喉罩，一般可到达合适位置。② 喉镜辅助置入法：左手持喉镜，将患儿舌体抬起，右手将喉罩置入咽喉部。喉罩置入后，气囊充气，1 号喉罩一般充入 2～5 ml；2 号喉罩 7～10 ml；2.5 号喉罩 10～15 ml；3 号喉罩 15～20 ml。过量充气并不能改善喉罩的密闭性。加压通气，听诊颈前区是否有漏气杂音，自主呼吸时贮气囊膨缩和呼气末 CO_2 波形是否为方形有助于判断喉罩放置位置,必要时可应用纤维支气管镜检查喉罩位置。确定喉罩位置正常后,牢固固定喉罩。

（2）喉罩引导气管插管　首先置入喉罩,确定其开口对准声门,然后将适宜外径的气管导管经过其通气管置入,进入气管。操作过程中需注意下列问题:① 患儿头部位置应类似气管插管体位。② 应用润滑剂润滑气管导管,气管导管到达通气管末端时,应向左旋转 90°,以防止导管斜面损伤通气罩内的栅栏。③ 听导管通气流声有助于判断导管末端位置。④ 头前屈有助于防止导管末端受阻于喉前壁,但压迫环甲软骨无助于导管置入。⑤ 如导管不能进入气管,需调整头部位置,使喉罩开口对准声门,如仍不能置入,后退气管导管,喉罩放气,向下推进通气道,此操作有助于抬起下垂的会厌,然后喉罩通气,重新推进气管导管。⑥ 气管导管置入后,需通过听诊和呼吸末CO_2监测确定。⑦ 一并固定喉罩和气管导管,麻醉结束后,先拔除气管导管,继续保留喉罩保持通气。

通过喉罩盲探气管插管可能造成咽喉部损伤,一些麻醉医师通过喉罩先建立通气道,再由纤维支气管镜引导气管插管,软组织损伤小,成功率高。

24.2　小儿牙科门诊镇静镇痛

小儿牙科门诊治疗主要包括拔牙、牙齿修复、牙髓治疗、牙齿排列畸形矫正等。常用的麻醉方法主要有局部麻醉、静脉镇静、吸入镇静和全身麻醉。

24.2.1　一般原则

（1）小儿牙科操作中实施全身麻醉的比例明显高于成人,尤其是曾经历过局部麻醉下牙科操作带来不适的儿童。

（2）伴有行为、精神障碍和其他并发症如先天性心脏病等的患儿应特别注意。

（3）牙科手术的麻醉常需经鼻气管插管。

（4）牙科操作中使用空气涡轮钻时应警惕发生皮下和纵隔气肿的可能。术中应注意颈面部有无气肿出现,如可疑则立即停用氧化亚氮,检查呼吸音,行呼吸支持。

（5）牙科手术结束后应使用喉镜仔细检查咽喉部有无残留异物,确定无残留异物后才可拔除气管导管。

（6）牙科手术时间较长,术中和术后应补充液体。

（7）牙科手术如采用镇静复合局部麻醉时,术中监测如同全身麻醉。

24.2.2 局部麻醉

(1) 常用局部麻醉方法：冷冻麻醉、表面麻醉、浸润麻醉和神经阻滞。

(2) 浸润麻醉又分为骨膜上浸润法和牙周膜注射法。

(3) 神经阻滞麻醉包括上颌神经阻滞、上牙槽神经阻滞、眶下神经阻滞、腭前神经阻滞、鼻腭神经阻滞、下颌神经阻滞及下牙槽神经阻滞等。

(4) 局部麻醉仅适用于合作的小儿，一般由牙科医师操作完成。大多数局部麻醉患儿恢复期无痛，优于全身麻醉，并且局部麻醉患儿恢复期较全身麻醉患儿更安静。

24.2.3 术中镇静

(1) 术中有效镇静可以使不合作患儿顺利完成牙科治疗，并可避免牙科治疗给患儿带来的紧张、焦虑及精神伤害，牙科术中镇静复合局部麻醉可取得更好的效果。

(2) 氧化亚氮应用于牙科手术镇静已经有 100 多年的历史，是一种常用吸入麻醉药。氧化亚氮麻醉诱导及苏醒迅速，有一定的镇痛效果，对气道黏膜无刺激。氧化亚氮须与氧气合用，吸入氧化亚氮的浓度一般为 60% 以下。为维持牙科治疗中镇静深度，需应用特殊鼻罩。氧化亚氮的镇痛对大部分患者是有效的($83\% \sim 97\%$)，特别适合于正畸治疗和拔除少于 4 颗牙齿的儿童。吸入镇痛并发症发生很少，应用者满意度高，但氧化亚氮的职业暴露可能对医务人员造成潜在的危险。

(3) 咪达唑仑是一种代谢快，持续时间短的苯二氮䓬类药物。它具有快速明显的抗焦虑、抗惊厥以及镇静、安眠等作用。咪达唑仑的给药途径包括口服、滴鼻或经直肠和经静脉。滴鼻和经直肠给药尤其适用于较难合作的患儿。国内外相关的临床研究证实，咪达唑仑用于儿童口腔治疗是安全有效的，并可能替代氧化亚氮成为儿童口腔治疗常用的镇静药物。口服咪达唑仑 0.5 mg/kg，安全有效可以使一部分常规治疗有困难的患儿顺利接受治疗，有广阔的应用前景。

(4) 右美托咪定是一种选择性 α_2 肾上腺素受体激动剂，能够产生剂量依赖性的镇静和抗焦虑作用。它的镇静特征是患儿的呼吸功能稳定，而且易唤醒。肥胖、阻塞性睡眠呼吸暂停综合征、先天性颅颌面畸形等患儿易出现高风险的呼吸系统并发症，右美托咪定无疑是比较合适的镇静药物。

(5) 丙泊酚是常用的较为理想的药物，起效快，易维持，并能确保术后快速苏醒，但丙泊酚具有一定的呼吸抑制作用，尤其复合应用阿片类镇痛药时。术中要和全身麻醉一样监护。操作前必须备好抢救药物、气管插管和通气设备。先单次注射丙泊酚($2.5 \sim 3.5$ mg/kg)，然后丙泊酚持续输注，开始需 300 $\mu g/(kg \cdot min)$，逐渐减为 $75 \sim 100 \mu g/$ $(kg \cdot min)$，维持剂量因人而异。

24.2.4 全身麻醉

复杂、长时间牙科手术，特别是智障患儿，常需要全身麻醉。全身麻醉管理与一般小儿全身麻醉相同，但也有其特点。

（1）术前完善病史和体格检查，有其他明显伴发疾病的患儿应进行专门的检查和治疗。不合作的小儿可口服适量的咪达唑仑（6 岁以下小儿 0.75 mg/kg，6 岁以上 0.5 mg/kg）。对于极不合作或存在行为异常、精神障碍的患儿，应在父母的配合下建立静脉通路。

（2）术中进行必要监测，包括心前区听诊、血压、心电图、脉搏血氧饱和度和体温监测。采用吸入麻醉药、硫喷妥钠或丙泊酚麻醉诱导。给予肌松药，经鼻气管插管（插管前用温水软化气管导管末端并润滑）。麻醉维持可吸入氧化亚氮、氟烷、七氟烷。短时间可保留自主呼吸，长时间手术控制呼吸。建立静脉通路，给予维持液体及禁食所致的欠缺量，除了小的牙科手术，术后静脉通道一般应保留至恢复经口摄入。手术结束在拔除气管导管前，应与口腔科医师确认口腔内无渗血或异物残留。

（3）术后按需给予镇痛药（神经阻滞可以减少其需要），保留牙齿的治疗和手术应用对乙酰氨基酚可提供足够的镇痛。大的拔牙等手术，常需一定剂量的吗啡或酮洛酸。静脉补液应持续至患儿离院。

24.3 唇腭裂手术麻醉

唇腭裂是口腔颌面部常见的先天性畸形，国内发病率约为 1.6/1 000，近年来呈现出上升趋势。目前国内外多公认早期修复的理念，主张畸形修复的整个手术治疗过程在小儿时期完成。单侧唇裂修复术在 $3 \sim 6$ 个月龄施行（有特殊手术需要者，提前至出生后 2 周），双侧唇裂修复术在 $6 \sim 12$ 个月龄施行，腭裂修复术在 $12 \sim 18$ 个月龄进行。

24.3.1 病理生理特点

（1）唇腭裂畸形和近 150 种综合征有关，以颅颌面畸形综合征较为多见。最常见的是皮-罗（Pierre-Robin）综合征，表现为小颌、腭裂和舌后坠等畸形，受累小儿出生后及表现出明显的气道问题，插管非常困难。其他常见的综合征包括戈尔登哈尔（Goldenhar）综合征、克利佩尔-费尔（Klippel-Feil）综合征、特雷彻·柯林斯（Treacher Collins）综合征等。戈尔登哈尔综合征表现为一侧面不发育不良、下颌骨发育不良和颈部脊髓畸形。克利佩尔-费尔综合征表现为外耳和眼部畸形，包括脊柱融合、颈胸椎侧凸和高腭弓等畸形特征脊柱融合可造成颈部后仰严重受限。这些颅颌面畸形综合征患儿麻醉管理的主要问题就是气道管理。有些患儿术前气道梗阻症状明显，表现为夜间睡眠后打鼾，甚至出现阻塞性睡眠呼吸暂停。对于那些未出现明显症状的患儿也需警惕其存在插管困难的潜在危险。因此在麻醉诱导前应制订好一整套气道管理方案并准备好多种气管插管工具。

（2）唇腭裂畸形伴有先天性心脏病的发生率高达 3‰～5‰，以房间隔和室间隔缺损最为常见。若患儿无发绀表现，心脏畸形常常未被察觉。患儿家长叙述平时喂养困难，容易疲乏，喂食或哭闹后口唇有青紫，应引起麻醉医师的重视。

（3）早产儿中唇腭裂发生率较高。早产儿全身麻醉后出现呼吸暂停和心动过缓的发生率明显高于足月儿。呼吸暂停多发生手术中或术后 12 h 之内。术后因吞咽不协调其进食时气道的防御功能也存在缺陷，故对于早产儿即使是最小的手术也需要住院治疗，至少要求术后严密观察 24 h，以防意外发生。

（4）由于喂食后反流入鼻咽，唇腭裂患儿常有慢性鼻溢液，有时很难将其与呼吸道感染的症状区分开来。是否存在发热、流脓涕、咳嗽、肺部干湿啰音和血白细胞计数增多等有助于鉴别，同时家长提供的病史如原来有无慢性鼻溢液或溢液外观及程度有无改变也可帮助诊断。若的确伴急性呼吸道感染应暂缓手术。

（5）出生后 2～3 个月正是血红蛋白处于最低期的生理性贫血期，以后随时间推移逐渐恢复正常。唇裂修复术的时机恰好在 3～6 个月，这一阶段患儿的贫血状况很可能还未出现明显改善，若手术范围相对较大如双侧修复，则应推迟择期手术日期至血红蛋白恢复至 100 g/L 以上。

（6）唇腭裂患儿常存在喂养困难，整体营养状况和生长发育较同龄儿差。因此麻醉用药应视具体情况而定，避免用药过量。

24.3.2　麻醉前访视与术前用药

麻醉前访视时，麻醉医师应仔细了解患儿是否合并其他的先天性畸形，评估有无气道困难存在、有无呼吸和循环代偿功能减退、有无营养不良和发育迟缓，是否存在呼吸道感染和严重贫血。

（1）气道评估　术前能否准确预测患儿是否存在气管插管困难是确保患儿安全的首要问题。其最常见原因是下颌骨发育不全。① 正常情况下使用喉镜暴露在舌前方能见到会厌和声门，小下颌使得舌体移动的潜在空间明显减少而暴露不佳。舌体的移动度和声门的可视度在一定程度上取决于下颌、舌体的大小及颈椎和颞下颌关节的伸展度等。术前预测时，应使患儿颈部后仰、张口，用手指测量其舌骨至下颌骨支内侧缘间的距离，可估计出插管时所暴露的空间大小。稍大年龄小儿的距离约为 3 cm，年龄小的距离也成比例缩短。② 有些患儿下颌骨看似发育正常,但下颌骨的形状可能存在异常,也会使下颌骨下空间狭小,造成插管困难。进行 X 线颈伸位的侧位片检查有助于气道解剖学上的准确评估。

(2) 呼吸道感染　一般认为,小儿单纯上呼吸道感染 2～4 周之内呼吸道的应激性均较高,至少应该在感染症状控制消失 1 个月后再考虑重新安排手术。对于疑有呼吸道感染的患儿,选择性手术应延期至明确诊断,但麻醉医师必须根据患儿的具体情况进行分析评估。小儿流涕不一定是上呼吸道感染的临床表现,据统计,小儿每年有近 20%～30% 的时间会出现流涕,若为非感染性流涕并不需要延迟手术。不能仅根据体温高低来判定患儿是否有感染。正常小儿体温会出现波动且在脱水状态下更易发生体温变化。38℃ 以上常提示有感染,38℃ 以下不能排除感染,但感染的可能性很小。

有哮喘病史的患儿若哮喘控制不佳,围术期可能出现急性支气管痉挛甚至气道梗阻等严重呼吸道并发症。对于哮喘发作期或缓解期症状加重者则需延期手术。有哮喘史但目前无症状,或需预防给药但不处于活动期的患儿均不需做进一步的处理。

(3) 先天性心脏病　唇腭裂患儿中较常见的是单纯的房间隔缺损和室间隔缺损。体格检查中一旦发现心脏有杂音或患儿哭闹后口唇有青紫,应立即行心脏彩超,明确诊断。一般情况下左向右分流的非紫绀型心脏病患儿没有出现肺动脉高压完全可以耐受麻醉和手术。右向左分流或出现双向分流的紫绀型先天性心脏病患儿对麻醉的耐受力差,可以先请小儿心脏外科医师会诊并做进一步的检查,必要时先行心脏手术,情况稳定后再择期行唇腭裂修复术。

(4) 心理准备　唇腭裂患儿因外观和语言功能的异常,在与人交往中有意无意地遭到排斥,可导致患儿自卑、敏感等心理障碍。一部分已接受早期手术治疗的患儿,手术麻醉的痛苦体验与不良回忆常使其对再次手术存在极度恐惧、焦虑甚至拒绝的心理。目前上海儿童医学中心已开展术前麻醉医师与患儿做游戏,平板电脑的使用,卡通书籍的阅读等明显减轻了患儿的紧张感。在与患儿的交流中发现并表扬患儿的优点则有助于其增强自信并更好地配合麻醉。不良心理活动的抑制与阻断,对减少麻醉用药量、维持生理状态稳定和减少术后并发症都有着重要意义。

患儿家长在等待手术与麻醉期间常表现出极度的焦虑与恐惧甚至泪流满面,无疑增加了患儿与家长分离的难度。麻醉医师在术前可以对家长进行围术期过程的解释,消除家长的顾虑,使其在安抚患儿与做好麻醉前准备工作上发挥积极作用。

24.3.3 麻醉管理

(1) 术前用药　小儿可视具体情况在麻醉前给予镇痛镇静药物。麻醉诱导前给予咪达唑仑糖浆口服 0.50～0.75 mg/kg 或右美托咪定 1～2 μg/kg滴鼻即可使患儿很好地配合。腭裂患儿口服术前药时注意避免呛咳。

(2) 麻醉选择　全身麻醉并行气管内插管使小儿唇腭裂手术最常用的麻醉方法,气管插管有助于维持气道通畅、便于清理气道、实施吸入麻醉和人工通气。插管后再加行眶下神经阻滞可以明显减少麻醉药用量,减轻术后疼痛。

(3) 麻醉诱导　麻醉诱导有好几种方法,可根据患儿的具体情况进行选择。① 合作的患儿适宜使用吸入麻醉药诱导,常用的有氟烷/七氟烷-氧化亚氮-氧气。② 不合作的患儿应中止吸入诱导,改用静脉、肌肉、直肠给药进行诱导。③ 已建立静脉通路的患儿可采用静脉诱导。

(4) 术中管理　① 腭裂患儿插管时,喉镜凸缘叶常会嵌入裂缝中,使喉镜移动困难,并可能对咽喉组织造成损伤、出血,采用低凸缘的弯镜片如罗伯特-肖(Robert-Shaw)或牛津(Oxford)镜片有助于解决这一问题。或者垫一小块纱布与裂缝中使镜片有所支撑亦可。当然使用小儿专用的可视喉镜也不失为一种好方法。② 对于麻醉前预测无气道困难的患儿,麻醉诱导后确认面罩通气无异常后使用肌松药进行气管插管。③ 对可能产生困难气道的患儿麻醉诱导时不能使用肌松药,尽量保持自主呼吸进行气管插管。制订一整套气道管理方案,准备好多种气道管理工具(可视喉镜、纤维支气管镜、多型号的喉罩或插管型喉罩)。④ 一种弯曲成特殊形状的气管导管称 RAE(Ring-Adair-Elwyn)导管,适宜在唇腭裂手术中使用,有助于将麻醉环路置入手术区域外,最大限度的暴露手术视野,对防止导管在头位变动时导管突然滑脱有一定作用。⑤ 固定气管导管时注意不能对唇和面部周围组织形成压迫或外形上的改变,以利于手术修复的进行,通常将导管置于中线位置。⑥ 手术时头位经常发生变动,患儿头部被手术巾覆盖,麻醉医师应密切观察,及时发现导管的扭曲、弯折、滑脱及接口脱落。⑦ 一般情况下,单侧唇裂手术失血量多在 20～30 ml 以内;双侧唇裂、腭裂手术失血量为 50～100 ml 不等;而齿槽裂手术失血量 100～200 ml。术中根据血红蛋白基础水平、已有的潜在疾患和术中失血估计量,综合考虑决定是否需要输血。一般认为,输血仅在小儿失血量大于 10%,甚至 20%才予以考虑。

(5) 麻醉后苏醒期　① 腭裂手术后尽可能减少经口鼻做口咽部吸引,也不主张放置口咽通气道,以免损伤缝合修补的部位。② 术前已有中重度气道阻塞的患儿,常需在其舌体上用一缝线悬吊,以在发生舌后坠时可牵拉缝线使舌根远离咽后壁。

24.4　囊性水瘤

24.4.1　病理生理及临床表现

（1）囊性水瘤是发生在淋巴系统的多囊性畸形,新生儿中发病率为1/12 000。男女发病率相同。有 50%～65% 在出生时就存在此病变,80%～90% 在 2 岁前被发现。

（2）囊性水瘤是一个壁薄多囊性的肿块,大多数的囊性水瘤在出生时很小,以后逐渐长大。近1/3 的囊肿增大是因为感染或出血,这时常常可能有压痛感在皮肤表面可见淡蓝色红肿的表现,可以压迫会延伸扩大到重要的组织结构,面神经、迷走神经、膈神经最容易受影响。近15% 的囊肿向下延伸至胸腔的入口处,尤其在婴幼儿,压迫气道后可发生喘鸣、发绀、呼吸暂停或者因吞咽困难而影响生长。

24.4.2　麻醉相关问题

（1）可能存在气道梗阻。

（2）巨大的淋巴水瘤压迫气道,常致插管困难。

（3）水瘤完全切除、创面较大,且邻近大血管可能出现大出血。

24.4.3　麻醉管理

（1）术前仔细评估气道,特别要注意肿瘤有无向胸腔内生长;确保已备血及血制品;事先制订好一整套气道管理方案,备好各种气管导管和喉镜等多种插管工具。

（2）麻醉诱导最好使用慢诱导,缓慢地吸入氧化亚氮和氟烷或七氟烷诱导,保持自主呼吸。患儿入睡后建立大口径的静脉通路。插管前 2 min,停吸氧化亚氮,静注利多卡因 1.5 mg/kg 可减少呛咳屏气和喉痉挛的发生。气管导管最好选用钢丝螺纹管,若经口内手术,则需经鼻插管。

（3）麻醉维持吸入或者全凭静脉均可;囊性水瘤较大,可监测有创动脉压及时补充失血;颈部手术牵拉可能出现迷走神经反射,一旦出现心率下降,马上通知手术医师暂停手术,无缓解可静注阿托品。

（4）苏醒期拔管力求平稳,避免发生呛咳躁动。剧烈的呛咳躁动可导致创面出血压迫气道,出现气道危象;若手术创面已影响到气道,应延迟拔管,直到术后水肿期过去才拔管,影响严重者可行气管切开。

（5）术后如已拔管,应严密监测伤口有无出血血肿,及患儿呼吸情况,不用阿片类镇痛药;若术后留置气管导管,应注意吸入氧气的湿化,保持导管的通畅勿堵塞。

24.5　下颌骨骨折复位固定术

24.5.1　麻醉相关问题

（1）患儿可能饱胃。

（2）由于颌面部组织损伤变形常致插管困难。

（3）气道内可能存在异物如牙齿。

（4）术中用钢丝对合固定上下颌牙齿，术后不能开口。因此，术后出现呕吐可能致命。

24.5.2 麻醉处理

（1）术前仔细评估患儿；选择更通畅的一侧鼻孔进行鼻插管；饱胃患儿，如情况允许应推迟手术，并使用促进胃排空降低胃内酸度的措施；不要给予深度镇静。

（2）麻醉诱导采用快顺序诱导并环状软骨压迫；用喉镜快速地检查气道，有无异物存在；可先经口插管，然后换成鼻插管。如果试图一次性到位，可能引起鼻出血；插入胃管并抽吸，用纱布填塞咽喉部。

（3）麻醉维持静吸复合或全凭静脉，肌松药维持，控制呼吸；用药的原则是术后能较快地清醒，术后减少恶心呕吐；最后固定下颌骨之前，提醒外科医师清除咽喉部的血块、纱布等异物；在患儿送往 PACU 前，保留气管导管；术后留置鼻胃管一段时间。

（4）术后密切观察患儿；等到患儿完全清醒后才可拔除气管导管；若有颌间钢丝结扎固定则床边应摆放钢丝剪以备急用。

24.6 颅颌面畸形外科麻醉

小儿整形外科手术中，颅颌面畸形矫正手术最复杂、难度最大。颅颌面外科通过开颅、颅面部多块截骨、骨块移位及重新组合、植骨、固定等较复杂的手术步骤来完成矫治畸形的目的。一部分手术可以通过颅外径路完成，而一些手术必须通过开颅径路完成，对于一些复杂的颅面畸形矫治手术，必须通过颅内外联合径路进行手术。

24.6.1 颅颌面畸形综合征的特点

先天性颅面畸形的症状除明显的头颅部及面部和有些四肢等部位的异常畸形，以及相关的一些功能影响外，还可以同时存在一些不易被察觉的特殊症状。

（1）颅裂畸形，伴发脑膜-脑膨出和脑-脊髓膨出。

（2）狭颅症所致的颅内压增高。

（3）视力减退。

（4）心理障碍，部分患儿可患有脑积水和脑萎缩，部分患儿可出现心理反常、性情孤僻或智力低下。

（5）其他重要器官发育不全如多囊肾、肝功能不全等。

24.6.2 颅颌面部手术麻醉特点

（1）面部各种先天或获得性畸形患儿，由于鼻腔、上、下颌及口咽解剖关系异常，可能出现各种气管插管困难。

(2) 颅面部血液循环丰富,手术中易于出血,且缺乏有效的止血手段;颅面畸形矫治手术,手术创面大,手术范围广,特别是经颅内路径手术出血更是一个严重问题。

(3) 颅面畸形矫治手术操作在头面部,而且手术人员众多,麻醉医师难以很好地观察患儿呼吸状况,部分手术还需要特殊体位,这都增加了呼吸管理难度。

(4) 部分手术需要经颅内操作,难以避免对脑和颅神经的牵拉、压迫,有些手术,如眶距增宽矫治术,需要对患者眼球牵拉移位,这些都易于引起神经牵拉反射。

(5) 先天性颅面畸形的手术年龄,大致可分为三个时期,即早期:指在患儿1岁以内进行手术;中期:指在9岁以前进行手术;后期:即在10岁以后,直到成年期间进行手术。因而,颅面畸形手术涵盖各个年龄段,但近20年来,各颅面外科中心通过总结和比较,基本上达成共识;原则上,早期发现病情,应早期选择手术治疗。因而,手术患儿的年龄一般较小,部分患儿需在2~4个月完成手术,如短头畸形。

24.6.3 颅面畸形与困难气管插管

(1) 颅面畸形部分患儿可不影响气管插管,但中、下面部畸形患儿,由于上、下颌及口咽解剖关系异常,可能出现各种气管插管困难,需要麻醉医师对症处理。

(2) 对于颌面畸形患儿,首先麻醉医师应该对患者进行观察和综合分析,判断患者是否存在困难气道,对困难气道的准确判断是保证气管插管顺利进行、避免危险发生的关键。

(3) 一旦判断为困难气道或可能困难气道,应按事先制订好的困难插管方案进行操作。首先要准备好所需的特殊器具及各种抢救药物以防意外。对于年龄较大能够配合的患者,一般主张在镇静和局麻下进行气管插管。对于不能配合的小儿,一般在麻醉状态下保留自主呼吸进行气管插管。

(4) 根据患儿插管困难的原因选择适合的插管方法:① 不能开口、开口受限或不能经口完成插管者,可以采用清醒经鼻盲探气管插管、应用盲探气管插管装置或经鼻应用纤维支气管镜辅助进行气管插管。② 对能开口但无法暴露喉头、鼻腔不通或手术需要经口插管者,也可应用听气流经口盲探插管或经口纤维支气管镜辅助插管。③ 对于经各种方法试插不能完成气管插管者,应该进行气管切开,置入专用气管导管进行麻醉。

(5) 纤维光导内镜引导插管是一种十分有效的解决气管插管困难的方法。常用可曲纤维喉镜或纤维支气管镜,经鼻或经口插入,多采用经鼻途径。咽喉部明显出血和分泌物将影响纤维内镜插管成功率。

24.6.4　降低颅内压

颅内压升高可以是原发症状，也可以是由于术中操作引起。过高的颅内压甚至可以危及生命，因而必须及时处理。降低颅内压的一般措施包括：

(1) 适当过度通气可使血液中 CO_2 降低，引起脑血管收缩，脑血流量减少，脑容积相应减小，达到降低颅内压的目的。在 $P_{ET}CO_2$ 监测条件下，采用过度通气的方法，将呼气末 CO_2 分压降至 $2.67\sim3.33$ kPa（$20\sim25$ mmHg），维持 $5\sim10$ min 可以显著减低颅内压，且无其他不良反应。停止过度通气，其降压作用仍能维持较长时间。

(2) 降低颅内压的药物有甘露醇、呋塞米、地塞米松和 50% 葡萄糖等。甘露醇是渗透性脱水剂，剂量 1 g/kg，在 15 min 内滴完，迅速起作用，30 min 达高峰，1 h 后颅内压开始回升，每 $4\sim6$ h 重复给药。

(3) 呋塞米是强效利尿剂，降低颅内压静脉注射剂量是 $0.5\sim1$ mg/kg，用药后 $5\sim10$ min 起作用，$0.5\sim1$ h 达高峰，维持 $4\sim6$ h。必要时甘露醇和呋塞米联合应用。

(4) 50% 葡萄糖常用于降低颅内压，$40\sim60$ ml 快速推注迅速起作用，但可引起"反跳现象"。

352

(5) 地塞米松有助于改善脑水肿，使颅内压下降，手术中每次可用 5 mg 静注。

24.6.5　血液保护

颅面畸形矫治手术，由于颅面部血液循环丰富，手术创面较大，手术时间长，缺乏有效的止血方法，术中失血成为颅面手术的一个严重问题，需要我们认真对待。减少术中失血及应用自体输血日益受到人们的重视。

减少手术出血的方法有：加深麻醉，抬高手术区，应用血管收缩药浸润，应用止血带，促凝药物治疗，控制性低血压。

对于体质较好的患儿可以实施自体输血，自体输血实施方法包括：术前自体贮血、血液回收和急性等容量血液稀释。自体贮血和急性等容量血液稀释，因受到采血和血袋储存的限制很少应用。而血液回收因已在成人手术中广泛使用，技术成熟，目前已在小儿颅颌面手术中开展应用。

24.6.6　麻醉管理

(1) 麻醉诱导　可通过吸入或静脉用药。小儿吸入诱导常用七氟烷，肌注或静注氯胺酮，但氯胺酮可以升高颅内压，对于颅内压升高的患儿应禁用。在我国常用吸入麻醉药有氧化亚氮、安氟醚、异氟醚、七氟烷。异丙酚麻醉是较理想的静脉麻醉方法，异丙酚还有降低颅内压、保护脑功能的作用，特别适于颅内压增高患儿或经颅内路径手术患儿。

静吸复合麻醉是现在临床上应用最广泛的麻醉方法。至于在临床应用中以哪一种方法为主,可以根据患儿反应、手术情况及麻醉医师的习惯而定。

(2) 术中管理　① 颅面外科手术一般手术较大,出血多,需要密切监视血液循环状况,中心静脉压和有创动脉压监测应常规应用,以便术中实时了解循环变化,并及时处理。长时间手术还需要间断进行血气分析、血常规、电解质等实验室检查,以指导控制呼吸、输液和输血治疗。② 术中必须进行体温监测。患儿输入库血最好预先加温。③ 手术中是否进行颅内压监测有不同的意见,国外有学者认为没有必要在蛛网膜下腔置管测脑脊液压力。

(3) 麻醉苏醒　手术结束后,应将患者送入麻醉后苏醒室。颅面外科大型手术患儿或低体重小儿,手术后应格外注意观察和处理。颅面外科手术患儿,部分存在困难气道;手术后口腔和鼻腔渗血可引起气道阻塞;术后的包扎也可能影响患儿呼吸;手术及包扎可能使再次气管插管更为困难,因而气管导管拔除应格外慎重。患儿气管导管拔除应遵循下列原则:① 患儿完全清醒,呼之能应。② 咽喉反射、吞咽反射已完全恢复。③ 潮气量和每分通气量恢复正常。④ 必要时,让患儿呼吸空气 20 min 后,测定血气达正常值。⑤ 估计拔管后无引起呼吸道梗阻的因素。

拔除气管导管后,应根据情况观察患儿一段时间,只有患儿呼吸、循环等生命体平稳,确保患儿无任何危险因素存在时才能将患儿送回病房。送回患儿后,麻醉医师应定期随访,一方面及时了解患儿的各种与麻醉相关的病情变化,另一方面不断总结麻醉中的经验教训,不断提高自己的麻醉水平。

(但颖之　徐　辉)

25

小儿烧伤的麻醉

在1～19岁的儿童中,故意伤害或意外伤害占死亡病例的62%。烧伤是5岁以下儿童死亡的第三大原因。大多数儿童烧伤为家中意外所致。在1～5岁的儿童中,大多数是由于高温的液体导致的轻度和中度烫伤,且男孩被烫伤的概率是女孩的2倍。在5岁以上的儿童中,火焰、化学物质和电烧伤组成了主要原因,其发生率男女相等。火焰烧伤是大部分全厚层皮肤烧伤的主要原因,发病率和死亡率也最高。小儿烧伤早期换药、切痂和植皮均需麻醉,后期为整形手术麻醉。

25.1 一般原则和特点

皮肤是人体最大的器官,小儿尽管体表面积远较成人小,但由于小儿生长发育的限制和其自身特点,相同面积烧伤后的结果远较成人严重。

25.1.1 烧伤临床分期和处理原则

(1)体液渗出期 烧伤面积较大者又称休克期。体液丧失的速度一般以伤后6～8 h内为高峰,大部分为血浆,发生低血容量休克。表现为低血浆容量、血浓缩、低蛋白血症、低钠血症、代谢性酸中毒等;常伴有急性肾衰竭、肺部并发症(肺水肿、急性肺功能不全等)脑水肿、应激性溃疡等。此期应及早进行液体治疗,迅速恢复循环血量,改善组织血液灌注和缺血、缺氧。

(2)急性感染期 烧伤越深,面积越大,感染机会也越大,感染程度也越重。从创面的局部感染开始,而后向创面深部健康组织侵袭形成"烧伤创面脓毒症"引发全身性感染和脓毒血症。防治感染,首先的是积极维持机体的抗病能力,及早防治休克,使缺血缺氧性损害减低到最低程度;同时及早清除坏死组织,封闭创面及用抗生素。

(3)修复期 此期包括创面修复及功能修复。深度创面愈合后产生不同程度的瘢痕增生、挛缩,使肢体及其他功能障碍,需要早期功能锻炼和整形矫正手术,包括瘢痕切除和植皮术。

25.1.2 烧伤患儿的病理生理特点

（1）小年龄儿童的体表面积与体重之比几乎是成人的 3 倍，儿童水分蒸发和热量丧失的程度较大，因此液体的需要量较多。

（2）烧伤后血浆内炎性细胞因子数量随烧伤面积和烧伤后时间成比例增加，且这些物质影响了烧伤后最初几周的代谢和免疫反应。严重烧伤儿童代谢亢进和分解代谢增加的状态至少持续到烧伤后 9 个月，长于成人。

（3）年龄越小的儿童皮肤和皮下隔热脂肪层越薄，热量和水分丢失较成人越多，处于临界循环状态下的烧伤儿童迅速进入危险的低体温期。

（4）小年龄儿童特别容易发生血管收缩和色斑，尤其是寒冷时，因此不应将外周循环来判断合适的心输出量。

（5）由于儿童代谢率相对增高，肺功能储备小，发生吸入性烧伤时，儿童病情恶化程度要快于成人。尤其是有上呼吸道水肿和严重吸入性烧伤时，与成人相比可能在恢复后长达数月的时间内仍有影响。

（6）液体复苏好转后，儿童年龄越小，其有效的自由水清除越少，故较成人更容易出现积聚性水肿和腹腔间隔室综合征，且恢复时间更长，并可能促使从部分全层向全层烧伤转变，影响伤口愈合时间和愈合质量。

25.2 小儿烧伤麻醉前评估

25.2.1 小儿烧伤麻醉前评估原则

美国烧伤协会出版了烧伤治疗经验指南，这些指南强调了烧伤患儿应和创伤患儿一样进行评估。首先按照 ABC（气道、呼吸、循环）原则进行初步评估和紧急处理，在二度评估中专门强调烧伤的特殊性。如果儿童在一个封闭的空间内烧伤，出现面部烧伤，伴少见的鼻毛或口腔内有水疱或有上呼吸道梗阻的表现，以及或胸部可闻及喘息声时，必须怀疑吸入性烧伤的可能并予以适当的处理。

（1）烧伤经常伴有其他部位的损伤，尤其是在发生交通意外时受到的钝性的损伤。

（2）快速询问病史以评估损伤的严重程度，如烫伤通常是部分皮层，而火焰烧伤一般是全层皮肤。

（3）环境在病史中同样重要。在封闭空间内烧伤提示可能存在吸入性损伤。

（4）确定有无并存的先天性或获得性疾病，儿童当前的免疫状态包括破伤风、用药史和有无药物过敏等。

（5）仔细评估烧伤表面积和深度，这与需要补充的液体量成正比。烧伤 4 小时后由于伤口水肿或循环改变增加了评估烧伤深度的难度。

25.2.2 烧伤面积的评估

（1）伦德-布劳德（Lund-Browder）法 此法较准确，但不便记忆，目前国外应用较广泛。在小年龄儿童必须按伦德-布劳德图来作一些更改,各年龄段小儿体表总面积计算方法见图 25-1。

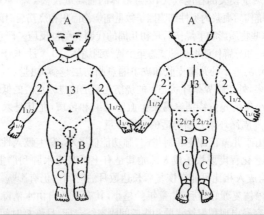

部　位	0 岁	1 岁	5 岁	10 岁	15 岁
A=½头部	9½	8½	6½	5½	4½
B=½大腿	2¾	3¼	4	4¼	4½
C=½小腿	2½	2½	2¾	3	3¼

图 25-1　小儿体表面积计算法

（2）中国九分法　成人体表面积用九分法计算,将患儿的手指并拢,所占面积为全身的 1%,以此作为测量规律。小儿由于头面部面积大,占全身体表面积的比例与成人有较大区别,所以九分法仅适 10 岁以上儿童使用,但小儿和成人体表面积近似值（九分法）：小儿双上肢体表面积（%）=2×9,躯干体表面积（%）=3×9（含会阴 1%）。头颈=9+（12-年龄）,下肢=46-（12-年龄）。

25.2.3　烧伤严重程度的评估
25.2.3.1　烧伤的深度(表 25-1)

表 25-1　烧伤的深度

一度	表皮
二度	
浅度	表皮及真皮浅层
深度	表皮及真皮深层
三度	表皮及全层真皮
四度	筋膜、肌肉及骨骼

25.2.3.2 烧伤严重程度的分级

(1) 轻度烧伤 二度烧伤面积小儿 5%(成人在 9%)以下。

(2) 中度烧伤 二度烧伤面积小儿 6%～15%(成人在 10%～29%);或三度烧伤面积小儿 5%(成人在 10%)以下。

(3) 重度烧伤 小儿总面积在 16%～25%或三度烧伤在 6%～10%(成人总面积在 30%～49%;或三度烧伤面积在 10%～19%);二度、三度烧伤面积虽达不到上述百分比,但已发生休克、严重呼吸道烧伤或合并其他严重创伤或化学中毒,婴儿头面部烧伤超过 5%者。

(4) 特重烧伤 小儿总面积 25%以上或三度烧伤面积在 10%以上(成人总面积在 50%以上;或三度烧伤面积在 20%以上);或已有严重并发症者。

25.2.4 呼吸道评估

作为初步评估和处理的一部分,首先应立即评估患儿的气道和呼吸。气道必须保证,其中最主要的是关注是否有进行性水肿。

(1) 面部、上呼吸道烧伤,及伴有吸入性烧伤,即使开始时气道梗阻不明显,伴随进行性液体复苏,特别容易发生过度的积聚性水肿,这可能使气道比开始时更为困难,因此应在气道水肿发生前,尽快行气管内插管。

357

(2) 烫伤的患儿咽喉部很少有肿胀,但是面部和舌部可能出现严重的水肿导致上呼吸道梗阻。这些患儿需要早期插管,还有那些有吸入性损伤的患儿,需要大剂量镇痛药物治疗和焦痂切开术前的患儿也要考虑早期插管。

(3) 对面部、口周、颈部烧伤的患儿,可能会影响到麻醉面罩的使用,张口困难或颈部活动受限可能会影响气管插管的操作,因而对这些患儿不能盲目地进行快诱导,可在麻醉状态下保留自主呼吸进行气管内插管。

25.2.5 循环评估和液体复苏

对烧伤后患儿进行循环方面的评估是非常具有挑战性的。疼痛,焦虑和低血容量都可以使心率和呼吸次数增加。在休克状态下,和创伤的患儿一样,烧伤的患儿可能观察到正常或偏高的血压。意识状态,尿量和外周血管收缩反应都有利于诊断休克,在烧伤后 2 h 内通常不会由于极度的低血容量导致脱水,而受伤后立即发生明显的低血容量更多是由其他损伤造成的。

由于目前仍无法改善烧伤后血管通透性增加,防治烧伤性休克的主要措施仍是静脉输液。一般小儿烧伤面积占全身体表面积的 10%以上即需要立即容量复苏。容量复苏的速度应与漏出的速度相等,复苏过程中应避免液体不足或过量引起的并发症。

（1）术前需积极补充晶体和胶体液。每日补液量按患者体重和烧伤面积进行计算：帕克兰（Parkland）公式补液量（ml）＝乳酸林格液4.0 ml×体重（kg）×体表面积（％）＋生理需要量；布鲁克（Brooke）公式补液量（ml）＝晶体液 1.5 ml×体重（kg）×体表面积（％）＋胶体液0.5 ml×体重（kg）×体表面积（％）＋生理需要量。通常烧伤后 8 h 内补充计算量的一半，剩余量在以后的 16 h 内输完。在大面积烧伤中补液必须在有创监测和实验室检查下进行。

（2）晶体液/胶体液应视烧伤面积和深度而定。中小面积浅表烧伤，可单纯给予电解质溶液，较重者晶体液和胶体液比例以 1.5∶1 为宜；大面积烧伤，特别是三度烧伤面积大的患儿，晶体液和胶体液比例以 1∶1 为宜。

（3）小儿烧伤容量复苏虽可以根据公式计算输液量，但这只是一个大概范围，具体应用时，应根据患儿具体情况和输液调节变化并做必要实验室检查，调节输液量和输液速度。不应盲目套用公式，烧伤面积大于 50％时，应按照 50％计算，否则可导致补液量过多。

（4）尽量要小心避免过度复苏，因为可能导致肺水肿和腹腔间隔室综合征，目标尿量为 0.5～1 ml/（kg·h）为宜。腹腔间隔室综合征是指在腹腔内压力急剧增高，导致肺顺应性降低，少尿和血流动力学不稳定的一系列症状。烧伤早期由于毛细血管渗透性增加，缺血-再灌注损伤使肠道明显水肿并出现腹水，腹部顺应性降低，导致腹内压增高，烧伤后的扩容治疗可加剧腹腔间隔室综合征的进展。

25.2.6　其他特殊情况及处理

（1）环周性深度烧伤降低胸壁顺应性，可导致低氧血症和呼吸衰竭，需急诊焦痂切开。

（2）大面积深度烧伤或电灼伤常伴有肌红蛋白和血红蛋白尿，导致急性肾功能不全，应给碳酸氢钠碱化尿液。

（3）消化系统功能紊乱，胃排空时间延长，胃肠蠕动减慢甚至麻痹性肠梗阻，延长禁食时间，必要时放置胃管。

（4）大面积烧伤病程长，能量消耗大，分解代谢加速，出现负氮平衡。患儿常出现低蛋白血症、贫血、心动过速、营养不良及水、电解质紊乱，术前应积极纠治，提高患儿耐受力。

25.2.7　术前用药

小儿手术前用药因人而异，小于 1 岁的婴儿术前用药可仅用阿托品0.01～0.02 mg/kg；1 岁以上的小儿可加用镇静或镇痛药。镇静药可用咪达唑仑 0.5～0.75 mg/kg 口服，0.1～0.2 mg/kg 肌内注射。镇痛药常用的有哌替啶和吗啡，这些药物有呼吸抑制作用，尤其在静脉快速给药时更为明显。故对大面积烧伤或伴有呼吸道烧伤的患儿术前禁用镇痛药和强效镇静药。

25.3　小儿烧伤手术麻醉方法

（1）小儿烧伤手术可采用的麻醉方法根据不同烧伤部位有多种选择，但前提必须保持呼吸道的通畅。

（2）术中不需变动体位或大量输血的短小手术，可选用小剂量氯胺酮1～2 mg/kg肌注，同时给予面罩吸氧或给予适当的辅助呼吸，静脉开放后在推注氯胺酮1 mg/kg。即可达到镇痛及手术要求，这类手术一般不需要深度的麻醉，必要时在吸氧的同时可加用低浓度的氧化亚氮。

（3）对复杂或时间较长的手术，采用气管插管。烧伤患儿一般短期内需要进行多次手术，麻醉医师需注意每次麻醉所用气管导管的型号，若再次麻醉时发现所需导管变小，说明可能产生了声门下损伤。若患儿没有头面部烧伤或吸入性烧伤的情况下，用喉罩保持术中气道的通畅也是一种很好的选择。

（4）对估计气管插管困难的患儿，可采用可视喉镜或纤维支气管镜引导下插管，并备好多个型号的普通喉罩或插管型喉罩。对能合作的患儿也可采用盲探气管插管，但必须在声门已良好表面麻醉的前提下进行。在没有上述条件的情况下可采用局部麻醉下先行口、颈部松解后再行气管内插管。

（5）对单纯肢体烧伤有条件（穿刺点无创面无感染，可摆放特殊体位）的患儿可全麻复合超声引导下外周神经阻滞或骶管阻滞，硬膜外阻滞，常用药物为利多卡因8～10 mg/kg，浓度0.8%～1%。

25.4　小儿烧伤手术的麻醉管理

25.4.1　麻醉诱导与维持

（1）麻醉诱导　烧伤患儿麻醉诱导应强调气道评估，谨慎使用肌松药，不能盲目快诱导。小儿麻醉诱导的方法很多，主要有：吸入诱导、静脉诱导、肌注诱导、口服诱导和直肠诱导。在我国，氯胺酮肌注诱导仍然是小儿麻醉诱导的主要方法，但多次手术往往使患儿将肌内注射和术后疼痛联系起来，患儿哭闹挣扎的影响可持续至术中及术后；氟烷和七氟烷吸入诱导，可以快速平稳地使患儿进入麻醉状态，在欧美发达国家应用广泛，在我国也逐步开展了；氯胺酮或咪达唑仑口服及直肠给药可以避免肌注和静脉穿刺的疼痛，患儿较易接受，但同时必须进行有效的监测和管理；静脉诱导只适用于年龄较大且配合的患儿。

（2）麻醉维持　静脉维持可以单纯静注氯胺酮，也可以丙泊酚和瑞芬太尼泵注或芬太尼间断推注。吸入维持以异氟烷、七氟烷为主。当然也可以静吸复合维持。

25.4.2　术中监测

由于烧伤部位的影响使得术中的常规监测也常常难以实施。

(1) ECG 监测　电极在胸部大面积烧伤时无处可放或置于非标准部位,影响监测效果,而经食管 ECG 监测是一种可替代的选择。

(2) 外周脉搏血氧饱和度监测　探头在全身多部位烧伤,有效循环血量严重不足以及体温过低的患儿身上往往无法取得满意的效果,此时可以选择针式探头置于耳垂、颊黏膜、舌表面和食管等处。

(3) 有创动脉压监测　在四肢烧伤合并大量体液丢失或估计有较大量失血的患儿手术中是必需的。

25.4.3　气道管理

(1) 在烧伤后 48 h 内气道可能会持续肿胀,在选择气管导管的大小应牢记这一点。使用有套囊的气管导管已证实可以减少呼吸道并发症的数量和再插管,提高通气的有效率。

(2) 大面积烧伤(>30%体表面积)导致的全身性炎症反应可能使肺功能下降出现肺水肿和肺动脉高压。

(3) 面部烧伤的患儿很难进行气管导管的固定,通过缝线固定显得尤为必要。

25.4.4　液体管理

麻醉医师应根据术前液体治疗和血流动力学稳定程度,结合血常规、电解质和血气分析等化验结果制订术中补液方案,并根据术中出血量及观察器官组织灌注(尿量、中心静脉压、血压、有创动脉压的波形等)随时调整补液种类和输液速度,达到最佳治疗方案。宁少勿多,均匀补液,避免超负荷或短时间内补液过量,防止加重心脏负担出现肺水肿脑水肿。

(1) 术中通畅的输液是麻醉和手术安全进行的保障。穿刺局部及邻近关节用自黏式绷带加以固定,防止患儿躁动时静脉留置针滑出血管。对于难于选择浅静脉穿刺的小儿,可以术前骨髓腔穿刺、静脉切开置管或进行深静脉置管。

(2) 不同部位的清创手术造成的失血量也并不相同。创面表皮焦痂清除与深层筋膜组织切除相比,血液丢失更明显,分别为 4 ml/cm^2 和 1.5 ml/cm^2；若合并烧伤后感染,失血量则更多。每个患儿均应定时监测血细胞压积和血红蛋白含量,并根据术前和可承受的最低血细胞压积水平,进行交叉配血和备血。

(3) 术中补液类型的选择　术中机体不显性失水(呼吸、出汗、排尿和大便),多用低张钠盐溶液或不含钠的葡萄糖溶液补充;术中机体丢失细胞外液或有细胞外液转移至第三间隙而成为非功能性细胞外液(烧伤后水疱和创面渗液,组织间质水肿、腹水、胸水等),多用近似细胞外液的等渗含钠液以乳酸钠林格液、醋酸钠林格式液为主;术中丢失量以胶体为主,可选明胶和羟乙基淀粉,必要时补充白蛋白或新鲜血浆。

25.4.5 体温管理

保持患儿术中正常体温是术中麻醉管理的重要部分。引起患儿体温变化的原因很多,如创面外露、体热散发、输注低温液体、输血。可能导致苏醒延迟,出凝血障碍。若患儿全身广泛切瘢手术,手术室温度应维持近 37℃,还可使用加热水垫,液体加温仪,暖风毯等措施保温。

25.4.6 药物使用注意事项

(1) 一般情况下烧伤患儿对大多数药物的需要量增加,包括抗生素、肌松药、阿托品、苯二氮䓬类以及麻醉药。

(2) 烧伤患儿诱导时常使用非去极化肌松药进行气管插管及维持,而且剂量较普通患儿大,可能与大面积烧伤患儿乙酰胆碱受体增加有关。

(3) 烧伤后患儿绝对禁用琥珀胆碱,这与烧伤后肌肉内钾离子渗出有关。严重烧伤者应用琥珀胆碱可引起短暂高血钾,导致致命性心律失常,并且高血钾反应自烧伤后数日开始,可持续到烧伤后 2 年。因此,对于烧伤患者,即使烧伤痊愈后,也应避免使用琥珀酰胆碱。

(4) 儿茶酚胺对心血管作用的减弱因为 β 肾上腺素受体亲和力发生变化及第二信息因子产生减少。

25.4.7 疼痛管理

烧伤后疼痛非常剧烈,若未得到及时有效的治疗,可能会发展成慢性疼痛。因此应采用多模式镇痛方式治疗术后疼痛,即联合对乙酰氨基酚、非甾体类抗炎药、局部麻醉药和阿片类药。

(1) 阿片类药物首选吗啡,它镇痛效果确切有效,但也有急性不良反应(呼吸抑制、尿潴留、瘙痒、耐受、依赖和痛觉过敏等)。

(2) 通常为减少阿片类药物的用量还常常联合使用非甾体抗炎药或是小剂量氯胺酮。

(3) 局部神经阻滞和伤口浸润具有不良反应少,安全性高的特点。但是其使用受到烧伤部位和感染的限制。

(4) 心理干预也很重要。可以多和患儿进行沟通,加以关爱,也可加强镇痛药的作用。

25.5 小儿烧伤后整形手术麻醉

25.5.1 术前评估

(1) 气道评估 由于头颈部裸露在外,其烧伤发生率较高,而头颈部瘢痕影响麻醉最严重的就是气道,瘢痕挛缩可以造成张口困难、鼻孔缩小、头颈活动受限,部分患儿甚至伴有颌胸粘连等严重畸形,造成气

361

道管理极度困难；口咽部化学烧伤瘢痕可引起气道结构的严重改变,严重影响气道管理；扁桃体和腺样体增大在儿童中发生率较高,极度肿大的扁桃体和腺样体也会影响气道管理。

(2)营养不良　烧伤患儿特别是大面积烧伤后,大量营养消耗,且头面部烧伤常常影响患儿的摄食,部分患儿营养较差,可能存在贫血、低蛋白血症等。

(3)心理影响　烧伤后患儿需多次接受瘢痕整形手术,术前的恐惧和术后的疼痛可给患儿造成极大的心理创伤。

25.5.2　小儿烧伤后整形手术麻醉管理特点

(1)气道管理　整形外科患儿困难气道发生率较高,未预测困难气道可能引起麻醉危险,甚至危及生命。气管插管困难较常见,只要术前准确判断,完全可以避免危险,因而术前准确预测气道状况极其重要：① 面罩通气失败较气管插管困难更危险,面部瘢痕和畸形是面罩通气失败的常见原因,保留自主呼吸气管插管是较安全选择。② 颌面部整形手术创面出血可积聚于上呼吸道,术中必须进行气管插管,而且要保证气道密闭性,尽量应用有气囊导管,无气囊导管术中应在导管周围塞入无菌纱布；手术结束需清洁上呼吸道,特别是避免口咽腔凝血块、纱布等异物残留,因为这可能是致命的。③ 手术中局部扎致头颈位置的变动,也可引起导管脱出或过于深入气管,手术开始前固定气管导管在适宜深度十分重要。许多整形外科操作在头颈部,麻醉医师远离气道,气管导管固定显得极其重要。普通胶布固定远远不够,缝扎丝线固定导管更保险。④ 术中需应用必要的呼吸监测,及时发现潜在的气管导管扭曲、分泌物阻塞、气管导管脱出或深入支气管,甚至麻醉机故障；术中应及时清除气管内分泌物。⑤ 术后使用胃管清除胃内积液和术中吸入的积血,可减少拔除气管导管期间和术后呕吐误吸的危险。

(2)手术期间管理　① 整形手术一般需时较急性期切痂清创手术长,增加了麻醉管理的困难。② 应特别注意维持水电解质平衡和患儿体温恒定,还应注意患儿身体受压部位及静脉淤积。③ 对于预测手术时间较长、出血较多手术,术前应建立中心静脉通道和直接动脉测压,以便实时监测动脉压和中心静脉压,调整输液和输血。

(3)合并应用局部麻醉　为减少手术或取皮创面出血,手术医师常局部注射肾上腺素盐水,加入一定量的局麻药可阻断局部疼痛刺激,可减少全麻药用量,同时也可缓解手术后疼痛,应注意预防局麻药中毒。特定区域手术还可实施神经阻滞,可减少麻醉药用量。

(4)苏醒期平稳　整形手术常需要植皮,患儿由全麻状态到清醒状态转换过程中,难免会出现挣扎躁动,这可能会引起移植物和缝合处损伤,麻醉医师应尽量维持苏醒期平稳。适当的术后镇痛可以明显减轻苏醒期躁动,膀胱过度膨胀也可以是术后苏醒期躁动的原因,须引起注意。

(但颖之　徐　辉)

26

小儿创伤和急诊手术的麻醉

创伤是儿科患者住院治疗的主要原因,也是导致 1 岁以上儿童死亡的主要原因。麻醉医师的工作是评估和管理气道,帮助复苏危重创伤患者以及为诊断、创伤评估和首次治疗提供镇静、镇痛或者麻醉。

26.1 术前评估

(1)评估创伤程度 包括受伤原因(车祸、坠伤、溺水)、受伤到治疗的时间、受伤程度、重要体征以及干预措施(包括血管通道、静脉输液管理、采用球囊面罩通气或者插入口咽通气道或者气管插管辅助通气等)。

(2)初次评估 首先评估患者的气道、呼吸、循环状态。如果患者稳定,则进一步做从头到脚的仔细检查,重点关注有无颈椎的损伤,同时还应检查胸部、腹部、背部及脊柱、四肢、会阴部和直肠等部位,如果患者状态不稳定,出现呼吸心脏骤停则应立即进行 CPR。其次,通过评估和沟通来判断神经系统状态。

(3)了解最后进食时间、原来健康状况和有关的急诊化验及检查结果。

(4)创伤评估 ABCDE 原则

A(Airway):气道评估。重视以下与气道相关的问题如气道梗阻、饱胃、颅脑损伤、直接气道损伤等

B(Breathing):判断氧合和通气是否充分,监测脉搏氧饱和度、血气分析和胸部摄片。重点注意胸部活动是否对称、呼吸方式和呼吸做功、颈静脉是否怒张、气管是否居中及两肺呼吸音情况。

C(Circulation):判断患者循环是否稳定,是否出现休克。休克体征包括面色苍白、出汗、兴奋或迟钝、心率增快、低血压、四肢厥冷、毛细血管充盈时间延长、尿量减少及脉压降低,患儿还可能出现烦躁、呼吸浅速、呼吸困难等症状。

D(Disability):有无肉眼可见的颈椎损伤、肌肉骨骼的畸形以及运动和感觉功能受损;了解患儿意识状态,瞳孔大小,对光反射,评估是否存在颅脑外伤,并进行格拉斯哥评分。

E(Exposure)：去除患者的衣物，进行详细的体格检查，观察患者全身是否存在创伤，高度关注脾破裂、气胸和挤压综合征等。

26.2 初步处理

（1）饱胃 急诊创伤患儿要注意最后的进食时间、种类和进食量，判断是否存在饱胃。年龄阶段不同，饮食种类不同，术前禁食时间长短要求也不同（表4-3）。除了对饮料种类有限制以外，对饮料摄入的量也有要求，麻醉前2 h可饮用的清饮料量应≤5 ml/kg（或总量≤300 ml）。严重创伤时胃排空延迟，所以要根据具体情况慎重对待饱胃问题。有下列情况者有必要延长禁食时间：严重创伤患者，进食时间至受伤时间不足6 h;消化道梗阻患者;肥胖患者;困难气道患者;颅脑损伤、颅内高压、昏迷等中枢神经系统疾病患者。

饱胃的处理：① 对于病情不十分紧急的患儿，最好推迟麻醉手术，达到禁食时间要求。② 胃肠减压：放置粗胃管，必要时抽吸。③ 快速顺序插管（rapid sequence intubation, RSI），患者取头高位（约30°）。面罩吸入纯氧，但禁止加压通气，以免压气入胃，引起呕吐或反流。选择快速起效的药物诱导。插管时，由助手按压环状软骨以闭合食管防止误吸（图26-1），全程准备吸引器随时吸引。

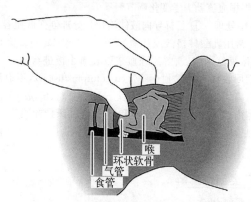

喉
环状软骨
气管
食管

**图26-1 塞利克（Sellick）经典方法：对环状软骨
施压以闭合食管减少反流误吸及胃扩张**

（2）血管通路 严重创伤的患者至少建立两条足够大的外周静脉通路。腹部创伤最好保留上肢静脉通路，胸部、上肢、颈部和颌面部的创伤最好建立下肢静脉通路。如果没有外周静脉通道，用骨内穿刺针穿入胫骨上端表面可以允许输入重要的液体、血制品和药物。初期创伤复苏的关注点应该是可获得的外周静脉通路、快速评估和进行创伤早期治疗。中心静脉和动脉置管在初次评估及稳定后留置。

（3）气道管理　通过患者的全身状态来判断创伤患者是否需要紧急的气管插管。气管插管的指征：① 气道或胸部创伤引起的严重的呼吸窘迫(肋骨骨折、气胸以及连枷胸等)。② 吸气凹陷、呼吸发声、低氧血症以及呼吸不规则。③ 中枢神经系统损伤或者神智改变(格拉斯哥评分≤8)的患者，预防误吸，保护气道及气道控制下行 CT 扫描或者转运。④ 创伤出血引起的循环不稳定。⑤ 对程度较轻的呼吸困难、意识不清或心血管不稳的患者可能需要通过面罩提供高流量的 100% 氧吸入。

26.3　创伤麻醉总则

（1）小儿严重创伤麻醉优先顺序(表 26 - 1)

（2）监测　除心率、血压、脉氧饱和度和呼气末 CO_2 等常规监测外，应根据呼吸及循环情况进行特殊监测，如中心静脉压和有创动脉压等。

（3）全麻诱导和维持　静脉诱导药应选择对心血管功能抑制较小的药物。如依托咪酯 $0.2\sim0.4$ mg/kg 或者氯胺酮 $1\sim2$ mg/kg 静注，丙泊酚可引起静脉扩张和低血压，应减少剂量。常用罗库溴铵 $0.6\sim1.2$ mg/kg 或维库溴铵 $0.1\sim0.2$ mg/kg 行气管插管。全麻维持用静吸复合麻醉，根据血流动力学变化调节剂量。

366

（4）术中处理　① 目标导向液体治疗是处理创伤低血容量患者的重要环节。常用乳酸林格液或代血浆 $10\sim20$ ml/kg。② 大出血后以 $1:1:1$ 的浓缩红细胞、新鲜冰冻血浆以及血小板进行输注。③ 大出血可以使用回收性自体输血(salvaged autotransfusion)，用血液回收机等设备将患者手术中流失的血液收集、过滤、分离、清洗、净化后，再输入患者的体内。④ 根据心率、血压和 CVP 等临床指标调节，必要时应用小剂量血管活性药物维持血流动力学稳定。⑤ 防治创伤患儿低体温。

26.4　各类创伤麻醉

26.4.1　头部创伤

头部创伤在儿童期非常普遍，具有较高的发病率和死亡率。小儿头部创伤易发的解剖因素：与成人相比，小儿的头相对较大，颅骨骨质较薄，对脑的保护有限，而且支撑头颅的颈部肌肉发育薄弱，颈椎发育也不够完善，韧带较松弛。

基本的治疗原则是积极早期治疗，充分供氧，控制颅内压和脑灌注压，防止继发性脑损伤。

（1）处于昏迷状态的脑外伤患儿应及时经口气管插管给氧。气管

表 26-1 小儿严重创伤麻醉优先顺序

气道	中枢神经系统	脊髓损伤	胸部创伤	腹部创伤	严重创伤	多部位创伤
• 快速评估	• 气道管理已做好,保证充足氧供和通气	• 气道操作时脊柱在一条线上(不需要牵引)	• 急性气道压迫的解除	• CT 评价是否需要手术	• 骨筋膜室综合征,挤压伤造成肌红蛋白尿和肾衰竭	• 伴随神经内分泌反应
• 呼吸中断或者格拉斯哥评分≤8或者诊断治疗需要深度镇静时行气管插管	• 只有快发生脑疝时才过度通气	• 评估和治疗脊髓休克:朴液,升压药	• 张力性气胸插管或插针放气胸腔积液引流	• 如需手术备好血		• 全身炎症反应综合征
• 快速诱导或者压迫环状软骨的改良快速诱导	• 补液和升压药使用以保证 CPP (MAP - ICP)维持在 5.33 ～ 8.67 kPa (40 ～ 65 mmHg)上	• 大剂量甲强龙冲击治疗	• 心包填塞:奇脉、心包积液回声形成一紧急引流			• 毛细血管通透性增加
• 使用小号带套囊导管			• 心脏挫伤或冠脉损伤:室性期前收缩,ST 抬高,心肌抑制			• 急性呼吸窘迫综合征
• 拆下颈托、怀疑有颈椎损伤的插管应使其颈部保持在一条线上			• 主动脉夹层:快速 CT 扫描确定是否转运			• 多器官功能障碍
• 通过呼末二氧化碳的波形图和听诊呼吸音确认气管导管位置						• 心肌抑制
• 谨慎使用正压通气,尽量减小对静脉回流的影响						• 弥散性血管内凝血
• 对于创伤伴有误吸或者气道损伤可通过 CT 或支气管镜评估						

367

插管便于控制术中和术后的通气,清理呼吸道。经鼻插管及使用鼻导管(胃饲导管)在颅底骨骨折患者是不恰当的,可能发生筛状板穿孔。

(2) 施行过度通气,维持 $PaCO_2$ 在 $3.33 \sim 4.0\,kPa$($25 \sim 30\,mmHg$),可降低脑血流,控制颅内压的升高,应避免过量的过度通气,否则会引起脑缺血。

(3) 麻醉维持 合用吸入麻醉药和麻醉镇痛剂(如芬太尼)。吸入麻醉药应使用低浓度,吸入 1MAC 的异氟醚不会增加脑血流和颅内压。

(4) 颅内压的控制 ① 最佳的体位:头部抬高 $35°\sim45°$,头正位。② 利尿剂——甘露醇 $0.5\sim1.0\,g/kg$、呋塞米 $1\,mg/kg$。③ 输注高渗的盐溶液。④ 巴比妥类药物(硫喷妥钠 $2\sim4\,mg/kg$),控制颅内压在儿童比成人有效,同时可以控制癫痫发作。⑤ 控制呼吸,适宜调整 ICP、CPP 和 $CMRO_2$。过量的过度通气是有害的。

(5) 维持血流动力学的稳定及合适的脑灌注压($CPP>70\,mmHg$)、血色素和动脉氧分压,用无糖等张或高张的液体扩容。避免使用高糖液体,否则会加剧继发性脑损伤。

(6) 控制惊厥发作,可用咪达唑仑。

头部创伤通常不引起休克,当麻醉或处理头部损伤患儿时,注意是否合并有其他损伤。不要把低血容量休克的表现(心动过速、低血压)归因于头部损伤,如果存在以上临床表现,必须彻底的检查头皮或其他部位(腹部、胸部和四肢)伤口的出血,意识到其他部位的出血经常会漏诊。做急症脑外科麻醉时,密切监测心血管系统及连续测量(例如腹围)以判断是否有出血。

26.4.2 颈椎损伤

以前认为在婴幼儿外伤中很少有颈椎损伤,现在认识到没有影像学异常时仍可发生脊髓损伤(spinal cord injury without radiologic abnormality,SCIWORA),这意味着以前很多类似的损伤被漏诊。严重的高位颈椎损伤可引起心跳呼吸骤停,这类患儿可能送到医院时就没有生命体征。不同于成人车祸引起低位颈椎和高位胸椎损伤,小儿车祸常引起高位颈椎损伤。以下是颈椎损伤的临床变化:

(1) $C_1\sim C_3$ 损伤:可引起心跳呼吸骤停。

(2) C_4 损伤:膈肌活动受影响,致呼吸受限。

(3) C_5 以下:肋间肌麻痹,胸廓运动受影响,肺活量减少,咳痰困难,容易发生肺不张。

紧急处理:

(1) 制动:一旦诊断明确,需严格制动。为保持气道通畅而需气管插管时,制动更为重要。

(2) 气管插管呼吸支持,这类患者插管时要注意:将颈部作牵引,并加以固定(牵引可由骨科或神经外科医师操作);插管时切忌将头后仰、前屈或左右移位,应以仰卧、自然中间位为宜。插管可以采用明视下经口插管。除了明视下插管外,在儿童其他插管技术都更困难。已经证明:明视经口轻柔地插管可以不损伤脊髓,因此喉镜直视下插管可用于外伤的儿童,避免不必要的头颈部移动,采取合适的措施防止误吸。

26.4.3　胸腹部损伤

儿童常遇到腹部钝挫伤,影像学检查能诊断肝脾出血,一般可自己吸收,除非需要手术,否则不要过多输血;腹部穿透伤导致血流动力学的不稳定的则必须急诊手术治疗。

胸腹部损伤患儿的最初评估,必须考虑创伤的生理变化和麻醉对患者的影响。腹内伤患儿,麻醉医师首先考虑的问题是失血量和气道通畅与否。

26.4.3.1　麻醉的特殊问题

(1) 大量失血患儿需要快速大量输血。

(2) 饱胃的可能性(食物或血液)。

(3) 心肺功能损伤(膈肌或胸部损伤)。

26.4.3.2　紧急处理

(1) 准备输血　① 开放颈内或上肢静脉,必要时切开。② 备血。③ 经锁骨下或颈内静脉放置中心静脉导管监测 CVP,必要时作为输血的通路。

(2) 评估低血容量休克的程度。

(3) 输入经液体加温器加温的合适液体,避免经中心静脉输入大量冰冷的液体。

26.4.3.3　麻醉管理

(1) 诱导前,采取各种措施使血容量恢复至正常水平(有时直到外科控制出血才有可能)。通常不需术前用药,充分备血。如患儿有低血容量,经静脉给药必须缓慢并予最小剂量。在手术室,再次快速检查患者并精确评估目前状况。

(2) 面罩给 100% 的氧气至少 4 min,检查静脉导管,连接监护仪。

(3) 考虑存在低血容量的可能性:① 如果低血容量已经纠正,经静脉诱导:依托咪酯 0.2~0.4 mg/kg 或者丙泊酚 1~2 mg/kg 静注,丙泊酚可引起静脉扩张和低血压,应减少单次剂量,阿托品 20 μg/kg,琥珀酰胆碱 1~2 mg/kg 或罗库溴铵 1 mg/kg,经大的静脉导管直接注射上述药物(避免通过缓慢的静脉通路)。② 如果低血容量没有纠正需紧急麻醉,可予氯胺酮 1~2 mg/kg 代替丙泊酚等药物。

(4) 患儿水平仰卧位(便于快速插入气管导管),插管前不要过度膨肺(通气可能诱发呕吐)。助手按压环状软骨直到大小适中的气管导管放在合适的位置,并且气囊(如果有)予充气。危重患者插管前不要给任何药物(除非阿托品和咪达唑仑)。

(5) 供氧,芬太尼和非去极化神经肌肉阻滞药(首选维库溴铵和罗库溴铵)。氧化亚氮可以弥散到空腔脏器(例如肠腔、胸腔),应避免使用。可吸入低浓度的麻醉药。控制通气维持接近正常的 $PaCO_2$。如果低血容量未纠正,避免呼气末正压通气,调整吸呼比,给予较低的平均胸膜腔内压,并加热和湿化吸入气体。

(6) 监测机械通气、心率、心律、体温、血压、中心静脉压、脉搏氧饱和度、呼气末二氧化碳和尿量。动脉置管监测有创血压,多次抽血标本连续监测酸碱平衡、动脉血气、红细胞压积、凝血功能。可以留置双腔中心静脉导管,用于监测和用药。

(7) 注意维持体温,使用空气加热器(例如 Bair Hugger)。

(8) 注意腹腔内出血患者进腹时突然出现低血压,必须积极的液体复苏。

(9) 没有胸部损伤或明显的肺功能损伤:患儿清醒,反应良好,肌松剂的作用已拮抗,侧卧位时拔除气管导管。有胸部损伤或明显的肺功能损伤:患儿未清醒,或病情不稳定者,继续呼吸支持送往重症监护病房。术后良好镇痛。

26.4.3.4 需要特殊考虑的事项

(1) 明显的或可疑的肝损伤 不要大剂量应用经肝脏代谢的药物(例如巴比妥类、镇静药、镇痛药)。用经肺或肾代谢的药物(如异氟醚、地氟醚、罗库溴铵或泮库溴铵)代替。

(2) 明显的或可疑的肾脏损伤、长时间的低血容量和低血压可能引起的急性肾衰竭,不要应用经肾脏代谢的药物(如泮库溴铵)。

(3) 膈肌破裂 膈肌破裂作为腹部挫伤的结果,儿童比成人多见,因为对呼吸的影响通常不严重,常被漏诊,这种情况需要做膈肌修补。注意:① 插入胃管给胃肠道减压。② 胸腔有大量的小肠时不合适用氧化亚氮。

(4) 胸壁和肺损伤 ① 在幼儿,肋骨是相当柔软并且很少骨折的;然而创伤可以使肋软骨脱位,合并有肋骨骨折可能引起连枷胸,如果引起通气不足,必须马上气管插管机械通气。② 胸壁损伤通常伴随着肺下部的挫伤,即使是没有肋骨骨折。导致血液通过损伤的肺组织分流,这需要氧气治疗或正压通气维持动脉氧分压。如果有气胸、血胸或血气胸。麻醉前要置入引流管或水封瓶引流。抽泣样呼吸的患儿即使没有肋骨骨折也要怀疑有气胸。

(5) 明显的或可疑的气管或支气管损伤 ① 如果有任何证据提示有上述损伤,或者面、颈部或胸部有皮下气肿,做支气管镜确定损伤的范围。② 麻醉诱导用七氟烷或氟烷和氧气(诱导平稳和适当的深度,避免咳嗽和抽搐)。维持自主呼吸避免正压通气,否则增加气体漏出。不要使用氧化亚氮。③ 利多卡因 1.5 mg/kg 静脉注射,等待 3 min,置入喉镜,再用利多卡因喉部喷洒,然后放入支气管镜。④ 支气管镜检查时,经支气管镜给氧气和氟烷。⑤ 如果损伤局限在一侧支气管并需开胸手术,用气管导管插到非损伤侧主支气管。单肺通气时,吸入高浓度的氧气。⑥ 如果有气管损伤,尽管有时可以立即外科修补,仍需气管切开。在修补过程中,气管导管的位置几乎超过隆突。检查双侧通气并允许自主呼吸。

(6) 心脏和心包的损伤 在儿童很少见,但在严重的胸部复合伤时可能发生。心脏挫伤导致心室功能的改变,可通过超声心动图或 CT 扫描发现,心电图通常没有异常。上述临床改变尚未完全明白。

(7) 大血管的损伤 比成人少见,这归因于纵隔组织的弹性和活动性。然而,少见的纵隔增宽提示需要立即探查:① 心包出血继发心包填塞,麻醉诱导将非常危险,因为低心排不能代偿任何药物引起的全身血管阻力的变化。② 心包出血伴随低血压,在全身麻醉诱导前应在局麻下做心包引流。如果心包填塞不是很严重,可以用氯胺酮诱导(注意:心包切开前维持自主呼吸以增加静脉回流)。

26.4.4 四肢创伤

四肢创伤能同时伤及骨骼和软组织,在儿科患者身上主要表现为多发性损伤。虽然四肢创伤不属于初次创伤检查和需要处理的危及生命的情况,但也不能因此而忽略。所以当初步评估完成并且患者情况稳定的情况下,可以行损伤肢体的平片检查。四肢创伤需注意的问题:

(1) 挤压伤造成骨筋膜室综合征是最严重的问题,需要行筋膜切开来尽可能的保护存活组织。

(2) 挤压伤时释放的肌红蛋白可能引起肾功能衰竭。

(3) 在年长儿,还应关注可能存在的脂肪或者空气栓塞。

(4) 来源于股骨或者骨盆骨折的大出血通常比较隐蔽,所以麻醉医师在管理这类损伤的患者时应了解到这种可能性,特别是当患者存在低血压时。

26.4.5 多发性创伤患者

(1) 严重的或者多发性的创伤属于多系统疾病,它是有别于脑外伤、胸部伤、腹部伤及骨折的全身性反应。

(2) 起初神经内分泌系统的调节反射帮助血液灌注于人体重要器官,如心和脑,该反应通常持续数天,然后是长期性的由炎症反应引起的全身炎症性反应综合征。该综合征的表现包括毛细血管通透性增加,水肿,多器官功能障碍,急性呼吸窘迫综合征,弥散性血管内凝血以及心功能障碍。

（3）当管理创伤患者时，麻醉医师必须在患者初次复苏和治疗后仔细评估患者是否继发并发症。

（4）多发性创伤患者的优先管理包括控制气道，恢复血容量和血红蛋白以保证足够的心输出量和组织氧供，手术处理危及生命的大出血或者颅内伤。然后将患者转入 ICU 进行进一步的诊治，或者返回手术室行关键的治疗。

26.5　创伤患儿治疗转归

尽管过去几十年都在致力于减少小儿创伤的发生，但是创伤仍是1～19岁患儿死亡的主要原因。美国外科医师协会提出，要达到儿科创伤最理想的治疗结局就应该发展多学科的合作。正确的数据收集、不良事件以及创伤患者的转归报告都是儿科创伤患者治疗的重要部分。通过不断评估总结、问题反馈以及创伤团队定期举行的高质量提高会议对改善创伤患儿的结局非常重要。

（曾睿峰　林　函）

27

胎儿手术麻醉

自 1981 年世界首例胎儿手术开展,30 多年以来得到飞速发展。产前三维超声以及胎儿核磁共振检查对胎儿生理发育和畸形胎儿的病理生理有了更深入了解。外科微创手术技术和器械的不断进步也使得胎儿手术得到不断提高。胎儿手术涉及不同系统的病变,可在妊娠的不同时期拯救胎儿的生命或者避免永久性的器官损害。胎儿手术首先需要权衡孕妇及胎儿的风险。胎儿手术的麻醉是有挑战性的,对母体生理变化、胎儿生理、畸形胎儿病理生理要有全面的理解是至关重要的。

27.1 母体生理特点

27.1.1 孕期生理变化

27.1.1.1 呼吸系统和气道

孕妇气道黏膜的毛细血管充血,使上呼吸道更容易在气道操作时受到创伤及出血经鼻器官插管容易导致鼻出血。上气道黏膜组织水肿也增加了气管插管的难度,应准备好小一号的气管导管如 6.0 号和 6.5 号导管。

为适应子宫、胎盘、胎儿新陈代谢的增加,妊娠期氧耗逐渐增加,每分通气量增加,主要表现为潮气量的增加,而呼吸频率和模式则相对不变。

因为子宫增大使横膈上移,孕妇的功能残气量(FRC)在足月时可以下降约 20%,但闭合容量(CC)并无改变。FRC/CC 比例的降低导致小气道闭合、肺通气血流比例(V/Q)失调、低氧血症,尤其是在仰卧位时。在呼吸暂停时,孕妇氧饱和度下降的速度比非孕妇快。因此在全麻诱导之前应预先给孕妇吸纯氧 3~5 min。

27.1.1.2 心血管系统

孕早期末时,心输出量(CO)至少增加 35%~40%;CO 在孕中期持续增加,直至孕晚期到达高于非孕妇女 50%的水平。CO 在产程以及产后即刻时更高。CO 增加主要通过心率加快超过孕前 15%~25%,每搏输出量增加 25%~30%。体循环血管阻力(SVR)下降 20%左右,主要原因是胎盘循环血管床低阻力以及前列腺素、雌激素、孕激素等物质作用造成血管舒张,导致母体血压的轻微降低。

最早从孕 20 周起,尤其是仰卧位时,增大的子宫压迫下腔静脉和主动脉可导致 CO 和子宫胎盘血供的显著下降(仰卧位低血压综合征)。当仰卧位时,应在孕妇一侧髋部垫一个小枕,使子宫相对侧位(15°～20°)。孕期胶体渗透压的下降导致孕妇在孕期和产后即刻有发生肺水肿的倾向,而胎儿手术时使用的宫缩抑制剂使发生肺水肿的风险愈发增加。

27.1.1.3　消化系统

孕期孕激素的增加可以降低食管下端括约肌的张力,并减少食管蠕动次数以及增大的子宫逐渐导致胃上移,导致孕妇更容易发生胃食管反流和误吸。将接受全身麻醉的孕妇应采取严格措施预防反流误吸,气管插管前必须应用快速顺序诱导插管方式。

27.1.1.4　神经系统

孕期孕激素和血浆内啡肽水平增高,孕妇对许多麻醉药品的敏感性增加,吸入性麻醉药的 MAC 下降了将近 30%。激素水平的变化和硬膜外静脉丛充血导致脑脊液容量的下降,脑脊液 pH 的变化使孕妇脊髓及硬膜外麻醉的局麻药需要剂量减少。血管的充血将使硬膜外空间减小,增加了硬膜外麻醉时导管置入血管的风险。

27.1.1.5　泌尿系统

孕期脏血流量增加 75%,肾小球滤过率(GFR)增加 50%,使得血清肌酐及血尿素氮值降低 50%。因此孕期血肌酐及尿素氮值正常或者轻度升高都可能提示肾脏功能异常。尿素、肌酐、尿酸这三者的清除率在孕期都升高。近曲小管重吸收能力的变化也导致孕期尿液中蛋白和葡萄糖分泌的成倍增加。

27.1.1.6　血液和凝血系统

孕期雌激素、孕激素、胎盘催乳素增加肾素-血管紧张素-醛固酮系统的活性,使母体血浆容量增加 55%。红细胞总量随促红细胞生成素水平的增加而增加约 30%。血浆增加的程度超过红细胞增加的程度导致妊娠期生理性贫血,血细胞比容为 30%～35%。这种生理性的孕期血容量增加使孕妇能够耐受分娩时的血液丢失,减少血流动力学的变化。

妊娠期处于一种相对高凝状态,血小板聚集增加、血浆凝血因子增加(Ⅰ、Ⅶ、Ⅷ、Ⅸ、Ⅹ和Ⅻ),但纤溶活性(纤溶酶原、D-二聚体)的增加使孕妇虽处于相对高凝状态但静脉栓塞发生率并不高。

27.1.2　子宫胎盘血流

孕期时子宫血流显著增加,从孕前的 50～100 ml/min 增加到足月

时的约 $700\sim900$ ml/min,大约占母体心输出量的 12%。子宫胎盘血管床阻力低且自身调节能力差。导致子宫血流下降的因素有子宫动脉压下降(主动脉受压,出血性休克/低血容量性休克,椎管内麻醉造成的交感阻滞,全身麻醉过深导致的低血压),子宫静脉压升高(腔静脉受压,子宫收缩,子宫收缩剂),子宫血管阻力增加(内源性儿茶酚胺增加如疼痛、焦虑、压力,血管紧张素)。因此,足够的子宫胎盘血流依赖与母体的正常血压以及子宫灌注压(子宫动脉压与子宫静脉压之差)。

椎管内麻醉对子宫血流的影响取决于多方面的因素。虽然有效解除疼痛和紧张情绪可以增加子宫血流,但如果麻醉同时引起低血压,则会降低子宫血流。临床上常用去氧肾上腺素或麻黄碱治疗椎管内麻醉导致的低血压。相对于去氧肾上腺素来说,麻黄碱可以透过胎盘并影响胎儿的新陈代谢,导致胎儿 pH 降低,碱剩余降低,但研究数据显示两者在临床上的应用对新生儿预后并无显著差异。

静脉诱导药例如丙泊酚和硫喷妥钠对子宫血流的影响非常小,但若引起低血压则另当别论。吸入性麻醉药常用剂量对子宫血流的影响很小,但大剂量则容易引起母体低血压,进而减少子宫血流。

27.1.3 胎盘转运

(1) 胎盘是母体和胎儿之间气体、营养物质、废物等交换的枢纽。影响药物透过胎盘屏障的主要因素有脂溶性、分子大小、蛋白结合率、解离常数(pKa)、胎儿血液 pH 和胎盘血流。高脂溶性和分子量小于 500 Da 的药物可以迅速透过胎盘,高蛋白结合率的药物受母体和胎儿血蛋白含量的影响,只有未与蛋白结合的游离状态的药物才能穿透胎盘屏障。

(2) 胎儿 pH 小于药物的 pKa(例如胎儿酸中毒时),碱性药物如局部麻醉药和阿片类药物到达胎儿循环时将更加离子化,而离子化的药物无法穿透胎盘屏障,此类药物此时就会在胎儿循环不断累积。

(3) 吸入性麻醉药具有高脂溶性和低分子量的特点,因此理论上可以迅速穿越胎盘屏障。在开放性胎儿手术中,必须给予胎儿直接肌内注射肌松药和镇痛药。

(4) 静脉麻醉诱导药物也可轻易越过胎盘屏障。丙泊酚可以对胎儿也产生镇静作用。研究显示在择期剖宫产术中需要全身麻醉而使用丙泊酚诱导的患者,胎儿阿普加(Apgar)1 min 和 5 min 评分都比硫喷妥钠组低。这种镇静作用受诱导剂量和诱导与胎儿取出时间长短的影响。

(5) 非去极化肌松药和抗胆碱酯酶药的分子量大、脂溶性低、电离度高,很难穿越胎盘屏障,给予母体常规气管插管剂量的琥珀胆碱,越过胎盘的药量几乎可以忽略不计。即使给予非常高的剂量(>

300 mg),脐带血中琥珀胆碱的量也只是刚好能被检测到而已,而不足以产生临床效果。由于分布容积的增加,虽然在孕期血清胆碱酯酶活性降低 30%,但是琥珀胆碱维持效果的时间并不延长。

27.2 胎儿生理特点

(1) 胎儿血管内血液总量为 100～110 ml,其中 1/3 存在于胎儿体外的脐带和胎盘内。胎儿血管内血液总量受经毛细血管转运的液体量以及毛细血管流体静压影响。胎儿没有氧储备,氧合血来自胎盘而非肺循环。胎儿处于一个相对低氧的环境中,动脉氧分压(PO₂)是成人的 1/4 左右。脐静脉血氧分压为 4 kPa(30 mmHg),而出生后的婴儿则为 6.67～8.0 kPa(50～60 mmHg),但是胎儿器官组织虽低氧但并不缺氧,因为胎儿血红蛋白浓度相对较高(180 g/L),且 F 型血红蛋白在胎儿血液中的浓度较高,F 型血红蛋白的氧亲和力更高,增大母体向胎儿输送氧气的能力。成人 P_{50}(P_{50} 为氧饱和度为 50%时的氧分压)为 3.6 kPa(27 mmHg),而胎儿的 P_{50} 仅约 2.67 kPa(20 mmHg)。

(2) 胎儿的循环系统与成人完全不同。① 氧合血经过胎盘由脐静脉进入胎儿循环,其中一部分绕过肝脏经过静脉导管进入下腔静脉。在右心房内,通过静脉导管回心的氧合血优先通过卵圆孔直接进入左心房,再进入左心室,通过主动脉弓供应大脑和导管前循环,使含氧量高的血液主要供应给需氧量高的器官即大脑和心脏。② 从下肢回流而来的低氧合的血液流经下腔静脉进入右心房,再到右心室,肺动脉,然后其中大部分血液绕过高阻力的肺血循环通路,经过动脉导管进入降主动脉而供应下半身,进而经脐动脉回流至胎盘进行气体和营养物质交换。③ 胎儿的心输出量一般用左右心室的总心输出量来衡量,应用多普勒技术测量,胎儿的总心输出量为 420～550 ml/(kg·min)。出生后婴儿的左右心室心输出量近似相等,而胎儿左右心室的心输出量并不相等,其中胎儿右心室每搏输出量占总心输出量的 60%～70%。④ 胎儿心肌未完全发育,非收缩性组织相对较多,导致心肌相对更僵硬,舒张性低。前负荷的增加只能很有限的增加每搏输出量,因此胎儿的心输出量的增加只能更多依靠心率的增加,当心率减慢时常伴随心输出量的显著下降。⑤ 胎儿心包和胸壁在母体内受到约束,也限制左心室的充盈。出生后,这种限制在肺通气以及肺内液体排出后解除,增加左心室前负荷和每搏输出量。

(3) 胎儿低氧会刺激主动脉化学感受器导致心率下降,继而心输出量下降。在胎儿酸中毒和脐带受压增加后负荷时,心输出量的下降更为严重。胎儿低氧时也会时外周血液向脑、心、胎盘重新分布。在胎儿介入术中常应用多普勒胎心监测(FHR),胎儿心率下降是胎儿窘迫可靠指标,需要立即鉴别脐带是否受压。

胎儿肺脏分泌液体,可以增大两肺体积并让肺正常发育。过多的液体则会溢出气管而进入口咽,然后被吞咽入胃或者进入羊膜腔。如果液体持续过量以及溢出,肺脏可能会发育不良并有肺泡发育缺陷,假如结扎气管则可导致肺过度膨胀和增生。

(4) 胎儿凝血因子的产生独立于母体,虽然孕期增加而逐渐增长,即使是 30～38 周的胎儿,其凝血因子仍然远小于足月胎儿。

(5) 胎儿是否能感知痛觉刺激至今仍有争议。在宫内输血的研究中,针刺入胎儿肝内静脉时,胎儿血浆的皮质激素和 β 内啡肽水平增加,大脑中动脉搏动指数则降低,而给予芬太尼组则可减少这种应激反应。但是,其他非痛觉刺激也可以引起退避反射(withdrawal reflex),MCA 搏动指数降低以及神经内分泌应激激素水平的增加并不能作为痛觉感知的充分证据。胎儿对痛觉刺激的感知至少要求有功能性的丘脑皮层,也就是说至少是孕 23～30 周,孕 30 周左右时胎儿脑电图可显示清醒波形。

(6) 胎儿体温与母体体温紧密相关。当氧耗和新陈代谢增加时,胎儿产生更多的热量通过胎盘散发到母体,直到胎儿-母体体温差为 0.5℃ 为止。出生后,失去了这种母体提供的"保温效应",水分蒸发的增加,婴儿需要通过寒战和非寒战的产热机制来产生热量。而开放性胎儿手术中的胎儿还不具备这种产热的能力,极易发生低体温。

27.3 围术期麻醉管理

27.3.1 术前评估

(1) 产妇病史和体检是胎儿手术术前评估的重要部分,尤其是可能对心血管系统和呼吸系统产生的影响。应着重于评估气道、心功能、肺功能和脊柱情况。微创胎儿介入术时,血型和抗体筛检往往足够,但如果是开放性胎儿手术则还需交叉配型及备血。应准备好 O 型 Rh 阴性去白细胞并经照射处理,与母体血配型合适的血液,以备随时用于胎儿。

(2) 胎儿病情包括超声检查、MRI、超声心动图等,了解病变对解剖和生理影响的程度。通常有多次的影像学检查,以观察病变的发展情况,如病变肺脏的发育、心力衰竭的进展、气道压迫程度变化等。胎儿的染色体检查则可提示染色体变异相关的综合征。通常术前超声会计算一个胎儿的估计体重,以便计算术中直接注射胎儿体内的药物。胎盘所在位置影响手术切口部位和方式。

(3) 胎儿手术围术期团队涉及多学科合作,儿童外科、产科、新生儿科、麻醉科、放射科、手术室护士等,这个团队需一起制订手术计划、解答患者问题、参与术前准备。团队通常在术前与患者及家属会面，为其讲解手术过程、手术及麻醉的风险。对大于 24 孕周的胎儿（通常认为大于 24 孕周的早产儿可以在体外存活），是否要进行抢救，需要在术前与患者和家属达成一致同意意见。产妇的安全是至关重要的，而产妇的一些并发疾病会增加手术和麻醉的风险。目前仍然没有明确的关于产妇自身情况不宜做胎儿手术的标准，因此麻醉医师应该积极参与产妇的术前评估。

27.3.2 微创胎儿手术

（1）**手术特点** 微创胎儿手术是最常见的胎儿手术，主要包括超声引导介入和胎儿镜手术。常见超声引导介入手术有羊膜穿刺术，脐带穿刺术，绒毛膜取样检查，经皮脐带血取样检查。胎儿镜手术则是超声引导下经皮将曲路卡（trocar）置入羊膜腔，然后经套管置入胎儿镜，直视下进行手术。常见的胎儿镜手术包括胎儿镜下双胎输血综合征（twin-to-twin transfusion syndrome，TTTS）交通血管激光电凝术、双胎反向动脉灌注序列征（twin reversed arterial perfusion sequence，TRAP）的射频消融减胎术，膀胱出口梗阻的经皮膀胱-羊膜腔穿刺分流术，先天性肺气道畸形的胸腔-羊膜腔分流术，羊膜带松解，球囊经皮气管阻塞术治疗先天性膈疝。随着外科器械的创新和进步，胎儿镜的直径已经小至 1～3.8 mm，因此胎儿手术的切口也相应减小。

（2）**麻醉方式** 可选用局部浸润麻醉，静脉给药镇静，椎管内麻醉，或气管插管全身麻醉。胎儿麻醉的给药方式有：经母体给药经由胎盘转运至胎儿、直接肌注、血管内给药（脐静脉或肝静脉）、心内给药。麻醉方式的选择取决于手术创口、母体麻醉和镇静的需求，胎儿静止的需求，以及本地医疗中心的常规规定。如上所提到的手术器械的不断进步，手术可以在局部浸入麻醉或是椎管内麻醉加镇静下完成。某些微创胎儿手术如胎儿主动脉狭窄球囊扩张术仍然需要在气管插管全麻下进行，麻醉药直接肌注给予胎儿，以尽量保持术野的完全静止。

（3）**术中胎儿的监护** 一般是间断的多普勒胎心监测。手术切口位置取决于胎盘的位置。例如胎盘前置时手术入路就必然是腹部两侧，这就要求术中体位是侧卧位。全麻气管插管的用具和药物必须配备在一旁随时可用，当镇静失败或是区域麻醉失败，或者紧急需要改变术式为开放性胎儿手术时，都需要改变麻醉方式为全麻气管插管。

27.3.3 EXIT 术（ex utero intrapartum treatment procedures）

产时宫外胎儿手术，又称 EXIT 术，最初是针对去除患有重症先天性膈疝患儿宫内放置的气管闭塞夹所设计的。EXIT 术的适应证不断演变，目前包括患先天巨大颈部肿瘤胎儿的气道固定，切除颈部、纵隔或肺部的肿瘤，以及在结扎脐带前建立 ECMO。

在剖宫术取出胎儿后,目标是让子宫尽可能的收缩以减少术后出血,而在 EXIT 术时,取出胎儿之后则需要尽可能让子宫处于完全松弛状态以维持子宫胎盘血流;维持子宫体积以避免胎盘早剥;维持母体血压和子宫胎盘血流;避免胎儿心脏循环功能异常。EXIT 术的原则就是子宫尽量完全松弛以维持子宫胎盘血循环。母体血压维持在基础血压值的 10% 以内以维持足够的子宫胎盘血流和胎儿氧合。为避免子宫收缩和胎盘早剥,一般用羊水灌注以及尽量部分暴露胎儿而非完全暴露的方法来维持子宫体积。

通常 EXIT 术在气管插管全身麻醉下进行,并使用 2～3 MAC 的吸入麻醉药浓度达到足够的子宫松弛状态。胎儿在开放性手术期间长时间暴露于高浓度的吸入麻醉药会抑制心室收缩功能,以及瓣膜功能异常。吸入麻醉辅以静脉麻醉药物丙泊酚和瑞芬太尼输注可以减少吸入麻醉剂量,从而减少胎儿心功能异常以及稳定母体血流动力学相对稳定。也有使用椎管内麻醉合并硝酸甘油输注来代替全身麻醉的方法,但并不常用。

术前通常给予硬膜外置管用来做术后镇痛。产妇仰卧于手术床并有一楔形垫以维持子宫左侧位。在预氧合之后,快速顺序诱导同时给予环状软骨压迫然后气管插管,全身麻醉以丙泊酚和瑞芬太尼维持。去氧肾上腺素输注加麻黄碱单次给药以维持母体血流动力学的稳定。一般 2～3 条静脉通路,动脉置管测压以便更准确监测血流动力学。

划皮前,经腹壁超声确定胎儿位置和胎位。通常选择下腹部横切口以暴露子宫,再用无菌超声探头确定胎盘边界,以确定子宫切口的位置。如果胎盘位于前下方,则需要将子宫置于腹腔外进行宫底切开。严重羊水过多患者则需要先进行羊水减量术以避免低估胎盘边缘。开始吸入麻醉直到子宫足够松弛后再切开子宫。此时手术医师和麻醉医师之间清晰的沟通交流是尤其重要的。使用特殊的可吸收的子宫吻合器(美国手术医疗器械公司,诺沃克,CT)来减少因子宫松弛而导致的母体失血量。子宫切开后,用温生理盐水或林格液灌注子宫腔以维持子宫体积。仅部分娩出胎儿也可帮助维持子宫体积和胎儿体温。

胎儿的麻醉状态取决于从母体经由胎盘输送的吸入麻醉药的量,在部分娩出胎儿之后,仍需要给予胎儿肌注额外的镇痛药和肌肉松弛药,通常使用的是芬太尼 20 $\mu g/kg$、阿托品 20 $\mu g/kg$、维库溴铵 0.2 mg/kg 配成的混合液,以保证术中胎儿的镇痛和肌松要求。

术中持续胎儿监护一般常用持续胎儿超声心动图来监测胎儿心率、心室充盈、心肌收缩力和房室瓣功能。胎儿心动过缓,充盈下降,心室功能异常,动脉导管收缩,房室瓣关闭不全,都是胎儿窘迫的指征,需要立即引起关注并进行相应处理。常见原因有脐带受压迫或扭曲,胎盘剥离，子宫收缩，胎儿低血容量，母体低血压等。胎儿氧合状态一般使用一个无菌的脉搏氧饱和度探头放置在手掌上并用铝箔包裹以减少手术灯强光的影响。正常的胎儿脉搏氧饱和度在 $60\%\sim70\%$。

为保证胎儿气道安全，给予直视喉镜下气管插管。在一些气道异常的胎儿则使用纤支镜和（或）支气管镜来进行逆行气管插管或者气管切开。在固定导管之后用纤支镜确定导管或者气管切开套管的位置。如胎龄符合指征则给予肺表面活性物质。此时并不给予胎儿两肺通气。如果胎儿有巨大的项背部肿瘤，常会导致颈部过度后仰，气管上移到胸腔外，导致气管切开位置过低，选择合适的气管切开位置在这类胎儿是非常重要的。无论 EXIT 术的手术适应证是什么，保证气道安全都是 EXIT 术的第一步，如果 EXIT 术因为胎盘早剥而被迫中止，再进行气道的处理就太迟了。

EXIT 到 ECMO 术需要在 EXIT 操作下部分娩出胎儿，在子宫胎盘循环支持的情况下建立气道、脐静脉和脐动脉通路。手术适应证有严重先天性膈疝（肝脏嵌入胸腔，右肺面积/头围比<1.0），房间隔正常的左心发育不全综合征，伴有先天性心脏病的膈疝且右肺面积/头围<1.2。EXIT 到切除术已被应用于切除巨大胸部肿瘤（先天性肺气道畸形，支气管源性囊肿，纵隔畸胎瘤）这些造成孕后期持续纵隔压迫的疾病。

在离断脐带和完成 EXIT 术时同样需要手术医师和麻醉医师清晰的沟通，吸入麻醉药应停止或者减量，让子宫张力恢复至正常。随后夹闭脐带并离断，娩出胎儿。胎盘娩出之后，给予产妇缩宫素，外科医师给予直接子宫按摩，硬膜外给药，拮抗肌松剂，随后待产妇清醒后拔管。如有需要胎儿则转至隔壁手术室进行下一步的救治或手术，由另一个完全独立的手术团队负责，包括麻醉医师，外科医师、新生儿医师，护士。

EXIT 术可因为子宫松弛导致产妇大出血。应准备好血制品和子宫收缩剂如甲麦角新碱和前列腺素 $F_{2\alpha}$ 随时备用。与普通的剖宫产相比，EXIT 术的手术时间更长，术后切口并发症更高，失血量更高，但血细胞容积的改变和术后住院时间没有显著差异。

27.3.4　妊娠中期开放性胎儿手术

目前妊娠中期开放性胎儿手术的适应证有脑脊膜膨出修补术，孕周小于 32 周时合并胎儿水肿的胸内病变切除（如先天性肺气道畸形，支气管肺隔离症），膀胱出口梗阻，骶尾部畸胎瘤等。

围术期的准备大部分类似于 EXIT 术。不同之处有：修补或切除完成后，胎儿放回宫腔内再缝合子宫。随后，硫酸镁 6 g 静脉注射然后 2 g/h 输注维持 48 h 来抑制子宫收缩。另外辅以直肠给予吲哚美辛，硝苯地平或特布他林抑制宫缩。为减少使用宫缩抑制剂后产妇发生肺水肿的风险,术中输液一般控制在 1 000～2 000 ml 以下。硝酸甘油增加术后肺水肿的发生率。早产和胎膜早破在开放性胎儿手术后是常见的。胎儿水肿患者(先天性肺气道畸形,骶尾部畸胎瘤)从手术到分娩的时间的间隔时间平均约为 8 周,非水肿性的(脑脊膜膨出)一般为 12周。积极使用宫缩抑制剂包括术前给予吲哚美辛,术中的吸入麻醉药和硫酸镁,术后使用硫酸镁、吲哚美辛、钙离子通道抑制剂。手术胎儿小于 23 周胎龄时,绒毛膜羊膜分离更易发生,也增加胎膜早破的风险。在分娩时,1/3 产妇可见子宫瘢痕变薄以及部分裂开。开放性胎儿手术和 EXIT 术的子宫切口通常不在子宫低位,使得子宫破裂的风险增加。因此所有有过开放性胎儿手术史或者 EXIT 手术史的产妇都应该在产程开始前行剖宫产术,即使是以后再次妊娠也需如此。

　　总之,胎儿手术技术正在迅速发展。产前图像检查技术以及外科器械和技术的进展,让胎儿手术适用于不同的孕期的更多先天疾病。产妇的安全是第一位的,是否开展手术需要权衡孕妇及胎儿的风险和胎儿的受益。团队之间有效合作和良好的沟通是手术成功的关键。麻醉管理应关注维持子宫胎盘血流,提供良好手术条件,减少母婴风险。

(蒋懿斐　上官王宁)

28

小儿日间手术和手术室外麻醉

小儿日间手术和手术室外麻醉已成为现代小儿麻醉的重要组成部分。主要与下列因素有关：① 医疗费用负担较重，促使各国政府和医疗机构寻求如何降低医疗费用又保持医疗高质量。② 微创外科的发展，使手术创伤小、出血少、恢复快，可以在非住院的条件下完成手术。③ 新型麻醉药和麻醉新技术与新设备的应用，以及先进的监测系统及给药模式的问世，使临床麻醉更加平稳，恢复迅速、完善，极大地提高了麻醉医师的工作效率和麻醉恢复质量。

日间手术的发展给麻醉医师提出了新的课题，如何保证术前麻醉会诊的质量，患儿麻醉与手术前维持良好的生理和心理状态，以减少临时停手术以及术后并发症的发生，都是我们必须面对的，因为麻醉安全与恢复质量已成为患儿留院时间长短与离院后相应家庭负担程度的决定性因素。参考美国麻醉医师协会（ASA）在非手术室麻醉指南（2003年修订）中就手术室外麻醉应该具备的条件，见表28-1。

表 28-1 小儿手术室外麻醉指南

小儿手术室外麻醉指南
1. 可靠的中心供氧系统，并应有备用氧供（包括备用氧气钢瓶）
2. 可靠的吸引装置（建议应达到手术室吸引装置标准）
3. 可靠的废气排放系统（如使用吸入麻醉药）
4. 需要设备：① 简易手控呼吸皮囊，可在面罩正压通气时提供至少90%的入氧浓度。② 适当的麻醉药物、器材及设备。③ 适当的监护设备（需符合《麻醉基本监护标准》）。如采用吸入麻醉，需备有麻醉机
5. 充足的电源插座以便满足麻醉机和监护仪的需要，应装有备用电源。如需在"潮湿场所"（如膀胱镜检查室、关节镜检查室或分娩室）实施麻醉，应备有独立的绝缘电路及漏电断电保护器
6. 充分的照明设施，最好备有直流供电照明设施
7. 应有足够的空间以便放置必要设备及利于人员操作，同时应使麻醉医师在必要时可以迅速靠近患儿、麻醉机及监护设备

（续　表）

小儿手术室外麻醉指南
8. 应配备装载除颤仪、急救药物及其他必要的心肺复苏设备的急救车
9. 应应有受过专业训练的辅助人员协助麻醉医师的工作,同时应备有可靠的通讯联络设备以便寻求帮助
10. 应在场所内张贴所有安全条例及设备操作规程以便阅读
11. 安全合理的麻醉后处理。除麻醉医师外,应有足够受过专业训练的工作人员及必要设施,确保患儿被安全转送至麻醉后恢复室
12. 考虑到婴幼儿易发生术中低体温,室内温度应可以调节控制

28.1　小儿日间手术优缺点

28.1.1　优点

小儿日间手术可使费用降低,便于家长照顾孩子,明显降低医院内获得性感染发病率,其特点是手术时间短,创伤小,失血少,效果好,家长满意。

（1）患者知道什么时候手术,暂停手术的危险小;小儿的精神创伤最小;医院内获得性感染危险较小;医疗费用降低,医院床位利用率增加。

（2）外科医师手术时间安排更好;更大的病例完成量;由于需要的准备较少,患者之间耽搁时间缩短;减轻住院床位紧张。

28.1.2　缺点

（1）术后24～48 h需要有一个人负责在家照看患儿。

（2）日间手术局限于有经验的高年资医师,使得低年资医师很少有机会操作。

（3）术后增加家庭医师的额外工作,患者经常打电话询问建议或治疗。

（4）当施行简单的日间手术时,使经济效益比降低。

28.2　小儿日间手术的适应范围

患儿的选择标准是小儿日间外科手术确保治疗安全、高效率的首要条件。

28.2.1　评估条件

评估一个患儿是否适于日间手术,必须考虑以下几个方面：① 机体条件（状态）：ASA Ⅰ或Ⅱ级。② 年龄。③ 手术类型。④ 麻醉时间长短。⑤ 麻醉方式。⑥ 插管与否。⑦ 外科医师。⑧ 恢复标准。⑨ 护

383

送。⑩ 术后镇痛。

28.2.2　选择条件

（1）社会因素　① 患儿家属必须愿意施行手术。② 小儿(年龄应该大于 6 个月)必须随时有父母陪护,术后必须要有成年人在家监护至少 24 h。③ 患儿的家庭条件应当适合于术后监护,包括温度、照明、浴室、卫生间等设备。

（2）医疗因素　患儿的选择应根据他们的生理条件而非他们的年龄。① 患儿监护人能够理解所计划的医疗程序和术后监护。② 术前应当接受完全的身体评估和必要的检查,签署同意书,并向他们解释当天可能发生的情况。

（3）设备因素　① 有专门用于日间手术的设备。② 不同医务人员之间必须有简单、快速和有效的信息交换。③ 患者住所与外科病房间通路应方便。

（4）医务人员因素　① 医务人员必须熟悉日间手术,技术良好。② 护士和其他专业人员应当受过专业训练。

28.2.3　不合适的患儿

以下情况不宜安排非住院手术麻醉：① 伴有尚未诊断清楚的疾病。② 健康状态 ASA Ⅲ 级以上。③ 气道困难,不宜气管内插管。④ 早产儿及伴有呼吸道疾病的儿童。⑤ 手术出血量大。⑥ 术后严重疼痛。⑦ 凝血功能障碍。⑧ 滥用药物者。

28.3　术前准备

（1）小儿日间手术需要缜密的术前准备。要充分地认识到,只有小手术没有小麻醉,必须做好一切术前准备工作。已证明设立麻醉科门诊对于保证麻醉安全,提高工作效率是完全必要的,尤其适用于非住院日间手术病例。

（2）术前给予认真的访视和准备,加强与家长及大龄儿童的沟通与理解,强调术前禁食禁饮重要性。术前患有上呼吸道感染,麻醉过程中发生呼吸不通畅、喉痉挛、屏气的危险大大增加,因此小儿日间手术麻醉对于常见的上呼吸道感染应有严格的指征,至少在感染控制后 1～2 周再施行手术。

28.3.1　麻醉前评估

（1）每个患儿必须进行麻醉前评估,评估可以在医院、诊所或日间手术中心施行,对择期手术患儿进行术前访视,通过采集和复习术前病史,结合体格检查和实验室检查资料,评估重要脏器的代偿功能以及机体的内环境状态;确定需进一步检查的项目,以及是否请其他有关专科的医师会诊。

（2）非住院日间患儿需在术前完善必要的实验室检查，如胸片、心电图、血电解质等。手术适应证确定之后，麻醉医师需要对该患儿能否接受非住院日间手术、其危险性和可能发生的并发症做出判断。与此有关的主要因素是：① 患儿全身情况和夹杂症。② 手术创伤大小。③ 麻醉方法和操作过程。④ 患儿离院后就医环境和护理条件等家庭和社会因素。

28.3.2　麻醉前医嘱

（1）心理准备　拟定具体的麻醉实施方案，交代麻醉前注意事项，签署有关麻醉协议书。小儿门诊手术，患儿不免存在顾虑、恐惧、情绪激动等，由此影响患儿对麻醉和手术的耐受力，影响麻醉和手术效果，故患儿的心理准备至关重要，但由于手术日程表安排较紧及来自父母的压力，常不能进行术前访视。最好是让患儿及其父母参观门诊中心，可以熟悉环境并听取有关麻醉过程的解释。

（2）禁饮禁食　由于手术过程中难免会出现一些意外情况，如手术方式和麻醉方法的改变，患儿对所用药物和处理方法存在异常反应等问题，因此无论手术大小、何种手术、何种麻醉方式，非住院手术患儿必须给予有效的禁饮禁食（表 4-3）。

28.3.3　术前用药

安静合作的儿童可不用术前镇静药，对紧张焦虑的儿童常用的术前用药途径及剂量可有如下选择：

（1）经鼻黏膜给药　右美托咪定经鼻腔术前给药，可以通过嗅黏膜和嗅神经通路直接进入中枢神经系统，发挥其镇静和镇痛作用。通过注射器前段的软管进入鼻腔一定深度注射 $1\sim2\,\mu g/kg$ 右美托咪定，一般 $20\sim30\,min$ 镇静作用已达到高峰，可缓解小儿与父母分离焦虑、紧张情绪，提高配合度，并降低术后躁动的发生率。

（2）经口腔黏膜给药　舌下给予咪达唑仑 $0.2\sim0.3\,mg/kg$ 吸收与经鼻腔给药相仿，且也较为安全。诱导前 $30\,min$ 经口腔黏膜应用芬太尼 $10\sim15\,\mu g/kg$，镇静程度可达到使小儿与父母满意分开，且可减少恢复室内止痛药物的需要，不良反应有面部瘙痒（$50\%\sim80\%$），氧饱和度降低（$5\%\sim9\%$）和术后恶心、呕吐率高（$37\%\sim49\%$）等。

（3）口服　术前口服右美托咪定同口服咪达唑仑一样具有较好的镇静作用，但是右美托咪定口服生物利用度较低，不超过 20%。口服咪达唑仑（$0.5\sim0.75\,mg/kg$，最大剂量不超过 $15\,mg$）是患儿最常用的术前药，为使儿童易于接受，可将咪达唑仑与糖水或果汁混合（$1\sim2\,ml/kg$）一并服下，但有 28% 的儿童很难离开父母，起效时间 $15\sim30\,min$，而 $4\,min$ 后却可出现躁动，所以给药 $10\,min$ 后离开父母比较好。新的咪达唑仑口服糖浆可以将剂量降至 $0.25\,mg/kg$，使 93% 以上的患儿在 20 min 内达到满意镇静，即使 30 min 以内手术也不推迟出院时间。口服氯胺酮 6 mg/kg 起效时间长达 20～25 min，虽眼球震颤发生率较高，但不增加喉痉挛；与咪达唑仑 0.5 mg/kg 相比出院时间延长 20 min。

(4) 直肠给药 3 岁以下儿童最好选用直肠给药。直肠用咪达唑仑(1 mg/kg)可于 10 min 内起效，呈镇静状态而不入睡。如将 5 mg/ml 溶液用盐水稀释至 10 ml 对直肠黏膜无刺激，也不影响出院时间。氯胺酮(3 mg/ml)直肠给药 15 min 起效，单用比咪达唑仑效果差，如与咪达唑仑 0.5 mg/kg 合用，则有 44% 患者约在 15 min 内入睡。

(5) 肌内注射 对不合作的小儿，肌注氯胺酮 2～3 mg/kg 和阿托品 0.02 mg/kg，可在 2～7 min 起效且不延长恢复时间。若以吸入性麻醉药维持，则恢复期很少发生谵妄和噩梦。

尽管住院患儿广泛使用镇静剂，但对于门诊手术患儿则顾虑延迟患儿离院问题。

28.4 小儿中深度镇静

在传统手术室外完成诊断和小手术操作的数量在过去几十年迅速增长。随着这种改变，人们越来越多地开始关注镇痛、抗焦虑、镇静的重要性。小儿镇静与成人不同，主要是为了减轻疼痛、抗焦虑和保持患儿不动以安全完成操作程序。

28.4.1 小儿镇静目的

(1) 安全。

(2) 减少不适合疼痛。

(3) 抗焦虑、减少心理创伤、最大可能的遗忘。

(4) 限制行为和/或运动，从而安全完成操作程序。

(5) 使患儿快速康复安全离院。

小儿是否能控制其行为来配合手术操作，取决于其年龄、认知和情绪发展。一些简单的操作，如小裂口缝合等可以采取分散注意力，简单无创操作可轻度镇静合并局麻技术。然而，一些长时间的操作，尤其是小于 6 岁儿或者合并发育不良患儿，通常需要深度镇静以控制其行为。患儿小于 6 岁尤其是小于 6 个月通常具有高风险性。这个年龄组患儿，药物对呼吸动力、气道开放性、保护性气道反射影响更大。

28.4.2 镇静前的评估

(1) 年龄、体重、孕周、早产是否有后遗症如呼吸暂停等。

(2) 病史 ① 过敏史及药物不良反应。② 用药史，包括剂量、时间、途径、处方药、非处方药、草药或违禁药。③ 相关疾病、体格异常(包括遗传性疾病)，可能增加气道梗阻风险的神经功能缺失、肥胖、打鼾史或 OSA、唐氏综合征、颈椎不稳定、马方综合征、骨骼发育不良或其他一些情况。④ 孕史(1%有初潮的儿童全麻发现已怀孕),大多数镇静麻醉药物对胎儿有影响。⑤ 早产史(可能引起声门下狭窄或镇静后呼吸暂停)。⑥ 任何癫痫发作史。⑦ 以前的住院病史。⑧ 以前的镇静或全麻史,是否有并发症或不良反应。⑨ 相关家族史,尤其是麻醉相关的(如肌营养不良、恶性高热、假性胆碱酯酶缺乏)。

　　回顾系统性疾病,重点要关注心血管、肺、肾脏和肝脏功能。胃食管反流在婴幼儿比较常见,需要了解详细的病史,包括反流发生率和发生的时间。反流是否可预见(如只在进餐时或进餐后不久),禁食禁饮方案需要调整,尽量减小反流发生率。这些评估可确定哪些患儿需要严密观察。健康评估还包括气道评估,来明确是否存在气道梗阻高风险因素;以及镇静前的禁食禁饮情况。

28.4.3　不同镇静程度和全麻的确定

　　(1) 轻度镇静　(抗焦虑)药物引起的一种状态,期间对语言能够做出正常反应。虽然认知功能和身体的协调功能受到影响,气道、呼吸和心血管功能不受影响。

　　(2) 中度镇静/镇痛(清醒镇静)　药物引起的一种意识抑制状态,期间患者对口头指令或合并轻微触觉刺激能做出有目的性反应。气道的影响无须干预措施,通气功能是足够的,心血管功能也通常能维持稳定。

　　(3) 深度镇静/镇痛　药物引起的一种意识抑制状态,患者不能轻易唤醒,反复或者疼痛刺激能做出有目的性反应。通气功能受到一定影响。患儿可能需要干预措施维持气道通畅,通气功能可能不足,循环功能通常正常。

　　(4) 全麻　药物引起的一种意识丧失状态,患者不能唤醒,即使是疼痛刺激。通气功能受损或者药物引起的神经肌肉抑制,通常需要干预措施维持气道通畅。心血管功能通常不稳定。

　　镇静是一个连续的意识状态过程,很难准确判断某个个体会产生什么样的反应。所以医师必须有能力判断是否过度镇静,并使患者恢复,即能从深度镇静中恢复到中度镇静,从全麻中恢复到深度镇静。

28.4.4　适应证和禁忌证

28.4.4.1　适应证

　　日间手术镇静患儿一般选择 ASA Ⅰ～Ⅱ级适合轻、中度镇静的患儿。

28.4.4.2　禁忌证

　　(1) 气道异常(包括扁桃体肥大以及上下呼吸道大解剖异常)。

　　(2) 颅内压升高。

387

(3) 意识水平减低。

(4) 睡眠呼吸暂停病史。

(5) 呼吸衰竭。

(6) 心力衰竭。

(7) 神经肌肉疾病。

(8) 肠梗阻。

(9) 呼吸道活动性感染。

(10) 存在对所使用镇静药物过敏或先前出现过不良反应。

(11) 即使充分术前准备,患儿仍旧哭吵剧烈(呼吸道分泌物骤增)。

(12) 存在行为障碍的大小孩(对他们的镇静往往失败)。

(13) 家长/监护人/患儿拒绝。

有以下特殊情况,经医师权衡利弊,仍需要镇静的患儿,需做好术前评估和围术期监测,尤其是中深度镇静:

(1) 呼吸暂停 睡眠监测系统显示或有迹象呼吸暂停,与发生呼吸危险具有显著相关性,必须做好 ICU 联系工作。

(2) 不稳定的心脏疾病 发绀、心肌功能抑制、心脏瓣膜显著狭窄或反流患者,需要做详细围术期计划,通常需要心脏科专家、心脏麻醉专家和 ICU 一起合作。

(3) 呼吸系统并发症 新近肺炎(<8 周),支气管炎、哮喘、呼吸道感染;如果必须麻醉,则需要气管内麻醉控制咳嗽,并联系好 ICU。

(4) 颅面缺损 潜在的气道困难;困难气道处理设备准备,高级气道管理(气管插管和拔管)需在手术室内完成。

(5) 困难气道病史 潜在的气道困难;困难气道处理设备准备,高级气道管理(气管插管和拔管)需在手术室内完成。

(6) 活跃的胃食管反流或呕吐 如果控制不好,无论是否行药物或手术治疗,都需要快速诱导气管内麻醉。

(7) 肌张力低下和头部控制不良 如果患者不辅助则无法维持正常气道,则必须制订合适的围术期计划,包括气道支持和 ICU 监护。患者合并有肌肉或线粒体疾病者,麻醉需特殊处理。

(8) 巴比妥类药物过敏反应 需要制订相应的镇静方案,考虑交叉过敏反应可能。

(9) 先前失败的镇静 先前无法镇静或镇静失败,可能是由于运动功能亢进,这次则最好选择全身麻醉。

(10) 震颤 很难镇静消除,最好选择全身麻醉。

28.4.5 中深度镇静的常用药物

28.4.5.1 术前用药

对日间手术患儿,术前用药并非常规,以免恢复期延长,但如果患儿表现过于紧张敏感,就必须给予术前用药。常用术前口服咪达唑仑 0.5 mg/kg。

28.4.5.2 吸入麻醉

单纯吸入麻醉对短小手术的患儿的恢复相对快速且完全。只要有可能,全麻复合区域麻醉技术应为最佳选择,可以提供术中及术后的镇痛,并起到超前镇痛作用。地氟烷可用于小儿非住院手术麻醉维持,在所有含氟吸入麻醉药中血气分系数最低,所以停药后清醒最快。七氟烷较异氟烷清醒快,术后不良反应少,吸入麻醉药与瑞芬太尼(每分钟 $0.075 \sim 0.15\ \mu g/kg$)合用,麻醉效果更满意。

28.4.5.3 静脉麻醉

(1) 咪达唑仑 咪达唑仑最常用于术前和术中镇静,较少单独用做麻醉诱导。咪达唑仑 $0.05 \sim 0.1\ mg/kg$ 静脉注射可产生良好的镇静、抗焦虑和遗忘作用。加用麻醉性镇痛药可使上述作用增强,并产生满意的镇静、镇痛效果。其清除半衰期约为 2.5 h,有效镇静时间为 $20 \sim 40\ min$,适用于 1 h 以上的手术及操作。氟马西尼是咪达唑仑的特异性拮抗剂,但作用时间短,有时需反复应用。

(2) 依托咪酯 依托咪酯的优点为对心血管功能抑制轻微,起效快,时效短,苏醒迅速而完全。其缺点是恶心、呕吐发生率较高(50%左右),多用于有心血管疾患的患儿。

(3) 氯胺酮 氯胺酮镇痛作用强,可维持呼吸道张力,保留自主呼吸,价格低廉,是小儿非住院手术的主要麻醉用药之一。其兴奋循环、恶心呕吐、梦幻等不良反应是应用受到限制的主要原因,但目前尚无药物取而代之。针对上述不良反应,宜于氯胺酮 $1 \sim 2\ mg/kg$ 静脉麻醉基础上加用等量利多卡因以减少其兴奋循环的作用,加用氟哌利多 $2.5 \sim 5.0\ \mu g/kg$ 或昂丹司琼 $0.1\ mg/kg$ 以减少术后恶心呕吐,加用咪达唑仑 $30 \sim 50\ \mu g/kg$ 以减少梦幻等精神症状,加用丙泊酚也可减少不良反应,但应注意气道管理。

(4) 丙泊酚 丙泊酚现已广泛用于非住院手术麻醉。小儿对其清除率更高、代谢更快,因此小儿麻醉诱导和维持比成人需要更大的剂量。小儿短小手术全凭静脉麻醉可以采用以下方案:① 丙泊酚:$2.5 \sim 3.5\ mg/kg$ 诱导,然后 $250\ \mu g/(kg \cdot min)$ 持续 10 min 后减至 $200\ \mu g/(kg \cdot min)$,再 10 min 后降至 $150\ \mu g/(kg \cdot min)$ 至手术完成。② 短效麻醉性镇痛药:瑞芬太尼或阿芬太尼。

(5) 右美托咪定 右美托咪定对心血管功能影响主要表现在血压降低,心率减慢。由于高浓度右美托咪定可激活血管平滑肌突触后 α_2 受体,诱发血管收缩,血压有时呈双相变化,先短暂升高,随后持续下降,合理应用有助于围术期血流动力学的稳定。一般 $0.5 \sim 1\ \mu g/kg$ 负荷量 10 min 泵注后,0.2~0.7 μg/(kg·h)持续输注,如果是短小手术,可仅输注负荷量。

28.4.5.4 阿片类麻醉镇痛药

(1) 芬太尼 最常用的阿片类镇痛剂,小儿非住院手术麻醉常用剂量为 1~2 μg/kg。舒芬太尼药效是芬太尼的 10 倍,其起效时间与维持时间与芬太尼相同,用于非住院手术给予小剂量(0.25~0.75 μg/kg),也具有典型的阿片类不良反应。

(2) 阿芬太尼 比芬太尼作用时间短,其清除半衰期明显比芬太尼快。为使麻醉维持更平顺,主张用持续阿芬太尼输注法,而不用间断给药法,可使平均用量减少,术中呼吸抑制和肌僵发生率减低,清醒及定向力恢复更快。

(3) 瑞芬太尼 其终末半衰期极短,仅 10 min。瑞芬太尼单次等效给药后,与阿芬太尼相比,镇痛时间和呼吸抑制相等。由于瑞芬太尼起效和消失均相当快,可持续输注用于非住院手术。

28.4.5.5 肌肉松弛药

中效非去极化肌肉松弛药如维库溴铵、阿曲库铵以及顺式阿曲库铵已经被广泛用于小儿非住院手术,而手术时间较短时需要短效非去极化肌松药如米库氯铵。必要时用新斯的明拮抗。临床上还需要起效更快的短效非去极化肌松药,既可获得满意的气管插管,又可控制其恢复时间。

28.5 喉罩通气

无论患儿自主呼吸还是行辅助或控制呼吸均能施行喉罩通气,用于小儿非住院手术麻醉气道管理有突出的优点。喉罩可部分取代气管内插管,儿童及婴幼儿均可应用,但喉罩较难做到气道的完全紧闭,因此对于饱胃、严重肥胖或肺顺应性低的患儿,以及咽部手术、特殊体位如俯卧位等手术应禁用。使用中尽可能避免正压通气,特别要防止误吸和通气不足。

28.6 恢复期处理

28.6.1 术后恢复

现代麻醉技术应当保证日间手术患者快速恢复,术后期的监护标准应当与住院患者一样。当患者清醒,能维护气道,定向力恢复,感觉舒服和无持续出血或其他并发症,就可以转出快速恢复区。

非住院手术麻醉后患儿全身正常功能恢复可分为三期,前两期在PACU 内,第三期恢复即完全恢复,在离院后。具体实施:① 第一期恢复在 PACU 病床上保持卧位,需加强护理治疗,药物经静脉给予,陪伴人员不能进入。其恢复目标是生命体征稳定,保护性反射完全恢复,能按指令行动。②第二期恢复在 PACU 可下床活动区内,需一般护理,患儿可经口进食进饮、可口服给药,但如病情需要随时可经静脉输液、给药。陪伴人员可进入,并准备离院。其恢复目标是达到离院标准。

快周转恢复(fast-tracking recovery)即患儿不经过第一期,从手术室直接转到第二期恢复区的过程。快周转恢复的标准包括患儿在手术台上即已清醒,定向力恢复,生命体征稳定,仅轻微疼痛,出血很少且无活动性出血,基本无恶心呕吐,肌松药作用拮抗完全,稍微帮助就可自己活动,可自行排尿,吸空气氧饱和度＞92％。快周转恢复能够明显地提高工作效率,减少费用。为使非住院手术患儿进入快周转恢复,需要麻醉医师与手术医师共同努力。在麻醉方法与设计,用药选择及给药方法,术后恶心、呕吐、疼痛的预防与麻醉管理等均需有整体计划和精心的处理。

28.6.2 并发症

日间手术的并发症发生率可能与住院手术一样高,尤其是病例选择不好时。离院回家可能发生的并发症包括呕吐、咳嗽、嗜睡、咽喉痛和声嘶。计划好的日间手术,并发症很少,小于 1％儿童需要住院过夜。而住院的最常见原因是长时间呕吐或手术并发症。

28.6.2.1 术后恶心呕吐

PONV 一直是小儿非住院日间手术麻醉并发症的重点问题之一,不但使患儿遭受痛苦,而且直接影响术后恢复质量和离院时间。多发因素包括:女性患儿、婴儿及幼儿、肥胖患儿,有些手术如斜视矫正、中耳手术、腹腔镜手术、扁桃体摘除及腺样体刮除,氧化亚氮与麻醉性镇痛剂合用,有 PONV 史者,术后早期进食,术后过早下地活动,术后低血压等。恶心呕吐是小儿非住院手术麻醉后最常见的并发症,也是推迟从 PACU 转出最常见的原因。小儿和青少年呕吐发生率较高,但 3 岁以下又低于较大的儿童。在各种外科手术中,使用丙泊酚诱导和维持的恶心呕吐发生率较氟烷低。PACU 为 0：7％,术后 24 h 为 18％：34％。

(1)预防 PONV 是一些手术后可预测的并发症(如扁桃体摘除术),对这些病例应当考虑合适的麻醉选择(如丙泊酚)或术前给予镇吐药。有建议限制饮水和早期活动可以减少术后恶心、呕吐的发生。

(2)治疗 可考虑诱导时静脉给予氟哌利多 $10\sim20\ \mu g/kg$,甲氧氯普胺(灭吐灵)10 mg 术毕静脉注射,盐酸昂丹司琼 $4\sim8$ mg 术中静脉注射等。还可以用中医穴位刺激。类固醇能够有效降低恶心呕吐的发生。在 133 名 $2\sim12$ 岁的儿童静注地塞米松 0.15 mg/kg(最大剂量 8 mg)可以使恶心呕吐发生率从安慰剂的 72％降至 40％。

应强调所有患儿到达 PACU 后都必须吸 O_2 和进行 SpO_2 监测。SpO_2 不是监测清醒的标志,却有助于判定何时停止氧治疗。有上呼吸道感染史的患儿,插管后哮吼是门诊中心的一个问题,因为关系到患儿能否出院回家。最近对 5 000 例患儿观察中,插管后哮吼的发生率占 0.1%,该数字下降应归功于用了标准无反应性气管导管,其公式是 (16+年龄)÷4(为 2 岁以上儿童气管插管大小),且能保证空气泄漏<40 cmH_2O。对此可疑病例应用湿化治疗,如果症状不缓解,则在咽喉部喷雾时用肾上腺素 0.3~0.5 ml 稀释在生理盐水 3~5 ml 内。虽然对皮质类固醇疗效有争议,但仍常用地塞米松 0.3~0.4 mg/kg,这些患儿至少需监护 2 h 以观察肾上腺素使用后有无水肿反跳,且确保在药物作用消失后症状不再恶化,否则必须住院观察。

28.6.2.2　疼痛处理

小儿日间手术成功的关键是正确选择患者,预防常见的术后并发症和充分的镇痛。严重的术后疼痛不仅降低患者的通气量,也与术后离院时间延长和由于意外而重新入院发生率较高相关。疼痛也可能引起 PONV。这也是非预期的重新入院诱因之一。因此,充分的镇痛治疗在日间手术是不可少的。

术前访视期间就应计划好术后镇痛。考虑年龄,精神状态,BA 分级和手术方式,合理评估疼痛是提供最适镇痛的关键。

疼痛的处理:不恰当的镇痛治疗也可以诱发恶心呕吐。在手术室内就开始镇痛十分重要,在患儿感觉之前就预防疼痛要比恢复室有疼痛反应后给药满意得多。多种方法和联合用药可以达到疗效最好,不良反应最小。

(1)止痛药　扁桃体切除术患儿术前口服对乙酰氨基酚和可待因混合液(120 mg 对乙酰氨基酚+12 mg 的可待因/5 ml)效果较好,3~6 岁服 5 ml,7~12 岁 10 ml。

(2)表面麻醉　扁桃体切除术毕时可用 10%利多卡因在扁桃体区喷雾,剂量限于 2 mg/kg 以内;包皮环切术则可在切口上涂 2%利多卡因凝胶 1~2 ml。在腹股沟斜疝修补术和睾丸固定术后可用 0.25%布比卡因 0.5 mg/kg 进行浸润或在伤口喷洒,认为其镇痛效果与骶管阻滞相近。

(3)非甾类抗炎药物(NSAIDs)　在小手术中 NSAIDs 可以取代阿片类药物。术前使用布洛芬混悬液(100 mg/5 ml)5~10 mg/kg 以减少麻醉镇痛药用量,也可与咪达唑仑合用术前口服。酮洛酸已经广泛应用于口服、肌注或静注。静注负荷量为 1 mg/kg,其镇静效果相当于 0.1 mg/kg 吗啡,起效慢但作用持久——可在手术室内作为超前静注的一种较好的药物。与麻醉性镇痛药相比,具有恶心呕吐少、呼吸抑制轻的优点,且可以减少麻醉镇痛药的追加剂量。对 NSAIDs 的主要争论就是影响止血和出血的问题,对非住院行扁桃体切除术的患儿尤为重要,故建议不用于此类手术或止血彻底后再使用。

（4）骶部硬膜外麻醉（骶管阻滞）　骶管阻滞可为包皮环切术、尿道下裂修补术、睾丸固定术疝修补术及其他矫形手术提供良好的术后止痛。最佳剂量是 0.25% 布比卡因 0.5~1 ml/kg,3 岁以下的儿童在局麻药中加入 1/200 000 的肾上腺素可延长阻滞时间,维持镇痛 4~6 h。用 0.25% 罗哌卡因 1 mg/kg 在术中和术后镇痛效果与同剂量的布比卡因相似。

28.7　离院标准

患儿必须意识恢复正常,呼吸循环稳定,首次进食后无恶心呕吐,方能离院。每个患者必须由麻醉医师检查之后才能离院,婴儿须完全恢复,儿童必须经过测试并能行走才可离院,如有眩晕或恶心,要延长离院,如果麻醉医师认为患儿不适于在 4 h 内离院,最好留院过夜。必须记住的是,当患者离开麻醉恢复室和门诊观察室回家时,麻醉监护治疗其实并未结束。患者必须完全达到离院标准才能离开门诊观察室。如果有围术期并发症,入院收住病房。

儿童必须有大人在家陪伴,必须告诫家长 24 h 内儿童不能骑车或参与有危险的活动。应该给予家长相关的基本常识信息和服务小册,如果术后间期有问题发生,应鼓励家长尽量从医院获得帮助和建议。

28.7.1　离院标准

患儿在 PACU 第二期恢复区内停留,观察生命体征的稳定情况,并严格掌握离院标准,即使患儿已达到安全离院标准,并不意味着其机体的机能状态完全恢复到术前水平,还需通过建立联系随诊。

28.7.2　区域阻滞患者离院标准

对区域阻滞麻醉的患者,有其特殊之处。腰麻或硬膜外麻醉（骶麻）后的残余神经阻滞,可能导致体位性低血压和尿潴留,尽管运动和感觉功能已经充分恢复。必须符合下列四条临床标准才能下地行走:① 肛周区（S_4~S_5）感觉恢复。② 仰卧位脚底弯曲力度恢复至麻醉前一样。③ 大脚趾本体感觉恢复。④ 患者没有被镇静或低血容量。

已经证明,能够翻转脚就意味 S_1 神经运动功能的恢复,也就表示患者可以安全地行走了,也就无须在意肛周区感觉恢复。外周神经阻滞和静脉区域麻醉可以为日间手术提高良好的麻醉条件。患者离院时可能还有残余感觉和运动阻滞。必须解释清楚阻滞间期,并书写明确的医嘱告知注意事项直到感觉恢复。

28.7.3　术后医嘱

所有患者离院时都应给予口头和书面医嘱,并告诫他们第一个 24 h 期间可能碰到的任何症状。他们应该得到合理的镇痛,建议第二天之前不能进行的活动和任何没有得到日间手术中心允许的药物。患者应当被告知碰到问题时哪里可以获得帮助或建议(提供联系电话号码)。

28.8　常见小儿手术室外诊治性麻醉

28.8.1　小儿胃肠镜检查

小儿胃肠道内窥镜检查根据患儿情况及操作程序(诊断或治疗),来选择无麻醉、轻中度镇静或全身麻醉。

(1)胃镜检查　一般采用保留患儿自主呼吸的镇静麻醉。胃镜检查的关键是呼吸道管理,尽量避免和及时处理由于操作诱发的喉痉挛或支气管痉挛,以及胃镜造成的气道压迫,但麻醉过深又容易引起呼吸抑制。可适当使用镇静药物,丙泊酚、咪达唑仑、右美托咪定等,复合咽喉部表面麻醉。必要时采用气管插管全身麻醉以保证通气。

(2)肠镜检查　肠镜检查的刺激较轻,仅在入镜和镜子通过脾区及息肉摘除时刺激较大,不存在手术操作对气道维持的干扰。肠镜检查可能对肛肠迷走神经刺激,术前禁食禁饮及肠道准备,患儿全身循环血量不足,需适当补液以减轻药物的循环抑制作用。镇静可采用镇静药丙泊酚、咪达唑仑、右美托咪定,复合少量镇痛药如瑞芬太尼、氯胺酮等。

28.8.2　小儿支气管镜检查

小儿支气管镜术前评估重点进行呼吸道的评估,同时评估是否有相关并发症。

28.8.2.1　气道评估的内容

(1)病变的位置　声门上病变可能造成气管插管困难;声门下病变可造成明显的气管狭窄。

(2)病变的性质　固定性病变可造成呼吸道狭窄和通气受限,但给予镇静或全麻诱导时,不加重呼吸道梗阻;活动性病变在镇静或全麻诱导时加重呼吸道梗阻。

(3)病变的危害性　轻度的气管狭窄一般不会影响呼吸道气流的运动;较大的呼吸道病变可造成呼吸气流发生湍流性改变。

(4)现病史的询问　是否有声嘶、喘鸣、使用辅助呼吸机呼吸、吞咽困难、端坐呼吸,以及睡眠中呼吸形式和发音的改变等情况。

(5)既往史的询问　是否接受过支气管镜检查?检查时有无发生困难情况?是否接受过颈部或咽部手术?近期是否曾接受过头颈部放射治疗?

（6）放射学检查　CT 或 MRI 检查等,确定病变的大小、位置和范围,特别是与重要解剖结构的关系,排除气道畸形和纵隔肿块。

28.8.2.2　小儿支气管镜禁忌证

（1）有常规(支)气管镜操作禁忌者,如多发性肺大疱、严重的上腔静脉阻塞综合征等。

（2）ASA Ⅴ级的患者。

（3）未得到适当控制的循环与呼吸系统疾病。

（4）明显出血倾向者,如严重凝血功能障碍或血小板低于 5×10^9/L。

（5）饱胃或胃肠道梗阻伴有胃内容物潴留者。

（6）无陪同或监护人者。

（7）有镇静/麻醉药物过敏及其他严重麻醉风险者。

28.8.2.3　麻醉方法

（1）喉和气管的局部麻醉　是支气管镜手术时所有麻醉方法的基础。适用于简单的支气管镜检查和手术;患者要有足够的呼吸储备并且能够配合;手术刺激小,不会发生明显的呼吸道出血;可用于轻度气道狭窄的再通手术、置放金属支架。国内对气道的表面麻醉方法:含漱法、喷雾法、雾化吸入法、气管内滴注法、环甲膜穿刺法、局部神经阻滞法。其局限性包括清醒状态下操作,患者舒适度差;对再次接受操作有恐惧感;局麻下介入治疗风险很大,很多病变难于操作,有些手术难以完成。小儿通常难以耐受,需要实行镇静技术。

（2）深度镇静-保留自主呼吸　适用于清醒状态下不能耐受支气管镜操作的小儿患者,或者简单的支气管镜手术(术中出血少或刺激性小);病变位置固定,全身麻醉不会引起明显的呼吸道梗阻。是目前最常用的镇静麻醉方法。

在支气管镜操作前完成表面麻醉,一般采用全凭静脉麻醉,丙泊酚、右美托咪定、依托咪酯、瑞芬太尼等得到了很好应用。手术开始后,呼吸道完全交给手术医师进行支气管镜操作,有需要可以置入合适的鼻咽通气道或口咽通气道,并常规鼻导管吸氧。当患者通气不足、呼吸道梗阻或 SpO_2 下降,可以先中断手术医师的支气管镜操作,对患者进行辅助呼吸。

气道手术中常规使用的药物包括:① 阿托品(<1 岁),格隆溴铵(>1 岁):减少气道分泌物,避免内窥镜操作引起迷走神经兴奋而导致心律缓慢。② 利多卡因:4～5 mg/kg,喷洒于黏膜表面(喉头、声带、声门下区),减轻气道对手术器械的反应,防止喉痉挛,支气管痉挛。③ 芬太尼(1～2 μg/kg),瑞芬太尼:镇痛作用,降低气道对器械的应急反应。④ 地塞米松:0.5 mg/kg,最大到 20 mg,减轻气道水肿。

（3）风险及不良反应　麻醉过浅常引起喉痉挛、支气管痉挛,身体活动、咳嗽、屏气,需要通过加深麻醉来缓解。麻醉过深则易引起呼吸幅度过小,肺不张和呼吸暂停,需要面罩辅助呼吸,待患儿恢复自主呼吸。

28.8.3　电复律

心脏电复律是将一定强度的电流通过心脏,使全部或大部分心肌在瞬间同时除极,然后心脏自律性最高的起搏点重新组到心脏节律,通常是窦房结,使之恢复窦性心律的一种方法。心脏电复律要求操作时间短暂,有一定深度的麻醉,使患者充分镇静,无痛感和有短暂的遗忘。常用的药物有咪达唑仑、丙泊酚、依托咪酯等。

（陈　芳　上官王宁）

29

新生儿、早产儿麻醉

新生儿系自出生后脐带结扎到生后 28 天内的婴儿。新生儿期是婴儿出生后离开母体适应外界环境开始独立生活的阶段,此期发病的死亡率较高。新生儿能感知疼痛,因而手术必须在麻醉下施行。新生儿和早产儿是一个发育尚未完善的机体,对手术创伤的反应与小儿仍有明显的差异,因此围术期管理对于麻醉医师而言是不小的挑战。

29.1　解剖和生理

29.1.1　心血管功能发育特点

(1) 新生儿心输出量为 $400\sim500$ ml/(kg・min),是成人的 $2\sim3$ 倍,以满足较高的代谢需要。新生儿循环监测正常范围:早产儿心率 $120\sim180$ 次/min,血压 $6.0\sim8.0/4.0$ kPa($45\sim60/30$ mmHg),足月新生儿心率 $100\sim140$ 次/min,血压 $7.3\sim9.3/5.3$ kPa($55\sim70/40$ mmHg)。

(2) 新生儿的心室肌肉相对较少,心肌组织含有大量的线粒体和内质网以支持细胞的迅速生长和蛋白质合成,心肌肌原纤维排列顺序杂乱,数目少 50%,可收缩体积明显小,导致心室顺应性低下,使心脏舒张期容积和心每搏量均少,收缩效率较成人差,每搏输出量相对恒定,增加心输出量主要依靠增加心率。

(3) 新生儿心肌中交感神经分布少,活性弱,副交感神经发育完善,占主导地位,心脏对迷走神经反应灵敏,故易发生心动过缓,是对新生儿危害最大的心律失常。围术期心动过缓的原因:① 低氧血症。② 吸入或静脉麻醉药过量。③ 严重疾病或外科手术引起。④ 使用肌松剂。⑤ 与 ASA 分级、手术时间、部位及麻醉方法有关。

(4) 新生儿出生后循环系统发生重大变化,即胎儿循环模式向成人循环模式转变。呼吸的建立,导致肺循环阻力和右心压力下降及左心压力增高,引起卵圆孔的功能性关闭;同时血氧浓度上升,动脉导管开始收缩,功能上逐步关闭。出生后由于卵圆孔和动脉导管闭合,循环走行由平行转为序列,心室做功明显增加,尤以左室最为明显,约增加到

2.5倍,6周后开始逐渐达到正常水平。所以生后短时间内左心处于超负荷状态,即使正常新生儿也面临着心衰的威胁,因此先天性心脏病患儿在此期间麻醉手术死亡率高。

(5) 新生儿解剖性分流包括动脉导管未闭和卵圆孔未闭,当肺动脉高压(缺氧、通气不足或气道正压过高),可出现明显的右向左分流。由于出生时交感神经尚未发育成熟,使其血容量对动脉压的影响非常突出,故在临床上新生儿血压是反映其血容量的良好指标。出生后的低氧血症可使肺动脉阻力增加,促使动脉导管和卵圆孔重新开放、恢复胎儿型循环的危险。部分早产儿因呼吸窘迫综合征或呼吸衰竭,可导致动脉导管不能关闭或关闭后再开放,如果同时还伴有房间隔缺损或室间隔缺损形成的大量左向右分流,就很容易进行性引起肺血增多,最终导致持续肺动脉高压症和心力衰竭。

(6) 由延髓血管运动中枢和心脏抑制兴奋神经单位形成的调节血压和心率的反射弧,虽在新生儿出生后已初具功能,但其代偿常不充分,如咽喉反射引起的呼吸停止、心率减慢,持续时间稍久,即可因中枢乏氧不能启动呼吸,甚而导致心跳停止,突然死亡。

29.1.2　呼吸道功能发育特点

(1) 新生儿多经鼻呼吸而不会口腔呼吸,因为其口咽部肌肉发育差、鼻孔较窄,需很大比例的呼吸功以克服其阻力。鼻腔阻塞或分泌物过多而被迫张口呼吸。

(2) 头大、颈短、舌体大,使面罩通气和置喉镜比较困难。如果在面罩通气时对颏下三角区施加压力会加重舌体对呼吸道的阻塞。

(3) 声门较高(约 C_3 椎体水平),会厌窄长成角且硬,喉头位置前移,气管插管时喉部暴露困难,故常用直喉镜暴露声门。

(4) 气道最窄部分在声门下环状软骨,气道直径较小(4 mm 左右),轻微水肿可使气道阻力明显增加。

(5) 新生儿行经鼻插管时,经鼻孔与环状软骨处大小相似。

(6) 膈肌是主要的呼吸肌,与成人相比,新生儿的 I 型慢收缩氧化肌纤维只占 30%,而部分早产儿只占 10%,因此较易发生膈肌疲劳。

(7) 新生儿肋骨柔软,随胸膜腔内压降低而塌陷,从而减弱了通气的有效性。

(8) 新生儿肺闭合容量较大,在正常潮气量的小范围内如果潮气量小于闭合容量,肺泡将萎陷,发生分流。

(9) 新生儿生后1~2周,对缺氧的反应是双相的,继短暂的呼吸增强之后,迅速转为抑制,且抑制 CO_2 使呼吸增强的反应,常出现呼吸节律紊乱,进而呼吸停止。

(10) 早产儿呼吸中枢发育不成熟,呼吸常不规则,甚至在正常吸奶后,可因头颈位置不当、会厌阻挡而发生暂时性发绀或呼吸暂停,需弹击足底等触觉刺激而引发呼吸。一般将单纯呼吸停止大于 20 s 或呼吸暂停小于 20 s 伴心动过缓(静息心率每分钟下降大于 30 次)或伴发绀、四肢苍白和肌张力低下定义为呼吸暂停。

(11) 新生儿 Hb 180~200 g/L,出生时 HbF 占 75%~84%,3~6 个月逐步减少至正常水平,因 HbF 与 O_2 亲和力强,2,3 - DPG 含量少,故氧离解曲线左移,P_{50} 约 2.53 kPa(19 mmHg),向组织释 O_2 量较少。P_{50} 于生后迅速增加,4~6 个月时达成人水平为 3.6 kPa(27.0 mmHg);6~8 个月 2,3 - DPG 则保持在较高水平,以代偿因红细胞生成素少所致的 Hb 偏低(小儿生理性贫血),保证 8 个月至 18 岁期间血液向组织的释氧量不变。

29.1.3 神经系统

(1) 新生儿能感受到疼痛的刺激,表现有心动过速、血压升高、骨骼肌张力增加等特征。

(2) 新生儿中枢神经系统功能不稳定,缺乏控制系统,如呼吸、肌肉及体温调节不稳。

(3) 出生时大脑皮质和纹状体发育尚未完善,神经髓鞘没有完全形成,故常常出现兴奋泛化反应,遇到强烈刺激后的兴奋过程易扩散,表现为惊厥、躁动。

(4) 早产儿神经系统的成熟程度与胎龄有密切关系,胎龄越小,原始反射很难引出或反射不完整。足月新生儿的自主神经系统发育良好,副交感神经系统占优势。

(5) 脑血流自主调节功能严重不足,脑血管极度脆弱,都是易发生脑室出血的重要因素。

(6) 血-脑屏障通透性有差异,故麻醉药及阿片类药物的剂量、药理作用均有差异。

(7) 小儿脑血流自动调节范围低于成人,麻醉中脑血流量易受血压剧烈波动的影响,早产儿和足月新生儿在急性窒迫时,其脑部自动调节机制会进一步受到损害,脑血流量可随动脉压变化而变化,导致脑室内或周围出血。

29.1.4 体温调节

(1) 新生儿与成人相比,体表面积与体重的比例大,皮下隔热组织缺乏,因而体热丢失较快。热通过辐射、传导及对流而丧失,呼吸道和皮肤蒸发也散热,早产儿的非角质化皮肤比较少,皮肤通透性增高,更容易引起热量丧失。头部面积相对较大,容易热量丢失,故覆盖头部可明显起到保温作用。

(2) 新生儿体温调节机制发育不成熟,体温易受环境温度影响,所以应非常重视维持环境温度,对新生儿要求在平静的空气中相对湿度为50%,温度为32～34℃,早产儿为35℃。新生儿体温调节范围较成人明显为窄,且容易受周围环境影响,成人温度调节下限为环境温度0℃,而新生儿为22℃。

(3)新生儿对寒冷反应不能通过寒战代偿,主要增加去甲肾上腺素的生成,增加棕色脂肪代谢,但早产儿的棕色脂肪的储存量是不足的。去甲肾上腺素同时也使肺动脉和外周血管收缩,从而易产生右向左分流、低氧血症和代酸。

29.1.5 麻醉危险因素

(1)体液和电解质平衡 新生儿肾小球滤过率为正常成人的15%～30%,同时肾的浓缩能力较低,故对水或盐负荷耐受较差。早产儿总水量占体重90%,足月儿占80%,故影响药物的分布容积,某些药物按体重计算较成人等效剂量高20%～30%,但肾功能的不成熟又必须延长给药间隔。新生儿出生后最初几天24 h尿量为25～30 ml,1周时24 h尿量为100～200 ml,出生1周后平均尿量约1 ml/(kg·h)。早产儿相对较大的体表面积更容易引起水分丢失,与足月儿相比,早产儿经蒸发流失的水分约为足月儿的15倍。

400

(2)肝胆系统 新生儿肝酶系统主要是与Ⅱ相反应相关的酶发育不成熟。通过P_{450}系统代谢的药物清除时间可延长。肝脏合成凝血因子的过程必须有足够的维生素K,新生儿体内储备维生素K不足,摄取少,吸收不良,合成不足等原因使维生素K含量下降,为此新生儿的术前用药应有维生素K。早产儿肝功能更不成熟,生理性黄疸程度亦较足月儿重,且持续时间长,同时肝内糖原贮存少,肝合成蛋白亦不足,常易发生低糖血症和低蛋白血症。

(3)内分泌系统 新生儿,特别是早产儿和低体重儿,糖原储备少,易发生低血糖。患糖尿病母亲的婴儿长期处于母体高水平的血糖状态,体内胰岛素水平较高,有发生低血糖的倾向,葡萄糖需要量可高达每分钟5～15 mg/kg。过度通气伴碱中毒、早产儿、低体重儿有窒息病史、糖尿病母亲分娩、曾接受枸橼酸血或新鲜冷冻血浆的婴儿常发生低钙血症,应监测血清钙浓度,血钙<1.87 mmol/L为低钙血症,易出现低血压、抽搐和惊厥,可在心电监护下输注10%葡萄糖酸钙100～200 mg/kg予以治疗。如低于1.0 mmol/L,应给予氯化钙。

29.2 麻醉前评估和准备

新生儿期的麻醉通常属于新生儿急症。术前应对患儿的病情有较详细的估计,尤其要注意是否存在新生儿肺透明膜病、高胆红素血症、新生儿出血症、低血糖、低血钙、产伤、感染合并多发畸形等。应了解孕龄、怀孕情况和生产史,必要时还应了解母亲用药史以及出生后的某些特殊情况,如有无呼吸暂停及低糖血症等症状,根据新生儿的生长发育情况,制订麻醉计划。为降低术中和术后并发症发生率,要求对新生儿尽快在适宜状态下实施手术。通常有可能允许手术延迟几小时,以纠正水、电解质紊乱和低血容量。

29.2.1 术前状况的纠正

麻醉前准备的目的在于使血流动力学状况尽可能接近正常、纠正严重水电解质紊乱及酸中毒,使 PaO_2、$PaCO_2$ 维持正常限度内,必要时使用辅助呼吸。尤为重要的是放置胃管、开放静脉通道,对麻醉诱导时可能发生低血容量危险的应在术前补液,常可采用 20% 白蛋白 $10\sim20$ ml/kg,用生理盐水或新鲜冷冻血浆稀释 1 倍。术前 $2\sim4$ h 禁乳、麻醉前 2 h 可进清淡液体等。麻醉前需给予阿托品 $0.01\sim0.02$ mg/kg 以解除迷走神经作用,早产儿剂量可酌减。一般不主张麻醉前使用镇静药。

29.2.2 手术室准备

主要问题是防止体温下降,对新生儿摆体位或进行术前准备时体温下降很快,手术室温度应保持在 26℃以上,使用保暖毯、输液加热器、辐射手术床让新生儿体温保持 36~37℃。吸入气体也最好采用小儿加热湿化器予以加温湿化。输入的静脉液体和血制品以及皮肤消毒液、胸腹腔灌洗液均需要预先加热。麻醉用器具、输液泵以及监测设备等需准备齐全,需备齐专用于新生儿的血压袖带、通气面罩、心电图电极贴片、氧饱和度探头等。

29.3 麻醉实施

29.3.1 麻醉诱导和气管插管

(1)以前认为新生儿不具有对疼痛和刺激产生反应,现已发现新生儿感知疼痛比成年人更弥漫、强烈和持久,但临床症状不典型,没有明显的行为表现。清醒插管或镇痛不全,使血压骤升引起脑室内出血可能。因此,目前倾向于在极其平稳的平衡麻醉下,保留自主呼吸或使用肌松药,轻柔插入气管导管。

(2)如果新生儿血流动力学稳定,无肺部疾病,且估计插管无困难时,可采用常规麻醉诱导。麻醉诱导多采用面罩吸入七氟烷诱导,或静脉给药诱导,可选择性给予硫喷妥钠、氯胺酮、咪达唑仑等。肌松剂(常使用非去极化类)可用于气道正常估计无困难插管的新生儿,以便于气管插管,减少喉损伤,但术后一定要使用肌松拮抗剂以防肌松剂残留。新生儿神经接头发育已完善,但神经肌肉传递的储备能力较低,在较高频率的刺激后易发生衰退,新生儿的肌无力反应提示对非去极化肌松药敏感。已发现新生儿与成人产生相同的阻滞效果常需使用与成人相同的剂量(mg/kg),但个体差异很大。

(3)静脉麻醉药选择　①异丙酚用于新生儿较少,尤其以泵注维持麻醉被认为不适合新生儿麻醉,有导致代谢性酸中毒和致死性心力衰竭的风险,单次静注麻醉诱导能取得良好效果。②氯胺酮释放儿茶酚胺,抑制心血管功能作用小,所以对于血流动力学不稳定的患儿,氯胺酮是一种合适的麻醉诱导药物。另外,超前镇痛概念的产生使氯胺酮再次受重视。③芬太尼的心血管抑制作用最小,作为主要麻醉剂常用于重症新生儿,常用的剂量范围为:腹部手术 12 $\mu g/kg$,胸外科手术 50 $\mu g/kg$。但是芬太尼有明显的呼吸抑制作用,大剂量使用后,术后常需要机械通气支持。超短效阿片类药物瑞芬太尼由血浆中红细胞酯酶代谢,可用于手术结束时需要早期拔管的患儿。瑞芬太尼清除率高,停药后 2~3 min 可迅速恢复。需注意大剂量瑞芬太尼偶尔产生心动过缓,减少新生儿心排血量。④顺式阿曲库铵的肌松作用时间在新生儿接近或稍短于儿童。较大剂量的罗库溴铵起效迅速,但用于新生儿时,肌松作用时间将延长。

(4)吸入麻醉药选择　新生儿氧化亚氮和七氟烷、异氟烷、地氟烷的吸收与排泄均比成人快,此与生理差异有关,包括相对于体重而言心输出量大,肺泡通气量大,功能性余气量小以及组织灌注与机体需求比例相对较大等,因此用氧化亚氮进行麻醉诱导达到手术需要及从麻醉中苏醒,新生儿比成人迅速。吸入麻醉剂对新生儿心肌抑制作用明显强于成人,对新生儿的压力反射抑制也大于成人,因此吸入麻醉剂的安全范围在新生儿和早产儿较年长的儿童和成人窄。

(5)新生儿气管插管　通常选择直的舌面喉镜,一般选择米勒 0 号,气管导管可根据情况可选择 2.5~4.0 mm,导管气囊一般不需要充气,足月新生儿从声门至隆突的距离约为 4 cm,目前导管在距尖端 2 cm 处有一道黑线,3 cm 处有两道黑线,当导管经过声门时应看清楚这些标志,注意新生儿气管最狭窄处,如有阻力应改换导管。新生儿喉头位置较高插管时宜取中间位或颈部轻度屈曲位,较易暴露声门。如有困难者可采用喉罩通气术。另外,头位置变化可使导管深度发生变化,故头或身体变动均应听诊双肺。

对呼吸功能受累、低体重儿、新生儿状态不稳定或气管插管可能有困难的患儿可在静注阿托品后行清醒插管。气管插管前即使充分给氧去氮,无呼吸的新生儿可在 30~45 s 内出现低氧血症,因此要求主管麻醉医师气管插管技术应非常熟练,如发生心动过缓、发绀或 SpO_2 下降,应立即停止气管插管,辅助吸入纯氧,直至 SpO_2 上升。

29.3.2 麻醉维持

（1）麻醉维持方法的选择取决于新生儿的状况、手术类型、手术时间长短以及麻醉药对新生儿不良影响的程度。应当注意：① 挥发性吸入麻醉药的 MAC 和静脉麻醉药物的 ED_{50} 等随年龄有很大差异，早产儿明显减低。② 新生儿可以感受到疼痛，手术应激反应可表现出内分泌激素反应，因此，必须保证充分镇痛减少术后并发症的发生率。现常采用吸入七氟烷、地氟烷等维持麻醉。

（2）阿片类镇痛药易引起新生儿中枢性呼吸抑制，使用时需谨慎，建议术后行机械呼吸。

（3）吸入麻醉药氧化亚氮复合挥发性麻醉药普遍应用于麻醉的维持，但注意其浓度及相应的 MAC 值，吸入麻醉剂维持浓度在新生儿和早产儿较年长的儿童和成人略低，另外氧化亚氮可增加有腔脏器的气体膨胀和引起缺氧可能，腹部手术时应慎用。

（4）吸入氧浓度必须严格控制高浓度氧气吸入，术中吸入氧浓度只要能使 SpO_2 维持在 $90\%\sim95\%$ 即可，目前吸入氧气常复合空气，维持适宜的吸入氧浓度。

29.3.3 局部麻醉

（1）局部麻醉应用于婴儿及儿童近年来有增多的趋势。新生儿最常使用的局部麻醉是单次骶管阻滞，很少有血流动力学紊乱。由于新生儿脊柱无弯曲，椎管短，脑脊液循环快，蛛网膜下腔阻滞平面不易调节，麻醉有效时间短，故新生儿一般不选择蛛网膜下腔阻滞而较多选用骶管阻滞。骶管穿刺多采用单次注射法。

（2）早产儿和新生儿常用局麻药为 $0.1\%\sim0.15\%$ 布比卡因 $1.5\sim2$ mg/kg 或 $0.5\%\sim1.25\%$ 利多卡因 $8\sim10$ mg/kg，适用于横膈以下的手术。与小儿相比，新生儿骶管阻滞中所需的局麻药剂量相对较大（按每千克体重计算），这是由于局麻药在新生儿体内更快地分布、吸收和消除。

（3）新生儿骶管容量小，仅 $1\sim5$ ml，可选 7 号穿刺针。穿刺时须注意骶裂孔与硬膜囊的距离仅 $1\sim1.2$ cm，当穿刺针穿过骶尾韧带后再进 0.2 cm 左右即可，阻滞平面可高达 T_4。此时可以不复合基础麻醉，但应注意相关呼吸道的管理，有时需通过面罩辅助通气的方式供氧，必要时可气管插管辅助通气，一般在手术结束时就能拔除气管导管。在发生阻滞平面过高而影响呼吸的同时，未见心动过缓或低血压。

（4）超声成像清晰，能清楚分辨神经与周围组织，可准确地穿刺和提高局部阻滞的成功率。超声引导神经阻滞具有起效快、药物剂量小、作用时间长及效果好等优点，目前正逐渐适用于新生儿局部麻醉。另外，在新生儿与早产儿的动静脉穿刺中，超声的可视化作用，可明显提高了穿刺的成功率,减少了反复多次穿刺操作带来的并发症。

29.4 术中管理

29.4.1 麻醉监测

除常规监测外,新生儿监测应注意以下几点:

(1) 从始至终及时应用心前区或食管听诊器,监测心率、心律、心音强度和呼吸,对麻醉医师此点非常重要。任何时候,小儿麻醉医师都不能忽视临床观察,特别是当监测仪失灵时,望、触、听诊更为重要。

(2) 新生儿及早产儿如术中血流动力学波动范围大,需监测有创动脉血压及中心静脉压。建议超声引导下行动静脉穿刺,减少损伤。

(3) 因为新生儿血氧饱和度下降速度很快,应常规监测 SpO_2。建议早产儿使用两个氧饱和度探头。

(4) $P_{ET}CO_2$ 监测对新生儿非常重要,不仅反映通气状态,还可反映肺循环和心输出量的多少,以及判断气管导管的位置,在非再吸入环路中,由于新鲜气体的稀释作用,$P_{ET}CO_2$ 的测量值低于实际值。

(5) 持续监测体温,常采用食管或直肠温度,对于心胸手术麻醉监测中,需同时监测食管和直肠温度。

(6) 新生儿尿量能很好地反映血容量状态,新生儿 $1\sim2$ ml/(kg·h)以上,常提示肾灌注充分。前囟门的饱满度能较好反应新生儿的血容量状态。

(7) 新生儿与早产儿麻醉期间还应重视体温和血糖监测。通常早产儿血糖低于 2.5 mmol/L 即可诊断为低糖血症,可先以 10% 葡萄糖液 2 ml/kg 静脉缓慢推注,继以 $4\sim6$ ml/(kg·min)的速度输注 5% 葡萄糖液。同时要密切监测血糖,避免发生高血糖,因为血糖过高容易引起血浆的高渗透状态,导致颅内出血、渗透性利尿及脱水。

29.4.2 呼吸管理

(1) 新生儿代谢率高,其氧耗 $5\sim8$ ml/(kg·min),通气量下降时,迅速发生低氧血症。为满足较高的需氧,新生儿每分通气量较大,而功能余气量较小,应用吸入麻醉药时肺泡内麻醉药浓度上升快,诱导迅速。功能余气量/每分通气量小儿为 1∶5,成人为 1∶1.5,新生儿特别是早产儿氧储备功能差,易出现缺氧。

(2) 麻醉机呼吸管道使总的无效腔量增加,而正常时仅为 5 ml(约 2 ml/kg)。新生儿每分通气量的基础值较高,使呼吸运动进一步增加受限。麻醉中如保持自主呼吸,需密切关注监测 $P_{ET}CO_2$,常需要控制或辅助呼吸。新生儿控制呼吸时的力量足以打开活瓣,而在自主呼吸时,可能其呼吸力量不足以开启呼吸活瓣,因此,在用循环式回路时不主张完全自主呼吸,如在麻醉诱导和维持过程中进行控制呼吸。术中原则上新生儿均应采用控制通气。一般选择压力控制模式 PCV,约 $15\sim$ $30\ cmH_2O$ 范围,呼吸频率为 $20\sim25$ 次/min,有肺部病变或 $PaCO_2$ 超过 $9.33\ kPa(70\ mmHg)$ 时,呼吸频率可增至 $30\sim45$ 次/min。在麻醉清醒拔管期自主呼吸时,可换用无呼吸阻力或低阻力的 T 形管系列回路。

(3) 体重不足 $1\,600\ g$ 或妊娠不足 38 周早产儿处于高氧环境时易患视网膜病和肺发育不良,直到妊娠 44 周之内始终存在这种危险,不宜用纯氧长时间吸入。

(4) 对于早产儿、贫血、脓毒血症、低温、中枢神经系统疾病、低血糖或其他代谢紊乱,全麻发生无呼吸和心动过缓的概率较高,对这些患儿术后应进行呼吸循环监测至少 24 h,不宜早期拔管。

29.4.3 液体管理

(1) 新生儿静脉开放后,应使用有刻度的可检输液器以防止由于疏忽造成的水负荷过量,一般选择静脉输液泵恒速补液。可另接带三通的延长管,尽量使注射部位不被无菌单遮盖,尽可能接近静脉穿刺处给药,以避免过多的液体输入。此外,应特别注意保持输液管道内无空气,因为新生儿可能通过未闭的卵圆孔右向左分流造成气栓。

(2) 新生儿液体管理原则与小儿及成人一样。但由于其体液成分、肾功能成熟度和对体液调节能力有限,所以管理上有许多特点。术中准确估计液体需要量十分困难,目前仍以血压、CVP、尿量来判断。① 血压:低于正常值的 20% 以上。② CVP:小于 $3\ cmH_2O$。③ 尿量:小于 $0.75\ ml/(kg \cdot h)$,比重大于 1.009。④ 前囟门:凹陷提示低血容量存在可能。

(3) 10% 失血量只补充平衡液,$10\%\sim20\%$ 失血量应补充含 5% 白蛋白的平衡液或血浆,失血量大于 20% 应补充全血或输红细胞加 5% 白蛋白。

(4) 由于碳酸酐酶系统发育不完善,碳酸氢盐系统缓冲能力有限,故易发生代谢性酸中毒。术中正常补液维持量 $4\ ml/(kg \cdot h)$,其余根据创伤程度决定。液体选择以乳酸钠林格液或 5% 葡萄糖乳酸钠林格液为理想。

29.4.4 体温管理

新生儿麻醉手术期间防止和减少热量丧失很有必要,低体温引起的应激反应可以导致新生儿低糖血症、呼吸暂停、呼吸抑制、心动过缓、麻醉过深、苏醒延迟和肌松药作用延长及代谢性酸中毒和新生儿硬肿症等。术中需持续监测体温,保温毯、暖风机、输液加温仪等设备维持体温,转运过程中尽量避免体温快速下降。建议新生儿在转运过程中使用恒温箱直接转运,避免途中体热丧失引起低体温。

405

29.5　麻醉苏醒期和麻醉后处理

(1) 应用非去极化肌松药在术终应该用新斯的明(0.03~0.05 mg/kg)拮抗,直到有足够的通气量和完全清醒方可拔管。

(2) 大多新生儿手术后常需呼吸支持,尤其对手术创伤较大、体温低、反应性差的新生儿,原因为麻醉药残余作用和手术本身对通气功能的不良影响。此外,所有伴有原发性腹胀的外科疾病或由于肠管还纳到腹腔而继发腹胀,都伴有术后肺顺应性明显下降。对所有这类患儿术后均应给辅助或控制通气。

(3) 新生儿术后易发生呼吸暂停和急性呼吸衰竭,尤其存在以下几种情况:① 所有孕龄小于 30 周的早产儿在实施全麻或局麻后。② 孕龄小于 34 周且伴贫血(小于 100 g/L)。③ 术中发生明显呼吸紊乱的婴幼儿。

(4) 新生儿术后也可能发生严重的心动过缓,因此必需设立麻醉后恢复室或新生儿 ICU,以便对手术麻醉后的新生儿实行一段时间的呼吸及循环的监测和支持。

406　29.6　常见新生儿外科手术的麻醉

(1) 新生儿胸科手术麻醉选择以吸入麻醉为主,围术期需纠正低氧血症,术中维持通气而不引起肺损害,用肌松药行控制呼吸,气道内压力不能超过 25~30 cmH₂O,否则有气胸危险。可适当增加呼吸频率 40~60 次/min,以维持较低的气道压力。术毕不要急于使不张的肺叶很快膨胀,一般术后 1 周能恢复。多数患儿术后不应拔管,仍需用呼吸机支持呼吸并延迟至患者情况稳定再拔管。

(2) 新生儿腹部外科手术麻醉选择以吸入麻醉为主,围术期需注意必须纠正低血容量、脱水、低钠血症、低血糖、低温、缺氧及凝血功能障碍等一系列内环境失衡。留置胃管行胃肠减压,术前需备血。麻醉诱导前需确认胃管的位置,排空胃,以减少反流误吸的风险。术中需注意体温管理,外科冲洗腹腔时易引起体温快速下降而导致心率血压下降,建议温水冲洗。慎用氧化亚氮,因可引起肠胀气。

(3) 新生儿外科手术麻醉在"第 17 章小儿胸科手术麻醉"及"第 19 章小儿普外科手术麻醉"章节中提及。

(黄　璜　陈小玲　李军)

30

小儿围术期生命支持

心脏骤停后,在 CPR 开始和自主循环恢复之前,机体处于低灌注状态。早期开展 CPR 和儿科高级生命支持(pediatric advanced life support,PALS),能缩短无灌注和低灌注的间隔时间。在手术室发生的心脏骤停,持续监护患者的麻醉医师会尽量减少这两个间隔时间,以提高 CPR 成功的概率。

30.1 小儿围术期心脏骤停的常见原因(表 30-1)

表 30-1 婴幼儿及儿童心脏呼吸骤停病因

分 类	疾 病
呼吸系统疾病	窒息、气管异物、急性喉梗阻、肺炎、肺水肿、呼吸衰竭、肺出血、气胸
心血管疾病	严重先天性心脏病、心肌炎、心律失常及心力衰竭
中枢神经系统疾病	颅内高压、脑疝、缺氧性脑病、惊厥持续状态、婴儿猝死综合征
急性中毒及意外	溺水、触电、创伤、烧伤、药物或毒物中毒、过敏、手术、麻醉意外
代谢性因素	低糖血症、高钾血症、低钙血症、严重酸中毒
其他	各种休克、毒血症、多脏器功能衰竭、低温

(1)年龄 儿童术中发生心脏骤停的危险因素与年龄成反比,新生儿的风险最高,其次是婴儿、小于 2 岁的幼儿,青少年的风险接近成人。

(2)ASA 分级是儿童术中发生心脏骤停的另一个危险因素。与成年人相似,从 ASA Ⅰ~Ⅴ级,心脏骤停的风险依次增加的。

(3)美国 POCA 总结 1998—2004 年发生术中心脏骤停的最常见病因包括心血管因素(41%)、呼吸因素(27%)、药物因素(18%)、操作与设备因素(5%)。

(4)心血管因素 占麻醉相关心脏骤停的比例最高(41%,79 例)。

其中,最常见的可识别的唯一原因是失血相关的低血容量(12%,23例),常见于后路脊柱融合术、开颅手术、颅面重建术或腹部大手术;10例患儿有电解质紊乱,其中8例主要是输血继发的高血钾;26例心脏骤停的原因无法确定,其中21例是ASA Ⅲ~Ⅴ级的患儿,有些合并有先天性心脏病(9例)。

(5)高钾血症导致围术期心脏骤停有多方面的原因。快速输入大量红细胞,特别是红细胞储存时间>2周或受照射,则会导致高钾血症。输入储存<1周RBC血钾偏低。如果患者的血清钾水平已升高(如使用利尿剂或肾功能衰竭),再使用琥珀酰胆碱0.5 mmol/L或以上,血清钾会明显的升高。此外,烧伤、肌肉损伤、涉及运动肌肉缺陷的神经疾病或肌病等情况会削弱骨骼肌膜稳定性,使其溶解并释放大量的钾,若再使用琥珀胆碱会增加高钾血症风险。术中高钾血症的原因也可以是缺血组织的再灌注损伤。T波高度增加或出现"尖峰"时应怀疑高钾血症。如果不及时治疗,高钾血症可导致广泛复杂室性心律失常。治疗包括给予钙剂、碱化血液(过度通气和静脉注射碳酸氢钠)、配伍使用葡萄糖和胰岛素。

(6)呼吸因素 占27%(53例)。喉痉挛导致的气道阻塞(11例)是最常见的呼吸道原因。所有患儿均有发绀,心脏骤停前氧饱和度降低至85%及以下并出现心动过缓。儿童麻醉在麻醉诱导、暴露声门或气管拔管后容易出现喉痉挛或其他上呼吸道阻塞。

(7)药物相关的心脏骤停占18%(35例),ASA Ⅰ~Ⅱ级患儿(36%)比ASA Ⅲ~Ⅴ级患儿(12%)更常见。9例与氟烷的心血管抑制相关,6例与七氟烷相关,3例与使用琥珀胆碱后高血钾相关。

(8)操作和设备相关的心脏骤停占5%(9例),5例是中心静脉穿刺的并发症,与穿刺损伤相关(气胸、血胸或血气胸);其他与中心静脉穿刺相关的并发症包括心动过缓和低血压。

30.2 复苏程序、技能与装备

AHA PALS程序既可用于小儿心肺复苏也可用于围术期心脏骤停管理,并根据围术期的特点进行适当修改。术中发生无脉搏时,改进的AHA PALS程序如图30-1所示。低氧或$P_{ET}CO_2$波形消失的流程如图30-2所示。

小儿的医护人员需要熟悉能预防、监测和治疗小儿围术期心脏骤停的设备(表30-2)。熟悉抢救车上可利用的除颤仪,将帮助减小除颤的时间间隔。当担心存在术中心律失常时,节省时间的方法包括术前在手术洞巾下面放好除颤电极,知道何时和怎么样使用小儿尺寸电极板,熟悉除颤仪的模式。

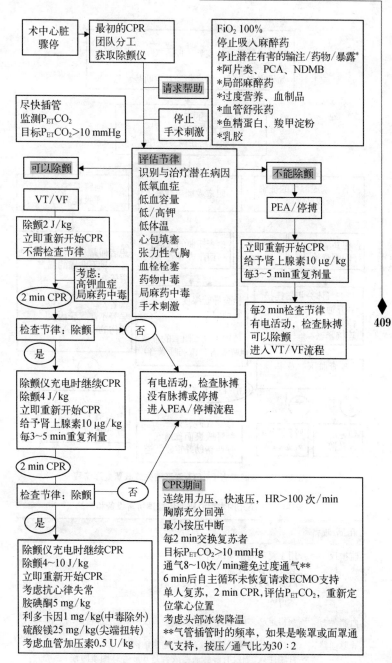

图 30-1　围术期心脏骤停的抢救流程

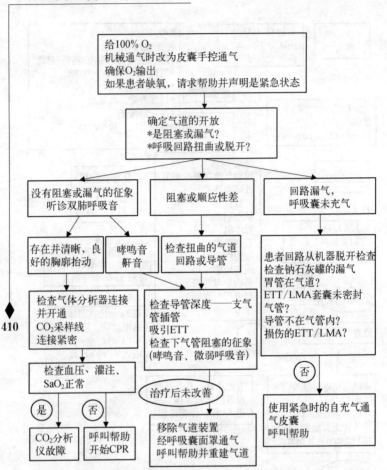

给100% O_2
机械通气时改为皮囊手控通气
确保O_2输出
如果患者缺氧，请求帮助并声明是紧急状态

确定气道的开放
*是阻塞或漏气?
*呼吸回路扭曲或脱开?

没有阻塞或漏气的征象
听诊双肺呼吸音

阻塞或顺应性差

回路漏气，
呼吸囊未充气

存在并清晰，良好的胸廓抬动

哮鸣音鼾音

检查扭曲的气道回路或导管

患者回路从机器脱开检查
检查钠石灰罐的漏气
胃管在气道?
ETT/LMA套囊未密封气管?
导管不在气管内?
损伤的ETT/LMA?

检查气体分析器连接并开通
CO_2采样线连接紧密

检查导管深度——支气管插管
吸引ETT
检查下气管阻塞的征象(哮鸣音、微弱呼吸音)

检查血压、灌注、SaO_2正常

是 否

治疗后未改善

否

CO_2分析仪故障

呼叫帮助开始CPR

移除气道装置
经呼吸囊面罩通气
呼叫帮助并重建气道

使用紧急时的自充气通气皮囊
呼叫帮助

图 30-2　麻醉患者 $P_{ET}CO_2$ 波形消失或缺氧处理流程

表 30-2　小儿围术期心脏骤停管理所需设备和用品

用品/设备	注　释
监护仪	用于复苏的早期识别 必要时有创性监测 $P_{ET}CO_2$(定量)可以反映按压的有效性，气道开放，自主循环恢复情况
血制品	获得足够多的血制品(交叉配血，在手术室里以备不时之需)
静脉通路	开放中心静脉以监测 CVP 和输血输液 骨髓注入(当没有静脉通路或者是开放静脉困难时候)

（续 表）

用品/设备	注 释
急救车	麻醉车上没有的仪器或药品 估算指南（基于患者身高、颜色对应的编号估算体重） 急救知识或者复苏流程的复印件 用于处理局麻药中毒的脂肪乳剂 恶性高热的治疗包
除颤仪	用于心律失常时电复律和电除颤 熟悉除颤仪的各个模式 知道何时应选用小儿除颤板 考虑术中可能发生心律失常时，在铺洞巾前贴上除颤电极板
ECMO/ CPS/CPB	用于心肺复苏无效，存在可逆性因素引起的院内心脏骤停 早期准备（血、循环回路、导管、外科医师）

30.3 围术期复苏

30.3.1 早期的复苏措施

早期识别需要复苏的情况并立即开始胸外按压可以缩短无血流灌注时间、争取更好的恢复自主循环的机会。术中复苏的典型适应证包括：年龄相应的心率或者动脉血压过低；呼吸暂停或者呼吸微弱；发绀或者伤口血液变暗红色；血氧饱和度测不出；测不到无创血压；动脉波形消失；缺失或者不规则的心音；突然降低的 $P_{ET}CO_2$。心肺复苏时，要消除可能导致患者恶化的因素。例如抑制心血管功能的麻醉药，含有钾的血液制品或高营养液，以及暴露于潜在的变应原。无论心脏骤停的原因是否明确，都要采取这些措施。同时，应努力确定心脏骤停的原因，尽早实施相应的治疗。在心脏骤停的原因明确以前，应积极采用以下的复苏措施：

（1）告知手术医师和护理团队。

（2）停止手术刺激。

（3）给予患者 100% 的氧气（除非气道可能着火）。

（4）考虑头低脚高位，如果患者低血压，快速补充（等渗）液体。

（5）如果损伤重要脏器血流量，开始胸外按压。

（6）呼叫求救。

（7）停止给予潜在有害的药品（包括吸入麻醉药，镇静/阿片类药物输注，局部麻醉药，自控镇痛，含高钾或葡萄糖的高营养液，含高钾和钙螯合剂的血液制品，血管扩张剂或负性肌力药，与过敏反应相关的药物如抗生素、右旋糖酐、非去极化肌松药、鱼精蛋白、乳胶）。

411

（8）胸部按压或低流量状态,患儿头部给予冰袋进行脑保护。

（9）分配复苏团队角色,并开始复苏记录。

2010 版指南推荐:心肺复苏操作顺序由 A‑B‑C 调整为 C‑A‑B。婴儿和儿童的 CPR 首先进行胸外按压。如果是单人进行复苏,首先予 30 次胸外按压;如果是双人进行复苏,首先予 15 次胸外按压。其后再打开气道,给予 2 次人工呼吸。将 CPR 的顺序由 A‑B‑C 修改为 C‑A‑B 引起了很大争议,原因在于儿童的心脏骤停大多数是由于呼吸问题而非原发的心脏疾病(成人心脏骤停的主要原因)引起,临床资料和研究均证实了同时进行人工呼吸和胸外按压的重要性,因此欧洲心肺复苏协会的指南中仍保留了 A‑B‑C 的顺序。2010 版的指南之所以将 CPR 的顺序改为 C‑A‑B,很大部分原因是很多目击者不愿意进行人工呼吸而错过了 CPR 的最早时机。

30.3.2 气道管理

围术期复苏早期应考虑气管插管。发生围术期心脏骤停时,许多患者可能已经插管。麻醉医师有能力提供快速气管插管,用最小的复苏中断时间来抢救未插管患者。如果患者在麻醉状态下没有插管(没有开放气道或者使用喉罩)时发生心脏骤停,立即气管插管确保气道开放,这样做的优点是:① 防止需要开放气道而中断按压。② 能使用一个容易记的 100∶10 按压频率和呼吸频率比。③ 避免团队成员为了通气时减少误吸而连续按压环状软骨。④ 减少胃内容物反流增加通气或者功能残气量减小的风险。⑤ 当没有其他静脉通路时,可经气道给予药物。对于困难气道患者,相比气管插管,置入喉罩能更快速地开放气道,提高复苏成功率。气管插管后,心肺复苏期间可以连续监测 $P_{ET}CO_2$,以确认气管插管的位置和评价心肺复苏的有效性。

在复苏期间是否使用带气囊导管也是争议之一。最新的美国心脏协会指南表明:不论是否带囊,只要大小、位置和气管所受压力合适的导管都可以安全使用。如果麻醉医师担心肺顺应性较差,高气道阻力或者声门漏气,带囊导管可能会更好。对于严重漏气的问题,带囊导管发生再插管概率会较低,从而可能会在抢救中节省时间。

另一个需要考虑的问题是围术期复苏时,使用多少氧浓度是合适的。一些医师担心高浓度氧气在局部缺血或缺血后可能导致氧自由基生产和细胞损伤。动物实验数据显示,尽管使用 100% 氧浓度,在复苏过程中脑组织仍缺氧;在自主循环恢复后,大脑氧含量升高。因此,胸外按压时,使用 100% 氧浓度是必要的。在心肺复苏后期需要关注高浓度氧诱发的损伤,需降低吸入氧浓度,即维持 94%～99% 的 SpO_2 所需的氧浓度。

术中气道管理另外需要关注的是:避免过度通气以防止胸膜腔内

压增加(会使静脉回流减少)或者是意外的碱中毒(在 CPR 低流量时,影响脑灌注)。没有数据表明在 CPR 期间,手动辅助通气更优于机械通气。使用哪种通气方式取决于可得到的帮助和通气的有效性。在心肺复苏过程中对通气方式的评估,可以通过监测气道压力或潮气量的方式;或是当胸部或胸骨切开术时,可以直接观察肺的扩张和充气。摄 X 线片、透视、支气管镜检查亦能在术中帮助评估通气是否适当。

30.3.3 胸外按压

2015 版指南推荐:为达到有效胸外按压,新指南再次强调胸外按压质量,即"快速"按压和"用力"按压,每次按压后使胸壁完全回弹,尽量减少按压中断及过度通气。推荐按压频率应达 100~120 次/min,按压深度使胸廓下陷最少达前后径的 1/3(婴儿胸骨下陷 4 cm,儿童5 cm)。

(1) 强有力的证据支持在成人和儿童心肺复苏时应强调有效的胸外按压。有效的胸外按压指的是用力按压,快速按压,缩短中断时间,当患者气管插管后,每分钟做 100~120 次胸外按压和 8~10 次的呼吸,通气时不影响胸外按压。按压中断将严重地影响重要脏器的血流,按压者应在持续按压 2 min 后检查脉搏,更换人员,防止因疲劳而降低胸外按压的有效性。记录者应记录并提醒按压者之间的更换。为了减少胸外按压的中断,PALS 指南建议双相除颤后立即恢复胸外按压,不应根据监护仪的节律判断是否继续按压。当充足的自主循环恢复时,$P_{ET}CO_2$ 会突然升高。

413

(2) 环抱按压法 两只手或两只拇指按压法是婴儿最有效的胸外按压方式。小儿的胸廓顺应性非常好,救援者必须允许胸廓充分的反弹。因此,按压者必须避免在放松时压迫孩子的胸部,比如按压者应避免倚靠在胸部产生持续的压力,导致胸膜腔内压的持续增高,在下次按压前减少静脉回流。同样,过度通气可能会增加胸膜腔内压而在下个按压前减少静脉回流。

(3) 俯卧位心肺复苏 进行脊柱融合术或颅面部重建术,处于俯卧位的手术患儿发生心脏骤停时,俯卧位按压应首先考虑,直到患儿可以转为仰卧位。麻醉医师需要熟练掌握俯卧位胸外按压(或外科医师胸外按压)(图 30-3)。如果是脊柱手术,以手术正中切口为基线,按压两侧的肩胛骨(图 30-3,A);非后中线切口时,胸外按压可以用一只手放在脊柱上(图 30-3,B)。监测 $P_{ET}CO_2$ 水平可以帮助判断按压是否有效。如果感觉胸外按压不充分时,可以在胸骨下放入一个拳头或沙袋测试胸骨反抗压力。在患者转成仰卧位前,俯卧位胸外按压可以改善患儿心输出量。

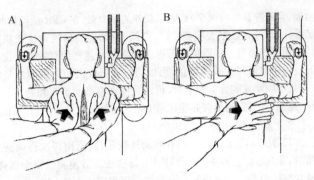

A. 后中线切开俯卧位胸外按压　　B. 没有后中线切口俯卧位胸外按压

图 30 - 3　俯卧位胸外按压

30.3.4　用药管理

（1）用药途径　静脉通路对药物管理是必要的。复苏期间,气管导管相比静脉通路或者骨髓通路给药的效果要差。当气管导管内给药时,剂量必须是静脉或者骨髓所需药量的 2.5～10 倍。因此应优先采用静脉或者骨髓通路。骨髓通路如静脉通路一样有效,且在循环衰竭时候更容易获得。经骨髓给药剂量和静脉通路的剂量水平相同。

（2）肾上腺素　儿童心肺复苏,肾上腺素是最有效的药物,通常肾上腺素剂量是每 3～5 min 给予 10 μg/kg。每 4 min 注射一次肾上腺素与更换胸部按压者一致。随后的肾上腺素剂量不应当增加,因为大剂量并不能提高复苏成功率。经骨髓肾上腺素剂量与经静脉注射相同。由气管内插管通路给予的肾上腺素应当是静脉给药剂量的 10 倍。

（3）常用复苏药物用法与剂量（表 30 - 3）

表 30 - 3　常用复苏药物用法与剂量

复苏药物	剂量及用法	适应证	注意事项
肾上腺素	0.01～0.2 mg/kg, iv 或 it	心脏骤停	快速推注, 3～5 min 可重复
	0.01 mg/kg, iv	心动过缓	由 0.1 μg/(kg·min)速度开始
	0.05～1 μg/(kg·min), ivgtt	低血压	
溴苄胺	3～5 mg/kg, iv	室速	10 min 后重复一次
10%氯化钙	20 mg/kg, iv	低钙高钾引起的心律失常	静脉缓注(最大<10 ml/次)

(续 表)

复苏药物	剂量及用法	适应证	注意事项
多巴胺	5～20 μg/(kg·min),ivgtt	低血压	一般不超过 20 μg/(kg·min)
多巴酚丁胺	2～20 μg/(kg·min),ivgtt	心力衰竭	根据需要调节剂量
利多卡因	1～2 mg/kg,iv 20～50 μg/(kg·min),ivgtt	室速,室颤	维持 10～55 μg/(kg·min),ivgtt
碳酸氢钠	1 mmol/kg 稀释后 iv 或 ivgtt	代谢性酸中毒	按 BE×体重×0.3(mmol)计算,注意有效通气
葡萄糖	0.5～1 g/kg, iv 或 ivgtt	低血糖	
呋塞米	1 mg/kg,iv 或 im	脑水肿,心衰	可重复应用(q6～12 h)
地塞米松	0.23～0.5 mg/kg,iv 或 im	脑水肿	
纳洛酮	0.01～0.03 mg/kg,iv 或 im	阿片中毒	10 min 可重复

415

30.3.5 除颤和心脏电复律

(1)除颤 儿童除颤使用双相的除颤仪以 2 J/kg 首次剂量进行电击,除颤仪会发送双相冲击波,这种双相冲击波电流在两个方向上流动(1 个除颤板到另一个除颤板,然后返回到开始的除颤板),产生正向波形,然后再变成零之前产生负向波形。双相除颤产生的波形是更加有效的,它只需更少的能量来中止心脏颤动,前面复苏流程中的 3 次单相除颤会中断胸外按压大量的时间。双相冲击使用的能量使并发症更少,并且只要一次冲击波的时间,这样会减少胸外按压的中断,在除颤中降低无用的流动时间。第二次除颤可以使用 4 J/kg,随后的除颤剂量可以增加到最大剂量 10 J/kg 或者成人的剂量(200 J)。

(2)复律 当心脏节律需要同步化时,则使用同步电复律。同步电复律通常用于有脉搏跳动的心律失常并且比除颤所需的能量更少。起始剂量是 0.5～1 J/kg,如果无效的话,剂量可以被增加到 2 J/kg。

30.3.6 复苏效果监测

(1)定量呼气末 CO_2 根据美国麻醉医师学会标准,定量的呼气末 CO_2 监测在气管导管和喉罩置入时很容易获得。在胸外按压过程中,呼气末 CO_2 的监测是有效循环血流通过肺脏的替代指标。

$P_{ET}CO_2$水平可以确认胸外按压产生有效循环血流,通过面罩、喉罩或气管导管测量获得。$P_{ET}CO_2>1.33\ kPa(10\ mmHg)$与可能的自主循环恢复高度相关。如果$P_{ET}CO_2<1.33\ kPa(10\ mmHg)$,要努力改善胸外按压的幅度和增加前负荷,包括使用血管加压药使血管收缩从而改善血液回流进入胸腔,并增加液体输入提高循环血容量。

$P_{ET}CO_2$监测也用于确认气道和通气,复苏过程中持续存在的CO_2表明气管导管仍在气管内。在复苏过程中,若$P_{ET}CO_2$波形缺失,应警惕导管位置不合适或者是缺少肺血液流动(肺栓塞、无效的按压或者持续长时间的骤停)。

应该使用$P_{ET}CO_2$水平评估按压者是否疲劳,因为按压者疲劳时按压幅度变浅,$P_{ET}CO_2$水平降低,同样的,它可以用来比较交换前后二位按压者的按压效果。后续的按压者应尽量保持或超过前一位按压者产生的$P_{ET}CO_2$水平。麻醉医师也可以在心肺复苏中用$P_{ET}CO_2$水平来确定持续的胸外按压是否恢复自主循环。胸外按压时突然增加的$P_{ET}CO_2$表明自主循环已恢复。

(2) 有创动脉血压和中心静脉氧饱和度　围术期可以使用其他方法监测心肺复苏的有效性。有创动脉血压可以监测舒张压,胸外按压时,舒张压与心肌血流和自主循环恢复相关。舒张压产生了冠状动脉的灌注压(舒张期主动脉压-舒张期右心房压),成人胸外按压时,若灌注压$<2\ kPa(15\ mmHg)$,认为无法恢复自主循环。自主循环恢复的患者主动脉舒张压$(4.67\ kPa,35\ mmHg)$明显高于自主循环没有恢复的患者$(3.2\ kPa,24\ mmHg)$。中心静脉导管可以监测中心静脉血氧饱和度。在成人患者中,中心静脉血氧饱和度$<30\%$与自主循环没有恢复相关。不推荐为了监测复苏效果而插入动脉或者中心静脉导管而干扰心肺复苏的实施,如果已有这些有创监测则可以提供有用的信息。需要注意,通常认为心肺复苏时触诊脉搏是按压有效的评估方法,但这个认识有偏差,因为毗邻血管结构的影响,常把静脉脉动误作为动脉搏动。

30.4　复苏团队

美国心脏学会高级生命支持的团队复苏概念,包括6名角色和对应职责(表30-4)。

表30-4　复苏团队角色

角色	职责	团队成员
领队	分配角色 指导复苏	最熟悉患者和流程的麻醉医师

（续　表）

角色	职　　责	团队成员
气道	准备设备和氧气 执行气道和胃管置入 患者的通气	第二名麻醉医师
按压	**提供胸外按压** **至少需要 2 人，2 min 更换**	**外科医师或洗手护士**
血管通路	建立血管或骨髓通路 负责管理液体和药物	外科医师或麻醉医师(通路) 护士或麻醉医师(药物)
监护	操作监护仪和除颤仪 检查脉搏 分析节律	外科医师或洗手护士
记录	记录复苏效果 对照复苏列表的目标 必要时回顾抢救记录	巡回护士

417

　　（1）领队负责全面管理并寻找心脏骤停的病因。这个角色可能麻醉医师最合适，在心脏骤停前监测着患者的生命体征，应当在整个复苏过程中维持这个角色。领导者应当只监督管理而不承担任何其他角色。

　　（2）气道管理的角色应分配给第二个麻醉医师，以判断气道是否合适，手动通气是否比机械通气更合适。团队的这个成员还应监测呼气末 CO_2 以确定气管导管位置是否合适、报告 SpO_2 和 $P_{ET}CO_2$ 波形给领队、每 2 min 记录一次两者的变化。处于这个角色的医师必要时使用冰袋给患儿头部降温。

　　（3）建立静脉通路或给药的角色可以安排护士，管理药品和液体的控制权应当交由领队。执行人应当报告使用的每种药物并且使用后都应当报告给记录者以及领队。应当使用闭环式的交流（接收者重复这条信息同时也把自己对这条信息的理解反馈给发送者）。

　　（4）监护仪/除颤仪的角色可以分配给外科医师、麻醉医师或者是在胸外按压中断期间记录患儿心率以及根据需要给予除颤的护士。这取决于所涉及的手术区域，胸壁是否需要保持无菌，外科医师是否已经洗手消毒，非手术野的无菌区或许是首选。

　　（5）胸外按压的角色可以分配给已经洗手并且穿好无菌衣服及无菌手套的外科医师，因为她/他可能需要保持手术区域无菌。应当每 2 min 更换按压者，以保持高质量的胸外按压。胸外按压的人需要熟悉两个拇指环绕婴儿的按压技术，另外 $P_{ET}CO_2$ 的使用能确保心肺复苏的有效性。

（6）记录者这项角色可以分配给护士或者麻醉医师。一个比麻醉记录更具体的记录报告将有助于回顾追踪团队采取的处理，并且有助于在接下来的干预中减少失误或延误时间。记录员应当追踪并且宣布每2 min交换按压者和检查节律，给药及再次给药时间，除颤时间和开始ECMO时间。

30.5　特殊儿科情况下心脏骤停的治疗

30.5.1　吸入诱导时心脏骤停

小儿通常是由面罩吸入麻醉气体进行全身麻醉，这可以避免清醒开放静脉通路导致的不适。这种类型的吸入诱导可能导致喉痉挛或麻醉气体相对过量时导致心脏骤停。

吸入诱导时发生喉痉挛应当立即停止使用氧化亚氮并用纯氧通气治疗。持续气道正压通气以及使用口咽通气道有助于通气。如果患者肌张力不高，应该尝试插管，如果患者舌头强烈反抗插管并且没有静脉通道，麻醉医师应该考虑肌注阿托品 0.02 mg/kg（最小剂量 0.1 mg），肌注琥珀胆碱 4 mg/kg（最大剂量 150 mg）。如果患者有静脉或者骨髓通路，更低剂量的琥珀胆碱（0.3～1 mg/kg）可以解除喉痉挛。此外，如果患儿有静脉通路，在血流动力学稳定的患者，静脉麻醉药可以解除喉痉挛。也可以使用非去极化肌松药。如果心输出量过低的话，可能需要胸外按压来使药物进入循环系统。如果静脉通道以及气管通路不可用，并且患儿仍然处于心脏骤停中，应当立即开放骨髓通路，适当的复苏流程也应紧随其后。

吸入麻醉药相对过量继发的心脏骤停可能发生于无法识别的低血容量（长时间的禁食或肠道准备），或者是麻醉医师的麻醉深度评估错误，以及麻醉时间持续很久。低温、阿片类药物或者可乐定的使用、严重的酒精摄入以及年龄小于 1 个月都是导致麻醉药效增加的因素，可能造成药物过量和心脏骤停。治疗包括中止氧化亚氮和吸入性麻醉药的使用以及用纯氧通气。如果患者没有脉搏，应该开始胸外按压并且予以插管。气管插管或许会刺激交感神经兴奋，改善血流动力学。如果没有静脉或骨髓通路，允许气管内给予肾上腺素（100 μg/kg）。如果患者心动过缓，或者对于<1 岁儿童，可以在插管前肌注阿托品预防性心动过缓。

30.5.2　输血相关高钾血症

儿科患者，尤其是婴儿，围术期出现心脏事件一般是由输注红细胞导致血钾过高引起，尤其是大容量输血（血钾＞6 mmol/L 或心电图变化），许多病例报道描述了致命或非致命的输血相关性高钾血症。研表明输血继发的高钾血症是术中心脏骤停的第二大心血管原因。此外,在儿童非心脏手术心脏骤停的报道中,19%是与高钾血症有关的。输血相关高钾血症似乎与快速或大量输注红细胞相关。危重患儿常规输血不伴有钾浓度的变化。当输注接近保质期的红细胞或者是为了防止移植物抗宿主反应增加而被辐射过的红细胞都会导致输血相关高钾血症的风险增加。红细胞中细胞外钾离子浓度会随着存储时间的延长而增加,从 1 mmol/L 到 30 天后平均 38 mmol/L;在 CPDA-1 防腐剂中存储的红细胞在 35～42 天后可高达 78.5 mmol/L。红细胞制品在被辐射后可能导致血钾水平 1 天后可增加至>20 mmol/L。

高钾血症可导致室性心律失常和心室纤维颤动或心搏停止,特别是在血钾快速增加时。高钾血症的治疗包括驱动钾离子进入细胞和去除体内的钾,当钾在体内较高时,因钾存在于细胞中可能再次心脏骤停。从身体排出钾是最好的选择,但需要肾脏充分灌注利尿剂来达到效果,或者使用肠道钠聚苯乙烯(Kayexalate, Sanofi-Aventis, Malvern, PA)也是有效的。使用 ECMO 是另一种选择,当它配备有超滤,ECMO 可用于没有自主心输出量的情况下去除钾离子。

驱动钾离子进入细胞并减少心脏毒性的急性治疗包括　①碱血症:过度换气(可以看到 T 波降低),NaHCO₃ 1～2 mmol/kg IV 或骨髓 IO。②钙:CaCl₂ 20 mg/kg 或葡萄糖酸钙 60 mg/kg IV 或 IO。③葡萄糖/胰岛素:D₂₅ W 液 2 ml/kg 和普通胰岛素 0.1 U/kg。

治疗高钾血症的其他方法有在稳定患者使用吸入 β 受体激动剂来驱动钾离子入细胞内(雾化沙丁胺醇)和使用呋塞米或生理盐水进行利尿等。

30.5.3　局麻药中毒

局麻药中毒在儿童的识别可能较成人更难,因为儿童通常是在全身麻醉下使用局麻药。中枢神经系统的变化(躁动、精神错乱、抽搐和癫痫发作)可能被全身麻醉掩盖,尤其是在患者已经使用肌肉松弛剂时。中毒反应的最初征象可能是 PR 间期延长的心电图改变,渐进性心动过缓和心脏传导阻滞导致的低血压,直至心肌收缩力减弱,心跳停止。如果是明显的癫痫发作,建议立即用苯二氮䓬类药物治疗,如果发生心脏呼吸骤停,应启动胸外按压,并给予肾上腺素,建议较低的初始剂量(基于成人的推荐 1 μg/kg)。一般不建议在一开始使用标准剂量的肾上腺素和垂体后叶素,动物研究中有减弱脂质乳剂疗效的报道。对于心律失常,抗心律失常药物推荐胺碘酮,不推荐利多卡因和普鲁卡因胺,因为这些抗心律失常药也阻断钠通道,还可能会引起额外的毒性。

主要基于动物实验和人类病例报告,推荐静脉使用脂肪乳(intravenous lipid emulsion, ILE)治疗布比卡因过量。也有儿童病例报告使用 ILE 治疗布比卡因和罗哌卡因中毒。脂肪乳的治疗方案包括在超过 1 min 给予 20% 脂肪乳 1.5 ml/kg,然后在血流动力学达到稳定后立即开始输注脂肪乳 0.25 ml/(kg·min)10 min。如果血流动力学稳定性没有达到,应再次给予脂肪乳 1.5 ml/kg,并且维持量增加至 0.5 ml/(kg·min)。30 min 总剂量为 10 ml/kg 的脂质乳剂被推荐为初始复苏的最大剂量。患儿经常在局麻药代谢后再次心脏骤停,应考虑使用 CPS、ECMO 或体外循环支持患者。异丙酚不是脂质乳剂合适的替代品。

30.5.4　过敏反应

麻醉状态下儿童的过敏反应可能表现为突发性的心血管衰竭。全麻下患者即刻超敏反应的死亡率为 3%~9%。过敏反应的表现包括低血压、皮疹、支气管痉挛、肺水肿、肺高压、心律失常、气道压高、低氧血症、喘鸣、荨麻疹和血管性水肿。引起过敏反应的常见原因与成人相似,包括神经肌肉阻滞药(63%)、乳胶(14%)、安眠药(7%)、抗生素(6%)、血浆代用品(3%)和吗啡样物质(2%)。过敏反应的治疗包括停止或去除可能的变应原,停止手术,减少或终止使用强效麻醉剂,使用 100% 的氧气,用肾上腺素是最重要的干预,0.01 mg/kg,或者 0.1~1 μg/(kg·min),静脉输注液体(20 ml/kg),头低脚高位,组胺阻断剂(H_1 拮抗剂如苯海拉明 1~2 mg/kg,最大量 50 mg,H_2 拮抗剂雷尼替丁 1~2 mg/kg,最大量 50 mg),沙丁胺醇(用于喘息)和皮质类固醇(甲泼尼龙 2 mg/kg,最大 60 mg,或氢化可的松 2 mg/kg,最大 100 mg)。血清胰蛋白酶水平是肥大细胞脱粒发生的一个有用指标,测试血清胰蛋白酶水平是时间敏感的,需要 6 h 内获得。血浆组胺水平可以提高诊断的准确性,但它的时间窗较窄,应在 30 min 内,至多 2 h 内抽血化验。

30.6　复苏后管理

30.6.1　保持血压正常

复苏后期,患者通常有一个高肾上腺素反应,表现为内源性和外源性儿茶酚胺持续上升。短暂的高肾上腺素反应后通常会有持续几个小时的低血压状态,此时可能需要维持血流动力学的稳定。目前尚不清楚在儿童这样的反应是否也会产生与成人一样的缺血性心脏病影响。考虑疼痛管理的需要,在短暂高肾上腺素反应阶段,应预测到紧随其后的血流动力学不稳定状态,并采取适当处理措施。通常可以通过补充液体,使用升压药以及保持代谢稳定来维持。

30.6.2　温度的维护

通常小儿在复苏过程中由于液体补充和暴露等因素导致低体温。已证实在心室颤动的昏迷成人中,复苏后低体温有一定的保护作用,并改善预后。已有关于低体温是否对心脏骤停的儿童有保护作用的研究。积极复温可能导致高热,与温度过高有关。消极的升温一般不会导致高热,并且允许儿童有低体温状态,但应大于 32℃。高热可能会增加大脑代谢的需要,从而导致大脑产生缺血性风险。在儿童若体温低于 32℃,会增加心律失常的发生,一般要求体温升至 32℃,儿童心律失常与体温的相关性不大。

30.6.3　血氧饱和度的维持

复苏期间,由于大脑和心脏局部缺血尚未恢复,额外的缺氧是不能容忍的。谨慎的做法是密切监测患者,确保避免额外的缺氧。而氧过多是复苏期间存在的另一个问题,因为氧自由基产生过多,导致再灌注损伤。如果可以测量动脉血氧含量,那么在复苏期间维持动脉氧合在 94%～99%,可以避免氧过多。

30.6.4　避免过度通气

复苏管理时过度通气可能引起内在呼气末正压通气和低碳酸血症。在此易损期,增加胸膜腔内压可减少静脉回流,低碳酸血症和碱中毒都可减少脑灌注。除非有脑疝可能,否则应避免过度通气。

30.6.5　维持正常血糖

目前尚不清楚儿童复苏时高血糖对预后是否有影响。一般是由于心脏骤停后导致内源性或外源性儿茶酚胺的释放而引起瞬态高血糖。在治疗高血糖时,应频繁监测血糖,避免过度降低血糖。

30.7　脑复苏

脑受缺血缺氧损害后采取减轻中枢神经系统功能障碍的措施称为脑复苏。心肺脑复苏的目的是使患儿尽可能康复,恢复生活能力,减少致残和脑死亡。脑复苏也是复苏成败的关键。目前尚无治疗缺血缺氧性脑损害的特异性药物和方法。脑复苏的基础是脑以外各器官功能的稳定,在缺血缺氧的后期,应采用现有的、最有效的脑复苏方法综合治疗,保护脑细胞,促进脑功能恢复。决定脑功能预后的因素除原发病外,主要与开始 CPR 的时间有关。心跳停止后 2 min 内开始 CPR,可使脑血流达到正常的 50%;5 min 后开始 CPR,只能供给 25%～30% 的脑血流量;10 min 后开始 CPR,几无脑血流,因此,尽早开始 CPR 至关重要。目前脑复苏主要采用以下综合措施,保护大脑和促进脑功能恢复。

30.7.1　控制颅高压,降低脑代谢

心脏停搏复苏后很少用 ICP 监测,但复苏后 6～8 h 为脑水肿高峰,因此,采取防治脑水肿和颅高压的措施十分重要,将 ICP 控制在 2 kPa(15 mmHg)以下。

(1) 过度换气　过度换气是控制 ICP 的有效措施,使 $PaCO_2$ 维持在 3.33～4 kPa(25～30 mmHg),还可抵消脑酸化,克服"偷漏"现象。

(2)利尿剂 可迅速和有效地减轻脑水肿,只要循环稳定,应立即开始应用。20%甘露醇 0.5~1 g/kg 快速静脉滴注,20 min 产生降颅压作用,2 h 达高峰,可维持 4~6 h。颅内压高时可加大剂量并与呋塞米每次 1 mg/kg 交替应用,但不能盲目使用,宜监测血浆渗透压、电解质。

(3)肾上腺皮质激素 具有稳定细胞膜、防止组胺释放、扩张血管和保护毛细血管的完整性,能清除自由基,治疗脑水肿,作常规短期应用。地塞米松首次 1 mg/kg,以后每次 0.2~0.5 mg/kg,6~8 h 静注 1 次,共 1~3 天。

(4)降低脑代谢 低温可降低脑代谢,减少脑耗氧和减慢乳酸血症的发展而保护脑细胞。体温低于 37℃时,每降低 1℃其脑组织代谢率降低 6.7%,ICP 降低 5.5%。部分心肺复苏患儿因体温调节中枢功能障碍而在复苏后不久出现高热或超高热。一般以头部降温为主,以持续冰枕、冰帽或置于冰槽中,应在心肺复苏等抢救的同时进行。为避免体温过低发生心律失常、血黏度增加等并发症,以肛温降至 35℃ 左右为宜。巴比妥类药物能降低脑代谢和抑制惊痫,因可抑制中枢神经、循环和促发心脏停搏,故只做选择应用。控制惊厥时苯巴比妥每次 2~5 mg/kg。抽搐较频繁时宜给负荷量(10~20 mg/kg),分 2 次肌注后用维持量(每日 5 mg/kg)持续至病情改善。

30.7.2 保护脑细胞的功能

(1)自由基清除剂 CPR 时的缺血再灌注损害与自由基的参与有关,自由基清除剂已应用于脑复苏,如超氧化物歧化酶(superoxide dismutase,SOD)、过氧化氢酶、谷胱甘肽、L-蛋氨酸、大剂量维生素 C、维生素 E、氯丙嗪、异丙嗪、硫喷妥钠、甘露醇、右旋糖酐、硫酸镁、去铁敏等。

(2)钙通道拮抗剂 缺血脑细胞钙内流使神经元损害,钙拮抗剂能扩张脑血管,增加脑血流而有助于神经功能恢复,常用药物有利多氟嗪、心痛定、尼群地平、硫酸镁等。

(3)能量合剂 ATP、辅酶 A、细胞色素 C、维生素 C、维生素 B_1、维生素 B_6、维生素 B_{12}、葡萄糖、γ-氨酪酸、脑活素、胞二磷胆碱、1,6-二磷酸果糖等药物对保护和维持脑代谢功能有益。

(4)巴比妥 巴比妥具有抑制脑代谢,减轻脑水肿,降低颅内压,止惊等作用。

(5)其他 纳洛酮、前列腺素合成抑制剂、抗凝药等也已用于临床研究。

30.7.3 维持内环境的稳定

(1)控制平均动脉压 复苏后要求立即恢复并维持正常或稍高的平均动脉压 12~13.3 kPa(90~100 mmHg)。低血压时脑灌注不足,高血压增加 ICP。预防低血压可用血浆、低右或等渗晶体液(10~20 ml/kg)提高血容量,以中心静脉压、肺动脉楔压监测指导输液,或以不发生肺水肿为原则,同时用输液泵持续静滴多巴胺(每分钟 8~15 μg/kg),除维持血压促进脑再灌注外,血液稀释和肝素化是有益的,一般使血细胞比容降至 30%~35%,伴心功能不全时应用洋地黄类药物等纠正心力衰竭。

(2) 呼吸支持 保证全身有效供氧,观察患儿的呼吸运动、呼吸音强弱、气管分泌物涂片与培养,胸片检查和血气分析。复苏后至少 2 h 以上控制性呼吸,呼吸机参数为潮气量(V_T)15 ml/kg,吸呼比(I:E)1:1.5~2,PEEP 5 cmH_2O,氧浓度(FiO_2)1.0~0.5,使患儿 PaO_2 维持在 13.3 kPa(100 mmHg)以上,$PaCO_2$ 3.33~4.67 kPa(25~35 mmHg)。自主呼吸恢复后由控制通气改为指令通气,停用 PEEP 后 FiO_2 0.5 时 PaO_2>13.3 kPa(100 mmHg),$PaCO_2$ 和 pH 正常者可停用呼吸机。积极防治肺部感染和加强呼吸道管理。

(3) 纠正内环境失衡 记录 24 h 出入水量,动态测定血清电解质、血糖和尿素氮,血尿渗透压和血气,及时了解肾脏功能和防治肾功能衰竭。每日出入水量略呈负平衡状态,注意纠正酸中毒、低血钾(每日 200~300 mg/kg,口服与静脉各半,或 1 000 ml 尿补充氯化钾 1 g)。保证热量供应,无腹胀、应激性溃疡和胃潴留时以鼻饲为主,否则需进行全静脉营养,输注葡萄糖时按 3~4 g 加入 1 U 胰岛素。

30.8 预后评价

心脏呼吸骤停的持续时间,复苏的充分性和并发症可影响患者的预后,昏迷患者应每 6~24 h 进行一次格拉斯哥-匹兹堡(Glasgow-Pittsburgh)评分直到清醒,神经系统检查和脑电图改变无预测价值,脑脊液中酶的活性(如 CPK-BB)很有预测价值。正常体温下循环停止 10~20 min(低温下 40 min)仍可恢复,CPR 后意识不清,1~2 月仍有恢复的可能。一般来说,眼和上呼吸道反射迅速恢复者预后良好,持续昏迷、瞳孔反射消失者示预后不良,瞳孔大小、眼和上睑运动、脑电图和自主呼吸的恢复时间不能作为预后的指标,脑死亡是停止复苏的指征。

30.9 新生儿复苏

美国心脏学会和儿科学会推荐新生儿复苏应在 1 min 内完成三个步骤,即① 擦干新生儿皮肤,以减少热量丧失,并将新生儿放置于红外线保温床上,并吸引口鼻分泌物,此步骤应在 20 s 内完成。② 评估呼吸并及时处理,应在 30 s 内完成。③ 评估心率。

新生儿复苏的主要对象是呼吸停止和窒息缺氧,故以呼吸复苏为重点。当心率减慢或心脏骤停时,也需进行心脏按压。对有羊水污染史的胎儿,出生后常需在喉镜直视下作气管内吸引,而对双胎者应准备好两套新生儿复苏设备。

30.9.1　新生儿出生时评分

阿普加(Apgar)评分是判断新生儿出生时状态的传统指标,可作为评价新生儿状态和指导抢救的一种简单和实用的指标。

30.9.2　阿普加评分标准

30.9.2.1　阿普加评分

有五个临床体征,满分为 10 分(表 30-5)。一般在出生后 1 min 和 5 min 分别进行评分。

表 30-5　阿普加评分标准

体　征	评　分		
	0	1	2
心　率	无	<100 次/min	>100 次/min
呼　吸	无	慢,不规则	好,哭泣
颜　色	紫灰,苍白	躯体粉红,肢体紫灰	全身粉红
对刺激的反应	无	有痛苦表情	哭闹,咳嗽
肌肉张力	软弱	肢体不同程度的弯曲	良好

(1) 心率　新生儿正常心率为 120～160 次/min,心率<100 次/min 预示循环功能不良。新生儿每搏量固定,心排血量依赖于心率,心率缓慢,心排血量减少,组织灌流量不足。

(2) 呼吸　新生儿一般在出生后 30 s 开始呼吸,正常频率为 30～60 次/min。在吸气和呼气之间无停顿。出现呼吸暂停和呼吸缓慢多由于严重的酸中毒、窒息、产妇应用药物、感染和中枢神经系统损伤所致。

(3) 肌肉张力　大部分新生儿,包括早产儿,出生后均有自主活动,并有一定的肌肉张力。窒息、产妇用药、中枢神经系统损伤及重症肌无力均会使肌肉张力降低。

(4) 对刺激的反应　轻弹新生儿的肢体可引起其活动;将吸痰管插入鼻腔可以引起新生儿痛苦表情或啼哭。低氧血症、酸中毒、产妇应用镇静药物、中枢神经系统损伤和先天性肌病可使这些反射消失。

(5) 颜色　新生儿刚娩出时,皮肤呈浅紫色。60 s 后,除手和脚外,身体其他部位均为粉红色。如果躯干呈青紫色超过 90 s,应考虑有窒息、肺水肿、呼吸窘迫、吸入综合征、心排血量低以及先天性心肺膈畸形等异常情况。

30.9.2.2 评分的临床意义

（1）阿普加 8～10 分 90％的新生儿均在此范围,除鼻腔和口腔吸引、擦干皮肤和保持体温外,无须其他处理。

（2）阿普加 5～7 分 在出生前有轻度窒息,通常对弹脚底等强刺激和面部吸氧有良好的反应。

（3）阿普加 3～4 分 呈中度抑制,表现有发绀、呼吸无力,但对面罩或呼吸囊通气尚有反应。如无自发呼吸或仅有无效呼吸,应行气管内插管和人工通气。经处理 1～2 min 后仍无自发呼吸或心率持续降低至 60～80 次/min,应立即进行心脏按压。

（4）阿普加 0～2 分 呈严重窒息状态,需立即进行 CPR。

30.9.3 新生儿呼吸心跳停止的常见原因(表 30-6)

表 30-6 新生儿呼吸心跳停止的常见原因

分 类	原 因
窒 息	呼吸道梗阻,吸入综合征,脐带脱垂、绕颈、打结等,产伤致脑水肿、脑出血
产妇因素	妊娠中毒,急性失血、严重贫血、心脏病、传染病、麻醉和镇痛药物应用不当,胎盘血供障碍
感 染	败血症、脑膜炎、肺炎
先天性疾病	大血管转位、先天性心脏病、食管闭锁、气管食管瘘、膈疝、鼻后孔闭锁、巨舌

30.9.4 复苏方法

30.9.4.1 保持呼吸道通畅

新生儿出生时呼吸动作弱或有上呼吸道阻塞体征者,应立即口咽、鼻咽吸引,去除血液、黏液及胎粪。同时在肩或后枕部垫一薄枕,将头向前上方抬起,呈嗅物姿势。如嗅物位不能使呼吸道通畅,应将下颌向前上方抬起,使舌体也上抬。保障呼吸道通畅的最可靠方法是气管内插管。气管导管型号应适当,一般体重＜1.5 kg 者,用内径 2.5 mm 的导管;1.5～2.5 kg 者,用 3.0 mm 的导管;＞2.5 kg 者,用 3.5 mm 的导管。导管尖端在声门下 1～2 cm。足月新生儿,声门到隆突的距离为 5 cm,导管尖端应在声门下 2.0 cm,插入的深度大约自牙槽嵴 9.0 cm;早产儿,声门到隆突的距离＜5.0 cm,插入的总深度大约自牙槽嵴 7.0 cm。导管要妥善固定,并随时检查导管深度。

30.9.4.2 建立人工通气

无自发呼吸或呼吸弱者,应立即行人工控制或辅助通气行人工通气。可先以呼吸囊或面罩行人工通气,最初的肺膨胀压峰值可高达

$25\sim30$ cmH$_2$O，频率 $30\sim40$ 次/min。如通气或全身状况无改善，应行气管内插管，潮气量 10 ml/kg，频率 $30\sim60$ 次/min，气道压力<25 cmH$_2$O，可加用 PEEP $2\sim4$ cmH$_2$O，以利于肺膨胀和气体交换及去除肺内液体。吸气时如一侧胸腔扩张大于另一侧，可能气管导管误入了支气管，或出现了气胸，或有肺的先天性异常。新生儿胸腔较小，呼吸音传导较好。双侧听到呼吸音，并不一定表明通气均匀，而双侧呼吸音不同，则表明通气异常。在心率减慢的患儿，建立人工通气后出现心率加快是通气足够的有效表现。通气过程中应用氧气还是空气一直存在争议，有研究认为氧气的应用可能会对肺组织和脑血管的产生负面影响，而氧自由基也会引起组织损伤，研究表明在新生儿的复苏期应用空气的效果等于或好于应用氧气。持续的中央型发绀的患儿可以考虑应用氧气，但需要监测氧饱和度，以免发生高氧。对于一些特殊的导管依赖性先天性心脏病，如室间隔完整的大血管错位和室间隔完整的肺动脉闭锁，高氧更可能导致赖以生存的动脉导管的关闭，导致此类患儿病情急剧恶化，危及生命。在早产儿，尤其要避免氧浓度过高造成的损伤。此外，在避免吸入高浓度氧的同时也需要避免过度通气和低二氧化碳血症。

30.9.4.3　肺内注入肺泡表面活性物质

可使早产新生儿的预后有显著改善，注入肺泡表面活性物质后，肺气体泄漏、透明膜样病、支气管肺发育不良及肺间质气肿的发生率下降，新生儿死亡率也降低。通常在出生后将肺泡表面活性物质液按 5 ml/kg 剂量注入气管内，注入后短暂时间可使氧饱和度降低，但随后大部分患儿因肺顺应性增加，动脉血氧饱和度迅速增加。肺顺应性增加后肺泡过度扩张，此时应降低通气压力，否则可引起肺损伤或肺气体泄漏。

30.9.4.4　建立人工循环

患儿心率<60 次/min，经人工通气治疗 30 s 后，仍无好转者，应行胸外心脏按压。常用方法为环抱胸廓法：双手拇指放于胸前，其余手指环抱新生儿的胸廓，双手拇指挤压的部位为双侧乳头连线中点向下 $1\sim2$ cm 处(胸骨中下 1/3)，下压胸骨 $1\sim2$ cm 或胸廓前后径的 1/3 深度，挤压频率 90 次/min。同时与人工通气相配合，挤压：通气比为 $3:1$。以呼吸囊或面罩行人工通气时，应协调挤压与通气。每 30 s 用听诊器检查一次心率。股动脉、肱动脉有搏动，患儿颜色改善，说明挤压有效。可通过动脉压、血气分析以及瞳孔变化来判断挤压效果。理想情况下，每次胸外心脏按压应产生 10.67 kPa(80 mmHg)的收缩压和 $2.67\sim3.33$ kPa($20\sim25$ mmHg)的舒张压，以维持冠脉灌流，舒张压<1.33 kPa(10 mmHg)提示冠脉灌注不良。瞳孔缩小、居中说明挤压有

效,如瞳孔散大,又未用阿托品,提示脑血流和氧供不足。经 30 s CPR 后,仍无心跳和自发呼吸,应给予适当的药物治疗。胸外心脏按压需持续到自主心率增加到 60 次/min。

30.9.4.5 复苏用药

(1) 常用药物 新生儿 CPR 中,常用药物有肾上腺素、阿托品、多巴胺、多巴酚丁胺、去甲肾上腺素、葡萄糖酸钙和碳酸氢钠(表 30-7)。严重酸中毒不仅对中枢神经系统有害,也影响心肌功能,引起肺血管收缩,还可降低上述药物的效力,应尽快将 pH 升高到 7.20 以上。各种药物应以较小容积输入,以减少血容量过多的危险。

表 30-7 新生儿 CPR 常用药物

药 物	浓度	剂 量	适 应 证
肾上腺素	0.1%	0.02 mg/kg	心搏停止、心动过缓、室颤
阿托品	0.5 mg/ml	0.01 mg/kg	窦性心动过缓、房室传导阻滞
多巴胺	1%	3～5 μg/(kg·min) ＞10 μg/(kg·min)	扩张肾动脉、利尿 低血压、血管性休克
多巴酚丁胺	1%	1～15 μg/(kg·min)	心源性休克、低心输出量
利多卡因	2%	1 mg/kg	室性心律失常
氯化钙	10%	0.1 ml/kg	低血钙、高血钾、高血镁
碳酸氢钠	5%	1 ml/kg	酸中毒
纳洛酮	0.4 mg/ml	0.1 mg/kg	出生前 4 h 母体曾用吗啡类药物

(2) 给药途径 新生儿最方便和快捷的方法是经脐静脉给药,其次可经手背静脉,肘前静脉和隐静脉给药。经气管导管给药也是一种快捷的给药途径,肾上腺素、阿托品、利多卡因可经气管导管注入,然后正压通气,使药物扩散到肺泡吸收入血。

30.9.4.6 保暖

新生儿对寒冷环境耐受性差,在寒冷环境下,代谢亢进,全身氧耗量增加,体温下降使肺血管收缩,增加右向左分流,加重了窒息新生儿的低氧血症和代谢性酸中毒。体温下降使新生儿对复苏的反应降低或推迟,甚至毫无反应,故新生儿复苏中保暖的好坏直接关系到复苏的成败,必须重视。产房及手术室温度应保持在 26～27℃,使皮肤温度与室温之间温差减小,氧耗量可以降低,体温亦可维持,应注意不可有对流风。新生儿出生后应立即放置于红外线辐射保温床上或电热毯上,用棉垫擦干体表羊水,并用棉毯包裹全身保温。当皮肤擦干后,蒸发散热即减少。如无红外线辐射保温床或电热毯,也可借助照明灯光保暖,但要注意与新生儿保持一定距离,以免造成灼伤。应注意在新生儿转运至婴儿室途中,也要防止热丧失,重度窒息新生儿应放置在保暖箱中运送。

30.9.4.7 纠正酸中毒

控制通气纠正呼吸性酸中毒。输入碳酸氢钠纠正代谢性酸中毒时应注意:① 碳酸氢钠系高渗液,如大量快速输注会引起血管内容量迅速增加和高血钠。② 氢离子与碳酸氢钠反应产生 CO_2,如通气不当,$PaCO_2$ 会明显升高。③ 酸中毒时,末梢血管收缩以维持血压;纠正酸中毒后,末梢阻力会降低,可出现低血压。④ 碳酸氢钠干扰心肌功能,过量后还会影响中枢神经系统功能。⑤ 碳酸氢钠使氧离曲线左移,氧释放减少。阿普加评分在 2 min 时小于 2 分,或 5 min 评分小于 5 分者,应给予碳酸氢钠纠正,同时进行控制呼吸。

30.9.4.8 扩充血容量

早产儿及窒息新生儿为了早期复苏,脐带结扎及切断常较早,故出生时 60% 有低血容量。足月新生儿如有脐带钳夹过早(可损失血液达 30 ml/kg)、脐带绕颈、胎盘早期剥离、产前及产时出血过多等情况,可发生低血容量。低血容量可由测定动静脉压、观察皮肤色泽、毛细血管充盈时间、脉搏容量及四肢温度等而诊断。

低血容量治疗的关键是补充血容量,常用乳酸钠复方氯化钠液 10~15 ml/kg 静脉输注,也可用全血或血浆 10 ml/kg 或 5% 白蛋白 10 ml/kg 静脉输注。可事先与母亲配血,紧急时也可回收胎盘血,经过滤及抗凝后,回输给新生儿。补充血容量时应加强监测,动态观察 CVP 能更好地反映血容量和指导补液。新生儿的正常值为 4~12 cmH_2O。CVP$<$4 cmH_2O 提示低血容量。不要扩容过度,引起高血容量及高血压。窒息新生儿的脑血管自动调节功能丧失,血容量过多引起颅内压过高,以致发生脑水肿和脑出血。早产儿过度的快速扩容会导致心室内出血。低血糖、低血钙、高镁血症也可引起低血压。高镁血症经扩容治疗,低血压可以纠正,而用多巴胺静脉输注效果更好。

30.9.4.9 复苏成功的指征

① 自主呼吸恢复,呼吸规律,通气量满意。② 心血管系统稳定,收缩压 8.0 kPa(60 mmHg)以上,心率 120 次/min 以上。③ 末梢循环恢复,肢体变温暖,颜色转红润。④ 神经反射出现。⑤ 血气分析接近正常。新生儿复苏成功后,应在 ICU 继续监测治疗,防止脑水肿,以期完全康复。

30.9.4.10　复苏后的注意事项

体温的控制是复苏后的护理的关键。高热可能会增加死亡率。选择性的头部降温可以降低脑病的发生。此外,需要监测血糖,治疗低血糖。

30.9.4.11　CPR 新生儿的预后

新生儿复苏成功与否与出生前诊断、CPR 是否及时有效有关,还与新生儿的胎龄和体重密切相关。体重>1 500 g 者绝大部分复苏成功;体重<500 g 者几无复苏成功。CPR 30 min 后仍无心跳、呼吸恢复,再进一步抢救多已无效。只要心跳存在,尽管无自主呼吸,应继续进行 CPR。

（胡智勇　朱智瑞）

小儿常用药物剂量和用法

一、术前期用药

注意：尽量避免肌内注射给药。肌注会引起疼痛，导致患儿不适。若有肌注必要性，且药物不止一种，尽可能将药物混合在一起注射。

1. 抗胆碱能药

阿托品：$0.01 \sim 0.02$ mg/kg（最大剂量 0.4 mg）静脉注射；术前 $30 \sim 60$ min 0.02 mg/kg（最大剂量 0.6 mg）肌内注射；或者是相同剂量术前 $60 \sim 90$ min 口服。

格隆溴铵：0.01 mg/kg 静脉注射或肌注。

2. 镇静药

咪达唑仑：$0.5 \sim 0.75$ mg/kg 口服，或 0.2 mg/kg 鼻内给药，或 $0.3 \sim 0.5$ mg/kg 直肠内给药，或 $0.05 \sim 0.075$ mg/kg 肌内注射，或在监测的情况下静脉注射 $0.05 \sim 0.1$ mg/kg。

右美托咪定：$1 \sim 2$ μg/kg，术前 30 min 滴鼻。

劳拉西泮：青少年的剂量为 $1 \sim 2$ mg 口服。

芬太尼口服剂：可达到 15 μg/kg。

3. 抗酸药，H_2 受体阻滞剂

西咪替丁：10 mg/kg 口服，或 30 mg/kg 直肠内给药，或 5 mg/kg 静脉注射。

雷尼替丁：2.0 mg/kg 口服，或 1.0 mg/kg 静脉注射或肌内注射。

枸橼酸钠：0.4 ml/kg 口服。

4. 加速胃排空的药物

甲氧氯普胺：0.15 mg/kg 静脉注射（注意：阿托品能阻滞甲氧氯普胺的作用，麻醉诱导前要防止这种情况出现）。

二、手术期用药

1. 诱导药

硫喷妥钠：新生儿（小于 1 个月）剂量为 $3 \sim 4$ mg/kg；婴儿（1 个月～1 岁）剂量为 $7 \sim 8$ mg/kg；普通儿童剂量可达到 $5 \sim 6$ mg/kg。

美索比妥：静脉注射可达到 2 mg/kg 或 15 mg/kg 直肠用药（1% 浓度）。

丙泊酚：1.5～3.5 mg/kg。

氯胺酮：静脉注射 1～2 mg/kg 或 4～8 mg/kg 肌内注射。

依托咪酯：静脉注射 0.3 mg/kg。

2. 插管药

琥珀胆碱：婴儿 2 mg/kg 静脉注射；儿童 1 mg/kg 静脉注射或 2 mg/kg 肌内注射。

米库氯铵：0.2 mg/kg 静脉注射。

罗库溴铵：0.6～1.2 mg/kg 静脉注射。

维库溴铵：0.07～0.2 mg/kg。

（注意：不要在注射硫喷妥钠后立即注射罗库溴铵或维库溴铵，否则会产生混浊沉淀）

顺式阿曲库铵：0.1～0.2 mg/kg。

阿曲库铵：0.4～0.5 mg/kg。

泮库溴铵：0.08～0.15 mg/kg。

米库氯铵：0.15～0.2 mg/kg。

喉部局部喷射利多卡因：总剂量可达到 4 mg/kg。

431

3. 维持药

丙泊酚：100～200 μg/(kg·min)。

右美托咪定：0.2～1 μg/kg 负荷量 10 min 泵注后，0.2～1 μg/(kg·h)持续输注。

芬太尼：2～3 μg/kg 静脉注射镇痛，重大手术的负荷剂量为 5 μg/kg，儿童持续输注 2～4 μg(kg·h)。

吗啡：10～30 μg/kg 静脉注射，或持续静脉注射（大于 5 岁儿童）；负荷剂量为 100 μg/kg，推注时间要超过 5 min，然后 40～60 μg(kg·h)维持。

瑞芬太尼：0.1～0.5 μg/(kg·min)。

舒芬太尼：0.1～1 μg/(kg·h)。

4. 神经肌肉阻滞药

注意：① 这些药物必须静脉给药。② 最好用神经肌肉刺激器确定起始剂量和重复剂量，尤其对婴儿来说（婴儿对这些药物的个体差异较大）。③ 记住挥发性吸入麻醉药（特别是异氟醚）会减少非去极化肌松药的剂量。④ 推荐的剂量仅仅作为参考，具体用量要根据神经肌肉阻滞剂的监测来确定。

顺式阿曲库铵：起始剂量 0.1 mg/kg，重复剂量 0.03 mg/kg。或静滴负荷剂量 0.1 mg/kg，维持剂量 2～3 μg/(kg·min)。

米库氯铵：0.2 mg/kg，追加剂量 0.1 mg/kg。静脉滴注 15～30 μg/(kg·min)。

泮库溴铵：起始剂量 0.06～0.1 mg/kg；重复剂量不能超过起始剂量的 1/6。

罗库溴铵：起始剂量 0.6～1 mg/kg，追加剂量为 0.15 mg/kg；持续静脉滴注为 10～12 μg/(kg·min)。

维库溴铵：负荷剂量为 0.1 mg/kg，追加剂量为 0.02 mg/kg。

5. 神经肌肉阻滞拮抗药

阿托品 0.02 mg/kg 或格隆溴铵 0.01 mg/kg 和新斯的明 0.05 mg/kg 混合，缓慢注射，然后用神经肌肉刺激器监测其效果。或阿托品 0.02 mg/kg，然后注射依酚氯铵 1 mg/kg。

三、术后期用药

1. 镇痛药

对乙酰氨基酚：10～15 mg/kg，q 4～6 h 口服；20～40 mg/kg 直肠内给药，不能超过 100 mg/(kg·24 h)。

布托啡诺：10 μg/kg 静注。

布洛芬：10 mg/kg(q 6 h 口服)。

酮洛酸：0.5～1.0 mg/kg 静脉注射(<50 kg 儿童最大剂量 15 mg，>50 kg 儿童最大剂量 30 mg)。

哌替啶：1～1.5 mg/kg 肌内注射，0.2～0.5 mg/kg 静脉注射。

吗啡：肌内或静脉注射的剂量：儿童 0.05～0.1 mg/kg，婴儿 0.05 mg/kg。静滴：儿童剂量 10～40 μg/(kg·h)；婴儿的剂量为 5～15 μg/(kg·h)。硬膜外：30～50 μg/kg 单次注射。蛛网膜下腔：10 μg/kg 单次注射。

2. 麻醉性镇痛药拮抗剂

纳洛酮：1～10 μg/kg 静脉注射或肌内注射，用药量要逐步递加直到麻醉性镇痛药的不良效应被逆转。过量纳洛酮快速注射会导致镇痛效果的缺失，疼痛和极端的烦躁。

3. 止吐药

氟哌利多：可达到 75 μg/kg 静脉注射(可能会引起过度镇静)。

甲氧氯普胺：0.15 mg/kg。

昂丹司琼：0.15 mg/kg 缓慢静脉注射。

四、辅助药

1. 抗生素

下述所列的剂量是术中单次注射的剂量。小于 1 周的新生儿给予的剂量应该更低(新生儿的肝肾功能低下)。患儿的最大剂量如括号中所示。抗生素推注时间要几分钟，不能快速注射，这样做可以使抗生素的不良反应最小化。一些抗生素给药时间应该更长些,如万古霉素。

氨苄西林:50～100 mg/kg(300 mg/kg)。

头孢唑啉:20～40 mg/kg(100 mg/kg)。

头孢西丁:20～40 mg/kg(160 mg/kg)。

头孢呋辛:20～50 mg/kg(240 mg/kg)。

克林霉素:5～10 mg/kg(30 mg/kg)。

氯唑西林:12～25 mg/kg(100 mg/kg)。

红霉素:2.5～5 mg/kg(20 mg/kg)。

庆大霉素:2.0 mg/kg(7.5 mg/kg)。

苄基青霉素:30 000～50 000 IU/kg(250 000 IU/kg)。

万古霉素:10 mg/kg(60 mg/kg)(注药时间必须超过 1 h)。

2. 肾上腺皮质激素

醋酸可的松:5～10 mg/(kg · d)。

地塞米松:0.2～0.5 mg/kg 静脉注射(最大量 10 mg)。

甲泼尼龙:5～25 mg/kg,缓慢静脉注射超过 10 min。

琥珀酸氢化可的松:1～5 mg/kg 静脉注射超过 8～10 min。

3. 心血管药物

腺苷:50～100 μg/kg。

胺碘酮:负荷剂量 5 mg/kg(静脉泵注 30～60 min)。

氨力农:负荷剂量 0.75 mg/kg,新生儿静滴维持剂量 3～5 μg/(kg · min)。儿童静脉滴注维持剂量 5～10 μg/(kg · min)。

米力农:负荷量 25～75 μg/kg,5～10 min 缓慢静注,以后每分钟 0.25～1.0 μg/kg 维持。

氯化钙:5 mg/kg,中心静脉或大静脉缓慢静注。

葡萄糖酸钙:10 mg/kg,中心静脉或大静脉缓慢静注。

多巴胺:5～15 μg/(kg · min)持续静脉滴注。

多巴酚丁胺:2～15 μg/(kg · min)。

肾上腺素:0.1～1 μg/(kg · min)。

艾司洛尔:100～500 μg/kg 静脉注射,50～200 μg/(kg · min)持续静脉滴注。

拉贝洛尔:0.2～0.5 mg/kg。

异丙肾上腺素:0.025～0.1 μg/(kg · min)持续静脉滴注。

利多卡因:1～2 mg/kg。

硝酸甘油:0.5～3 μg/(kg · min)持续静脉滴注。

酚妥拉明:0.2 mg/kg 静脉注射。

普鲁卡因胺:3～6 mg/kg 静脉注射。

前列腺素 E:0.05～0.1 μg/kg。

硝普钠：0.5～4 μg/(kg·min)。

维拉帕米：0.1～0.3 mg/kg 静脉注射（不用于小于 1 周岁的婴儿）。

溴苄胺：5～10 mg/kg(负荷)q10～20 min 达 30 mg/kg,≥12 岁1～2 mg/(kg·min)。

4. 利尿药

依他尼酸：0.5～1 mg/kg。

呋塞米（速尿）：1 mg/kg。

甘露醇：0.5～1.0 g/kg(超过 20 min)。

5. 抗惊厥药

苯妥英钠：负荷剂量 15～20 mg/kg 缓慢静脉注射；维持剂量2.5～5 mg/kg,bid 静脉注射或口服。

苯巴比妥钠：负荷剂量 10 mg/kg 静脉注射；维持剂量 1.5～2.5 mg/kg,bid 静脉注射。

6. 支气管扩张药

沙丁胺醇：负荷剂量 5～6 μg/kg 静脉注射；0.1～1.0 μg/(kg·min)静脉滴注；吸入喷雾剂 100 μg,q 6 h。

氨茶碱：负荷剂量 5 mg/kg 静脉注射,时间要超过 30 min；静脉滴注 1 mg/(kg·h)(假如近来没有用过氨茶碱)。监测氨茶碱的血药浓度(治疗浓度范围在 10～20 μg/ml)。

7. 局麻药

最大剂量：

普通利多卡因：5 mg/kg。

含肾上腺素利多卡因：7 mg/kg。

布比卡因：2.5 mg/kg。

罗哌卡因：2.5 mg/kg。

丁卡因：蛛网膜下腔用量普通儿童 0.2 mg/kg,婴儿 0.4～0.6 mg/kg。5 岁以内小儿慎用！另有盐酸丁卡因胶浆(Tetracaine Hydrochloride Jelly)1％和盐酸丁卡因凝胶(Tetracaine Hydrochloride Gel)4％,表面麻醉。

8. 止血药

去氨加压素：在血小板患者中可能改善血小板的功能和减少出血。剂量：心肺转流结束后 0.3 μg/kg 缓慢推注,时间要超过 20 min。在注射期间要仔细监测心血管参数。

氨基己酸：用来治疗纤维蛋白溶解状态。可以减少术后出血,尤其对发绀的患儿。要在胸骨切开之前用药。负荷剂量：100 mg/kg,药物要经过稀释,缓慢注射超过 1 h。

9. 婴幼儿的药物注射方法

　　下列的用药方法能达到输注药物的同时而不输入过多的液体。药物总量以患儿的千克体重表示(乘 3 倍数法)。

　　多巴胺和多巴酚丁胺：

　　体重(kg)×3 的药物总量(mg)稀释成 50 ml 溶液,1 ml/h 输注速度相当于 1 μg/(kg·min)。

　　肾上腺素：

　　体重(kg)×0.6 的药物总量(mg)稀释成 100 ml 溶液,1 ml/h 输注速度相当于 0.1 μg/(kg·min);剂量范围为 0.1～1 μg/(kg·min)。

　　硝普钠或硝酸甘油：

　　体重(kg)×6 的药物总量(mg)稀释成 100 ml 溶液,1 ml/h 输注速度相当于 1 μg/(kg·min)。

　　异丙肾上腺素：

　　体重(kg)×0.15 mg 的药物总量(mg)稀释成 100 ml 溶液,1 ml/h 输注速度相当于 0.025 μg/(kg·min);剂量范围为 0.025～0.1 μg/(kg·min)。

　　前列腺素：

　　体重(kg)×6 μg 的药物稀释成 20 ml 溶液,1 ml/h 输注速度相当于 0.05 μg/(kg·min);剂量范围为 0.05～0.1 μg/(kg·min)。

　　　　　　　　　　　　　　　　　　(陈　芳　林　函)

附录2

小儿常用实验室的正常参考值

一、小儿各年龄血液细胞参考值（均数）

测 定 项 目	第1天	2~7天	2周	3个月	6个月	1~2岁	4~5岁	8~14岁
红细胞($\times 10^{12}$/L)	5.7~6.4	5.2~5.7	4.2	3.9	4.2	4.3	4.4	4.5
有核红细胞(/100白细胞)	3~10	3~10	0	0	0	0	0	0
网织红细胞(占红细胞%)	3		0.3	1.5	0.5	0.5	0.5	—
红细胞平均直径(μm)	8.0~8.6		7.7	7.3		7.1	7.2	
血红蛋白(g/L)	180~195	163~180	150	111	123	118	134	139
血细胞比容	0.53	—	0.43	0.34	0.37	0.37	0.40	0.41
红细胞平均体积(MCVfl)	35	—	34	29	28	29	30	31
红细胞平均血红蛋白浓度(MCHC)	0.32	—	0.34	0.33	0.33	0.32	0.33	0.34
白细胞($\times 10^9$/L)	20	15	12	—	12	11	8	0.55~0.65
中性粒细胞	0.65	0.40	0.35	—	0.31	0.36	0.58	0.02
嗜酸与嗜碱粒细胞	0.03	0.05	0.04		0.03	0.02	0.02	0.30
淋巴细胞	0.20	0.40	0.55		0.60	0.56	0.34	0.06
单核细胞	0.07	0.12	0.06		0.06	0.06	0.06	0
未成熟白细胞	0.10	0.03	0		0	0		
血小板($\times 10^9$/L)	150~250			250	250~300			

二、尿检查正常参考值

测定项目	法定单位	旧单位
蛋白		
定性	阴性	阴性
定量	<40 mg/24 h	<40 mg/24 h
糖		
定性	阴性	阴性
定量	<2.8 mmol/24 h	<0.5 g/24 h
比重	1.010~1.030	1.010~1.030
渗透压	婴儿 50~700 mmol/L	50~700 mmol/L
	儿童 300~1 400 mmol/L	300~1 400 mmol/L
氢离子浓度	0.01~32 μmol/L（平均 1.0 μmol/L）	4.5~8.0 pH（平均 6.0）
沉渣		
白细胞	<5 个/HP	<5 个/HP
红细胞	<3 个/HP	<3 个/HP
管型	无或偶见	无或偶见
Addis 计数		
白细胞	<100 万/12 h	<100 万/12 h
红细胞	0~50 万/12 h	0~50 万/12 h
管型	0~5 000/12 h	0~5 000/12 h
尿液化学检测		
尿胆原	<6.72 μmol/24 h	<4 mg/24 h
钠	95~310 mmol/24 h	2.2~7.1 g/24 h
钾	35~90 mmol/24 h	1.4~3.5 g/24 h
氯	80~270 mmol/24 h	2.8~9.6 g/24 h
钙	2.5~10 mmol/24 h	100~400 mg/24 h
磷	16~48 mmol/24 h	0.5~1.5 g/24 h
镁	2.5~8.3 mmol/24 h	60~200 mg/24 h
肌酸	0.08~2.06 mmol/24 h	15~36 g/24 h
肌酐	0.11~0.132 mmol/(kg·24 h)	12~15 mg/(kg·24 h)
尿素	166~580 mmol/24 h	15~36 g/24 h
淀粉酶	80~300 U/h(somogyi 法)	<64 U(温氏)

(续　表)

测定项目	法定单位	旧单位
17-羟类固醇		
婴儿	$1.4\sim2.8\ \mu mol/24\ h$	$0.5\sim1.0\ mg/24\ h$
儿童	$2.8\sim15.5\ \mu mol/24\ h$	$1.0\sim5.6\ mg/2\ h$
17-酮类固醇		
<2 岁	$<3.5\ \mu mol/24\ h$	$<1\ mg/24\ h$
2~12 岁	$3.5\sim21\ \mu mol/24\ h$	$1\sim6\ mg/24\ h$

三、小儿脑脊液正常参考值

测定项目		法定单位	旧单位
压力	新生儿	$290\sim780\ Pa$	$30\sim80\ mmH_2O$
	儿童	$690\sim1\ 765\ Pa$	$70\sim180\ mmH_2O$
细胞数			
红细胞	<2 周	$675\times10^6/L$	$675/mm^3$
	>2 周	$0\sim2\times10^6/L$	$0\sim2/mm^3$
白细胞(多为淋巴细胞)	婴儿	$0\sim20\times10^6/L$	$0\sim20/mm^3$
	儿童	$0\sim10\times10^6/L$	$0\sim10/mm^3$
蛋白			
定性(Pandy 试验)		阴性	阴性
定量	新生儿	$200\sim1\ 200\ mg/L$	$20\sim120\ mg/dl$
	儿童	$<400\ mg/L$	$<40\ mg/dl$
糖	婴儿	$3.9\sim4.9\ mmol/L$	$70\sim90\ mg/dl$
	儿童	$2.8\sim4.4\ mmol/L$	$50\sim80\ mg/dl$
氯化物	婴儿	$111\sim123\ mmol/L$	$111\sim123\ mEq/L$
	儿童	$118\sim128\ mmol/L$	$118\sim128\ mEq/L$

四、血液生化检验正常参考值

测定项目	法定单位	法定→旧	旧单位	旧→法定
总蛋白(P)	$60\sim80\ g/L$	$\times0.1$	$6\sim8\ g/dl$	$\times10$
白蛋白(P)	$34\sim54\ g/L$	$\times0.1$	$3.4\sim5.4\ g/dl$	$\times10$
球蛋白(P)	$20\sim30\ g/L$	$\times0.1$	$2\sim3\ g/dl$	$\times10$

438

测 定 项 目	法定单位	法定→旧	旧单位	旧→法定
蛋白电泳(S)				
白蛋白	0.55～0.61	×100	55%～61%	×0.01
α_1球蛋白	0.04～0.05	×100	4%～5%	×0.01
α_2球蛋白	0.06～0.09	×100	6%～9%	×0.01
β球蛋白	0.09～0.12	×100	9%～12%	×0.01
γ球蛋白	0.15～0.20	×100	15%～20%	×0.01
纤维蛋白原(P)	2～4 g/L	×0.1	0.2～0.4 g/dl	×10
α_1-抗胰蛋白酶(S)	1.5～2.5	×100	150～250 mg/dl	×0.01
C-反应蛋白(S)	68～1 800 μg/L	×1	68～1 800 ng/dl	×1
免疫球蛋白 A(S)	140～2 700 mg/L	×0.1	14～270 mg/dl	×10
C(S)	5～16.5 g/L	×0.1	500～1 650 mg/dl	×10
M(C)	500～2 600 mg/L	×0.1	50～260 mg/dl	×10
补体 C_3(S)	600～1 900 mg/L	×0.1	60～190 mg/dl	×10
铜蓝蛋白(S)	0.2～0.4 g/L	×100	200～400 mg/dl	×0.01
转铁蛋白(S)	2～4 g/L	×100	00～400 mg/dl	×0.01
铁蛋白(S)	7～140 μg/L	×1	7～140 ng/ml	×1
红细胞原卟啉	<0.89 μmol/L RBC	×56.26	<50 μg/ml	×0.017
葡萄糖(空腹 B)	3.3～5.5 mmol/L	×18	60～100 mg/dl	×0.056
胆固醇(P·S)	2.8～5.2 mmol/L	×38.7	110～200 mg/dl	×0.26
甘油三酯(S)	0.23～1.24 mmol/L	×88.54	20～110 mg/dl	×0.011

五、其他血液检验参考值

测定项目	法定单位	法定→旧	旧单位	旧→法定
血气分析(A·B)				
氢离子浓度	35～50 mmol/L	—	7.3～7.45 pH	—
二氧化碳分压	4.7～6 kPa	×7.5	35～45 mmHg	×0.133
二氧化碳总含量	20～28 mmol/L	×1	20～28 mEq/L	×1
氧分压	10.6～13.3 kPa	×7.5	80～100 mmHg 新生儿 60～90 mmHg	×0.133
氧饱和度	0.91～0.97(A) 0.6～0.85(V)	×100	91%～97% 60%～85%	×0.01
标准重碳酸盐	20～24 mmol/L	×1	20～24 mEq/L	×1

（续　表）

测定项目	法定单位	法定→旧	旧单位	旧→法定
缓冲碱	45～52 mmol/L	×1	45～52 mEq/L	×1
碱剩余	−4～+2 mmol/L	×1	−4～+2 mEq/L	×1
	婴儿−7～−1 mmol/L		−7～−1 mEq/L	
二氧化碳结合力(P)	18～27 mmol/L	×2.24	40～60 Vol%	×0.449
阴离子间隙	7～16 mmol/L	×1	7～16 mEq/L	×1
血清电解质、无机盐和微量元素(S)				
钠	135～145 mmol/L	×1	135～145 mEq/L	×1
钾	3.5～4.5 mmol/L	×1	3.5～4.5 mEq/L	×1
氯	96～106 mmol/L	×1	96～106 mEq/L	×1
磷	1.3～1.8 mmol/L	×3.1	4～5.5 mg/dl	×0.323
钙	2.2～2.7 mmol/L	×4.0	8.8～10.8 mg/dl	×0.25
镁	0.7～1.0 mmol/L	×2.43	1.8～2.4 mg/d	×0.411
锌	10.7～22.9 μmol/L	×6.54	70～150 μg/dl	×0.153
铜	12.6～23.6 μmol/L	×6.355	80～150 μg/dl	×0.157
铅	<1.45 μmol/L	×20.7	<30 μg/dl	×0.048
铁	9.0～28.6 μmol/L	×5.58	50～160 μg/dl	×0.179
铁结合力	45～72 μmol/L	×5.58	250～400 μg/dl	×0.179
氨(B)	29～58 μmol/L	×1.7	50～100 μg/dl	×0.588
总胆红素(S)	3.4～17.1 μmol/L	×0.059	0.2～1.0 mg/dl	×17.1
直接胆红素(P)	0.50～3.4 μmol/L	×0.059	0.03～0.2 mg/dl	×17.1
抗溶血性链球菌素 0	—	—	<500 U	—
血清酶				
脂肪酶	18～128 U/L	×1	18～128 U/L	×1
淀粉酶	35～127 U/L	×1	35～127 U/L	×1
γ-谷氨酰转肽酶	5～32 U/L	×1	5～32 U/L	×1
乳酸脱氢酶	60～250 U/L			
碱性磷酸酶(金氏)	106～213 U/L	×1	60～250 U/L	×1
酸性磷酸酶(金氏)	7～28 U/L	×1	106～213 U/L	×1
肌酸磷酸酶	5～13 U/L	×1	7～28 U/L	×1
		×1	5～130 U/L	×1

（续　表）

测定项目	法定单位	法定→旧	旧单位	旧→法定
肝肾功能				
谷-丙转氨酶（赖氏）	<30 U/L	×1	<30 U/L	×1
谷-草转氨酶（赖氏）	<40 U/L	×1	<40 U/L	×1
尿素氮(B)	1.8~6.4 mmol/L	×5.58	5~18 mg/dl	×0.357
肌酐(S)	44~133 μmol/L	×2.8	0.5~1.5 mg/dl	×88.4
凝血功能				
凝血酶时间(P)	15~20 s	—	15~20 s	—
凝血酶原时间	12~14 s	—	12~14 s	—
凝血酶原消耗时间(S)	>35 s		>35 s	
活化部分凝血活酶时间	31.5~43.5 s	—	31.5~43.5 s	—
血清激素				
促肾上腺皮质激素	25~100 μmol/L	×1	25~100 pg/ml	×1
皮质醇（空腹 8 am）	138~635 nmol/L	×0.036 2	5~23 μg/dl	×27.6
	8 pm 为 8 am 值的50%			
C-肽（空腹）	0.5~2 μg/L	×1	0.5~2 ng/ml	×1
胰岛素（空腹）	7~24 mU/L	×1	7~24 μU/L	×1
三碘甲状腺原氨酸(T3)	1.2~4.0 nmol/L	×65.1	80~260 ng/dl	×0.015 4
甲状腺素(T4)	90~194 mmol/L	×0.078	7~15 μg/dl	12.9
促甲状腺激素(TSH)	2~10 mU/L	×1	2~10 μU/ml	×1
抗利尿激素（血渗透压正常时）	1~7 ng/L	×1	1~7 pg/ml	×1

441

（A）动脉血；(B) 全血；(P) 血浆；(S) 血清

（刘华程　曹　红）

附录3
小儿各年龄段生理特点

一、小儿的血液动力参数

年龄	心率(次/min)	每搏量(ml)	血压(mmHg)	
			收缩压	舒张压
新生儿	133±18	5±5	67±3	42±4
6 个月	120±20	7±2	89±29	60±10
12 个月	120±20	12±3	96±30	66±25
2 岁	105±25	17±6	99±25	64±25
3 岁	101±15	21±6	100±25	67±23
5 岁	90±10	28±8	94±14	55±9
12 岁	70±17	54±4	109±16	58±9
23 岁	77±5	86±6	122±30	75±20

二、小儿允许最大心率(次/min)

年　龄	清　醒	睡　眠	运动/发热
新生儿	100～180	80～160	＞220
1 周至 3 个月	100～220	80～200	＞220
3 个月至 2 岁	80～150	70～120	＞200
2～10 岁	70～110	60～90	＞200
＞10 岁	55～90	50～90	＞200

三、不同年龄呼吸功能正常值

项目	年龄								
	1周	1岁	3岁	5岁	8岁	12岁	15岁	男21岁	女21岁
身高(cm)	48	75	96	109	130	150	170	174	162
体重(kg)	3.3	10	15	18	26	39	57	73	57
FRC(ml)	75	(263)	(532)	(660)	1 174	1 855	2 800	3 030	2 350
FRC/体重(ml/kg)	(25)	(26)	(37)	(36)	(46)	(48)	(49)	(42)	(41)
肺活量(ml)	100	(475)	(910)	1 100	1 855	2 830	4 300	4 620	3 380
每分通气量(ml/min)	550	(1 775)	(2 460)	(2 600)	(3 240)	(4 150)	5 030	6 000	5 030
潮气量(ml)	17	(78)	(112)	(130)	(180)	(260)	360	500	420
肺泡通气量(ml/min)	385	(1 245)	(1 760)	(1 800)	(2 195)	(2 790)	3 070	4 140	3 530
无效腔量(ml)	7.5	21	37	49	75	105	141	150	126
顺应性(ml/cmH$_2$O)	5	(16)	(32)	44	71	91	130	163	130
最大流速(L/min)	10	—	—	136	231	325	437	457	365
呼吸阻力[cmH$_2$O/(L·s)]	29	(13)	(10)	8	6	5	3	2	2

()为估算值

443

四、不同年龄的 P$_{50}$、Hb 与释氧量

年龄	P$_{50}$(mmHg)	PvO$_2$=40 mmHg 时 SO$_2$(%)	Hb(g/L)	释氧量※(ml/dl)
1 天	19.4	87	172	1.84
3 周	22.7	80	130	2.61
6~9 周	24.4	77	110	2.65
3~4 个月	26.5	73	105	3.1
6 个月	27.8	69	113	3.94
8~11 个月	30	65	118	4.74
5~8 岁	29	67	126	4.37
9~12 岁	27.9	69	134	—
成人	27	71	150	4.92

※动脉血氧饱和度为95%

（刘华程　曹　红）

附录4
常用名词缩略表

缩写符	英文全称	中文全称
ACA	anterior cerebral artery	前脑动脉
ACEI	angiotensin converting enzyme inhibitor	血管紧张素转换酶抑制剂
ACT	activated clotting time	活化凝血时间
ACTH	adrenocorticotrophic hormone	促肾上腺皮质激素
AEP	auditory evoked potentials	听觉诱发电位
AHH	acute hypervolemic hemodilution	急性高容量血液稀释
AICD	implantable automatic cardiovertor-defibrillator	埋藏式自动复律除颤器
AKP	alkaline phosphatase	碱性磷酸酶
ALI	acute lung injury	急性肺损伤
ALT	alanine transaminase	谷丙转氨酶
ANH	acute normovolemic hemodilution	急性等容量血液稀释
APTT	activated partial thromboplastin time	活化部分凝血活酶时间
ASA	American Society of Anesthesiologists	美国麻醉医师协会
ASD	atrial septal defect	房间隔缺损
AVCD	atrioventricular canal defect	房室间隔缺损
BCHE	butyrocholinesterase	丁酰胆碱酯酶
BEL	balanced electrolyte solutions	等张平衡盐溶液
BIS	bispectral Index	脑电双频指数
BMI	body mass index	身体质量指数
BPD	bronchopulmonary dysplasia	支气管肺发育不良

(续 表)

缩写符	英 文 全 称	中 文 全 称
BSA	body surface area	体表面积
CAVC	complete atrioventricular septal defect	完全房室间隔缺损
CBF	cerebral blood flow	脑血流
CBV	choroidal blood volume	脉络膜血容量
CC	closing capacity	闭合容量
CCAM	congenital cystic adenomatoid malformation	先天性囊性腺瘤样畸形
CF	cystic fibrosis	囊性纤维化
CFI	cardiac function index	心功能指数
CFTR	cystic fibrosis transmembrance regulator	囊性纤维化跨膜传导调节因子
CHCT	caffeine-halothane contracture test	咖啡因-氟烷骨骼肌收缩试验
CHD	congenital heart disease	先天性心脏病
CK	creatine kinase	磷酸肌酸激酶
CLE	congenital lobar emphysema	先天性肺叶性肺气肿
CMRO$_2$	cerebral metabolic rate for oxygen	脑耗氧量
CNS	central nervous system	中枢神经系统
CO	cardiac output	心输出量
COX	cycloxygenase	环氧化酶
CPAP	continuous positive airway pressure	持续气道正压通气
CPB	cardiopulmonary bypass	体外循环
CPR	cardiopulmonary resuscitation	心肺复苏
CRH	corticotropin releasing hormone	促肾上腺皮质激素释放激素
CSF	cerebrospinal fluid	脑脊液
CSI	cerebral state index	脑状态指数
CVP	central venous pressure	中心静脉压
DBP	diastolic blood pressure	舒张压

445

缩写符	英 文 全 称	中 文 全 称
DBS	double burst stimulation	双短强直刺激
DDAVP	1-deamino-8-D-arginine vasopressin	去氨加压素
DIC	disseminated inravascular coagulation	弥散性血管内凝血
DLT	double-lumen tube	双腔管
DORV	double outlet of right ventricle	右室双出口
D-TGA	D-transposition of the great vessels	完全性大动脉转位
EBV	estimated blood volume	估计血容量
ECF	extracellular fluid	细胞外液
ECMO	extracorporeal membrane oxygenation	体外膜式氧合
ED_{50}	50% effective dose	半数有效量
EDTA	ethylene diamine tetraacetic acid	依地酸
EKG	electrocardiogram	常规心电图
EMLA	eutectic mixture of lidocaine and prilocaine	利多卡因和丙胺卡因混合液
ERAS	enhanced recovery after surgery	术后快速康复
EUA	examination under anesthesia	麻醉下检查
EVLW	extravascular lung water	血管外肺水
FESS	functional endoscopic sinus surgery	功能性内窥镜鼻窦手术
FFP	fresh frozen plasma	新鲜冰冻血浆
FGF	fresh gas flow	新鲜气流量
FiO_2	fraction of inspired oxygen	吸入氧浓度
FRC	functional residual capacity	功能残气量
GA	gestational age	孕龄
GDT	goal-directed therapy	目标导向液体治疗
GEDV	global end-diastolic volume	全心舒张末期容积
GEF	global ejection fraction	全心射血分数
GFR	glomerular filtration rate	肾小球滤过率

缩写符	英　文　全　称	中　文　全　称
GVHD	graft versus host disease	移植物抗宿主病
Hb	hemoglobin	血红蛋白
HCT	hematocrit	血细胞比容
HMD	hyaline membrane disease	透明膜疾病
HPV	hypoxic pulmonary vasoconstriction	低氧性肺血管收缩
HSCT	hematopoietic stem cell transplantation	造血干细胞移植
IBTV	intrathoracic blood volume	胸腔内血容积
ICF	intracellular fluid	细胞内液
ICP	intracranial pressure	颅内压
ICU	intensive care unit	重症监护病房
ID	internal diameter	导管内径
INR	international normalized ratio	国际标准化比率
IOP	intraocular pressure	眼内压
IPPV	intermittent positive pressure ventilation	间歇正压通气
IRDS	infant respiratory distress syndrome	婴儿呼吸窘迫综合征
IWL	insensible water loss	不显性失水
LAP	left atrium pressure	左房压
LMA	laryngeal mask	喉罩
MAC	minimum alveolar concentration	最低肺泡有效浓度
MAP	mean arterial pressure	平均动脉压
MBL	maximum blood loss	最大失血量
MCA	middle cerebral artery	大脑中动脉
MCHC	mean corpuscular hemoglobin concentration	平均血红蛋白浓度
MCS	mechanical circulatory support	机械循环支持
MCV	mean corpuscular volume	红细胞平均容积
MEN-2	muitiple endocrine neoplasms type 2	Ⅱ型多发性内分泌肿瘤
MEPs	motor-evoked potentials	运动诱发电位

(续 表)

缩写符	英 文 全 称	中 文 全 称
MH	malignant hyperthermia	诱发恶性高热
MMA	multimodal analgesia	多模式镇痛
NEC	necrotizing enterocolitis	坏死性小肠结肠炎
NIBP	non-invasive blood pressure	无创血压
NIRS	near infrared reflectance spectroscopy	近红外光谱学方法
NMDA	N-methyl-D-aspartate	N-甲基-D-门冬氨酸
NNS	nonnutritive sucking	非营养性吮吸
NR	not recommend	不推荐
NRS	numerical rating scale	数字等级评分法
NSAIDs	non-steroidal antiinflammatory drugs	非甾体类抗炎药
OCR	oculocardiac reflex	眼心反射
OLV	one lung ventilation	单肺通气
OSA	obstructive sleep apnea	阻塞性睡眠呼吸暂停
PA	pulmonary atresia	肺动脉闭锁
$PaCO_2$	partial pressure of carbon dioxide in artery	动脉血二氧化碳分压
PACU	post-anesthetic care unit	麻醉后监护病房
PAE	paradoxical air embolus	反常性空气栓塞
PALS	pediatric advanced life support	儿科高级生命支持
PaO_2	alveolar oxygen partial pressure	肺泡氧分压
PAOP	pulmonary artery obstruction pressure	肺动脉阻塞压
PC	partition coefficient	分配系数
PCA	patent control analgesia	患者自控镇痛
pChe	pseudocholinesterase deficiency	非特异性血浆胆碱酯酶缺乏症
PCV	pressure controlled ventilation	压力控制通气
PDA	patent ductus arteriosus	动脉导管未闭
PEEP	positive end expiratory pressure	呼气末正压通气
PGE_1	prostaglandin E_1	前列腺素 E_1

（续 表）

缩写符	英 文 全 称	中 文 全 称
PHC	pulmonary hypertensive crisis	肺高压危象
PICC	peripherally inserted central catheter	通过周围静脉置入中央静脉导管
PiCCO	pulse-indicated continuous cardiac output	连续心输出量测定
PICU	pediatric intensive care unit	儿科重症监护病房
PLT	platelet count	血小板计数
POCA	pediatric perioperative cardiac arrest	小儿围术期心脏骤停
PONV	post-operative nausea and vomiting	术后恶心呕吐
PRIS	propofol infusion syndrome	丙泊酚输注综合征
PSI	patient state index	患者状态指数
PT	prothrombin time	凝血酶原时间
PTA	truncas arteriosus	永存动脉干
PTC	Posttetanic count	强直刺激后单刺激计数
PVC	polyvinyl chloride	聚氯乙烯
PVPI	pulmonary vascular permeability index	肺血管通透性指数
PVR	pulmonary vascular resistance	肺循环阻力
RBC	red blood count	红细胞计数
ROP	retinopathy of prematurity	早产儿视网膜病
RSI	rapid sequence intubation	快速顺序插管
rSO_2	regional cerebral oxygen saturation	脑氧饱和度
SaO_2	saturation of arterial blood oxygen	动脉血氧饱和度
SBP	systolic blood pressure	收缩压
SCD	sickle cell disease	镰状细胞病
SCIWORA	spinal cord injury without radiologic abnormality	脊髓损伤
$ScvO_2$	central venous blood oxygen saturation	中心静脉血氧饱和度
SIADH	syndrome of inappropriate antidiuretic hormone secretion	抗利尿激素分泌异常综合征

(续　表)

缩写符	英　文　全　称	中　文　全　称
SIMV	synchronized intermittent mandatory ventilation	同步间歇指令通气
SNP	sodium nitroprusside	硝普钠
SOD	superoxide dismutase	超氧化物歧化酶
SpO$_2$	pulse oxygen saturation	血氧饱和度
SS	single stimulation	单刺激
SSEP	somatosensory evoked potential	外阴神经感觉诱发电位
SVI	stroke volume index	每搏输出量指数
SVR	systemic vascular resistance	体循环血管阻力
TA	tricuspid atresia	三尖瓣闭锁
TAPVC	total anomalous pulmonary venous connection	完全性肺静脉异位连接
TBW	total body water	体液总量
TCD	transcranial doppler	经颅多普勒超声
TCI	target controlled infusion	靶控输注
TCPC	total cavopulmonary connection	全腔肺吻合术
TEB	thoracic electrical bioimpedance	胸电生物阻抗法
TEE	transesophageal echocardiography	经食管超声心输出量监测
TEG	thromboela-stogram	血栓弹性图
TOF	tetralogy of fallot	法洛四联症
TRAP	twin reversed arterial perfusion sequence	双胎反向动脉灌注序列征
TRH	thyrotropin-releasing hormone	促甲状腺激素释放激素
TS	tetanic stimulation	强直刺激
TSH	thyroid stimulating hormone	促甲状腺激素
TTTS	twin-twin transfusion syndrome	双胎输血综合征
URTI	upper respiratory tract infection	上呼吸道感染
USCOM	ultrasonic cardiac output monitor	超声心输出量监测

(续 表)

缩写符	英 文 全 称	中 文 全 称
VAD	ventricular assist device	心室辅助装置
VAS	visual analogue scale	视觉模拟评分法
VATS	video-assisted thoracoscopic surgery	胸腔镜技术
VSD	ventricular septal defect	室间隔缺损
vWD	vonwillebrand disease	血管性血友病
vWF	von willebrand factor	血管性血友病因子